D1536069

NUEVAS
ALTERNATIVAS
para
CURARSE
NATURALMENTE

NUEVAS ALTERNATIVAS para CURARSE NATURALMENTE

Más de 1,500 de los mejores remedios del mundo de la medicina alternativa

Editado por Bill Gottlieb, Abel Delgado y
los editores de **PREVENTION** EN ESPAÑOL

Escrito por Doug Dollemore, Mark Giuliucci, Jennifer Haigh,
Sid Kirchheimer y Jean Callahan

RODALE

Los reconocimientos por material reimpreso en este libro aparecen en la página 622.

Library of Congress Cataloging-in-Publication Data

New choices in natural healing. Spanish.
    Nuevas alternativas para curarse naturalmente : más de 1,500 de
los mejores remedios del mundo de la medicina alternativa / editado por Bill Gottlieb, Abel Delgado y los editores de Prevention Health Books; escrito por Doug Dollemore . . . [et al.].
    p.   cm.
    Includes index.
    ISBN 1–57954–000–7   hardcover
    1. Self-care, Health. 2. Alternative medicine. 3. Medicine,
popular. I. Gottlieb, Bill. II. Delgado, Abel. III. Dollemore, Doug. IV. Title.
RA776.95.N4818   1998
615.5—DC21   97–46885

8   10   9   tapa dura

NUESTRO OBJETIVO

*Nosotros queremos demostrar que toda persona puede usar
el poder de su cuerpo y de su mente para mejorar su vida.
El mensaje en cada página de nuestros libros y revistas es:
¡Usted sí puede mejorar su vida!*

RODALE

Nota a nuestros lectores

Nuevas alternativas para curarse naturalmente se escribió como un volumen de referencia, no como una guía médica o un manual para tratamientos. Sus ideas y sugerencias están diseñadas para ayudarlo a tomar decisiones informadas sobre su salud. No tienen la intención de ayudarlo a efectuar un diagnóstico sobre su salud, ni son un sustituto para cualquier tratamiento que su médico le haya recetado. Si sospecha que tiene un problema médico, le urgimos que busque ayuda médica competente. Antes de usar un método de tratamiento alternativo de este libro, le recomendamos firmemente que hable sobre esa decisión con su médico. Usted, el lector, debe asumir la responsabilidad total de todas las decisiones sobre su salud y sobre cómo usar este libro. Por lo tanto, el editor desconoce toda responsabilidad por cualquier efecto adverso que resulte del uso que usted haga de la información en este libro.

REDACCIÓN DE *NUEVAS ALTERNATIVAS PARA CURARSE NATURALMENTE*

Editor de *Prevention* Health Books en español: **Abel Delgado**

Traducción al español: **Silvina Martínez**

Corrección de estilo y maquetación: **Professional Translating Services, Inc., Miami, Florida**

Editor en jefe del libro original: **Bill Gottlieb**

Jefa de redacción del libro original: **Patricia Fisher**

Redactores: **Doug Dollemore, Mark Giuliucci, Jennifer Haigh, Sid Kirchheimer**

Colaboradores: **Jean Callahan**

Directora de investigación y desarrollo de proyectos: **Deborah Pedron**

Investigadores principales: **Jan Eickmeier, Carol J. Gilmore, Sally A. Reith, Carol Svec**

Investigadores y verificadores de datos: **Christine Dreisbach, Kristina Orchard-Hays, Jane Sherman**

Investigadora de datos referentes a los latinos: **Kathryn Piff Castaño**

Asistente editorial: **Linda Mooney**

Directora de arte asociada: **Faith Hague**

Diseñador de interiores: **Vic Mazurkiewicz**

Diseñadora de tapa: **Jane Colby Knutila**

Ilustrador de tapa: **Traci Harmon**

Ilustrador: **Judy Newhouse**

Coordinadores de producción: **Patrick T. Smith, Eileen F. Bauder**

PREVENTION HEALTH BOOKS EN ESPAÑOL

Vicepresidente y directora editorial: **Debora T. Yost**

Director de diseño y producción: **Michael Ward**

Jefa de investigación: **Ann Gossy Yermish**

Gerente de texto: **Lisa D. Andruscavage**

Directora de producción: **Helen Clogston**

El doctor Héctor Balcazar, Ph.D., es profesor asociado de nutrición comunitaria y salud pública en el Departamento de Recursos Familiares y Desarrollo Humano así como catedrático asociado en el Centro Hispano de Investigación, ambos ubicados en la Universidad Estatal de Arizona en Tempe, Arizona.

La doctora Hannia Campos, Ph.D., es profesora asistente de nutrición en la Escuela de Salud Pública de la Universidad Harvard en Boston, Massachusetts, y miembro del comité que está actualizando la Pirámide Dietética Latinoamericana. Ella también es una profesora asociada visitante del Instituto de Investigación de la Salud de la Universidad de Costa Rica en Costa Rica.

La doctora en medicina Elena Ríos es la presidenta de la Asociación Nacional de Médicos Hispanos en Washington, DC.

La doctora en medicina Helen Rodríguez-Trias fue presidenta de la Asociación de Salud Pública de los Estados Unidos y actualmente es la codirectora del Instituto Pacífico de la Salud Femenina en Los Ángeles, California.

Índice

Primera parte

Los métodos de curación natural

SEGUNDA PARTE

REMEDIOS NATURALES PARA 136 PROBLEMAS DE SALUD

ÍNDICE

ÍNDICE

ILUSTRACIONES

ÍNDICE

TERCERA PARTE

RECURSOS

INTRODUCCIÓN DEL EDITOR

Exploremos las alternativas para una mejor salud

Por Abel Delgado
Editor
Prevention Health Books en español

En una cultura donde continuamente surgen nuevas modas que cambian más rápidamente que el color del pelo de Madonna, uno de los términos que se oye con mayor frecuencia en los medios de comunicación es *"alternative medicine"*, la medicina alternativa. Nos informan los periódicos, las revistas, la radio y la televisión que después de décadas de depender de la medicina moderna de las drogas e investigaciones científicas, los norteamericanos han empezado a usar los métodos naturales de curación como las hierbas, las vitaminas y la homeopatía. En la lista de libros de mayor venta, se encuentran libros sobre remedios naturales como *La curación espontánea* por el Dr. Andrew Weil. Y las tiendas de productos naturales han anunciado aumentos significativos en sus ganancias gracias al nuevo interés de los norteamericanos en lo natural.

Como cubano, encuentro interesante que se esté hablando de estas curas como si fueran algo nuevo, cuando en realidad yo me crié con ellas. Desde que nací, mi mamá me ha dado té de manzanilla para los dolores de estómago, uno de los remedios que usted encontrará en este libro. Cuando estuve en la universidad, luchando con la tensión mientras estudiaba para los exámenes finales, ella me enseñó a hacer otro té que usa las hierbas de tilo (tilia) para calmarme los nervios y ayudarme a concentrarme mejor. Desde luego nosotros no somos los únicos que hemos hecho esto. Los hispanohablantes en general, sin importar su país de origen, llevan siglos usando remedios de hierbas. También llevamos siglos usando ciertas comidas curativas como el ajo para cuidar tanto a nosotros mismos como a nuestra familia. Además, por años hemos consultado a homeópatas y naturópatas y por un buen espacio de tiempo algunos de nosotros hasta hemos practicado el yoga para relajarnos.

Pero a pesar de todo esto, no todos somos médicos y expertos en la curación. Pues, contamos con publicaciones como esta para tener más información sobre esto. El problema es que a veces es difícil encontrar libros buenos en español sobre la curación natural.

La mayoría de los libros sobre las curas naturales tratan sólo un método y nada más. Por lo tanto, si nos interesan varios métodos de curación natural, tenemos que comprar varios libros. Además, muchos de estos libros no se editan en un español universal, sino que emplean muchos regionalismos y no contienen información práctica que cualquier persona pueda usar.

Nosotros hemos tomado en cuenta esta situación al crear el libro que usted tiene en sus manos, un libro que le brinda información práctica de lectura amena con múltiples alternativas —no sólo la terapia de hierbas, por ejemplo, sino también la aromaterapia, la homeopatía, la reflexología, la yoga y mucho más. Por eso le llamamos al libro *Nuevas alternativas para curarse naturalmente*. Aunque la mayoría de estos métodos son antiguos, usted y su familia sí tienen más alternativas que nunca con este libro, y eso es algo nuevo para muchos de nosotros. Usted puede escoger entre 15 métodos distintos de curación natural. Si uno no le resuelve el problema, hay 14 más que probablemente lo ayudarán. Además, tratamos a 136 problemas de salud en este libro, lo cual quiere decir que lo más probable es que usted encontrará por lo menos un método de curación natural para tratar a la enfermedad específica que usted o un ser querido tiene.

La Primera Parte le enseña cómo usar todos estos métodos, y la Segunda Parte aplica estos métodos a las 136 enfermedades. Pues si tiene un dolor de estómago, búsquelo en el índice y vea cuántos remedios naturales hay para ese malestar. Pruebe el que le convenga; yo por mi parte sé que el té de manzanilla nunca me ha fallado, pero hay 7 métodos más en ese capítulo que también lo pueden ayudar. Y si no puede encontrar la enfermedad que busca, revise el índice de términos o el glosario de hierbas en la Tercera Parte. Además, si quiere comprar algunos de los remedios mencionados en el libro, también he incluido una lista de tiendas de habla hispana en los Estados Unidos y Puerto Rico.

Pero aparte del glosario y los recursos como tiendas, yo pienso que lo más importante es presentarles la mejor información con un estilo divertido y sencillo para que usted la pueda usar fácilmente. Por eso entrevistamos a los más renombrados expertos en el campo de la curación natural, desde aromaterapeutas y dígitopunturistas hasta homeópatas, naturópatas, y herbolarios. También es por eso que editamos el libro en un español universal y empleamos sinónimos y conversiones métricas para mayor comprensión entre todos los hispanohablantes.

Bueno, déjeme no detenerlo ni un instante más. Un mundo entero de curación natural lo espera en estas páginas, así que lo invito a que lo explore, y ojalá que este libro les ayude tanto a usted como a su familia a hacer las mejores decisiones posibles con respecto a su salud.

Cordialmente,

Abel Delgado

PRIMERA PARTE

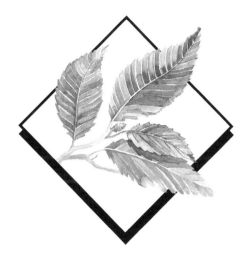

LOS MÉTODOS DE CURACIÓN NATURAL

REMEDIOS NATURALES

Ahora lo antiguo está de moda

Desde los marcapasos hasta las píldoras anticonceptivas, desde trasplantes de riñón hasta corazones artificiales, los Estados Unidos de América tienen reputación internacional por efectuar progresos médicos.

Pero aun cuando las técnicas médicas revolucionarias continúan dando lugar a titulares, hay una revolución de salud más sutil que está ocurriendo en hogares a lo largo y ancho del país. Mientras la medicina convencional se vuelve aún más complicada y costosa, un número creciente de personas está 'volviendo' a la curación natural —usando los métodos simples, tradicionales y definitivamente los de baja tecnología para prevenir las enfermedades y resolver los problemas comunes de la salud.

Considere:

- En 1990, se calcula que los estadounidenses hicieron aproximadamente 425 visitas a profesionales de medicina alternativa —más que las visitas que efectuaron a médicos de cuidado primario.
- En 1992, los Institutos Nacionales de Salud en Bethesda, Maryland, establecieron una Oficina de Medicina Alternativa, la cual dedica más de tres millones de dólares al año a explorar técnicas no convencionales de curación tales como meditación, masaje, terapia de vitaminas y terapia de hierbas.
- En 1993, se estima que los estadounidenses gastaron aproximadamente mil millón y medio de dólares en remedios de hierbas, con diferentes tipos de té y suplementos. Aunque esa cifra es mucho menor que los $13.3 mil millones gastados en drogas de venta libre, es diez veces más que el monto que gastamos en pastillas para dormir que se venden en farmacias y supermercados.

MEDIDAS CADA VEZ MÁS CORRIENTES

¿Qué está pasando? ¿Qué es lo que homeópatas, nutricionistas y masajistas tienen para ofrecer a una sociedad que se jacta de tener la tecnología médica más avanzada del mundo? ¿Por qué la gente está llenando las tiendas de productos naturales, con sus lociones y pociones, y qué los mantiene regresando para comprar más?

"Ha habido un verdadero cambio en la forma en que la gente piensa acerca de su salud", dice el Dr. Andrew Weil, profesor de medicina alternativa en la Escuela de Medicina de la Universidad de Arizona, en Tucson, director fundador del Centro de Medicina Integral de esa universidad y promotor de la medicina natural y preventiva. "Al mismo tiempo, la gente se está dando cuenta de que la medicina convencional es cara y a veces peligrosa —y no siempre es efectiva."

Si bien el término medicina alternativa puede invocar algunas imágenes bastante exóticas, muchas de estas terapias son más familiares de lo que usted piensa. Si alguna vez se ha masajeado las sienes para aliviar un dolor de cabeza, o si se ha aplicado hielo en un tobillo torcido o si ha escuchado la radio para 'desestresarse' durante un embotellamiento de tráfico, usted ya ha practicado algunas técnicas simples y naturales de curación.

La mayoría de nosotros sabemos que podemos complementar nuestras dietas con suplementos vitamínicos o que podemos tomar un jugo de ciruelas para evitar el estreñimiento. De lo que quizá no nos damos cuenta es que éstas son técnicas probadas y generalmente son más baratas, más seguras y mejores para lo que nos duele o nos aqueja que los calmantes, los laxantes o los cócteles después del trabajo.

Hasta hace unos pocos años, los tés a base de hierbas, esos remedios viejos para todo, desde insomnio hasta náuseas, se vendían principalmente en las tiendas de productos naturales. Actualmente, usted verá una variedad casi igual e interminable apilada al lado del chocolate y el café en su supermercado local. Y una compañía de cosméticos, Origins, usa en su línea de Terapia Sensoria aceites de aromaterapia, entre ellos hierbabuena, gaulteria, canela, regaliz y pachulí.

Hasta los médicos más ortodoxos han empezado a recomendar terapias naturales, sin drogas, para tratar tanto enfermedades comunes como serias. La modificación de la dieta, por ejemplo, se ha convertido en un arma contra una gran cantidad de enfermedades que anteriormente se hubieran tratado principalmente con drogas recetadas. "Sabemos que muchas condiciones están causadas por una dieta equivocada y que se pueden revertir con la dieta apropiada", dice el Dr. Neal Barnard, presidente de la Comisión de Médicos para Medicina Responsable en Washington, D.C., y autor de *Food for Life* (Alimentos para la vida) y otros libros sobre los aspectos curativos de la comida. "Enfermedades del corazón, cáncer, problemas de peso, artritis, diabetes, presión arterial alta —todas estas condiciones se pueden tratar de alguna manera con alimentos."

El yoga, una vez descalificado como un pasatiempo de *hippies*, también se ha redescubierto. La actriz/gurú de buena forma física, Jane Fonda, difundió un video de ejercicios yoga, y las técnicas de relajamiento y respiración yoga representan un capítulo entero del bestséller *Dr. Dean Ornish's Program for*

Reversing Heart Disease (El programa del Dr. Dean Ornish para revertir la enfermedad del corazón).

La popularidad del programa de Ornish, que incluye relajamiento, meditación y grupos de apoyo para compartir problemas emocionales así como ejercicios y cambios en la dieta, sugiere que mucha gente está lista para un enfoque más holístico de la salud.

"El pensamiento occidental siempre ha considerado a la mente y el cuerpo como entidades separadas", dice el Dr. Dennis Gersten, editor de *Atlantis*, una hoja informativa bimensual sobre la imaginería. El Dr. Gersten es psiquiatra en San Diego y sus terapias incluyen técnicas tales como imaginería guiada, consejos sobre nutrición y meditación, y también medicación.

Si es necesario, el Dr. Gersten mandará a sus pacientes a recibir tratamientos con un homeópata, un acupunturista, un quiropráctico o un cirujano ortopédico. "Un enfoque holístico significa reconocer que la mente y el espíritu tienen un efecto directo y poderoso en cómo funciona el cuerpo", dice él.

La historia de la curación natural

Aunque las terapias naturales se han descrito como la onda del futuro, son mucho más viejas que tratamientos occidentales como la cirugía y los antibióticos. Los expertos calculan que los remedios de hierbas han estado en circulación por aproximadamente 5,000 años. Los antiguos egipcios usaban aceites fragantes en lo que puede haber sido una versión original de la aromaterapia, y la hidroterapia fue practicada en la antigua Grecia y Roma. Y la homeopatía, una de las técnicas más nuevas, tiene más de 200 años.

En realidad, la homeopatía era tan popular como la alopatía, el tipo de medicina practicada por los médicos convencionales a comienzos del siglo XIX, según el Dr. David Edelberg, internista y director médico del Centro Holístico Estadounidense en Chicago, uno de los centros de tratamiento alternativo más grandes de los Estados Unidos. Edelberg dice que "había docenas de colegios médicos 'eclécticos' en el siglo XIX, los cuales enseñaban un enfoque de la medicina que finalmente se convirtió en naturopatía", un tipo de medicina todavía practicada hoy que usa un número de técnicas alternativas, entre ellas homeopatía, acupuntura, masaje, hidroterapia, consejos sobre nutrición y terapias de hierbas y vitaminas.

No fue hasta principios del siglo XX, la edad de oro del desarrollo de las drogas, que los estadounidenses adoptaron la actitud de que la buena salud se encuentra en el botiquín de los medicamentos. "La medicina tecnológica ha logrado algunos avances increíbles en la primera mitad del siglo", dice el Dr. Weil. Considerando los descubrimientos de salvación de vida como la penicilina y la vacuna de polio de Salk, parecía razonable suponer que los científicos desarrollarían algún día aún más medicinas "milagrosas" para eliminar el cáncer, las cardiopatías y otras enfermedades serias.

"Sin embargo, la gente no demoró mucho en darse cuenta de que la tecnología crea tantos problemas como resuelve", dice el Dr. Weil.

Un ejemplo es el uso generalizado de antibióticos, que ha dado lugar a una serie de bacterias que son altamente resistentes a la mayoría de las drogas en el arsenal convencional, dice Sheila Quinn, gerente de la Asociación Estadounidense de Médicos Naturópatas, una organización con sede en Seattle que proporciona información sobre la medicina naturopática y derivaciones a médicos naturópatas. Si bien los antibióticos han salvado millones de vidas, no han resuelto en realidad problemas como la tuberculosis, que se está manifestando en formas nuevas que no responden a terapias convencionales, dice el Dr. Edelberg.

"Los naturópatas realmente están en algo", dice el Dr. Edelberg. Por ejemplo, en lugar de recetar un antibiótico para eliminar una infección, un médico naturópata puede recetar una combinación de remedios naturales para atacar la infección pero luego también tratará de determinar qué factores en la vida diaria del paciente —tales como estrés, mala nutrición o ejercicio inadecuado— lo hizo susceptible a la enfermedad en primer lugar. Los curadores naturales pueden usar una combinación de jugos, suplementos vitamínicos y de minerales, cambios en la dieta y otras terapias para fortalecer el sistema inmune, la cual es la defensa natural del cuerpo contra las infecciones. Y mientras el sistema inmune se vuelve más fuerte, se pueden usar hierbas contra bacterias y virus y preparaciones homeopáticas para combatir la infección.

PUEDEN HACER UNA BUENA COMBINACIÓN

Esto no quiere decir que los tratamientos alternativos deban ser un sustituto de la medicina convencional. La mayoría de los profesionales de medicina alternativa creen que el mejor cuidado involucra la consideración de todas las opciones, inclusive la medicina convencional. "Los buenos médicos holísticos reconocen que la medicina convencional realmente es la mejor en ciertas áreas, especialmente en situaciones de emergencia", dice el Dr. Gersten. "El uso de un inhalador durante un ataque puede salvar la vida de alguien con asma. Lo que no puede hacer es mejorar la condición a largo plazo. Es entonces cuando entran en juego otros tratamientos."

Un área donde el tratamiento alternativo es particularmente útil es en el manejo del estrés, que ha sido implicado en una gama extensa de condiciones, desde alergias y problemas de la piel hasta desórdenes gastrointestinales y enfermedades cardíacas. La meditación, y las terapias de sonidos y de tacto, tales como masajes y reflexología, ofrecen técnicas simples y prácticas para mantener el estrés bajo control.

En el Reino Unido, donde las técnicas naturales son más conocidas y más extensamente usadas que en los Estados Unidos, se llaman terapias complementarias, un término que parece gustarle tanto a los médicos convencionales como a los profesionales de medicina alternativa. "En cierto sentido, este nombre es mejor", dice el Dr. Edelberg. "Ilustra el lugar apropiado de estas terapias: lado a lado con tratamientos médicos convencionales."

Y mientras algunos en la comunidad médica han sido lentos en aceptar tratamientos no convencionales, hay señales de que estas actitudes están cambiando. "Los médicos son intelectualmente curiosos", dice el Dr. Edelberg. "Hemos tenido doctores en medicina que llaman y nos visitan desde todo el país, y muchos han querido rotar aquí para pasar unos días hablando con los profesionales."

Esta disposición a considerar terapias alternativas también está empezando a extenderse en la industria del seguro de salud. Algunos proveedores grandes han empezado a experimentar con la cobertura de tratamientos alternativos. Un programa piloto en la compañía de seguros Mutual of Omaha, por ejemplo, cubre el programa de rehabilitación cardíaca de Dean Ornish, y Blue Cross of Washington, otra compañía de seguros, tiene una póliza que cubre naturopatía y homeopatía.

Pero ninguna compañía de seguros ha hecho un compromiso tan grande con la curación natural como lo ha hecho la American Western Life Insurance Company en Foster City, California. El plan Wellness (Bienestar) de la compañía cubre tratamientos naturópatas, entre ellos homeopatía, consejos sobre nutrición, masaje y fisioterapia.

"Estábamos buscando un mecanismo de contención de costos, no una nueva filosofía", dice Lisa WolfKlain, vicepresidente de American Western y supervisora del plan Wellness. Pero en la búsqueda de formas para cortar los costos de cuidado de salud, American Western descubrió la naturopatía. Actualmente, la compañía mantiene una "Línea de Wellness" en forma permanente, con médicos naturópatas entrenados para contestar preguntas de los clientes sobre el cuidado de la salud.

Las primas para el plan Wellness son aproximadamente 20 por ciento más bajas que las de los planes tradicionales de la compañía, dice WolfKlain, "porque nosotros creemos firmemente que si la gente se cuida, y si toma medidas preventivas, esto nos va a ahorrar mucho dinero a largo plazo".

Aunque el plan de Wellness tiene más de 2,000 subscriptores, se ofrece solamente en cinco estados del oeste. Para obtener más información en cobertura para tratamientos alternativos, póngase en contacto con su compañía de seguro.

REGRESAR A LA NATURALEZA

El interés por la curación natural se ha ido incrementando desde los años 60, dice el Dr. Edelberg. "Fue una combinación del tenor rebelde de los años 60 y la visita del presidente Nixon a China en 1974, que llevó a una flexibilización de las leyes inmigratorias para gente procedente del oriente", dice el Dr. Edelberg. "En este país, había un grupo de gente joven curiosa y receptiva que ya estaba interesada en una vida natural. Repentinamente, había miles de asiáticos inmigrando con su propia cultura y sus antecedentes médicos. Los estadounidenses estaban muy interesados, particularmente en California."

Pero aunque el movimiento de regreso a la naturaleza haya empezado como un fenómeno de la costa oeste, personas en todo el país están explorando las terapias naturales en números crecientes, dice Gene BeHage, vicepresidente de mercadeo de GNC (Centro de Nutrición General), una cadena nacional de tiendas de productos de salud. GNC es el minorista más grande en el país especializado en hierbas, comidas naturales y suplementos de vitaminas y minerales. Hace diez años, la compañía, con sede en Pittsburgh, tenia nada más que 800 tiendas, pero ha crecido rápidamente y actualmente hay más de 1,900 tiendas de GNC en todo el país.

MEDICINA NATURAL PARA LOS TIEMPOS MODERNOS

¿Por qué este surgimiento de interés reciente? El aumento en los costos de salud puede ser un factor, dice BeHage. "La gente está tomando más control de sus destinos en lo que se refiere a salud", dice.

"Lo tienen que hacer, porque con el costo actual de la asistencia médica, no pueden darse el lujo de no hacerlo."

Al mismo tiempo, más y más estadounidenses han sido afectados por nuevas enfermedades degenerativas crónicas tales como SIDA y síndrome de fatiga crónica, que son condiciones que la medicina occidental no puede curar. "La medicina convencional no actúa realmente bien en enfermedades crónicas, que están definitivamente en alza", advierte el Dr. Edelberg. A muchos pacientes con fatiga crónica, artritis o síndrome de intestino irritable o bien no se los puede ayudar con medicación, dice, o experimentan efectos laterales tan severos que abandonan el tratamiento completamente.

"Los médicos convencionales generalmente le dicen a sus pacientes que aprendan a vivir con estos problemas, pero para una mujer de 32 años de edad con intestino irritable que no quiere vivir con diarrea y dolor de estómago por el resto de su vida, eso simplemente no es aceptable", dice el Dr. Edelberg. "Las personas están dispuestas a probar tratamientos no convencionales porque quieren mejorarse."

CÓMO UTILIZAR ESTE LIBRO

El libro que tiene en sus manos es una medicina natural potente —una colección concentrada de cientos de formas para que pueda sentirse mejor. Y como cualquier medicina potente, usted necesita algunas instrucciones simples sobre cómo "tomarla" para que sea más efectiva. Usted necesita saber cómo usar este libro.

Obviamente, cuando use este libro usted probablemente irá primero a la Segunda Parte, "Remedios naturales para 136 problemas de la salud", para encontrar remedios para el problema de salud que lo está molestando (o que está molestando a uno de sus seres queridos).

Usted puede usar cualquiera de esos remedios ahora mismo, por supuesto. Pero notará que casi todos los remedios individuales lo referirán a un capítulo en la Primera Parte de este libro, "Los métodos de curación natural". Tal vez le convendría leer ese capítulo antes de usar el remedio.

Entonces por ejemplo, si ha decidido probar los jugos, quizá le convendría leer primero el capítulo de terapia de jugos. Si ha decidido probar un remedio homeopático, a usted posiblemente le convendría leer primero el capítulo de homeopatía, y hacer lo mismo para los demás métodos. No tiene que leer estos capítulos primero —en realidad, no los tiene que leer nunca si no quiere— pero si los lee va a estar más informado (y probablemente tendrá más éxito) al usar los remedios naturales que aparecen en este libro.

(Por supuesto, puede leer todos estos capítulos antes de usar los remedios en *Nuevas alternativas para curarse naturalmente*. Cada capítulo es una guía fascinante a un "país" particular en el variado mundo de la curación alternativa.)

El remedio también le puede pedir que se dirija a una página en la sección de ilustraciones en la Segunda Parte. Algunos de los remedios incluyen ejercicios que nosotros hemos ilustrado, y hemos puesto todas estas ilustraciones juntas en una parte del libro para su conveniencia.

Finalmente, usted puede querer más información sobre los métodos alternativos expuestos en este libro. O ciertos remedios que el libro sugiere pueden no estar disponibles fácilmente y usted puede tener que pedirlos por correo. Para hacer esto, usted debe de consultar la Tercera Parte, "Recursos". Allí encontrará un glosario de hierbas y una lista de tiendas de habla hispana que envían los productos necesarios para probar los 15 métodos de curación natural que se tratan en este libro.

Muchos pacientes están también atraídos por el énfasis alternativo de estos profesionales en el tratamiento de la persona entera —mente, cuerpo y espíritu. Médicos holísticos como el Dr. Edelberg usan terapia intensiva para ayudar a que los pacientes descubran si aspectos de sus vidas cotidianas, como estrés en el trabajo, problemas matrimoniales, dieta o hábitos de dormir, pueden estar causando sus síntomas.

En esta era de cuidado administrado (*managed care*) y los consultorios médicos de grupos que pueden ser muy impersonales, los pacientes encuentran este enfoque individualizado particularmente atractivo", dice el Dr. Gersten.

"Es definitivamente una reacción a cuán impersonal se ha vuelto la medicina alopática", dice el Dr. Gersten. "No siempre fue así. El médico de familia de hace un siglo era realmente un médico holístico. Conocía a tres generaciones de la familia, y sabía que la diabetes de la madre empeoraba cuando el adolescente se portaba mal. Veía el cuadro completo. Eso es algo que la medicina convencional definitivamente ha perdido."

TOME SU SALUD EN SUS MANOS

Finalmente, sea que estén cambiando sus dietas o relajándose con meditación, los pacientes que optan por el enfoque natural dicen sentirse más en control de su salud.

Ésta es una de las metas principales de la curación natural, dice WolfKlain. "La idea es romper el ciclo de dependencia, poner a la gente bien y mantener a todos fuera del consultorio del médico cuando no es necesario. Mucha gente va al médico con una mentalidad de víctima: 'Aquí estoy, soy un cuerpo, hágase cargo y cuídeme'. En cambio, nosotros queremos que ellos pregunten cómo ellos mismos pueden hacerse cargo y cuidarse."

Los profesionales de métodos alternativos admiten que este enfoque no es para todos. "Hay mucha gente que piensa 'Yo no quiero cambiar mi vida. No quiero oír que mi trabajo me está provocando un ataque al corazón. Simplemente deme una pastilla'. "Nosotros mandamos estos pacientes de vuelta a médicos convencionales, quienes probablemente harán eso", dice el Dr. Edelberg.

"Cambiar la conducta es difícil", dice Quinn. "Los profesionales de medicina alternativa son mejores en ayudar a la gente a cambiar su conducta porque eso es lo que su entrenamiento enfatiza y porque invierten más tiempo en conocer al paciente —cuerpo, mente y espíritu."

AROMATERAPIA

La salud delante de sus propias narices

Le conviene.

Dígale esto a alguien que está a punto de sentarse en la silla del dentista o la mesa examinadora del médico, y lo más probable es que esperará nada menos que mucho dolor e incomodidad.

Dígale lo mismo a alguien que está a punto de probar la aromaterapia, y lo más probable que no esperará algo tan agradable como un baño de aroma a lavanda (espliego, alhucema) o una taza de té con sabor a menta (hierbabuena). Pero estos tratamientos fragantes y placenteros son típicos de la aromaterapia, un sistema de cuidado para el cuerpo con aceites botánicos tales como rosa, limón, lavanda y menta. Sea cual sea la forma en que se usen, agregándolos a un baño o masajeándolos en la piel, inhalándolos directamente o difusos para aromatizar una habitación entera, estos aceites naturales y aromáticos se han estado usando durante alrededor de mil años para aliviar el dolor, cuidar la piel, liberar tensiones y fatiga y dar vigor a todo el cuerpo.

LA HISTORIA DE LA AROMATERAPIA

Si bien nadie la llamó aromaterapia hasta finales de la década de los años 20, las plantas aromáticas han jugado un papel importante en el mantenimiento de la salud durante muchos miles de años. "La civilización del Egipto antiguo era muy fragante", dice John Steele, un consultor de aromaterapia de Los Ángeles. "Ellos infundían aceites fragantes para masajes, baños y medicina, quemaban incienso en ceremonias religiosas y usaban aceites aromáticos de cedro para embalsamar a sus muertos."

Pero no fue hasta el siglo XI en la era cristiana que los curanderos europeos empezaron a trabajar con aceites esenciales —líquidos potentes y altamente volátiles extraídos de plantas, exprimidos o destilados. Un aceite esencial es la forma más concentrada y terapéutica de la planta y no es grasoso como el aceite mineral. En textura es más como el agua, porque se evapora rápidamente y penetra la piel fácilmente.

Los aceites esenciales fueron introducidos en Europa por los cruzados que regresaban del Oriente. Valorados por sus propiedades antisépticas, estos aceites se quemaban en hogares y edificios públicos durante la peste bubónica para tratar de evitar que la enfermedad siguiera extendiéndose. Según una leyenda popular, los fabricantes de guantes, que usaban aceites esenciales en su artesanía, disfrutaban de protección especial contra la peste.

Eclipsada por el desarrollo de drogas sintéticas a fines del siglo XIX y comienzos del siglo XX, la tradición de curación con aromáticos fue revivida en las décadas de los años 20 y los 30 por René-Maurice Gatefossé, el químico francés que primero inventó el término *aromaterapia*.

Pero si bien la aromaterapia ha sido popular en Europa por tantos años —los aceites esenciales están disponibles en muchas farmacias francesas, y los farmacéuticos están generalmente entrenados en su uso— no fue hasta finales de la década de los 80 que los estadounidenses empezaron a descubrir esta medicina fragante. "Cuando escribí mi libro *Herbs and Things* (Hierbas y cosas) en 1969, mis editores sacaron 'aromaterapia' del índice porque nadie sabía lo que la palabra quería decir", dice la herbolaria de San Francisco Jeanne Rose, presidenta de la Asociación Nacional para Aromaterapia Holística y autora de *Aromatherapy: Applications and Inhalations* (Aromaterapia: Aplicaciones e inhalaciones), una guía práctica para usar la aromaterapia en el hogar.

Veintinueve años después, "aromaterapia" todavía no es una palabra muy conocida, pero los aceites esenciales han sido descubiertos por compañías líderes de cosméticos tales como Estée Lauder y Body Shop, y las cremas y aceites de aromaterapia se exhiben en todas partes, desde los departamentos de cosméticos en las grandes tiendas hasta el Home Shopping Network, una compañía que vende productos por teléfono.

"La gente está sintiendo la necesidad de tomar el cuidado de su salud en sus propias manos", dice Judith Jackson, aromaterapeuta en Greenwich, Connecticut, y autora de *Scentual Touch: A Personal Guide to Aromatherapy* (Toque perfumado: Guía personal para la aromaterapia). "Están buscando formas para ayudarse a sí mismos que sean naturales y sin efectos secundarios. Y si el tratamiento tiene también un elemento de placer, mucho mejor."

EL OLFATO

Los aceites esenciales trabajan sobre el cuerpo en varios niveles diferentes. El más obvio es el de estimular el poderoso pero poco entendido sentido del olfato.

En años recientes, la investigación médica ha descubierto lo que los aromaterapeutas han sabido siempre: que los olores que percibimos tienen un impacto significativo en cómo nos sentimos.

"Los olores actúan directamente sobre el cerebro, como una droga", dice el médico neurólogo Alan Hirsch, también psiquiatra y director del Centro de Investigación y Tratamiento del Gusto y el Olfato en Chicago.

Al tratar pacientes que han perdido el sentido del olfato, el Dr. Hirsch ha descubierto que una vida sin fragancias suele llevar a una alta incidencia de problemas psiquiátricos tales como ansiedad y depresión.

Y aunque la mayoría de las personas deprimidas o estresadas pueden oler perfectamente bien, el Dr. Hirsch cree que sus estados emocionales también están afectados por los olores que están o no están percibiendo.

Investigaciones científicas confirman la noción de que percibir olores particulares tiene un efecto directo en la actividad del cerebro. "Sabemos a través de estudios de ondas de frecuencia del cerebro que oler lavanda (espliego, alhucema) aumenta la onda alfa en la parte posterior de la cabeza, lo cual está asociado con el relajamiento", dice el Dr. Hirsch. "Un olor tal como el de jazmín aumenta las ondas beta en la parte frontal de la cabeza, lo cual está asociado con un estado más alerta."

Ya que la mayoría de la gente puede detectar muchos olores diferentes, los usos terapéuticos potenciales del aroma parecen ser interminables. Los expertos dicen que el inhalar aceites esenciales puede beneficiar condiciones vinculadas a tensión nerviosa, entre ellas dolores de cabeza, insomnio y ansiedad. Las inhalaciones se usan también para tratar molestias respiratorias tales como resfriados (catarros), alergias y bronquitis.

ALGUNAS PRECAUCIONES

Cuando se usan sabiamente, los aceites esenciales son menos propensos a causar efectos secundarios que la mayoría de las drogas de venta libre. Pero los expertos todavía aconsejan precaución. En general, las personas con piel muy blanca o pecosa son más propensas a experimentar irritación de la piel como consecuencia de los aceites esenciales, dice el consultor de aromaterapia de Los Ángeles, John Steele. Él aconseja a todos los que usen estos aceites por primera vez que hagan una prueba simple de la piel para evitar reacciones alérgicas: coloque una gota del aceite en un trapo de algodón y aplíquelo en el lado de adentro de la muñeca o el codo. Cubra el área con una venda y no la lave por 24 horas. Si la piel no se vuelve roja y si no se producen picazones, el aceite debería ser seguro para uso externo.

Las mujeres embarazadas deben tomar precauciones especiales al usar aceites esenciales. Los aceites esenciales cálamo, artemisa (altamisa, *mugwort*), poleo, salvia y gaulteria pueden inducir a un aborto espontáneo cuando se toman internamente, pero aun la inhalación o aplicación externa se desaconsejan. La albahaca, el hisopo, la mirra, la mejorana y el tomillo también pueden causar reacciones adversas y también se debe evitar su uso.

El aceite de árbol de té (*tea tree oil*) es seguro para usar como gotas, pero nunca se debe ingerir. Cantidades tan pequeñas como una cucharada de té pueden resultar fatales si se tragan.

Experimentar el poder que tiene el aroma para mejorar su estado de ánimo puede ser tan simple como agregar varias gotas de aceite esencial a su baño o colocar un par de gotas de aceite esencial en un anillo aromático asentado en una bomba de luz caliente. Una forma de aromatizar una habitación de manera más duradera es con una lámpara de aroma, una maceta o platillo de porcelana o arcilla donde se mezclan aceites esenciales con agua y se calientan sobre una vela, o un difusor aromático eléctrico, que reduce los aceites esenciales a una rociada fina y dispersa el aroma por toda la habitación. Estos se venden en algunas tiendas de productos naturales y por correspondencia (consulte la lista de recursos en la página 613).

MÁS ALLÁ DE LAS NARICES

Pero el de la fragancia no es el único modo en que los aceites esenciales trabajan sobre el cuerpo. "'Aromaterapia' es en realidad un nombre muy malo",

ACEITES ESENCIALES PARA PRINCIPIANTES

No se desanime ante la confusión que produce ver la gran cantidad de aceites esenciales diferentes que ofrecen los distribuidores. Usted puede empezar a explorar los beneficios de la aromaterapia en su casa con solamente un puñado de aceites económicos, dice el aromaterapeuta angeleno Michael Scholes de Aromatherapy Seminars, una organización que entrena a profesionales y otros en el uso de aceites esenciales. Scholes recomienda los siguientes seis aceites por su seguridad, versatilidad y valor.

Aceites cítricos. Muy buenos para disipar el mal humor. Los aceites cítricos funcionan bien en un difusor y crean una atmósfera brillante y positiva, dice Scholes. Los aceites de limón, limón verde, naranja y toronja (pomelo) se pueden adquirir por precios de $3 a $5 por cinco mililitros, dice el consultor de aromaterapia John Steele, mientras que el de mandarina se vende por aproximadamente $5 o $6.

Aceites florales. Estos son los mejores para el alivio del estrés, según Scholes. "Estéticamente, casi todas las personas encuentran las flores sumamente atractivas." Él sugiere que se agreguen flores a las lociones y aceites de baño sin aroma o que se mezclen con aceites portadores para un masaje tranquilizante. Aunque aceites florales raros y preciosos como los de rosa y jazmín pueden ser caros —una botella muy pequeña de ⅓ onzas (10 ml) de aceite de rosas importado de Turquía puede costar más de $175, por ejemplo— la misma cantidad de geranio, que huele bastante como la rosa, cuesta solamente $10.

dice Galina Lisin, aromaterapeuta entrenada en Europa y presidenta de Herba-Aromatica en Hayward, California. "Los aceites esenciales nunca se han usado en perfumes. Son medicinas, y la inhalación es solamente una de las muchas formas en que se pueden usar."

Los aceites esenciales son también efectivos cuando se usan tópicamente, como medicamentos externos. "A diferencia de los aceites minerales, que simplemente se quedan en la piel, los aceites esenciales están hechos de moléculas muy pequeñas que en realidad penetran el sistema sanguíneo a través de la piel", dice Steele.

La aplicación externa se usa para tratar una gama amplia de problemas de la piel, y las esencias son ingredientes populares en los productos del cuidado de la piel y otros cosméticos. Aceites esenciales suaves como la lavanda se pueden incluso aplicar con toda intensidad, o en forma *"neat"*, para tratar cortadas, quemaduras, dolores de cabeza y otras condiciones simples de primeros auxilios.

"Para personas no profesionales, no hay muchos aceites esenciales que yo recomendaría usar solos en la piel", dice Steele. "Incluso un aromaterapeuta en-

Árbol de té (tea tree). Un antiséptico versátil y muy suave para la piel. Scholes sugiere que se aplique una sola gota directamente en la piel para acelerar la curación de cortaduras y granos. Precio promedio: $5 por cinco mililitros.

Lavanda (espliego, alhucema). "Si hay un aceite del cual ningún hogar debería prescindir, éste es el de lavanda", dice Scholes. Es un excelente aceite de primeros auxilios, suaviza las cortadas, los cardenales (moretones) y las picaduras de insecto y también se puede agregar a su aceite regular de baño para una experiencia relajadora y liberadora de estrés. Precio promedio: de $5 a $6.50 por una botella de cinco mililitros.

Menta (hierbabuena). Éste es un estimulante mental muy bueno, dice Scholes, quien recomienda agregar una gota a una loción facial sin aroma y aplicar la loción debajo de la nariz y detrás de las orejas. La menta también puede ayudar a su estómago: agregue una gota, mezclada con una cucharadita de miel, a una taza de té de hierbas para aliviar molestias intestinales, sugiere Scholes. (La miel se agrega para ayudar a dispersar el aceite esencial rápidamente en el agua.) Precio promedio: $5 por cinco mililitros.

Romero. Un aceite vigorizante para días de poca energía. Funciona bien en una lámpara de aroma o en un difusor, dice Scholes. "Usted también puede inhalarlo directamente de la botella", agrega. Precio promedio: de $3 a $4 por cinco mililitros.

trenado no puede siempre predecir quién va a tener una reacción alérgica a un aceite esencial, de manera que usarlos diluidos provee una medida adicional de seguridad." Si bien un aceite esencial diluido en un aceite portador es absorbido en la piel más lentamente, muchos expertos prefieren este método porque tiende a prevenir irritaciones en la piel. "Una regla es que más no es siempre mejor con los aceites esenciales", agrega Steele.

Otro uso externo de los aceites esenciales es el masaje de aromaterapia. Cuando se los agrega a aceites tradicionales de masaje como los de almendra, oliva y sésamo (ajonjolí), los aceites esenciales realzan los beneficios del masaje, alivian el estrés, mejoran la circulación y crean un sentimiento de bienestar.

Aunque los médicos europeos también administran los aceites esenciales oralmente, en supositorios e inclusive a través de la piel (como en un parche en la piel), los expertos recomiendan que se consulte a un aromaterapeuta con entrenamiento médico antes de tomar cualquier aceite internamente. Steele también sugiere que se aprenda más sobre los aceites esenciales antes de usarlos, ya que algunos no son recomendables para ciertas condiciones. (Para mayor información sobre cómo usar aceites esenciales con seguridad, vea "Algunas precauciones" en la página 13.)

CÓMO USAR LA AROMATERAPIA

Para explorar el poder curativo de la aromaterapia, empiece en la tienda de productos naturales más cercana a su hogar. Los aceites esenciales varían ampliamente en precio y calidad: Un frasco de ½ onza (15 ml) de aceite de lavanda, por ejemplo, puede costarle tan poco como $7 o tanto como $15, de acuerdo a su pureza y a dónde es producido. Los aceites de cuidado doméstico más populares se venden a precios de $5 a $16 por botella de cinco mililitros, dice Steele, pero porque los aceites esenciales vienen altamente concentrados, una cantidad pequeña puede durar meses con uso normal. (Si tiene dificultades en encontrar aceites esenciales en su área, pruebe una de las compañías que se especializan en productos de aromaterapia y que los venden por correspondencia. Consulte la lista de recursos en la página 613.)

Experimentar la aromaterapia no debería costar una fortuna. Si invierte en unos pocos aceites esenciales versátiles y económicos, usted puede probar muchos de los remedios en este libro y explorar masajes básicos de aromaterapia. (Vea "Aceites esenciales para principiantes".)

Ya que muchas aplicaciones requieren que los aceites esenciales se mezclen con otros ingredientes, usted también necesitará algunas botellas de vidrio o de plástico duro para guardar allí las mezclas. Por el hecho que la luz puede dañar los aceites esenciales, los expertos recomiendan que se usen botellas de vidrio con tinte y que se las guarde en un lugar fresco y oscuro. Las tiendas que venden los aceites esenciales generalmente venden estas botellas también, y también lo hacen muchas de las compañías que venden estos productos por correspondencia.

Finalmente, esté usted seriamente decidido a aprender más sobre aromaterapia o esté usted simplemente disfrutando de descubrir nuevas fragancias, los expertos dicen que un difusor para el hogar es una gran inversión. "Hace un año no se podía comprar un buen difusor por menos de $150", dice Rose. "Pero el mercado está más competitivo cada día y el precio de los difusores ahora está al alcance del estadounidense común." Rose usa un difusor eléctrico de $40 de Phybiosis, una compañía en Maryland que vende estos productos por correspondencia. (Vea la lista de recursos en la página 613.) "El difusor es imprescindible para tratamientos respiratorios", dice Rose, quien padece de asma. "¡Y se convierte en un despertador! Yo hago funcionar el mío en un cronómetro, de manera que me pueda despertar con el aroma que me guste."

DÍGITOPUNTURA

Cuente con los dedos para curarse

Usted probablemente ha escuchado hablar de la acupuntura, o ha visto una foto de alguien recibiendo el tratamiento, pareciéndose un poco a un puercoespín, con docenas de pequeñas agujas saliendo de su cuerpo.

Pero, ¿cuánto sabe usted sobre la *dígito*puntura?

Con la dígitopuntura, usted usa presión de los dedos o la mano en lugar de agujas. Pero su objetivo es el mismo que el de la acupuntura: estimular lo que

---

LAS VARIANTES DE LA DÍGITOPUNTURA

El helado es un alimento, pero tiene muchos sabores. Lo mismo ocurre con la dígitopuntura. Es una técnica con muchas variantes. A continuación están las opciones:

Do-in. Este sistema de técnicas de estiramientos, respiración, ejercicios y dígitopuntura es muy bueno para principiantes. Usted puede usar *do-in* todos los días como una forma de ejercicio de dígitopuntura.

Acu-yoga. Este método usa posturas de yoga con el propósito de presionar muchos puntos de dígitopuntura con su cuerpo entero en lugar de solamente con sus manos. Fue creada para usarse en el hogar. Los estiramientos de yoga son particularmente útiles cuando usted quiere trabajar con su espalda y otras partes difíciles de alcanzar. (Para más información sobre yoga, vea la página 152.)

Jin Shin Jyutsu. Esta es una forma japonesa de dígitopuntura de autoayuda que incluye tacto suave o mecimiento del cuerpo más que movimientos de masaje. El objetivo de *Jin Shin Jyutsu* es armonizar cuerpo, mente y espíritu al tocar 26 "llaves de seguridad de energía" encontradas a lo largo de senderos de energía en el cuerpo. Las sesiones pueden incluir una serie de toques o pueden ser tan simples como el sostenimiento de un dedo.

Shiatsu. Esta técnica, también del Japón, consiste en una presión rítmica de los puntos de dígitopuntura durante períodos cortos, de tres a diez selos profesionales médicos chinos llaman *chi* —la energía curativa más básica del cuerpo.

La dígitopuntura es la técnica más vieja, la original, un remedio casero chino que dio lugar al enfoque más "tecnológico" de la acupuntura. (Igual que la hierba corteza de sauce fue la predecesora de la aspirina.)

Muchos médicos estadounidenses y profesionales de la salud dicen que estas dos técnicas son métodos poderosos para el alivio del dolor y el tratamiento de enfermedades.

"Pero la dígitopuntura puede ser aún más poderosa que la acupuntura para aliviar las molestias cotidianas, los dolores y el estrés", dice Michael Reed Gach, Ph.D., director del Instituto de Dígitopuntura en Berkeley, California, y autor de *Acupressure's Potent Points* (Los puntos potentes de la dígitopuntura). Esas dolencias comunes, dice, incluyen dolores de cabeza, dolores de espalda, dolores de sinusitis, de cuello, fatiga en la vista y dolores menstruales. La dígi-

gundos. Los pulgares se usan cada vez que sea posible, porque pueden ejercer presión más firme que el resto de los dedos. *Shiatsu*, que significa "presión del dedo" en japonés, tiende a ser más fuerte que la dígitopuntura.

Zen shiatsu. *Zen* es una forma de budismo que se originó en el Japón, y generalmente consiste en prácticas enérgicas tales como horas de meditación cada día. El *Zen shiatsu* es también enérgico, y agrega estiramientos como los de yoga para ayudar a abrir los meridianos. Los profesionales de salud que practican esta técnica también aplican presión pesada y usan el peso completo del cuerpo cuando presionan los puntos. Esta no es una técnica para practicar en el hogar.

Shiatsu descalzo. No, este no es un masaje que usted recibe sin los zapatos puestos. Usted usa sus pies para frotar y presionar los puntos. Los profesionales dicen que este método ejerce mayor presión.

Algunas de estas terapias de dígitopuntura las puede practicar usted mismo, solo; otras requieren de un profesional calificado. Pero si usted elige visitar a un profesional de salud que practica dígitopuntura, asegúrese de que esté apropiadamente certificado o licenciado. (Asegúrese de que tenga un título tal como C.A.T., lo cual indica que el profesional está adecuadamente entrenado.) Además, igual que cuando usted va al dentista o al médico por primera vez, es siempre mejor tener una recomendación de un amigo o pariente que ha usado los servicios del profesional.

topuntura puede también reducir el dolor de úlceras, ayudar a curar heridas deportivas, aliviar el insomnio y también el estreñimiento y otros problemas digestivos.

Otra ventaja que tiene el uso de la presión sobre la perforación es que puede hacerlo usted mismo —todo lo que necesita son sus manos, un poco de conocimiento y algún tiempo. También es económico —en realidad, es gratuito una vez que haya aprendido lo básico. Y es simple y seguro. Si usa sentido común, lo único que puede hacer mal es ser un poco demasiado enérgico.

¿Listo para contar con sus dedos para curarse? Bueno, antes de usar los remedios de dígitopuntura en este libro, usted seguramente disfrutará de leer un poco más sobre la teoría y práctica de la técnica en sí misma. Piense en el resto de este capítulo como un paseo por un país extranjero exótico —su cuerpo, como lo entiende la medicina china y como lo cura la dígitopuntura.

ES UN INSTINTO NATURAL

"La dígitopuntura es tan vieja como el instinto", dice el Dr. Gach. "Cuando le duele la cabeza, usted se frota las sienes. Cuando le duele el estómago, usted se tuerce y sostiene el lugar donde le duele."

"Estos son remedios campesinos antiguos", dice Betsy Ruth Dayton, fundadora de High Touch Network, una organización profesional en Friday Harbor, Washington, cuyos miembros practican dígitopuntura. "Las mujeres usaban estas técnicas cuando sus niños estaban enfermos. Los vecinos se daban el tratamiento unos a otros. Eran regalos que todos podían dar."

Estos impulsos humanos básicos —tocar, curar— se combinaron en China con los principios de la medicina tradicional china, la cual tiene como su texto original *Yellow Emperor's Classic of Internal Medicine* (El clásico de la medicina interna del emperador amarillo), de casi 4,000 años. En ese texto, y durante los dos milenios siguientes, los médicos chinos descubrieron un sistema de canales y puntos en el cuerpo que, si se tocan o estimulan correctamente, pueden aliviar el dolor y acelerar la curación.

Los médicos tradicionales chinos dijeron que estos canales, llamados meridianos, eran los cables invisibles que conducían el *chi*, o energía, del cuerpo. Si estos canales eran perturbados —si la energía circulando en ellos era demasiado lenta o demasiado rápida, demasiado turbulenta o demasiado estática— se decía que el *chi* estaba desequilibrado. La meta de la medicina china tradicional era lograr que el *chi* del cuerpo recobrara un estado de equilibrio, y la dígitopuntura (junto con dieta, hierbas, respiración profunda, ejercicios suaves y otros métodos) era una de sus técnicas.

"Si una persona es totalmente sana —mentalmente, emocionalmente y físicamente— la energía circulará en el cuerpo libremente, como la electricidad se conduce a través de circuitos", dice Dayton. "Pero ninguno de nosotros es totalmente sano. Todos experimentamos enfermedad, heridas y traumas emocionales. Y hay asaltos ambientales también, tales como el ruido y la polución del aire. Usted puede usar dígitopuntura para equilibrar nuevamente o desobstruir la energía que circula en todo su cuerpo, de manera que su cuerpo pueda comenzar a curarse a sí mismo."

Y usted puede usar dígitopuntura no solamente para aliviar sus molestias y dolores pero también para prevenir el desarrollo de enfermedades, dice Subhuti Dharmananda, director del Instituto para Medicina Tradicional en Portland, Oregón.

Usted también puede usar dígitopuntura para sentirse mejor mentalmente y espiritualmente, dice Dayton.

OPCIONES PARA OBSTRUCCIONES

Si una obstrucción en su cuerpo es física, tal como un tobillo hinchado, usted puede usar la dígitopuntura para tonificar los músculos y mejorar la circulación en el área herida. Mientras usted presiona suavemente los puntos de dígitopuntura en el tobillo, la tensión del músculo cede mientras las fibras del músculo se relajan y extienden, y la sangre circula más libremente hacia la herida. La hinchazón disminuye, y el dolor desaparece.

Presionar en los puntos también puede liberar un bloqueo emocional al aflojar la tensión acumulada que usted mantiene en su cuerpo, dice Dayton. En este libro, usted encontrará puntos en su espalda, cerca de sus omóplatos, que pueden aliviar tristeza y depresión y puntos en sus muñecas y en el centro de su frente que pueden dominar la ansiedad, según algunos expertos.

Aun los bloqueos espirituales, tales como dificultades para meditar, se pueden eliminar con la dígitopuntura. Sostener levemente un punto en el centro de su frente justo arriba del puente de su nariz por un minuto con los ojos cerrados es una manera maravillosa de ayudarlo a entrar en un estado meditativo, dice el Dr. Gach. Él también dice que presionar dos puntos debajo de la base del cráneo, llamados Puertas de la Conciencia, no solamente ayuda a aliviar los dolores de cabeza sino que también lo hace a uno más receptivo a la sabiduría espiritual.

Esos son solamente unos pocos de las docenas de puntos de la dígitopuntura. ¿Dónde están los otros?

Bueno, imagine que su cuerpo es una ciudad grande, los meridianos son las líneas de subterráneo (metro, *subway*) y los puntos son las paradas del metro. En dígitopuntura, hay 14 líneas principales de subterráneo, con 365 paradas. Pero no se preocupe por perderse. Encontrará mapas simplificados de los puntos más importantes de autocuidado a partir de la página 542.

No obstante, no queremos que usted se sienta como un turista perdido y confundido. Por lo tanto, a continuación le ofrecemos un poco más de información sobre los meridianos.

CONEXIONES DE CURACIÓN

Primero, hay 12 meridianos principales, cada uno de los cuales está conectado a un órgano específico, tal como el estómago o el bazo. Seis de estos 12 meridianos —pulmón, corazón, pericardio, hígado, bazo y riñón— suben hacia el frente del cuerpo. Los otros seis —intestino delgado, intestino grueso, vejiga, estómago, vesícula biliar y *triple warmer*— bajan hacia atrás. (No se preocupe si nunca ha oído nada acerca de su órgano *triple warmer*; usted no tiene uno. El sistema chino identifica algunas conexiones en el sistema de energía que son muy distintas a las que conocemos en la medicina occidental.)

Hay otro grupo de meridianos, llamados los ocho canales extraordinarios, que circulan por todo el cuerpo en rutas que no están directamente relacionadas con los órganos principales. Los puntos de dígitopuntura están localizados en dos de esos meridianos. Uno, llamado el canal gobernante, une la columna vertebral, el cerebro y el sistema nervioso y va desde el hueso inferior en la base de la columna hacia arriba y atrás y sobre la parte de arriba de la cabeza hacia el centro del labio superior. El otro, llamado el canal de concepción, está conectado a los sistemas digestivo y reproductivo y va desde la cabeza hasta el periné (el espacio entre el ano y los genitales).

En este libro, los nombres de los meridianos se han abreviado. Cada punto de dígitopuntura es identificado por la abreviatura de su meridiano y un número específico. (En medicina china, los puntos tienen nombres poéticos tales como Mar de Tranquilidad, Viento del Paraíso y Perfume de Bienvenida.) Entonces IG 4, por ejemplo, significa punto 4 en el meridiano del intestino grueso, mientras que E 36 es punto 36 en el meridiano del estómago. (Para una lista de estas abreviaturas, vea "Abreviaturas de los meridianos".)

Usted descubrirá que los remedios de dígitopuntura generalmente combinan puntos cercanos al área de dolor o tensión con puntos que aparentemente no tienen una conexión obvia con el problema inmediato. La medicina china llama a esos puntos cercanos los puntos "locales" y los que están más lejos se llaman puntos de "provocación". Los puntos de provocación funcionan porque los senderos del meridiano conectan los puntos.

PAUTAS PARA PRESIONARSE

¿Cómo convierte sus dedos y sus manos en instrumentos de curación? Es fácil, pero necesitará algunas pautas básicas: cuán fuerte presionar, por cuánto

ABREVIATURAS DE LOS MERIDIANOS

En este libro, los nombres de los 14 meridianos principales, o canales de energía, se han abreviado. Son los siguientes:

ABREVIATURA	MERIDIANO	ABREVIATURA	MERIDIANO
B	Bazo	R	Riñón
C	Corazón	TW	*Triple Warmer*
E	Estómago	V	Vejiga
H	Hígado	VB	Vesícula Biliar
ID	Intestino Delgado	VC	Vaso de Concepción (canal)
IG	Intestino Grueso	VG	Vaso Gobernante (canal)
P	Periné		
Pu	Pulmón		

tiempo, cuándo amasar, cuándo mantener una presión constante y liviana y cuándo frotar. El Dr. Gach dice que usted necesita siempre usar sentido común y su intuición para saber qué tipo de tacto necesita aplicar.

Pero la técnica básica de la dígitopuntura es la siguiente: use presión firme. Para aplicar presión, usted puede usar sus pulgares, el resto de los dedos, las palmas o nudillos, de acuerdo con lo que sea más fácil y cómodo para usted. (Cuando usted está aplicando presión con un solo dedo, el dedo medio es generalmente la mejor opción porque es el más largo y el más fuerte.)

La pauta general, de acuerdo con el Dr. Gach, es que la presión debe ser lo suficientemente firme como para "doler bien". En otras palabras, la sensación debe caer en algo entre dolor y placer. No sea masoquista; la meta de la dígito-puntura no es causar dolor. Pero sea valiente y fuerte; si es demasiado suave no le va a hacer ningún bien.

La mayoría de los puntos de dígitopuntura ocurren en pares simétricos —un punto está en el lado izquierdo de su cuerpo y el otro en el mismo lugar del lado derecho de su cuerpo. Ambos puntos en un par se deben presionar simultáneamente cuando sea posible. Entonces si está trabajando con los puntos Pu 1 en su pecho, por ejemplo, debería usar los pulgares para presionar los puntos en ambos lados de su pecho al mismo tiempo. Algunos pares de puntos —tales como los puntos IG 4, que están ubicados entre el pulgar y el dedo índice de cada mano— no se pueden estimular de esta forma, de manera que usted necesita trabajar primero con un punto, y luego con el otro. "Trabajar con ambos lados equilibra su cuerpo y aumenta la efectividad de la dígitopuntura", dice el Dr. Gach.

Para relajar un área o aliviar el dolor, primero presione los puntos suavemente por 30 segundos. Aumente la presión hasta que esté bastante firme, sosteniéndola por espacio de uno a tres minutos. Luego suelte lenta y suavemente, otra vez tomándose alrededor de 30 segundos para gradualmente quitarles la presión a los puntos.

Cuando se está trabajando en puntos de dígitopuntura en un grupo de músculos grandes, tales como los músculos en sus hombros o pantorrillas, el masaje es generalmente un excelente calentamiento antes de usar la dígitopuntura. Use sus pulgares y dedos y la punta de sus manos para masajear los puntos así como también las áreas alrededor de ellos, tal como si estuviera amasando la masa para hacer pan. Pero siempre hágalo suavemente. No se lastime.

Dar golpecitos rápidos con la punta de los dedos estimula los músculos que están ubicados justo debajo de la superficie de la piel. Trabaje suavemente sobre los puntos de dígitopuntura en partes sensibles del cuerpo tales como la cara y el abdomen, y en áreas donde hay muy poca amortiguación entre la piel y el hueso, tal como la parte superior de la cabeza, recomienda Cindy Banker, cofundadora del Centro Shiatsu de New England en Boston y directora de educación de la Asociación Estadounidense Oriental de Terapia del Cuerpo.

Si usted está usando dígitopuntura para trabajar sobre un problema de salud crónico o para aliviar tensión muscular, sea persistente y consistente. Condiciones graves como dolores agudos de espalda o tensión en el hombro pueden requerir dígitopuntura dos o tres veces al día. Aun cuando haya logrado aliviarse, una estimulación del punto semanalmente puede ayudar a prevenir nuevos problemas.

La frotación vigorosa en general, y especialmente en los puntos de dígitopuntura, ayuda a mejorar la circulación de la sangre.

Usted puede usar esa técnica para calentar su cuerpo si tiene frío, dice el Dr. Gach. Esta técnica puede ser especialmente beneficiosa para aquellos que están postrados en cama o para gente mayor con circulación lenta.

MANTENGA SU CHI EN FORMA

Usted hace ejercicio cierta cantidad de veces por semana para mantener sus músculos y su sistema circulatorio en buen estado. ¿Pero cómo mantiene en buen estado su sistema de energía? ¿Cómo mantiene su *chi* circulando? Con ejercicios de dígitopuntura, desde luego.

Como una sesión común de ejercicio, esta rutina se realiza mejor por lo menos tres días a la semana, pero si lo puede hacer todos los días, o hasta dos veces al día, sería mucho mejor. Y no lleva mucho tiempo —sólo cinco minutos. Fue adaptada del libro *Acupressure's Potent Points* (Los puntos potentes de la dígitopuntura) de Michael Reed Gach, Ph.D, director del Instituto de Dígitopuntura en Berkeley, California. Los puntos de dígitopuntura descritos en este ejercicio se pueden encontrar en las ilustraciones a partir de la página 542.

Para comenzar el ejercicio, siéntese en una silla en una posición cómoda con la columna derecha. Luego:

- Encuentre los puntos Mar de Vitalidad (V 23 y V 47) en la parte inferior de su espalda. Ponga las partes de atrás de sus manos en ambos lados de la columna. Frote con vigor hacia arriba y abajo por un minuto y sienta el calor de la fricción.
- Coloque sus dedos medio e índice debajo de un lado de la base del cráneo y use el pulgar de la misma mano en el otro lado para presionar suavemente los puntos Puertas de la Conciencia (VB 20) en la base del cráneo. Con el dedo medio de la otra mano, presione suavemente el punto Tercer Ojo (VG 24.5) durante dos minutos antes de soltar lentamente todos los puntos. Incline la cabeza hacia atrás cómodamente, cierre los ojos y tome tres respiraciones largas, lentas y profundas.
- Ahora continúe respirando profundamente mientras hace un recorrido mental rápido de su cuerpo para localizar la tensión. Deje que la tensión salga rápidamente de su cuerpo con cada exhalación hasta sentir que su cuerpo se libera de toda presión. Siga respirando profundamente por un minuto o dos; con cada inhalación, imagine energía curadora circulando por su cuerpo.
- Sostenga el punto Mar de Energía (VC 6), tres dedos debajo del ombligo en su abdomen. Siéntese derecho con los hombros relajados. Cierre los ojos, presione este punto firmemente y respire profundamente por un minuto.

DÍGITOPUNTURA

Para un ejercicio vigorizante de dígitopuntura, pruebe aplicar presión sobre una serie de puntos por períodos cortos —por ejemplo, de cinco a diez segundos cada uno.

Usted no necesita ser un experto para usar sus manos como herramientas de curación con usted mismo o con otros. Un abrazo o una palmada en la espalda se pueden compartir con familia y amigos; la dígitopuntura también.

"Vivimos en una cultura privada del tacto", dice Banker. "Yo creo que esta es una de las razones por las cuales tenemos tanta violencia doméstica y tanta depresión entre los mayores. Yo he hecho tratamientos a personas mayores que no han sido tocadas en una manera afectuosa o significativa en 30 años. Usted se sorprendería de ver cuán rápidamente los pulsos decrecen y cómo el cuerpo se relaja solamente después de unos pocos minutos de iniciado el tratamiento."

HIDROTERAPIA

Agua, el milagro común y corriente

H₂O. Esta pequeña molécula es tan común que es difícil pensar que es una droga maravillosa. Sin embargo, en muchos casos de heridas o accidentes nuestra primera respuesta instintiva es tratarnos con agua. Cada vez que trata una torcedura de tobillo con hielo o cuando pone un dedo quemado bajo la corriente de agua, usted está practicando una forma básica de hidroterapia, un arte curativo antiguo que es seguro y no duele y que no requiere nada más exótico que lo que sale de la canilla (grifo, pila) del baño.

Primero usada por Hipócrates en el siglo IV antes de Cristo, la hidroterapia ha sido parte de la tradición curativa de casi toda civilización desde Grecia y Egipto en la antigüedad hasta Roma, donde prácticamente toda la medicina se ejercía en los baños públicos.

La hidroterapia moderna se originó en el siglo XIX en Austria con el trabajo de Vincent Priessnitz, considerado el padre del movimiento hidroterapéutico. Cuando uno de los pacientes de Priessnitz, Robert Wesselhoeft, y su hermano inmigraron a los Estados Unidos en 1840, la hidroterapia —o hidropatía, como se llamaba en aquellos tiempos— vino con ellos.

En 1845 estos dos hermanos fundaron la Enfermería Brattleboro en Vermont, un modelo del famoso balneario (*spa*) de agua mineral de Priessnitz en Austria. La enfermería fue uno de los primeros y más famosos "establecimientos de cura de agua" y atrajo a una distinguida clientela que incluyó al poeta Henry Wadsworth Longfellow y a la novelista Harriet Beecher Stowe, la autora de *Uncle Tom's Cabin* (La cabaña del Tío Tom).

A fines del siglo XIX, John Harvey Kellogg, hermano del magnate del cereal (de la compañía Kellogg's, la que nos brinda cereales como *Frosted Flakes* y *Rice Krispies* para el desayuno) y uno de los médicos más renombrados de su tiempo, usó tratamientos de agua en su famoso sanatorio en Battle Creek, Michigan, para controlar el dolor y tratar las infecciones serias como la neumonía. Alrededor de ese tiempo, los rocíos y las frotaciones de agua fría eran tratamientos comunes para la tifoidea y la neumonía, ya para el año 1920, los hospitales de veteranos estadounidenses usaban la hidroterapia para tratar tanto enfermedades mentales como casos médicos y quirúrgicos generales.

Hidroterapia moderna

Hoy la mayoría de los estadounidenses se dirigen al botiquín de los medicamentos en lugar de la canilla del baño para aliviar resfriados (catarros), dolores de cabeza y heridas menores, y los médicos son más propensos a tratar a los pacientes con pastillas que con cataplasmas. Pero en muchos países europeos, pasar una semana o dos en un balneario de agua mineral sigue siendo una manera popular de recuperarse de una serie de dolencias, desde el estrés y la fatiga hasta los dolores de espalda, las alergias y la artritis.

Y en los Estados Unidos, la hidroterapia todavía se practica en lugares como el Instituto Uchee Pines, un centro de curación natural en Seale, Alabama. Fundado en 1970 por la Dra. Agatha Thrash, médica patóloga, y su marido, un internista, Uchee Pines ayuda a los pacientes a reconstruir su salud con hidroterapia, ejercicio, cambios en la dieta y otros remedios simples.

Cómo preparar un enema

Un remedio de agua tradicional para todo desde estreñimiento hasta migrañas, el enema limpia el colon inferior y puede frecuentemente aliviar el dolor cuando otros métodos fallan, dice la Dra. Agatha Thrash, médica patóloga y cofundadora del Instituto Uchee Pines, un centro de curación natural en Seale, Alabama. Los enemas se usan también en conjunción con el ayuno para alentar la eliminación de toxinas liberadas durante el ayuno.

Para preparar un enema, llene una bolsa de enema (que se puede comprar en la mayoría de las farmacias) con agua que no esté muy fría ni muy caliente —de ⅛ a un ¼ de galón (de 0.47 a 0.95 litros) para un niño de diez años de edad o mayor hasta 2 cuartos (1.9 litros) para un adulto, sugiere la Dra. Thrash. Use 1 pinta (0.47 litros) para niños más pequeños. Nunca le dé a niños menores de diez años más de un enema al día, porque el agua puede ser absorbida y puede hacer que el sodio de la sangre caiga a niveles peligrosamente bajos (una enfermedad conocida como hiponatremia). Tome el enema mientras esté sentado en el inodoro (excusado, lavabo). Primero lubrique el ano y el extremo del tubo del enema con loción o aceite. Sostenga la bolsa a aproximadamente 3 pies (0.9 m) arriba suyo e inserte el tubo en el ano con una profundidad de entre 1½ y 2 pulgadas (3.8 y 5.1 cm). Mientras sostiene el tubo en posición, lentamente libere la válvula para dejar que el agua entre al colon. Mantenga la solución adentro durante varios minutos, después libérela en el inodoro.

Hidroterapia

Hacia el final de la década de los años 60, los años de práctica de patología y medicina interna dejaron a los Thrash desilusionados con los tratamientos convencionales. "Empezó a parecernos que nadie mejoraba", recuerda la Dra. Thrash, quien es codirectora del instituto. "Los mismos pacientes seguían volviendo."

Mientras daba una clase de anatomía y fisiología en una universidad local, la Dra. Thrash se convenció de que muchas enfermedades se podían tratar exitosamente con métodos fisiológicos simples como masajes e hidroterapia. "Estos remedios son mucho menos agotadores para el cuerpo que las drogas, las cuales frecuentemente causan complicaciones insidiosas años después de que uno deja de tomarlas", dice.

Entonces, si las terapias de agua son seguras y efectivas, ¿por qué tantos médicos parecieran favorecer el enfoque farmacéutico? Una razón por la cual los médicos tienen esta preferencia es que, a diferencia a las terapias de drogas, las cuales tienen una cantidad impresionante de pruebas científicas que documentan su efectividad, la hidroterapia no se ha estudiado ampliamente. "No es fácil conseguir fondos para el estudio de algo que no está ampliamente disponible para todos a un costo mínimo", dice la Dra. Irene Von Estorff, profesora asistente de medicina de rehabilitación en el Colegio Médico de la Universidad de Cornell, en la ciudad de Nueva York. "Pero hay una tremenda necesidad de una investigación profunda que proporcione pautas específicas para los mejores usos de la hidroterapia."

La hidroterapia también requiere "una cierta dedicación por parte del paciente", dice la Dra. Trash. "La gente está condicionada a creer que ponerse bien debería ser tan fácil como tragar una pastilla; no quieren aceptar la idea de que tienen que comer bien, hacer ejercicio y dedicar tiempo a un tratamiento."

Es más claro que el agua

Pero hay por lo menos un tratamiento de hidroterapia cuyos beneficios se reconocen ampliamente. Tanto médicos como pacientes saben que tomar suficiente agua pura y fresca es esencial para nuestra salud y bienestar.

Esta forma básica de hidroterapia debería ser un acto automático para nosotros —y probablemente lo sería si no mantuviéramos café, cerveza fría y sodas azucaradas al alcance de la mano cada vez que tenemos sed. Aunque las bebidas alcohólicas y las que contienen cafeína también contienen agua, ambas hacen que el cuerpo excrete más agua de la que toma. El resultado es un déficit de líquidos, lo cual, con el tiempo, puede llevar a una variedad de problemas de salud, entre ellos piel seca, estreñimiento e infecciones de la vejiga.

Estos problemas se vuelven más comunes en la madurez, dice la Dra. Thrash, porque nuestra necesidad de agua en realidad aumenta con la edad. Ella re-

(continúa en la página 32)

HIDROTERAPIA CASERA

Económicos y fáciles, estos tratamientos simples de hidroterapia no requieren equipos especiales y son ideales para usar en casa, dicen los expertos de hidroterapia. Para averiguar cuál de estas técnicas puede ayudar con una dolencia en particular, consulte la Segunda Parte de este libro. Recuerde que cuestiones específicas como la temperatura del agua y el tiempo de aplicación pueden variar según la condición que se esté tratando. Usted puede controlar la temperatura del agua con un termómetro oral común.

- Los *baños y duchas* se pueden usar para tratar una variedad de problemas de salud. Los baños calientes se usan para aliviar dolores en las articulaciones, estreñimiento y dolencias respiratorias. Los baños fríos alivian la fiebre y combaten la fatiga, y los baños de hierbas son populares para el relajamiento y el cuidado de la piel.
- Los *baños neutrales*, en los que el cuerpo está inmerso hasta el cuello en agua un poco más fría que la temperatura del cuerpo, se usan para tratar el insomnio, la agitación emocional y los problemas menopáusicos. Remójese durante 20 minutos y agregue agua como sea necesario para mantener la temperatura del baño.
- Los *baños sitz* se usan para atacar dolores e infecciones en el área pélvica. Siéntese en una bañera (tina, bañadera) o en una palagana grande llena con suficiente cantidad de agua como para que el área pélvica esté sumergida hasta el ombligo. Remojarse en un baño *sitz* durante un período de 1½ a 5 minutos a temperaturas entre 40° a 85°F (4° y 30°C) —o por más tiempo a temperaturas más altas— alivia irritaciones anales y vaginales, hemorroides y fisuras anales. Los baños *sitz* fríos pueden mejorar la tonalidad del músculo pélvico en personas con incontinencia de estrés.
- Los *baños sitz de contraste*, usando palaganas separadas de agua fría y agua caliente, mejoran la circulación en el área pélvica, aceleran la curación de infecciones vaginales y urinarias, reducen el dolor de pelvis y tratan quistes de ovario. Comience remojándose durante tres o cuatro minutos en agua caliente, luego remójese en agua fría durante un periodo de 30 a 60 segundos. Repita de tres a cinco veces, y finalice con agua fría.
- Los *baños de pie* no son solamente para pies doloridos o cansados. Alternar baños fríos y calientes es muy bueno para aliviar hinchazones en los pies y las piernas. Al desviar la sangre de las áreas

afectadas, los baños calientes de pies se usan para aliviar congestiones de cabeza y de pecho e incluso calambres menstruales. Remójese cómodamente en agua caliente (aproximadamente 110°F o 44°C) durante un período de 10 a 30 minutos, y agregue agua como sea necesario para mantener la temperatura del baño de pies. Termine al enjuagar sus pies con agua fría. Alternar los baños de pies también puede jugar un rol importante como tratamiento complementario para enfermedades serias como una falla congestiva de corazón.

- Las *fricciones frías con manoplas*, en las que la piel se frota vigorosamente con una toalla o una manopla sumergida en agua fría, se usan para aumentar la circulación y fortalecer el sistema inmunológico. La fricción fría con manopla es una manera simple y efectiva de eliminar la fatiga. También se usa para acelerar la curación de la bronquitis y la neumonía y puede beneficiar a aquellos con síndrome de fatiga crónica. Después de un baño, ducha o sauna caliente, sumerja una toalla o toallita en agua fría (de 50°F/10°C a 60°F/16°C), acurruque la mano hasta que forme un puño y envuélvala con la toalla. Use el puño para frotar su otro brazo con un movimiento circular vigoroso; comenzando con los dedos y terminando en el hombro. Sumerja la toalla en el agua fría otra vez y repita. La piel debería estar rosada. Seque el brazo con una toalla y use el mismo movimiento circular vigoroso; luego repita el proceso en su otro brazo y en sus piernas, pies, pecho y abdomen.

- La *inhalación de vapor* se usa para condiciones respiratorias tales como bronquitis y neumonía y facilita la respiración al soltar la mucosa en el pecho. Inhale el vapor de una olla llena de agua hirviendo. Saque la olla de la cocina y déjela enfriar, de manera que el agua no esté hirviendo activamente (si el agua está hirviendo activamente, se puede escaldar la cara y las vías respiratorias). Mantenga la cara a aproximadamente un pie de la olla, y cúbrase la cabeza y los hombros con una toalla para detener el vapor. Continúe por aproximadamente una hora, y vuelva a calentar el agua cuando sea necesario.

- Las *compresas calientes* aplicadas al pecho son también útiles para los problemas respiratorios. Para preparar una compresa grande para el

(continúa)

HIDROTERAPIA CASERA —Continuación

pecho, doble una toalla grande de baño, tuérzala como si la estuviera escurriendo y sumerja el centro tercero en agua casi hirviendo. Tire las puntas tan fuertemente como pueda para sacar la mayoría del agua, luego estire la toalla caliente sobre una toalla seca en su pecho. Déjela en esa posición durante aproximadamente cinco minutos. Repita este procedimiento cada dos horas. Las compresas calientes más pequeñas se usan para el alivio de dolores localizados de espasmos musculares y ciertos tipos de artritis.

- Las *compresas frías* pueden ayudar a aliviar el dolor de gota y minimizar la hinchazón de cardenales (moretones) y torceduras (esguinces). Los expertos aconsejan limitar las aplicaciones frías a 20 minutos cada vez para prevenir daños a la piel.

- Las *compresas frías y calientes alternas* estimulan la circulación para ayudar a curar tanto las torceduras como las lesiones de músculos y articulaciones. Empiece con tres a cuatro minutos de calor seguido por 30 a 60 segundos de frío. Repita entre tres a cinco veces y termine con la compresa fría.

- Las *compresas calentadoras* son en realidad compresas frías que están cubiertas con una capa de toalla seca. Se dejan en posición hasta que la temperatura del cuerpo las calienta, generalmente por muchas horas o toda la noche. Usadas para dolores de garganta, infecciones de oído, resfriados (catarros), dolor en las articulaciones y problemas digestivos, las compresas calentadoras crean un calor suavizador en el área afectada y atraen la afluencia de sangre rica en nutrientes y oxígeno para acelerar la curación.

comienda un mínimo de 6 a 8 vasos de 8 onzas (240 ml) de agua al día para personas menores de 50 años, de 8 a 10 vasos de 8 onzas para los que están en la década de los 50 años de edad y de 10 a 12 vasos de 8 onzas para personas activas de 60 años de edad o mayores.

"A medida que envejecemos, nuestra piel y membranas mucosas se vuelven más finas y pierden más agua, y nuestros riñones funcionan de manera menos eficiente, entonces nuestra necesidad de agua aumenta", dice la Dra. Thrash. "Las personas mayores no se sienten tan sedientas como nos sentíamos cuando éramos más jóvenes, de manera que debemos adquirir el hábito de beber agua aun cuando no tengamos sed."

- El *manto de cuerpo* o *paquete mojado de sábanas* funciona con el mismo principio que la compresa calentadora. El cuerpo entero se envuelve en una sábana fría y mojada y se cubre con una frazada de lana; los pies se mantienen calientes con frazadas o con un baño caliente de pies. El paquete se deja en posición hasta que la temperatura del cuerpo seque la sábana. El efecto depende de la duración del tratamiento. Si se quita después de 20 minutos, la envoltura del cuerpo puede reducir la fiebre. Si uno se deja en posición un poco más y se quita cuando está caliente, esto lo ayuda a uno a dormir y relajarse. Las aplicaciones de hasta tres horas de duración hacen sudar mucho, un tratamiento desintoxicador efectivo para aquellos que beben mucho alcohol y que fuman. (Este tratamiento generalmente requiere un segundo par de manos.)
- El *glow de sal*, en el que el cuerpo se frota vigorosamente con sales de mar o sales *Epsom*, es un tratamiento vigorizante para aquellos con mala circulación. También se recomienda como medicina preventiva y para aquellos que están siguiendo un programa de desintoxicación. Empezando con la piel húmeda, tome un puñado de sales de mar húmedas o sales *Epsom* y masajee su piel vigorosamente hasta que se vuelva levemente rosada. Repita en los brazos, piernas, espalda, hombros y abdomen —y no se olvide de las manos y los pies. Debería necesitar de 1 a 2 libras (de 0.45 a 0.9 kg) de sal para aplicar el tratamiento en todo el cuerpo. El *glow* de la sal puede hacerlo sudar y lo ayudará a dormir más profundamente. Las frotaciones de sal no se deben usar si usted tiene sarpullidos o piel sensible.

El agua es también valiosa como un auxiliar digestivo, especialmente cuando está combinada con carbón vegetal activado, una sustancia hecha de madera o hueso que han sido quemados y después oxidados por el vapor o el aire. (El carbón que usted usa en la parrilla de barbacoa se trata con productos químicos para que se encienda más rápidamente y no es seguro para uso terapéutico.)

Disponible en la mayoría de las tiendas de productos naturales y farmacias, el carbón activado es conocido por su habilidad para absorber muchas veces su peso en líquidos o gases.

"Nadie sabe realmente cómo o por qué funciona el carbón, pero es en verdad un milagro", dice la Dra. Thrash, que mantiene siempre cierta cantidad en su botiquín de medicinas para emergencias caseras desde indigestión y dolor de muelas hasta dolores de garganta y envenenamiento por alimentos. Agregado a un vaso de agua, el carbón proporciona alivio rápido a la mayoría de las molestias gástricas; mezclado con suficiente agua como para formar una pasta, es excelente como primeros auxilios para torceduras y picaduras de insectos, dice la Dra. Thrash.

LA CURA ESTÁ EN LA TEMPERATURA

Aunque otros tratamientos hidroterapéuticos son un poco más complicados que beber un vaso de agua, la mayoría son fáciles de aprender y no requieren equipos especiales, de manera que son perfectos para usarlos en casa.

¿Cómo puede un tratamiento tan simple como el de compresas frías o una botella de agua caliente tener un efecto tan profundo en cómo nos sentimos? El secreto está en la estimulación de la circulación de la sangre y el líquido linfático, dice Tori Hudson, N.D., médica naturópata y profesora en la Escuela Nacional de Medicina Naturopática en Portland, Oregón.

Los hidroterapeutas controlan el efecto al ajustar la temperatura del agua y la duración del tratamiento. "El calor expande y el frío contrae", dice la Dra. Hudson. "En general, el agua caliente es relajante y el agua fría es estimulante, aunque el efecto también depende de cuánto tiempo dura el tratamiento." Como regla general, los tratamientos cortos son más estimulantes que los largos.

Muchos hidroterapeutas también alternan las aplicaciones frías y calientes. Estos tratamientos, conocidos como terapias de contraste, tienen un efecto poderoso en la circulación; aceleran la curación al distribuir más oxígeno y nutrientes en la sangre hacia el área herida, de acuerdo con la Dra. Hudson.

Otros tratamientos de agua funcionan sobre el principio de derivación —es decir, aliviar dolor y congestión al desviar la sangre de un área en particular del cuerpo. Para tratar un dolor de cabeza por sinusitis, por ejemplo, la Dra. Hudson aplica compresas frías sobre la cabeza y remoja los pies en un baño caliente para llevar la sangre a las extremidades más bajas y aliviar la congestión en la cabeza.

Pero la hidroterapia no se usa solamente para condiciones localizadas como calambres y dolores de espalda. Los tratamientos de agua se usan también para enfermedades que afectan todo el sistema, como el síndrome de fatiga crónica. En estos casos, se usan aplicaciones en el cuerpo entero, por ejemplo baños calientes de inmersión, para fortalecer el sistema inmunológico y ayudar al cuerpo a curarse a sí mismo. Estos tratamientos funcionan al elevar la temperatura del cuerpo de 98.6° a 102°F (37° a 39°C) y a veces más. Este proceso, llamado hipertermia, aumenta el número de glóbulos blancos en el torrente sanguíneo y mejora su movimiento al hacerlos más activos contra las infecciones, según dice la Dra. Thrash. Los tratamientos calientes también llevan más sangre a la superficie de la piel, donde están estacionadas las células del sistema inmunológico. Estas células fortalecen la sangre con proteínas que combaten enfermedades, entre ellas interferón, interleucina-1 e interleucina-2.

Aunque la Dra. Thrash dice que el baño caliente de inmersión es seguro para adultos saludables, las mujeres embarazadas o aquellos que sufren condi-

PRECAUCIONES CON LA HIDROTERAPIA

Aunque la hidroterapia es en general bastante segura, ciertos tratamientos no son recomendables durante el embarazo o para aquellos con problemas crónicos de salud como diabetes o enfermedades del corazón. Para evitar complicaciones, tome nota de las siguientes precauciones:

- Si usted tiene diabetes, evite aplicaciones calientes en los pies o las piernas. "En lugar de usar un baño caliente de pies para tratar un forúnculo en la pantorrilla, una persona diabética puede aplicar una compresa caliente pequeña, que no sea más grande que una toallita", dice la Dra. Agatha Thrash, médica patóloga, cofundadora y codirectora del Instituto Uchee Pines, un centro de curación natural en Seale, Alabama. También se deben evitar tratamientos de temperatura en el cuerpo entero, como envolturas del cuerpo.
- Evite aplicaciones frías si le han diagnosticado la enfermedad de Raynaud.
- Los baños calientes de inmersión y saunas calientes y largos no son recomendables para aquellos con diabetes o esclerosis múltiple, mujeres embarazadas o cualquiera con presión arterial demasiado alta o baja.
- No tome baños fríos de pies si es propenso a irritaciones rectales o de vejiga, advierte la Dra. Thrash. Las personas que sufren de ciática, inflamación pélvica o reumatismo en los dedos del pie o los tobillos también deben evitar los baños fríos de pies.
- Las personas mayores y los niños pequeños pueden quedar exhaustos a causa de demasiada temperatura y deben evitar tratamientos calientes largos en el cuerpo entero tales como saunas y baños de inmersión.
- Las mujeres embarazadas y personas con enfermedades del corazón deben consultar al médico antes de tomar un baño sauna.

ciones médicas como diabetes o presión arterial alta deben obtener consejo del médico antes de iniciar un tratamiento de hipertermia.

SAUNAS Y PISCINAS (ALBERCAS) DE HIDROMASAJE

Mientras que la mayoría de los tratamientos de hidroterapia son adecuados para usar en el hogar, algunos requieren equipos especiales que se encuentran en clínicas o clubes de salud. Uno de esos tratamientos es el de sauna, en una habitación de madera, sellada, calentada por una estufa especial que brinda a los ocupantes un "baño" de calor seco.

Se dice que los baños sauna estimulan la circulación, alivian el dolor de la artritis y la congestión respiratoria y mejoran la eliminación de desperdicios a través de la piel. También pueden ser profundamente relajantes y una manera muy buena de eliminar el estrés. Los expertos recomiendan no pasar en un sauna más de 15 ó 20 minutos a la vez y limpiarse la cara frecuentemente con una toalla fresca para evitar sobrecalentamientos.

Otro tratamiento popular de agua es el de las piscinas de hidromasaje (baños de remolino), usados por mucho tiempo en clínicas y hospitales para tratar heridas musculares y de las articulaciones, quemaduras, congelaciones y llagas en la piel. Estas piscinas también se encuentran en hogares y gimnasios, donde se usan para suavizar heridas producidas por deportes y para promover el relajamiento.

Un tratamiento de agua menos familiar es el de irrigación colónica, en el cual el colon se limpia con grandes cantidades de agua para promover la desintoxicación. A diferencia del enema, que solamente limpia la parte más baja del colon, la irrigación colónica purga el intestino entero, que es de aproximadamente 5 pies (1.5 m) de largo. Estos tratamientos son altamente recomendados por muchos profesionales alternativos, que creen que la materia de desperdicio acumulada pone tensión en el sistema inmunológico y puede contribuir al desarrollo de enfermedades degenerativas tales como la artritis reumatoide. Porque la irrigación colónica puede ser peligrosa si no se realiza adecuadamente, es esencial encontrar un profesional calificado. Un médico, quiropráctico, naturópata o especialista gastrointestinal puede recomendar un técnico confiable.

HOMEOPATÍA

Dosis pequeñas dan grandes resultados

Después de años de tratar de parar su fiebre del heno con antihistamínicos, Richard D. Fischer estaba que no daba más.

"Estaba tan mal que inmediatamente después de sonarme la nariz y lavarme las manos, tenía que sonarme la nariz otra vez. Estaba por llegar al punto de no poder seguir trabajando como dentista", dice el Dr. Fischer D.D.S., dentista en Annandale, Virginia.

Luego un paciente le habló acerca de un médico homeópata del lugar que había ayudado a mucha gente a sobrellevar sus alergias. El Dr. Fischer era escéptico, pero en su tercera visita al médico homeópata pasó algo extraordinario.

"Me dio algo que literalmente me abrió las sienes como con un estallido. Se podía hasta oír mientras ocurría. Me sorprendió. Cuando experimenté personalmente qué cambio profundo podía crear la homeopatía, supe que tenía que aprender más sobre ella", dice el Dr. Fischer, presidente de la Academia Internacional de Toxicología y Medicina Oral, un grupo de 500 dentistas, médicos e investigadores que promueve el uso de materiales y procedimientos dentales seguros.

Después de 15 años de entrenamiento en el Centro Nacional para la Homeopatía, un servicio educativo sin fines de lucro en Alexandria, Virginia, que conduce seminarios para médicos y dentistas, el Dr. Fischer dice que él ahora usa la homeopatía para tratar todo desde mal aliento hasta dolores de muelas.

"Me resulta sorprendente que no haya más dentistas y médicos que usen la homeopatía", dice el Dr. Fischer. "Proporciona tantos beneficios con tan poco riesgo para el paciente... no puedo imaginarme trabajando como dentista sin ella."

¿QUÉ ES LA HOMEOPATÍA?

La homeopatía, una forma de la medicina cuya práctica se basa en el uso de cantidades pequeñas de hierbas, minerales y otras sustancias para estimular las defensas naturales de la persona y ayudar al cuerpo a curarse a sí mismo, domina con frecuencia a las enfermedades con una dosis única de medicina y no causa virtualmente ningún efecto secundario, dicen los proponentes. A nivel mundial, la homeopatía se practica comúnmente en muchos países, entre ellos India, México y Rusia. Cuatro de cada diez personas en Francia y una de tres en Inglaterra —incluyendo a la familia real británica— usan la homeopatía, según el Centro Nacional para la Homeopatía.

En los Estados Unidos, sin embargo, la homeopatía es menos conocida. Se introdujo en este país en 1825, y hacia 1890 había 14,000 médicos homeópatas, 22 escuelas médicas homeopáticas y más de 100 hospitales homeopáticos en toda la nación. Pero menos de 50 años más tarde, la homeopatía fue virtualmente olvidada en los Estados Unidos mientras la confianza y dependencia en la medicina occidental crecieron sostenidamente y los científicos desarrollaron antibióticos y otras drogas poderosas que parecían capaces de erradicar cualquier enfermedad.

No obstante, actualmente la homeopatía está experimentando un renacimiento en este país. Desde 1970, cuando había menos de 200 profesionales en toda la nación, ha habido un aumento del interés en la homeopatía en la comunidad médica. Aunque su número es pequeño en comparación con el número de profesionales occidentales, hoy hay por lo menos 2,500 médicos, dentistas, quiroprácticos y enfermeros que regularmente recetan remedios homeopáticos, según el Centro Nacional para la Homeopatía.

Cada año, más de 2.5 millones de personas buscan cuidado homeopático. Las ventas minoristas de remedios homeopáticos han crecido alrededor de un 25 por ciento al año desde 1988 y ahora alcanzan los 200 millones de dólares anuales. En comparación, los estadounidenses gastaron 290 millones de dólares en antiácidos de venta libre y 56 billones de dólares en medicinas recetadas en 1992. Pero esa disparidad puede llevar de alguna manera a una conclusión errónea, dicen los proponentes, porque los remedios homeopáticos cuestan una fracción de lo que cuestan la mayoría de las drogas convencionales. Un remedio homeopático típico, que contiene de 30 a 100 dosis, cuesta de $3 a $5, dice Chris Meletis, N.D., médico naturópata y director de medicina de la Escuela Nacional de Medicina Naturopática en Portland, Oregón.

DE IGUAL A IGUAL

Homeopatía, que deriva de dos palabras griegas, significa literalmente "sufrimiento similar". Aunque el concepto data de por lo menos el siglo X antes de Cristo, la homeopatía moderna está basada en las observaciones de Samuel Hahnemann, un médico alemán del siglo XVIII. El Dr. Hahnemann consideraba que las prácticas médicas de ese tiempo eran barbáricas, porque a los pacientes generalmente se los hacía sangrar y ampollar para purgarlos de líquidos que se creía causaban la mayoría de las enfermedades.

Desilusionado, dejó la medicina y se convirtió en traductor de textos científicos, dice la Dra. Maesimund Panos, médica homeópata en Tipp City, Ohio, y coautora con Jane Heimlich de *Homeopathic Medicine at Home* (Medicina homeopática en casa). Pero el Dr. Hahnemann siguió experimentando consigo mismo con varias sustancias para encontrar una manera más humana de ayudar a curar a la gente. Sospechó que la enfermedad representaba un desequilibrio de lo que él llamó la fuerza vital del cuerpo (los homeópatas modernos piensan que él hablaba del sistema inmunológico) y que solamente era necesario un pequeño estímulo para restaurar ese equilibrio en las defensas naturales del cuerpo.

Pero esa corazonada no floreció totalmente hasta que él inició experimentos para descubrir por qué pequeñas dosis de quinina, un extracto de corteza de un árbol peruano, curaban la malaria. Para su propia sorpresa, el Dr. Hahnemann descubrió que grandes dosis de esta droga tenían efectos inesperados. Después de tomar dosis masivas de quinina durante varios días, él empezó a desarrollar temblores, palpitaciones cardíacas y otros síntomas de malaria. Tan pronto como dejó de tomar la droga, sus síntomas desaparecieron. De este experimento, el Dr. Hahnemann desarrolló la idea de que "igual se cura con igual", también conocida como la ley de similares, que es la base de la homeopatía.

El Dr. Hahnemann teorizó que si grandes cantidades de una sustancia tal como la quinina causan síntomas de enfermedad en una persona sana, entonces dosis pequeñas de esa misma sustancia deberían curar a una persona enferma que tiene síntomas similares. Entonces si usted tiene un resfriado (catarro), por ejemplo, tomar una cantidad pequeña de una sustancia que en grandes dosis causaría síntomas como los del resfriado debería curar sus estornudos, de acuerdo con la teoría del Dr. Hahnemann. Pero el remedio funcionará solamente si su modelo de síntomas inducidos coincide con los síntomas de la persona enferma.

El Dr. Hahnemann y sus primeros seguidores condujeron más experimentos, en los que dieron grandes cantidades de hierbas, minerales y extractos de animales a personas sanas y registraron todos los síntomas que estas personas desarrollaron. Más tarde, el Dr. Hahnemann compiló estos experimentos en un libro, *Materia Medica*, una guía de referencia publicada por primera vez en 1811 que ayuda a los profesionales a relacionar los síntomas de un paciente con el remedio homeopático correspondiente.

CURARSE CON VENENO

Pero el Dr. Hahnemann tuvo que vencer un obstáculo grande. Algunas de las sustancias que usó, tales como arsénico, mercurio y belladona, eran venenosas. Entonces diluyó las sustancias en agua y alcohol hasta que creyó tener dosis seguras que irían a iniciar la curación en el cuerpo sin causar ningún efecto perjudicial. En realidad, el Dr. Hahnemann teorizó que mientras las dosis fueran más pequeñas, el remedio no solamente se volvería menos tóxico sino que en realidad se volvería también más potente y efectivo.

Actualmente, más de 1,200 sustancias son reconocidas como remedios homeopáticos. Estos remedios se diluyen de manera que una gota de una medicina se mezcle con 9 ó 99 gotas de una solución que sea 87 por ciento alcohol y 13 por ciento agua destilada, creando una dilución de 1 a 10 o de 1 a 100, dice el Dr. Meletis. Esta mezcla se agita fuertemente, luego una gota de la mezcla se diluye y se agita en otras 9 ó 99 gotas de solución. Después de aproximadamente 24 diluciones, generalmente ya no queda en la solución ninguna molécula de la medicina homeopática original, dice el Dr. Meletis. Este proceso, sin embargo, continúa frecuentemente por 1,000 diluciones y agitaciones

CINCO PREGUNTAS PARA SU HOMEÓPATA

Encontrar un homeópata bueno es como tratar de averiguarle los planes de su hijo adolescente para el sábado a la noche. Requiere paciencia y persistencia.

Algunos médicos (M.D.'s en inglés) y osteópatas (D.O.'s en inglés) se especializan en homeopatía. Otros muchos homeópatas son médicos naturópatas (N.D.'s en inglés), que son considerados los profesionales generales de la medicina alternativa. Pero la homeopatía también es practicada por quiroprácticos, dentistas, acupunturistas, enfermeros profesionales y parteras certificadas.

Tan sólo con mirar en su guía telefónica local, usted puede conseguir los nombres de homeópatas. El problema está en determinar si esa persona está capacitada y lo va a ayudar. Para ayudarlo al respecto, aquí tenemos unas preguntas que debe hacer para mejor evaluar un homeópata.

¿Dónde recibió usted su entrenamiento homeopático? "La respuesta que sería inaceptable es que han sido entrenados en grupos de estudio de autoayuda. Los grupos de estudio son muy buenos, pero usted quiere un cuidado homeopático que provenga de un profesional", dice la Dra. Maesimund Panos, médica homeópata en Tipp City, Ohio, y coautora con Jane Heimlich de *Homeopathic Medicine at Home* (Medicina homeopática en casa).

¿Por cuánto tiempo ha estado practicando la homeopatía? Mientras más hayan estado practicando la homeopatía, mayores son las probabilidades de que sean entendidos y competentes, dice la Dra. Panos. Algunos homeópatas están certificados, que quiere decir que han estado ejerciendo

o más para aumentar la potencia de la solución, dicen los homeópatas.

Los remedios homeopáticos son regulados por la Administración de Alimentos y Drogas.

Disponibles en pastillas, polvo o líquido, estos remedios se consideran tan seguros que el 95 por ciento de ellos son de venta libre en muchas tiendas de productos naturales en los Estados Unidos, de acuerdo con el Centro Nacional para la Homeopatía. (Cuando los compre, recuerde que los remedios cuyas etiquetas tienen una X han sido diluidos de 1 a 10, mientras que los que tienen una C, que son más potentes, han sido diluidos de 1 a 100. Entonces un remedio 3C, por ejemplo, ha sido diluido tres veces de 1 a 100 y es el equivalente a una gota de remedio homeopático en un millón de gotas de una solución de agua y alcohol.)

la homeopatía durante por lo menos tres años y han pasado un examen comprensivo. También usted puede preguntarle si está registrado con el Centro Nacional para la Homeopatía en Alexandria, Virginia.

¿Cuánto tiempo le dedica a cada paciente? Una primera visita al consultorio para el tratamiento de una dolencia crónica debería llevar por lo menos una hora, dice la Dra. Panos. Generalmente el homeópata necesita ese tiempo para aprender y saber lo suficiente acerca de usted y de sus síntomas para poder elegir el remedio apropiado. Si el homeópata dedica mucho menos tiempo en su visita inicial, este puede ser a una indicación de que mejor sería consultarse con otro profesional.

¿Qué porcentaje de su ejercicio médico está dedicado a la homeopatía? "Si él la usa solamente un 50 por ciento del tiempo, usted debe dudar acerca de su efectividad", dice la Dra. Panos.

¿Trata usted a los pacientes con un remedio a la vez, o usa usted varios remedios al mismo tiempo? Aunque algunos homeópatas tratan exitosamente a sus pacientes con varios remedios a la vez, la mayoría de los buenos homeópatas prescriben solamente el remedio que más cercanamente se corresponde con todos los síntomas de la persona. Evitan recetar un remedio para tratar una enfermedad y un segundo remedio para tratar otra, dice Dana Ullman, autor de *Discovering Homeopathy* (Descubrimiento de la homeopatía) y *Homeopathic Medicine for Children and Infants* (Medicina homeopática para niños e infantes) y fundador y presidente de la Fundación para Educación e Investigación Homeopática en Berkeley, California.

"Incluso los venenos tienen un propósito en este mundo si se los usa apropiadamente", dice la Dra. Deborah Gordon, médica homeópata en Ashland, Oregón. "Lo importante que hay que recordar sobre los remedios es que estamos usando cantidades bien pequeñas que se diluyen al punto de que son simplemente un espejo de las sustancias."

En realidad, un experto en toxicología ha calculado que tragar 100 veces la dosis homeopática del veneno estricnina, no porque todavía estaría tan diluido, haría ningún daño ni a un niño muy pequeño.

NUEVAS PRUEBAS CIENTÍFICAS

Mucho del apoyo a la homeopatía es anecdótico. Pero los proponentes dicen que la mayoría de los estudios convencionales de medicina sobre la homeopatía

REMEDIOS HOMEOPÁTICOS DE PRIMEROS AUXILIOS

Su hija llega cojeando a casa con un cardenal (moretón) feísimo en la pierna después de caerse de su bicicleta. Entonces usted busca rápidamente en su botiquín de primeros auxilios para encontrar algo que baje la inflamación y alivie el dolor.

Hay vendas, cremas antisépticas y unos pocos paquetes de aspirinas, todo lo normal. Para algo un poco diferente, los homeópatas sugieren guardar en su botiquín algunos de sus remedios esenciales.

"Yo creo que todas las personas en los Estados Unidos deberían tener un botiquín homeopático de primeros auxilios y un libro homeopático de primeros auxilios", dice la Dra. Jacquelyn Wilson, homeópata de San Diego. "Usted puede usar ese botiquín como un tratamiento inicial para casi cualquier enfermedad, inclusive cuando esté esperando que llegue una ambulancia."

Botiquines homeopáticos de primeros auxilios que contienen de 20 a 40 remedios están disponibles en muchas tiendas de productos naturales. Pero usted también puede crear su propio botiquín. Aquí hay 10 remedios básicos que debería haber en cada hogar, de acuerdo con la Dra. Maesimund Panos, médica homeópata en Tipp City, Ohio, y coautora con Jane Heimlich de *Homeopathic Medicine at Home* (Medicina homeopática en casa). Advertencia: para tratamiento de primeros auxilios, no le dé a una persona dosis mayores a 30X o 30C sin consultar a un homeópata.

La planta, el animal o el compuesto mineral del cual deriva cada remedio está descrito entre paréntesis.

no son perfectos porque intentan medir la efectividad de un remedio homeopático en su lucha contra una enfermedad. Dado que los homeópatas creen que los individuos pueden tener la misma enfermedad pero distintos síntomas y por lo tanto necesitan distintos remedios, sostienen que cualquier estudio que requiera que cada participante reciba el mismo remedio homeopático está destinado a dar resultados no concluyentes.

"Los médicos homeópatas han estado siempre más involucrados en el cuidado de sus pacientes y no han tenido el tiempo o la motivación para realizar este tipo de estudios controlados", dice la Dra. Panos.

Eso está cambiando, sin embargo, ya que más homeópatas conducen una investigación que los proponentes dicen que lo más probable probará que la homeopatía funciona. En un estudio de 478 personas que tenían síntomas de gripe, científicos franceses descubrieron que el 17 por ciento de los que reci-

- *Acónito* (*monkshood*) es un buen remedio para los primeros estados de cardenales o fiebre. Una persona que necesita acónito puede sentirse temerosa y cansada y necesitar bebidas frías.
- *Apis* (*honeybee*) suaviza picaduras de abeja y de otros insectos.
- *Árnica* (*leopard's bane*) alivia cardenales y dolores musculares.
- *Arsenicum* (arsénico) es el remedio que se necesita más comúnmente para dolores estomacales, vómitos, diarrea y envenenamiento por los alimentos.
- *Belladonna* (*deadly nightshade*) generalmente ayuda a personas que tienen dolores de garganta, tos, dolores de cabeza, dolores de oído o fiebre. La persona que necesite este remedio puede aparecer ruborizada y sentirse cansada y acalorada.
- *Gelsemium* (jazmín amarillo) con frecuencia alivia la gripe, los resfriados (catarros) y los dolores de cabeza producidos por la tensión.
- *Ipecacuanha* (*ipepac root*) alivia las náuseas y también puede detener una irritación nasal o hemorragias en cualquier parte del cuerpo.
- *Ledum* (*marsh tea*) es un remedio común para heridas perforadas, mordeduras y picaduras y también puede ayudar con las heridas de ojos y torceduras de tobillos.
- *Nux vomica* (*poison nut*) es un remedio maravilloso para la resaca (cruda).
- *Ruta* (ruda) ayuda a curar torceduras y huesos doloridos. Si árnica no alivia el dolor de los cardenales o las caídas, pruebe *Ruta*.

CÓMO AUMENTAR SU PODER CURATIVO

A continuación hay algunas cosas que usted puede hacer para realzar la efectividad de un remedio homeopático.

Primero, mantenga su remedio en un lugar frío y oscuro, alejado de la luz directa del sol y de temperaturas superiores a 100°F (36°C). Evite exponer el remedio a olores fuertes tales como perfumes o bolas de naftalina, lo cual puede disminuir su efectividad, dice Dana Ullman, autor de *Discovering Homeopathy* (Descubrimiento de la homeopatía) y *Homeopathic Medicine for Children and Infants* (Medicina homeopática para niños e infantes) y fundador y presidente de la Fundación para Educación e Investigación Homeopática en Berkeley, California.

Evite el café, porque muchos remedios son afectados adversamente por los aceites esenciales del café que le dan el sabor a esa bebida, dice la Dra. Maesimund Panos, médica homeópata en Tipp City, Ohio, y coautora con Jane Heimlich de *Homeopathic Medicine at Home* (Medicina homeopática en casa).

Evite los bálsamos, las cremas faciales y otros productos que contengan alcanfor mientras esté tomando un remedio homeopático, ya que en raras ocasiones, según dice Ullman, el alcanfor puede neutralizar la eficacia del remedio.

Tampoco debe usar pastas de diente o enjuagues bucales con sabor a menta por al menos una hora antes y luego una hora después de que usted se tome un remedio homeopático, dice Richard D. Fischer, D.D.S., dentista y homeópata en Annandale, Virginia, y presidente de la Academia Internacional de Toxicología y Medicina Oral. Igual al alcanfor, la menta puede ser un antídoto a un remedio. Las pastas dentífricas homeopáticas que contienen ingredientes seguros para usar con remedios homeopáticos están disponibles en muchas de las tiendas de productos naturales.

Evite usar frazadas eléctricas, porque pueden causar molestias leves en el sistema nervioso del cuerpo y esto puede dificultar el funcionamiento del remedio, dice Ullman. "Es una complicación poco común, pero algunos homeópatas han notado que por alguna razón desconocida las frazadas eléctricas pueden actuar como antídotos", dice.

Tome no más de tres dosis de un remedio en un día a menos que su homeópata le haya indicado más, dice la Dra. Deborah Gordon, médica homeópata en Ashland, Oregón. Deje de tomar el remedio cuando empiece a sentirse mejor, porque dosis excesivas de medicina homeopática pueden en realidad reavivar los síntomas que usted está tratando de eliminar.

bieron tratamiento homeopático mejoraron dentro de las 48 horas de iniciado el tratamiento en comparación con 10 por ciento de los individuos que tomaron placebos, compuestos que se parecen a las medicinas reales pero que no tienen efecto farmacológico.

Un grupo de 40 niños nicaragüenses que recibieron tratamiento homeopático se recuperaron de ataques de diarrea aproximadamente, en promedio, un día antes que los niños que tomaron placebos, de acuerdo con investigadores de la Universidad de Washington en Seattle.

En otro estudio citado por homeópatas, investigadores escoceses le dieron remedios homeopáticos a base de hierbas a 56 personas con fiebre del heno. Después de cinco semanas, estas personas eran menos propensas a coriza, ojos irritados y otros síntomas de la fiebre del heno que otro grupo que había tomado placebos.

EL AGITAR PUEDE CURAR

Aunque estos estudios sugieren que la homeopatía puede ser efectiva, nadie sabe realmente cómo funciona. Pero parte de la respuesta puede tener que ver con las diluciones y agitaciones mencionadas anteriormente.

El Dr. Hahnemann creía que agitar vigorosamente la solución durante cada dilución libera una esencia como el "espíritu" que tiene el potencial de curar el cuerpo.

Ahora algunos homeópatas piensan que conocen la ciencia detrás de la idea del Dr. Hahnemann. Las agitaciones, creen, cargan una solución con una impresión electromagnética de la sustancia homeopática original. Esta impresión permanece por mucho tiempo después de que las moléculas de la sustancia original han sido diluidas. Puede ser el modelo claro de energía electromagnética de cada remedio que sacude las defensas del cuerpo y las pone en acción contra una dolencia específica, dice la Dra. Panos.

Investigadores de la Escuela de Medicina de la Universidad Allegheny de las Ciencias de la Salud (antes el Colegio de Medicina Hahnemann) en Filadelfia, por ejemplo, examinaron 23 remedios homeopáticos para determinar la resonancia magnética nuclear, una medición de la actividad de las moléculas pequeñas. Los investigadores descubrieron que los remedios homeopáticos tenían partículas subatómicas activas —una señal de que los remedios habían sido activados— mientras que las partículas subatómicas en un grupo de remedios de placebo estaban inactivas.

"La clave está en la agitación", dice Kelvin Levitt, P.D., farmacéutico en Randallstown, Maryland, que ha hecho y usado remedios homeopáticos durante más de 17 años. "Libera energía curativa pura en la solución y cuando usted la toma, eso es lo que hace que el cuerpo empiece a curarse."

CÓMO TRABAJAN LOS HOMEÓPATAS

Antes de que usted se trate solo o vaya a un homeópata, hay algunas cosas que debe saber. Primero, los homeópatas dicen que ellos no tratan enfermedades específicas. En cambio, tratan a la persona entera basado en todos sus síntomas emocionales y físicos. Entonces de acuerdo a sus síntomas, a una persona que tiene una verruga y a una persona que tiene un dolor de cabeza se les puede dar el mismo remedio.

Por otra parte, los homeópatas creen que dos personas con la misma enfermedad pueden tener síntomas bien diferentes y necesitar remedios muy distintos.

Es poco probable, por ejemplo, que su migraña y la migraña de su jefe sean similares, dice la Dra. Panos. Usted se puede sentir mejor con hielo en la cabeza, pero su jefe se puede sentir mejor con una toalla caliente. Puede ser que usted se sienta malísimo si se mueve, mientras el dolor de su jefe posiblemente se le alivie si él se levanta y camina. Usted puede sufrir sus migrañas por la mañana, pero él puede tenerlas por la tarde.

"Nadie, desde el punto de vista homeopático, es un caso típico, porque todos somos individuos", dice la Dra. Panos. "El enfoque principal de la homeopatía es determinar qué síntomas están presentes en cada individuo."

A diferencia a un médico que le daría una aspirina para el dolor de cabeza, un descongestivo para la nariz, unas pastillas para el dolor de garganta y un sedante para calmar la ansiedad, un homeópata busca un solo remedio que ayude con todos los síntomas.

"Cuando una persona está enferma, nosotros buscamos el remedio que en las pruebas causó los síntomas más similares a los síntomas físicos y emocionales que muestra el paciente", dice la Dra. Panos. "Para mejores resultados, es necesario encontrar el remedio que sea más parecido."

Con frecuencia un homeópata dedica más de una hora a cada nuevo paciente y trata de aprender lo más posible sobre todos sus síntomas. Un homeópata, por ejemplo, le puede preguntar si se siente peor a alguna hora particular del día, si ansía comer determinados alimentos tales como limones o tocino o si ha desarrollado ansiedades repentinas como miedo al agua o a los perros.

"Los síntomas comunes tienen muy poco valor como herramienta para recetar", dice la Dra. Panos. "Saber que usted tiene tos realmente no nos dice mucho. Pero hay ciertas características de la tos, tales como si ocurre cuando usted entra a una habitación climatizada o cuando está afuera, que nos ayuda a encontrar el remedio adecuado." Por esta razón, cuando usted vea los remedios homeopáticos aplicados a distintas enfermedades en este libro, verá que en muchos casos el remedio se recomienda a base de los síntomas que uno esté experimentando.

HOMEOPATÍA

AYÚDESE

Aunque parezca complicado, los homeópatas dicen que lo básico es fácil de aprender y mucha gente puede desarrollar suficientes aptitudes homeopáticas para tratar en el hogar la mayoría de las dolencias menores de la familia.

"La gente que usa la homeopatía como cuidado primario en el hogar o como primeros auxilios no tiene que ir al médico muy seguido y lo hacen solamente por problemas realmente serios", dice la Dra. Jacquelyn Wilson, médica homeópata de San Diego. "Pueden manejar muchos problemas en casa y nunca tienen que ir de nuevo al médico por cosas como dolores de oído, resfriados (catarros), gripes, sarpullidos y dolores de garganta."

Pruebe los remedios sugeridos en este libro, pero si está seriamente decidido a usar la homeopatía más extensamente, entonces los profesionales sugieren que obtenga por lo menos 20 horas de instrucción de un homeópata entrenado o participe de un grupo de estudio de autoayuda.

Si usted no está seguro de qué remedio es mejor para su condición, muchas tiendas de productos naturales venden combinaciones de remedios homeopáticos para dolencias menores tales como resfriados, gripes, dolores de cabeza y alergias. Dado que estas combinaciones contienen varios remedios homeopáticos que se usan comúnmente para tratar una dolencia, los proponentes dicen que es muy probable que el remedio que usted necesita esté presente en la mezcla. Los otros remedios no deberían tener ningún efecto.

Pero si los síntomas persisten, ya sea que esté tomando un solo remedio o una combinación, vea al homeópata. Él puede recomendarle otro remedio homeopático o sugerir cuidados convencionales tales como antibióticos o cirugía si usted tiene una infección o una enfermedad grave, una quemadura seria, hemorragia interna, huesos rotos u otro problema médico severo.

"En algunos casos es mejor someterse a cirugía u otro tratamiento y luego usar la homeopatía para ayudar al cuerpo a curarse posteriormente", dice la Dra. Cynthia Mervis Watson, médica familiar especializada en terapias de hierbas y homeopatía en Santa Mónica, California.

IMAGINERÍA

Puede ayudarnos a ser el retrato vivo de la salud

U sted cortó el césped, deshierbó el jardín y podó sus rosales, y ahora su espalda está que arde con el dolor. Usted piensa que sólo fue que se esforzó demasiado y que el dolor pasará. Pero horas más tarde, su espalda está hinchada y dolorida. La mayoría de la gente tomaría un par de aspirinas y pondría sus pies a descansar por el resto del día. Pero usted no.

En cambio, usted puede cerrar los ojos, tomar algunas respiraciones profundas y se imagina un bloque de hielo derritiéndose dentro de su cuello y goteando hacia su espalda. En pocos minutos, el dolor disminuye, y usted está listo para bailar toda la noche.

¿Muy traído de los pelos? No, dice un número creciente de médicos, enfermeros y otros defensores de la imaginería, quienes sostienen que la imaginación es un curativo potente que los profesionales de la medicina occidental han pasado por alto durante mucho tiempo. Dicen que la imaginería puede aliviar el dolor, acelerar la curación y ayudar al cuerpo a sobreponerse a cientos de dolencias, entre ellas depresión, impotencia, alergias y asma.

"El poder de la mente para influenciar el cuerpo es admirable. Si bien no es siempre curativa, la imaginería puede ser útil en el 90 por ciento de los problemas que llevan a la gente a consultar su médico de cabecera", dice el Dr. Martin L. Rossman, codirector de la Academia de Imaginería Guiada en Mill Valley, California, y autor de *Healing Yourself: A Step-by-Step Program for Better Health through Imagery* (Autocuración: Programa para una salud mejor a través de la imaginería).

EL PODER DE LAS IMÁGENES

"La imaginería es el lenguaje más fundamental que tenemos. Todo lo que usted hace la mente lo procesa a través de imágenes", dice el Dr. Dennis Gersten, psiquiatra de San Diego y editor de *Atlantis*, una hoja informativa bimensual sobre la imaginería. "Si piensa en su infancia, usted probablemente recuerde imágenes, no palabras. Pregunte a cualquiera sobre los primeros recuerdos que tiene de sus padres, y no será una conversación."

Las imágenes no son necesariamente visuales y pueden ser sonidos, gustos, olores o una combinación de sensaciones. La imaginería de una persona se puede provocar al imaginarse un olor. Para otros, imaginarse que están tocando un objeto, por ejemplo un árbol, provocará imágenes vívidas, dice el Dr. Gersten. En realidad, mientras más sentidos pueda conjurar, más poderosa será una imagen.

Piense, por ejemplo, en sostener un limón jugoso y fresco en la mano. Probablemente usted pueda sentir o ver la vivacidad de su piel amarilla. Mientras lo corta y lo abre, usted ve salir el jugo. El aroma acre del limón es irresistible. Finalmente, usted se lo pone en la boca, lo chupa y prueba el sabor amargo mientras el jugo se desparrama en la lengua.

Lo más probable es que su cuerpo reaccionó de alguna manera a esa imagen. Por ejemplo, tal vez se le hizo agua la boca.

"La imaginería es el lenguaje que la mente usa para comunicarse con el cuerpo", dice el Dr. Gersten. "Usted realmente no le puede hablar a una verruga y decirle 'Vete', porque ése no es el lenguaje que el cerebro usa para comunicarse con el cuerpo. Usted necesita imaginarse esa verruga y verla encogerse. La imaginería es la conexión biológica entre la mente y el cuerpo."

Desafortunadamente, muchas de las imágenes que aparecen en nuestra cabeza hacen más mal que bien. En realidad, el tipo más común de imaginería es la preocupación, dice David Bresler, Ph.D., codirector de la Academia de Imaginería Guiada. Porque cuando nos preocupamos, aquello por lo que nos estamos preocupando existe sólo en nuestra imaginación.

En solamente 30 segundos, por ejemplo, el fragmento de una canción le puede pasar por la cabeza, lo cual a su turno le provoca imágenes de un buen amigo. Ese amigo, desgraciadamente, acaba de perder su trabajo. ¿Será posible que eso le pueda pasar a usted también? Bueno, hay esa presentación importante el martes. Imagínese si no cumple con su cuota de ventas este mes. Su jefe estuvo un poco irritado con usted ayer; ¿eso significa algo? En menos de un minuto, usted ha pasado del recuerdo agradable de un amigo a imaginarse que lo van a botar del trabajo.

La persona común tiene 10,000 pensamientos o imágenes como éstas que le pasan por la mente cada día, estima el Dr. Gersten. Al menos la mitad de esos pensamientos son negativos. Si no se hace algo al respecto, una dosis constante de preocupaciones y otras imágenes negativas puede alterar su fisiología y hacerlo más susceptible a una serie de dolencias, entre ellas acné, artritis, dolores de cabeza, enfermedades cardíacas, úlceras e infecciones de las vías urinarias, dice él.

Pero si usted puede aprender a dirigir y controlar las imágenes en su cabeza, usted puede ayudar a su cuerpo a curarse a sí mismo, dice el Dr. Rossman.

"La imaginación es como un caballo brioso y poderoso. Si no está domesticado, puede ser peligroso y llevarlo por delante", dice el Dr. Rossman. "Pero si usted aprende a usar su imaginación de una manera que tenga propósito y dirección, puede ser un vehículo sumamente poderoso para llevarlo a donde usted quiera ir, lo cual en este caso es una mejor salud."

NO ES NADA NUEVO

La creencia de que su imaginación lo puede ayudar a curar enfermedades no es nueva. La imaginería ha sido considerada una herramienta de curación en prácticamente todas las culturas del mundo y es una parte integral de muchas religiones. Los indios navajos, por ejemplo, practican una forma elaborada de imaginería que alienta a una persona a "verse" a sí misma como sana. Los griegos y egipcios antiguos, inclusive Aristóteles e Hipócrates, padre de la medicina moderna, creían que las imágenes liberan espíritus en el cerebro que elevan el corazón y otras partes del cuerpo. También pensaban que una imagen fuerte de una enfermedad es suficiente para causar sus síntomas.

La imaginería continuó floreciendo durante el Renacimiento en los siglos XV y XVI, cuando el médico suizo Paracelsus escribió que "el poder de la imaginación es un gran factor en medicina. Puede producir enfermedades... y las puede curar". En tiempos tan recientes como los comienzos del siglo XVII, se consideraba que la imaginería tenía tal influencia poderosa en el cuerpo que hasta podría incluso afectar los embriones en una mujer embarazada.

Pero en los 300 años siguientes, la medicina occidental descartó a la imaginería como herramienta curativa al tiempo que más y más médicos eran adoctrinados con las enseñanzas de René Descartes, un filósofo francés del siglo XVIII que creía que la mente y el cuerpo estaban separados y no podían de ninguna manera tener influencia uno sobre otro.

Aunque Sigmund Freud, Carl Jung y otros psiquiatras europeos se interesaban superficialmente en tratar pacientes con la imaginería, en los Estados Unidos se ignoró largamente hasta que el Dr. O. Carl Simonton, un oncólogo de radiación de Los Ángeles, empezó a usarla a comienzos de 1970 para ayudar a pacientes con cáncer. El Dr. Simonton afirmaba que la actividad del sistema inmunológico se podía aumentar si se visualizaban glóbulos blancos fuertes atacando las células cancerígenas débiles. El Dr. Simonton siguió el caso de 159 pacientes, todos con cáncer incurable, que habían dicho que les quedaban alrededor de un año de vida. Usando imaginería como parte del tratamiento, el 40 por ciento de esos pacientes estaba todavía vivo cuatro años más tarde, y el 22 por ciento de ellos se recuperó totalmente. En el otro 19 por ciento, los tumores se encogieron. En total, las personas en el estudio que usaron la imaginería en conjunción con tratamiento médico vivieron el doble de tiempo que aquellos que recibieron tratamiento médico solamente.

No es un espejismo —hay pruebas

"Hay evidencia definitiva del Dr. Simonton y otros de que usar la imaginería puede mejorar dramáticamente la calidad de vida y, en algunos casos, extender la vida", dice el Dr. Gersten.

Personas con cáncer, por ejemplo, que usaron la imaginería mientras recibían el tratamiento de quimioterapia se sintieron más relajadas, mejor preparadas para su tratamiento y más positivas respecto al cuidado que aquellas que no usaron la técnica, de acuerdo con investigadores de la Universidad de Ohio en Columbus.

Varios estudios sugieren que la imaginería puede hasta mejorar su inmunidad.

Investigadores daneses, por ejemplo, encontraron una aumentada actividad natural de las células asesinas entre diez estudiantes universitarios que imaginaron que sus sistemas inmunológicos se estaban volviendo muy efectivos. Las células que son naturalmente asesinas son una parte importante del sistema inmunológico porque pueden reconocer y destruir las células infectadas con algún virus, las células tumorosas y otros invasores.

En otro estudio pequeño, investigadores de la Universidad Estatal de Pensilvania en University Park y de la Escuela de Medicina de la Universidad Case Western Reserve en Cleveland descubrieron que siete personas que sufrían de úlceras recurrentes en la boca (aftas) redujeron significativamente la frecuencia de sus brotes después de haber empezado a visualizar que las llagas eran bañadas por una capa suavizante de glóbulos blancos.

La imaginería también puede ayudar a alterar los ciclos menstruales y aliviar síntomas del síndrome premenstrual. En un estudio preliminar, investigadores en el Hospital General de Massachusetts en Boston descubrieron que de 12 a 15 mujeres de entre 21 y 40 años de edad que usaron imaginería durante tres meses extendieron sus ciclos menstruales mensuales en un promedio de aproximadamente cuatro días y rebajaron los niveles del síndrome premenstrual a la mitad. También dijeron tener menos cambios de ánimo.

En la Universidad de Florida del Sur, en Tampa, investigadores le pidieron a 19 hombres y mujeres de 56 a 75 años de edad que tenían bronquitis crónica y enfisema, que evaluaran sus niveles de ansiedad, depresión, fatiga e incomodidad antes y después de empezar a usar la imaginería. Los investigadores llegaron a la conclusión de que la imaginería mejoró significativamente la calidad de vida en general de estas personas.

Otros estudios han mostrado que la imaginería puede bajar la presión arterial, desacelerar las palpitaciones cardíacas y ayudar a tratar el insomnio, la obesidad y las fobias, de acuerdo con Anees Sheikh, Ph.D., profesor de psi-

¿CÓMO SE LE HABLA A UN DUENDE DESNUDO?

Su cabeza se siente como si la estuvieran apretando en un tornillo de banco. No hay ninguna duda: usted está sufriendo otro dolor de cabeza brutal. Para combatirlo, usted cierra los ojos y respira profundamente un par de veces, y enseguida ve a un duende desnudo retorciendo una liga (goma) elástica alrededor de su cabeza.

¿Ahora qué debe hacer? Hable con él, sugiere el Dr. Dennis Gersten, psiquiatra de San Diego y editor de *Atlantis*, una hoja informativa bimensual sobre la imaginería. "El duende es una imagen simbólica de sus síntomas. Por lo tanto, si usted le habla a esa imagen —pregúntele por qué está ahí, qué quiere de usted— usted puede descubrir que este duende se interesa mucho en su bienestar", dice el Dr. Gersten. "Es por eso que está retorciendo la liga elástica alrededor de su cabeza. Está tratando de atraer su atención de manera que le pueda contar acerca de algunas tensiones subyacentes en su vida de los cuales usted puede no estar conscientemente advertido."

A partir de este punto, usted puede empezar a negociar con la imagen una solución al problema, dice. Por ejemplo, usted puede prometer dejar de saltear comidas, dormir una hora más cada noche y hacer un ejercicio de imaginería dos veces al día. Después de varias sesiones con el duende, él puede incluso acceder a dejar de retorcer la liga elástica alrededor de su cabeza y retirarse.

cología en la Universidad Marquette en Milwaukee y editor de *Eastern and Western Approaches to Healing* (Enfoques orientales y occidentales de curación).

¿ES LA IMAGINERÍA LA REALIDAD VIRTUAL?

La manera en que la imaginería hace maravillas en el cuerpo es todavía un misterio. Alguna evidencia sugiere, sin embargo, que el cerebro reacciona de la misma forma frente a una sensación imaginada que frente a una sensación real.

"La imaginería es como la realidad en el sentido de que si usted observa la actividad en el cerebro cuando está imaginando algo, es bastante parecida a la actividad que ocurre cuando uno está percibiendo una realidad", dice el Dr. Sheikh.

¿Recuerda el limón descrito anteriormente y cómo probablemente lo hizo salivar? Los científicos saben por la tomografía de emisión positrón, o escáners *PET* (por sus siglas en inglés), una prueba que muestra las áreas de actividad

Las imágenes simbólicas pueden adoptar muchas formas, dice David Bresler, Ph.D., codirector de la Academia de Imaginería Guiada en Mill Valley, California. Una imagen simbólica puede ser una forma, un color, una luz o un rayo iluminador. "La imaginería es muy fantasiosa", dice. "Las personas pueden volar por el aire; las piedras pueden hablar."

Pero las imágenes también pueden ser bastante literales. "Las imágenes literales son más anatómicamente correctas que las imágenes simbólicas", dice el Dr. Gersten. "Usted está imaginando a las cosas de la manera en que usted quiere que sean. Si tiene asma, usted puede imaginarse sus canales respiratorios abiertos. Si tiene cáncer, puede imaginarse los glóbulos blancos comiéndose el tumor. Si tiene una migraña, puede imaginarse los vasos sanguíneos en su cabeza muy suaves y relajados y la sangre circulando a través de ellos sin ningún problema."

Ambos tipos de imaginería son útiles, ¿pero cuál es mejor para usted? "Su mente inconsciente se lo dirá", dice el Dr. Gersten. "Escuche lo que dice su intuición. Si usted se siente más cómodo usando una imagen literal, tal como imaginarse al dolor de cabeza desapareciendo, haga eso. Si usted se siente mejor pidiéndole a su mente que cree una imagen simbólica, haga eso. Es una cuestión de confiar en su intuición, practicar y experimentar."

cerebral, que la imaginería tiene efectos similares en otras partes del cuerpo. Imaginar vívidamente que usted está moviendo una raqueta de tenis, por ejemplo, puede en realidad estimular los músculos en sus hombros y sus brazos.

Algunos investigadores teorizan que las imágenes se forman como resultado de reacciones electroquímicas en el sistema de las extremidades, una porción del cerebro que procesa emociones tales como el placer, el dolor, el miedo y la ira. Mientras estas imágenes surgen en el sistema de extremidades, son probablemente interpretadas por la corteza cerebral, la cual está involucrada en funciones cerebrales más altas tales como el razonamiento y la memoria. Sin la corteza cerebral, estas imágenes probablemente no tendrían ningún significado para nosotros, especula el Dr. Gersten. El sistema de extremidades está conectado también por nervios al hipotálamo, que es una porción del cerebro que regula la temperatura del cuerpo, las palpitaciones cardíacas, el hambre, la sed, las horas de sueño y la estimulación sexual, y a la glándula pituitaria, que supervisa todas sus hormonas.

PAUTAS PARA HACERLO PASO A PASO

Antes de hacer ejercicios, usted se estira. Antes de conducir un carro, usted se ajusta el cinturón de seguridad. Y antes de poder evocar una imagen, usted necesita estar en el estado mental apropiado. Aquí hay una guía simple que, paso a paso, le ayudará a hacer funcionar la imaginería.

Tome algunos momentos para relajarse. Los estudios indican que la imaginería funciona mejor cuando se usa en conjunción con una técnica de relajamiento, dice el Dr. Dennis Gersten, psiquiatra de San Diego y editor de *Atlantis*, una hoja informativa bimensual sobre la imaginería. "Cuando su cuerpo está relajado, usted no necesita estar en control tan consciente de su mente, y le puede dar la libertad de soñar", dice él.

Aflójese la ropa, quítese los zapatos, acuéstese o siéntese en una silla cómoda y, si lo desea, baje las luces de la sala un poco. Cierre los ojos y respire profundamente un par de veces. Imagine que usted está bajando unas escaleras imaginarias, sugiere el Dr. Martin L. Rossman, codirector de la Academia de Imaginería Guiada en Mill Valley, California, y autor de *Healing Yourself: A Step-by-Step Program for Better Health through Imagery* (Autocuración: Programa para una salud mejor a través de la imaginería). Con cada paso, note que usted se siente más y más relajado.

Como alternativa, usted puede probar meditación o relajamiento progresivo, una serie de ejercicios de flexibilización de los músculos que cierta gente usa para aliviar tensiones. Una persona, por ejemplo, puede empezar a flexibilizar y liberar los músculos en las manos, luego progresivamente relajar los músculos de los brazos, el cuello, la cabeza, la espalda, las piernas y los pies.

Cuando se sienta relajado, imagine una escena favorita. Puede ser una playa, la cuesta de una montaña o un momento particularmente agradable con amigos o familia. Trate de meterse en esta escena cada vez que practique su imaginería. "Si puede crear un lugar especial y seguro, donde nada lo puede lastimar y donde se siente seguro, esto lo hará más receptivo a otras imágenes", dice Barbara L. Rees, R.N., Ph.D., experta en la imaginería y profesora de enfermería en la Escuela de Enfermería de la Universidad de Nuevo México en Albuquerque.

En cuanto se sienta cómodo en su escena favorita, gradualmente dirija su mente hacia la dolencia que lo preocupa. Use una de las imágenes

Entonces después de que una imagen se forma en el sistema de extremidades y es descifrada por la corteza cerebral, el hipotálamo y la glándula pituitaria se ponen en acción y causan reacciones fisiológicas en todo el cuerpo.

sugeridas en la Segunda Parte de este libro, o permita a su mente crear una. Deje que la imagen se vuelva más vívida y enfocada. No se preocupe si parece debilitarse y volver a aparecer. "Estas imágenes no son como encender el televisor y tener la pantalla frente a uno inmediatamente", dice el Dr. Rossman. "Las imágenes pueden desvanecerse y volver a aparecer en el curso de varios minutos."

Si muchas imágenes le vienen a la mente, elija una y quédese con ella durante esa sesión, dice el Dr. Gersten. Si salta de imagen a imagen, esto probablemente interrumpirá su concentración y hará más difícil que la imaginería funcione para usted, dice él.

Por otra parte, si no le viene ninguna imagen a la mente, trate de concentrarse en una sensación diferente, sugiere el Dr. Gerald Epstein, psiquiatra de la ciudad de Nueva York y autor de *Healing Visualizations* (Visualizaciones curativas). Por ejemplo, imagínese escuchar un pescado friéndose en la sartén u oler flores silvestres en una pradera. Si nada de esto funciona, piense en cómo se siente ahora mismo. ¿Enojado? ¿Frustrado? ¿De qué color es ese enojo? ¿Qué imagen le viene a la mente? Use estos sentimientos para forjar imágenes.

Cada vez que haga esto, imagínese que su dolencia está completamente curada al final de la sesión. "Eso crea un proyecto interno que su cuerpo puede seguir para ayudar a curarlo", dice Patricia Norris, Ph.D., terapeuta psicofisióloga en el Instituto de Ciencias Vivas de Salud de la Mente y el Cuerpo en Topeka, Kansas.

Al final de su sesión, respire profundamente un par de veces e imagínese a usted mismo trepando de nuevo las escaleras imaginarias y gradualmente fijándose en lo que lo rodea. Abra los ojos, estírese, sonría y siga adelante con su día, sugiere el Dr. Rossman.

Si lo desea, haga un dibujo de la imagen que usó. Esto lo puede ayudar a recordarla para usarla durante otras sesiones, dice el Dr. Gersten.

Al principio, practique este ejercicio de imaginería durante períodos de 15 a 20 minutos al menos una vez al día. A medida que adquiera más aptitudes para hacerlo, probablemente podrá realizarlo simplemente durante unos pocos minutos a la vez muchas veces al día y todavía recibir los beneficios.

Si usted se imagina a usted mismo esquiando en el agua, por ejemplo, su cerebro provoca la liberación de impulsos nerviosos, sustancias químicas y hormonas del hipotálamo y la glándula pituitaria que afectan cada una de sus células. A cambio, las células pueden enviar señales al cerebro que hacen que la experiencia parezca más vívida y que hacen que la mente libere más sustancias químicas para sostener esa imagen.

Entonces para bien o para mal, casi toda imagen tiene un efecto en su cuerpo.

"Digamos que usted está atascado en el tráfico y va a llegar tarde a una reunión importante. ¿Qué ocurre? Usted ve a todas esas personas esperando impacientemente en la reunión. Usted no está todavía en la situación. Ni siquiera sabe si es eso lo que están haciendo. Pero usted ha creado esa imagen, y como consecuencia, las palpitaciones de su corazón aumentan, su respiración se vuelve más pesada, las palmas de las manos transpiran, sus manos se enfrían, y sus músculos se vuelven tensos. Entonces esa imagen está teniendo un efecto realmente fisiológico. Usted está produciendo adrenalina, que va a mantener su cuerpo innecesariamente alerta", dice Barbara Dossey, R.N., directora del grupo de consultores de la enfermería holística, Holistic Nursing Consultants, en Santa Fe, Nuevo México, y coautora de *Rituals of Healing: Using Imagery for Health and Wellness* (Rituales de curación: Uso de la imaginería para la salud y el bienestar).

Por otra parte, si usted pudiera olvidar momentáneamente la reunión e imaginarse una escena favorita, tal como estar acostado en la playa, escalar una montaña o jugar con su hijo, eso podría provocar la liberación de sedantes naturales que desacelerarían su respiración y las palpitaciones cardíacas, disminuirían su ansiedad y estimularían su sistema inmunológico, dice Dossey.

CÓMO EMPLEAR LA IMAGINERÍA

Entonces si usted puede aprender a usarlas en su mente en lugar de dejarlas correr como un río indómito, las imágenes pueden tener efectos positivos y de largo plazo en su salud y bienestar, dice el Dr. Gersten.

¿Es difícil de manejar? "Todas las personas piensan, sienten y tienen imágenes", dice el Dr. Gersten. "Es solamente una cuestión de práctica. Casi todas las personas pueden usar la imaginería exitosamente. Es una cuestión de paciencia y persistencia. Es igual a cuando se aprende a tocar el piano. Usted le dedica tiempo y usa disciplina y podrá tocar el piano. La práctica con la imaginería producirá resultados tales como los de aprender a tocar un instrumento musical."

Cuánto tiempo le llevará empezar a ver los resultados dependerá de la severidad de su dolencia, la vividez de su imaginería y su propio empeño. Una persona con una torcedura de tobillo, por ejemplo, puede aliviar su dolor en una sesión de imaginería de cinco minutos, mientras que le puede llevar semanas a una persona con quemaduras severas darse cuenta de alguna reducción significativa del dolor.

"Para casi cualquier dolencia crónica, le va a llevar a la imaginería mucho más tiempo mostrar resultados", dice el Dr. Gersten.

La mayoría de los proponentes sugieren practicar la imaginería por espacios de 15 a 20 minutos al día inicialmente para asegurarse de que usted está aprendiendo a hacerlo de forma aceptable. Pero a medida que se sienta más cómodo con la técnica, usted podrá hacerlo tan sólo por unos pocos minutos a la vez, como sea necesario, a lo largo del día, dice el Dr. Gersten. (Para mayor información sobre cómo usar la imaginería exitosamente, vea "Pautas para hacerlo paso a paso" en la página 54.)

Para mejorar la calidad de sus imágenes, conviértase en un observador agudo de la vida, aconseja el Dr. Sheikh. "Mejorar sus habilidades para observar es lo más importante que usted puede hacer para que sus imágenes sean más vívidas. Si usted nunca ha prestado atención a qué aspecto tiene una rosa, o cómo huele o cómo se siente, su imagen de esa rosa será muy vaga y débil."

Las mejores imágenes son las que usted conjura por sí mismo, porque éstas tienen un significado personal y le ayudarán a aprender más sobre usted mismo que cualquier otra imaginería que se le sugiera, dice el Dr. Gersten.

"La imaginería siempre representa una parte de usted mismo", dice el Dr. Bresler. "Es bastante como la vieja prueba de marca de tinta de Rorschach, pero la gente está haciendo sus propias marcas de tinta o imágenes."

Las imágenes sugeridas en la Segunda Parte de este libro probablemente lo ayudarán. Pero no se dé por vencido si no lo hacen. En cambio, use estas imágenes como catalizadores para crear las suyas, recomienda el Dr. Gersten.

"Estas imágenes le darán una idea acerca de cómo empezar, pero lo pueden llevar a una imagen que es totalmente distinta, y eso está bien", dice él.

MASAJE

Un toque importante

En los días antes de que hubiera la aspirina, las almohadillas y las piscinas de hidromasaje (baños de remolinos), los humanos trataban sus cuerpos doloridos a la antigua: con masajes. Cuando el hombre de las cavernas se torció una rodilla, se la frotó. Cuando una princesa griega sufrió un dolor en las sienes, se las frotó. Y si habían comido demasiado en sus fiestas, los romanos les añadían un toque final a éstas: la frotación de sus dedos sobre sus barriguitas doloridas.

De muchas maneras, el masaje es el más natural de los remedios naturales. Tocarse el cuerpo donde duele parece ser un instinto básico, como correr y alejarse del peligro o comer cuando se tiene hambre. Y los expertos dicen que el masaje, independientemente de cuán humilde o de baja tecnología parezca, puede ser un método curativo poderoso.

"Realmente nos hace sentir muy bien, y puede ser una gran ayuda para la curación", dice Vincent Iuppo, N.D., médico naturópata, masajista y director del Instituto Morris de Terapias Naturales, un centro de educación de salud holística en Denville, New Jersey. "El masaje es una de las mejores formas de ayuda para la circulación de la sangre, las articulaciones doloridas, los dolores de cabeza y muchos otros problemas."

El masaje ha experimentado un gran desarrollo a través de los siglos. Personas en todo el mundo han desarrollado técnicas especiales, desde el famoso masaje sueco hasta las formas menos conocidas pero crecientes como las terapias *Hellerwork, Trager* y craniosacral. Muchas de estas terapias requieren años de entrenamiento para dominarlas y no se pueden hacer en uno mismo. Pero los expertos dicen que hay técnicas de automasaje que usted puede usar para ayudar a aliviar muchos problemas comunes de salud. Usted puede eliminar el estrés, los dolores de cabeza, aliviar las piernas cansadas y los calambres musculares y más —todo con técnicas que sólo requieren práctica, un lugar tranquilo y cálido y un poquito de aceite de masaje, el cual usted puede hacer con ingredientes de su cocina.

EL MASAJE SUECO

El masaje ha existido por al menos 5,000 años, dice el Dr. Iuppo. Los chinos, japoneses, griegos, romanos, egipcios y casi toda otra cultura ha practi-

MASAJE

cado alguna forma de manipulación del cuerpo para aliviar el dolor y prevenir o curar enfermedades. En distintos idiomas, se ha hecho referencia al masaje como *toogi-toogi*, *anmo* y *nuad bo-rarn*.

En el siglo XIX, un sueco llamado Peter Hendrik Ling comenzó a desarrollar lo que es ahora la forma más ampliamente conocida y estudiada de masaje en el mundo occidental: el masaje sueco. Ling, un esgrimista experto, incorporó la gimnasia, el movimiento y el masaje en un régimen de cuidado de salud que llamó la Cura de Movimiento Sueco. Fue el primer occidental en los tiempos modernos que sistematizó el masaje, y estableció una academia en Suecia para enseñar sus técnicas. Los seguidores de Ling han refinado sus técnicas en una serie de maniobras.

Si alguna vez ha recibido un masaje sueco completo, usted sabe cuán relajante puede ser. Pero muchos expertos en masajes creen que ofrece también otros beneficios, entre ellos:

- Reducción de la tensión muscular
- Estimulación o suavización del sistema nervioso
- Mejoramiento de la condición de la piel
- Mejoramiento de la circulación de la sangre
- Mejoramiento de la digestión y función intestinal
- Aumento en la movilidad de las articulaciones
- Alivio de dolores crónicos
- Reducción de hinchazones e inflamaciones

Un terapeuta entrenado en masaje sueco usa golpes suaves y ligeros para trabajar sobre el cuerpo entero, aliviando la tensión muscular y relajando las articulaciones doloridas. Los terapeutas de masajes suecos usan cinco movimientos básicos, que cualquiera puede aprender y usar para hacerse masajes a sí mismos o a otros. Ellos son:

- *Effleurage*, una palabra francesa que significa "deslizar". Es una técnica de calentamiento que le permite a la persona acostumbrarse a sentir las manos del terapeuta. Principalmente, el movimiento deslizante mejora primeramente la circulación, dice Elliot Greene, ex presidente de la Asociación Estadounidense de Terapia de Masaje, la asociación nacional profesional más grande y vieja para masajistas.
- *Petrissage*, una técnica en la que usted suavemente agarra y levanta los músculos, tirándolos en dirección opuesta a los huesos. Usted puede después "amasar" los músculos, estirándolos y apretándolos. Los masajistas creen que este movimiento ayuda a aliviar los músculos doloridos al eliminar el ácido láctico, un derivado creado por los músculos cuando trabajan demasiado duro. El *Petrissage* también puede mejorar la circulación hacia el tejido muscular.

- *Fricción*, la cual utiliza los pulgares y las yemas de los dedos para realizar círculos profundos hacia las partes más gruesas de los músculos y también alrededor de las articulaciones. Estos movimientos circulares pueden ayudar a romper adhesiones, nudos del tejido que se forman cuando las fibras musculares se juntan. Greene dice que la fricción también puede hacer el tejido suave y las articulaciones más flexibles.
- *Tapotement*, que incluye todos los movimientos, toques y golpes ligeros del masaje sueco. Estos se pueden usar con dos propósitos. Unos pocos segundos de *tapotement* puede vigorizar los músculos, estimulándolos y dándole también a usted un arranque de energía. Pero si usa la técnica por un período más largo, empezará a fatigar y relajar el músculo —lo cual resulta bien para músculos acalambrados, torcidos o en espasmo.
- *Vibración*, cuyos movimientos utilizan la presión de los dedos o las manos allanadas firmemente sobre los músculos, y luego el agitar del área rápidamente por unos pocos segundos. Esto puede ayudar a estimular su sistema nervioso, dicen los expertos, y puede mejorar la circulación y la función de las glándulas.

Para instrucciones específicas en estas técnicas, vea las ilustraciones que comienzan en la página 548.

SUS EFECTOS FISIOLÓGICOS

Aunque el masaje es más viejo que cualquier libro de historia, desde 1920 ha habido estudios científicos relativamente pequeños acerca de cómo afecta al cuerpo. Sin embargo, una reactivación de la investigación ha empezado a desentrañar el misterio de cómo funciona el masaje, dice Tiffany Field, Ph.D., directora del Instituto de Investigación del Tacto en la Escuela de Medicina de la Universidad de Miami.

En primer lugar, el masaje puede desacelerar la liberación por todo el cuerpo de cortisol, la hormona del estrés, dice la Dra. Field. En un estudio realizado con 52 niños hospitalizados, un masaje de espalda de 30 minutos diarios pareció inhibir la producción de cortisol por parte del cuerpo, y los enfermeros también informaron que los niños estaban menos ansiosos y dormían más. La Dra. Field dice que el masaje antes de irse a dormir también parece prolongar la fase más profunda del sueño y da a los músculos y otras partes del cuerpo más tiempo para regenerarse.

Además, el masaje puede aumentar la producción de su cuerpo de otra hormona, serotonina, la cual puede mejorar su ánimo, aumentar su inmunidad y posiblemente protegerlo de migrañas, dice la Dra. Field. Y un estudio realizado con 28 enfermos de cáncer demostró que los hombres que recibieron un masaje de espalda de diez minutos experimentaron un alivio del dolor a corto plazo inmediatamente después de los masajes.

LOS DISTINTOS TIPOS DE MASAJE

Suecia es solamente un país, y el masaje sueco es solamente una forma de masaje. Según Greene, las formas más comunes en los Estados Unidos, como el masaje de tejido profundo, el masaje de deportes y el masaje neuromuscular, son refinamientos del masaje sueco.

CHEQUEAR ANTES DE MASAJEAR

Cuándo debe usted hacerse un masaje? Cada vez que quiera. "Un masaje sueco al día sería absolutamente maravilloso, siempre y cuando usted tenga el tiempo y el dinero para hacerlo", dice Vincent Iuppo, N.D., médico naturópata, masajista y director del Instituto Morris de Terapias Naturales, un centro de educación de salud holística en Denville, New Jersey. Usted debería tener un masaje particularmente si se siente estresado o fatigado o si tiene dolor en los músculos, agrega Elliot Greene, ex presidente de la Asociación Estadounidense de Terapia de Masaje (*AMTA* por sus siglas en inglés).

Sin embargo, hay algunas pocas ocasiones en las que no debería someterse a un masaje. "En algunas instancias, puede agravar condiciones existentes", dice el Dr. Iuppo. Si usted tiene cualquiera de los problemas descritos a continuación, la AMTA lo encarece a que consulte con un médico antes de recibir un masaje.

- Enfermedad cardíaca o presión arterial alta. Aunque el masaje puede beneficiar estas condiciones, depende de usted y de su médico decidir cuál es la mejor opción.
- Infecciones de una cortada o herida. No masajee ninguna herida abierta.
- Torceduras o esguinces malos. La AMTA sugiere que se espere de 24 a 48 horas después del esguince o la torcedura antes de hacerse cualquier masaje en el área afectada. Esto le da a la inflamación una oportunidad para reducirse antes de que se empiece a manipular el área.
- Enfermedades o condiciones contagiosas de la piel. Posiblemente, usted podría extender el problema a otras partes del cuerpo.
- Flebitis u otros problemas circulatorios. Existe la posibilidad de que se libere un coágulo de sangre.

MASAJE

El *masaje de tejido profundo* (**deep tissue massage**) se concentra en las tensiones crónicas en los músculos que están muy por debajo de la superficie de su cuerpo. Usted tiene cinco capas de músculos en su espalda, por ejemplo, y mientras el masaje sueco puede ayudar con las dos primeras capas, no hará demasiado directamente por el músculo que está debajo. Las técnicas de músculos profundos requieren generalmente movimientos lentos, presión directa o movimientos de fricción que van a través de la textura de los músculos. Los masajistas usarán sus dedos, los pulgares y de vez en cuando hasta sus codos para aplicar la presión necesaria.

Un terapeuta puede usar masaje sueco en combinación con el tejido profundo u otras formas de masajes, dice Greene. "Yo puedo usar técnicas de masaje sueco hasta que encuentre músculos que necesitan técnicas del tejido profundo", dice.

El *masaje deportivo* (**sports massage**) está diseñado para ayudarlo a entrenarse mejor, sea usted un campeón mundial o un atleta apasionado sólo durante los fines de semana. Las técnicas son las mismas que en las de los masajes suecos y de tejido profundo, pero Greene dice que el masaje deportivo ha sido adaptado para cumplir con las necesidades especiales del atleta. Los masajes antes de un evento pueden ayudar a calentar los músculos y mejorar la circulación antes de la competencia, y también pueden vigorizar o relajar a un atleta más ayudarlo a concentrarse en la competencia. Los masajes después del evento pueden eliminar del cuerpo los productos de desperdicio y mejorar la recuperación. Los masajes de deportes pueden ayudar a los atletas a prevenir o tratar dolores y molestias menores acumuladas durante el entrenamiento y pueden permitirles entrenarse más efectivamente. Los masajes también ayudan a los atletas a recuperarse de heridas y también para rehabilitarse. Este masaje es más rápido que el sueco y el de tejido profundo, dice Greene.

El *masaje neuromuscular* (**neuromuscular massage**) es una variante del masaje de tejido profundo que se aplica a músculos individuales. Se usa para aumentar la circulación de la sangre, reducir el dolor y liberar la presión en los nervios causada por heridas en los músculos y otros tejidos suaves. El masaje neuromuscular ayuda a liberar puntos de provocación, nudos intensos de músculos tensos que también pueden "derivar" dolor a otras partes del cuerpo. Aliviar un punto provocador de tensión en la espalda, por ejemplo, puede ayudar a aliviar el dolor en el hombro o reducir dolores de cabeza.

Hay muchas otras técnicas menos conocidas que difieren del tradicional masaje sueco.

"En realidad hay un mundo entero de técnicas", dice Dan Bienenfeld, profesional certificado de *Hellerwork*, masajista y director del Centro de Artes Curativas de Los Ángeles, un centro de curación holística que ofrece masajes y otras alternativas naturales de salud. "Usted puede encontrar todo tipo de masajes, desde el tacto suave de los puntos de presión a técnicas bien fuertes. Cada cual le ofrece algo distinto, una manera distinta de curarse."

Algunos masajistas llaman a estas técnicas 'trabajo del cuerpo' o *bodywork*. A continuación hay una muestra de algunos de los tipos principales y de los beneficios que se pueden esperar de cada uno.

Rolfing busca reeducar su cuerpo sobre la postura. Cuando la postura es mala, dice Bienenfeld, se puede reflejar en varios problemas de salud, entre ellos dolores de espalda, dolores de cabeza y dolores de articulaciones. *Rolfing* busca realinear y enderezar su cuerpo al trabajar la miofascia, el tejido conector que rodea sus músculos y ayuda a sostener su cuerpo junto. El programa *Rolfing* de diez sesiones, de pie a cabeza, solía ser bastante doloroso, pero Bienenfeld dice que nuevas técnicas que emplean las manos y los codos de un terapeuta son bastante tolerables y tan efectivas para mejorar su postura.

Hellerwork es una rama de *Rolfing* que agrega la reeducación mental y de movimiento al trabajo físico. En una serie de 11 sesiones, usted recibe instrucción sobre cómo romper los malos hábitos de postura —y también obtiene un masaje que se concentra en volver sus músculos y otros tejidos a sus posiciones apropiadas. El resultado puede ser dramático. "A veces podemos aumentar enormemente los espacios en sus articulaciones al punto de que usted puede crecer ¾ de pulgada (1.91 cm) antes de terminar", dice Bienenfeld.

La *terapia craniosacral* (**craniosacral therapy**) se concentra en el cráneo y la columna vertebral. Los terapeutas usan una presión muy suave —no más pesada que una moneda de cinco centavos— para masajear los huesos, las membranas y los fluidos que apoyan y bañan su cráneo y columna vertebral. La teoría es que esta manipulación reducirá la tensión y contrarrestará cualquier trauma físico que usted pueda haber experimentado en la cabeza a través de los años. La terapia craniosacral puede ser efectiva con problemas de mandíbula como la afección de la articulación temporomandibular, dicen los expertos. Bienenfeld dice que también puede parecer espiritual, ya que "realmente puede hacer girar su cabeza con relajamiento".

Aston–Patterning, otra rama de *Rolfing*, se desarrolló para enseñar a la gente a mantener el alineamiento mejorado que se adquiere con *Rolfing*. *Aston-Patterning* usa reeducación de posturas y enfatiza técnicas de buen estado físico.

Feldenkrais trata cada cuerpo como una obra individual de arte, con distintas posturas y distintos modelos de movimientos. Los profesionales buscan enseñar a sus clientes modelos ideales de movimientos a través de sesiones lentas y suaves de ejercicios. Incluye también un masaje suave que está diseñado para enseñar a la persona cómo expandir su gama de movimientos. Bienenfeld dice que es útil frecuentemente para víctimas de derrames cerebrales o accidentes que les han hecho perder movimientos.

CÓMO ENCONTRAR UN BUEN MASAJISTA

Hace 15 ó 20 años, encontrar un masajista legítimo podía ser un poco riesgoso. Esto era así porque había lugares donde se podría obtener un masaje y también había lugares de entretenimiento para adultos que supuestamente daban masajes.

Afortunadamente, las cosas han cambiado para mejor, dice Elliot Greene, ex presidente de la Asociación Estadounidense de Terapia de Masaje (*AMTA* por sus siglas en inglés). Hoy lo único que se necesita para encontrar un buen masajista es un teléfono y un par de minutos para hacer preguntas.

Distintos estados y localidades tienen prácticas de licencia y registro que son diferentes. Un masajista licenciado en una ciudad, un condado u otro lugar puede tener que reunir requisitos completamente distintos en otra jurisdicción. Aunque 19 estados requieren alguna forma de licencia, los otros no exigen que los terapeutas tengan una licencia o que su actividad sea regulada. La AMTA le puede dar detalles sobre las regulaciones para masajistas en su estado local. Entonces cuando llame a un terapeuta, asegúrese de hacer algunas preguntas adicionales: ¿Por cuánto tiempo ha estado practicando? ¿Está usted nacionalmente certificado por la Junta Nacional de Certificación para Masajes y Trabajos Corporales Terapéuticos? ¿Pertenece usted a alguna organización profesional como la AMTA? ¿Recibió usted entrenamiento en una escuela acreditada por la Comisión en Acreditación/Aprobación de Entrenamiento en Masajes de la AMTA? Pida recomendaciones a sus amigos y colegas.

Cuando vaya a su cita con el terapeuta, usted debe sentirse cómodo. Es su derecho no hacer nada que lo haga sentir incómodo, dice Greene. Y si no le gusta la personalidad o la forma de ser del terapeuta, busque a alguien más con quien se sienta más cómodo.

Los precios varían ampliamente de acuerdo con el área y con la experiencia del terapeuta, dice Greene, pero por un masaje sueco usted puede esperar gastar $25 y más por un masaje de una hora.

Trager usa masajes suaves y mecedores para ayudar a liberar las propiedades perjudiciales del cuerpo. Si usted se hirió de niño el hombro izquierdo, por ejemplo, todavía puede inconscientemente acarrear el hombro izquierdo más bajo que el derecho, poniendo a su cuerpo fuera de equilibrio y quitándole energía. Los terapeutas usan técnicas de agitación muy livianas y suaves que son distintas al estilo tradicional del masaje sueco. La idea es que la gente sea más consciente de su cuerpo, especialmente de la manera en que se mueven y se sostienen. El trabajo de *Trager* puede levantar el ánimo, dice Bienenfeld. Por alguna razón, liberar a las personas de estos patrones físicos parece también liberarlas del estrés emocional relacionado con la herida previa, explica ella.

Aunque casi todos los tipos de masajes se concentran en técnicas de frotaciones, golpes ligeros y giros, otros tienen una base completamente distinta. Los terapeutas que usan técnicas tales como *Shiatsu* y reflexología creen que usted puede desentrañar la energía curativa del cuerpo si manipula los puntos de presión en el cuerpo. Para más información sobre estas técnicas, vea los capítulos de la dígitopuntura (página 18) y la reflexología (página 66).

MASAJÉESE USTED MISMO

El automasaje no es siempre la solución ideal para sus preocupaciones de salud. A no ser un contorsionista, después de todo es difícil darse a uno mismo un buen masaje en la espalda —y no se puede obtener un relajamiento perfecto en una parte del cuerpo cuando se están trabajando los músculos en otra para hacer el masaje.

Pero si usted está apurado, no puede afrontar el gasto de un masajista y no tiene a alguien que le haga masajes, hay técnicas que puede probar solo. La mayoría son métodos de masaje sueco que se adaptan para uno hacerlos solo. Usted puede fácilmente masajear músculos acalambrados en las piernas o frotarse los hombros para obtener algún alivio.

Para áreas difíciles de acceder como la espalda, usted puede usar pelotas de tenis u otros objetos para ayudarse a masajear los músculos.

Cuando se haga automasaje, asegúrese de encontrar un lugar tranquilo y cálido, libre de corrientes de aire y distracciones. Lleve consigo una almohada y una frazada para no tener frío y estar cómodo. Muchas técnicas requieren el uso de un lubricante, de manera que sus manos se puedan deslizar sobre sus músculos suavemente. Puede comprar cremas, aceites y lociones perfumadas para masajes en muchas tiendas de productos naturales y otras tiendas que venden productos de belleza. Si quiere algo que le quede a mano, usted puede simplemente usar aceite vegetal de su cocina. El Dr. Iuppo dice que los ácidos grasos en el aceite tendrán efecto en su piel, dejándola suave como la piel de un bebé. "Pero si va a usar un aceite vegetal, asegúrese de usar una sábana que no le va a importar perder", dice, "porque el aceite manchará todo lo que toque".

Si está buscando un masaje general para empezar, pruebe un masaje de pies de diez minutos de Elaine Stillerman, L.M.T., masajista de Nueva York. "Puede ser estimulante e increíblemente relajante", dice Stillerman. "Los pies reciben mucho maltrato, sin duda. Un masaje general de pies es poderoso, suave y relajante."

Las instrucciones e ilustraciones para este masaje empiezan en la página 550.

REFLEXOLOGÍA

El poder de los pies

Los metemos dentro de nuestros calcetines (medias) apretados. Luego, los forzamos dentro de unos zapatos que nos quedan un poco chicos pero están de moda, y más importantemente, estuvieron en venta con un descuento de 50 por ciento. Salimos afuera, caminamos, trepamos, doblamos, torcemos, corremos y saltamos sobre ellos por horas y horas. Después de todo eso, ¿le sorprende que nuestros pies se están muriendo por una caricia suave al final del día?

¿Entonces por qué no consentirles un poco? Nada es más gloriosamente relajante que una frotación en los pies. Y si se toma el tiempo para aprender algunas técnicas especiales, los expertos dicen que usted puede incluso ser capaz de ayudar a su salud con un proceso llamado reflexología.

"Trabajar con los pies puede ser bastante poderoso", dice Dwight Byers, reflexólogo de St. Petersburg, Florida, y autor de *Better Health with Foot Reflexology* (Mejor salud con la reflexología de pies). "Todo el mundo sabe qué bien se siente un masaje en los pies. Y la reflexología va más allá de un simple masaje en los pies."

"Yo pienso que en realidad puede ayudar al cuerpo a curarse a sí mismo."

Los reflexólogos creen que ciertos puntos en los pies están conectados directamente a otras partes del cuerpo, entre ellas los músculos, huesos y órganos. Trabajar sobre estos puntos ayuda a relajar el cuerpo, le devuelve su equilibrio natural y le da la oportunidad de curarse.

"La idea es que la presión aplicada en los pies (o manos) fomenta una reacción beneficiosa en todo el cuerpo y proporciona un *break* del estrés", dicen Kevin y Barbara Kunz, investigadores de reflexología en Santa Fe, Nuevo México, y autores de *Hand and Foot Reflexology* (Reflexología de pies y manos).

Es difícil lograr mejores resultados que los que se obtienen en una sesión individual con un buen reflexólogo. No obstante, los expertos dicen que usted puede hacer muchas cosas solo, o con un compañero, que pueden aliviar dolencias tales como insomnio e indigestión, entre muchas otras.

"Todavía estamos tratando de descubrir todos los 'cómos' y 'porqués' de la reflexología", dice Byers. "Sin embargo los resultados son obvios. La reflexología puede ser un gran contribuyente en la salud general."

REFLEXOLOGÍA

HISTORIA DE LA REFLEXOLOGÍA

Los seres humanos hemos estado masajeando nuestros pies doloridos desde el día en que nos paramos por primera vez y aprendimos a caminar. Las pinturas en las tumbas egipcias desde el año 2300 antes de Cristo muestran a las personas masajeándose los dedos del pie unas a otras. Hechos similares se han descubierto en China, India, Rusia y otros lugares del mundo.

Pero no fue hasta principios del siglo XX que la reflexología moderna se empezó a desarrollar. Un médico estadounidense, el Dr. William Fitzgerald, descubrió que aplicar presión suave en una parte del cuerpo podía aliviar el dolor en otras áreas.

Eunice Ingham, una masajista estadounidense, llevó el trabajo de Fitzgerald más lejos. Ingham desarrolló técnicas especiales de masajes y creó "mapas" de los pies que mostraban qué puntos tocar para ayudar a la curación de otras partes del cuerpo.

¿Cómo funciona todo esto? Los reflexólogos opinan que la clave está en el relajamiento. El estrés y las tensiones son responsables de aproximadamente el 75 por ciento de los problemas de salud, dice Byers. Y ya que cada pie contiene más de 7,000 nervios, los expertos creen que es un lugar muy bueno para empezar el relajamiento.

"El relajamiento que yo veo en la gente es extraordinariamente fuerte", dice la reflexóloga de la ciudad de Nueva York, Laura Norman, autora de *Feet First: A Guide to Foot Reflexology* (Los pies primero: Una guía para la reflexología del pie). "La reflexología realmente reduce el estrés, lo cual ayuda a que todo funcione mejor."

Reducir el estrés le permite al cuerpo volver a su estado natural de equilibrio, llamado homeostasis, de acuerdo con los Kunz. También cuando su cuerpo está en equilibrio, dicen, es más capaz de enfrentar enfermedades y otros problemas.

Los reflexólogos piensan que el cuerpo está dividido en diez "zonas de energía" que van de la cabeza a los pies. Para tratar de ver esas zonas, imagínese a un muñeco cortado longitudinalmente en diez pedazos. Cada tendón, ligamento, órgano, músculo, hueso y célula cerebral se incluye en una de esas zonas —y cada zona termina en la planta de sus pies.

Sus pies, entonces, son como espejos que reflejan el cuerpo entero. Los puntos en sus pies, llamados puntos o áreas de reflejo, se corresponden con partes específicas del cuerpo. Y los reflexólogos dicen que trabajar con esas áreas de reflejos con sus pulgares y dedos de la mano puede ayudar a relajar esas partes correspondientes del cuerpo.

Usted también tiene puntos de reflejo en las manos. Usted puede usar estos si tiene heridas en sus pies o si quiere practicar la reflexología en su oficina o en un lugar público como el tren o el autobús, donde no resulta muy práctico quitarse los calcetines (medias). Para Norman, sin embargo, los pies son los más receptivos de la reflexología, porque "necesitan más ayuda que las manos". Dice que las toxinas se asientan en los pies a causa de la gravedad y señala que

REFLEXOLOGÍA PARA PRINCIPIANTES

La reflexología es algo más que quitarse los calcetines (medias) y jalarse los dedos del pie un poco.

"No es simplemente un masaje de pies", dice el reflexólogo de St. Petersburg, Dwight Byers, autor de *Better Health with Foot Reflexology* (Mejor salud con la reflexología de pies). "Es un sistema complejo y completo. Y usted no obtendrá ningún beneficio si simplemente se frota los pies por todas partes."

Afortunadamente, usted puede aprender lo básico muy rápidamente. Con unas pocas técnicas de pulgares y dedos de la mano y unas ilustraciones para guiarse, usted puede empezar a trabajar en sus propios pies, o en los de su compañero, inmediatamente. Estas técnicas también funcionan para la reflexología de manos, donde usted toca puntos de reflejos en la mano en lugar del pie.

El Paso del Pulgar es la técnica más común. Usted usa el borde exterior de su dedo pulgar para dar "mordidas" pequeñas de su mano o pie, aplicando presión suave y constante. El Paso del Dedo es parecida a la del pulgar, excepto que usted usa el borde de su dedo índice para dar las mordidas en la mano o el pie. La técnica del Gancho y Apoyo pone presión constante en un solo punto. Usted pone el pulgar en el punto de reflejo, luego lo retira un poco para "agarrar" el punto. La Rotación en un Punto también pone presión en un solo punto y es mejor usarlo cuando usted encuentra un área tierna. Y el Control de un Solo Dedo le permite aplicar presión sobre puntos pequeños en la mano. También puede usar una pelota de golf para aplicar presión en puntos de reflejo de la mano, de acuerdo a Kevin y Barbara Kunz, investigadores de la reflexología en Santa Fe, Nuevo México, y autores de *Hand and Foot Reflexology* (Reflexología de pies y manos).

Usted encontrará instrucciones e ilustraciones para todas estas técnicas, así como tablas con una lista de qué técnicas se pueden usar para un punto específico de reflejo, a partir de la página 560.

La clave de la reflexología es la presión, dicen los Kunz. Qué técnica necesita usted depende no sólo de cuán grande es el área pero también de cuánta presión necesita usted para "hacer doler bien" al área que está trabajando.

los pies están apretados dentro de los zapatos todo el día. "Las manos se ejercitan mucho por su propia cuenta", dice ella.

Cómo sus pies envían sus mensajes de alivio sigue siendo un misterio. Muchos reflexólogos creen que los mensajes desde los reflejos del pie son de alguna

Los Kunz sugieren que piense en la reflexología como un ejercicio y que la haga parte de su rutina diaria. Usted puede trabajar en sus manos o pies mientras ve su programa favorito en televisión o mientras está pagando las cuentas. Los Kunz recomiendan de 10 a 15 minutos al día, pero tan sólo cinco minutos al día puede ser beneficioso. Si está usando la reflexología para tratar un problema específico, puede aumentar la duración total de su sesión hasta 30 minutos para prestar atención especial a las áreas que lo preocupan. Si el problema es recurrente o crónico, puede agregar una sesión más larga a su rutina diaria una o dos veces por semana.

Empiece su sesión con unos pocos minutos de técnicas de relajamiento, tales como presión entre los dedos del pie, a lo largo de la planta de los pies y sobre la parte de arriba. En las manos, presione entre los dedos y a lo largo de las palmas. Haga todo lo que quiera que vaya a aflojar sus manos y pies.

Luego, empezando en la parte de arriba de su pie izquierdo, trabaje sobre el pie hacia abajo, aplicando presión en todo el pie. Luego trabaje sobre el pie por segunda vez y aplique presión en los puntos tiernos y en las áreas específicas descritas en los remedios de la Segunda Parte de este libro. Presione cada área por lo menos cuatro o cinco veces antes de empezar a trabajar en la próxima área. Usted debería trabajar también en puntos conjuntos antes de seguir adelante. Repita en el pie derecho. Use los mismos patrones generales para las manos: empiece arriba y trabaje hacia abajo, trabaje por segunda vez en las áreas de preocupación especial y luego repita el procedimiento en la otra mano. Termine con algunos minutos más de relajamiento.

Presione hasta que "duela bien". Si un área se siente como si estuviera golpeada o herida cuando usted presiona, está presionando demasiado duro. Cuán duramente presiona dependerá del área con la que esté trabajando. Por ejemplo, usted presionará más suavemente en el área ósea de la parte superior de su mano que en la parte carnosa y callosa de la planta del pie. La cantidad de presión depende de cuán sensibles son sus manos y sus pies.

manera transmitidos a otras partes del cuerpo. Si usted toca el reflejo del riñón en el pie, por ejemplo, su cuerpo inmediatamente envía un mensaje de relajamiento al riñón.

Otros, como los Kunz, creen que el sistema nervioso juega un papel. Ellos dicen que tocar puntos en el pie puede estimular impulsos nerviosos que viajan al cerebro. El cerebro luego transmite el mensaje a una parte del cuerpo. Los reflexólogos dicen que con frecuencia, a través de los pies, ellos pueden detectar cuando hay algo que no está bien en el resto del cuerpo. Puntos tiernos en los pies indican que usted puede tener un problema en la parte correspondiente del cuerpo. Aunque no diagnostican o tratan enfermedades específicas, los reflexólogos dicen que ellos pueden ayudarnos al prestar atención especial a los puntos doloridos.

"Simplemente le estamos dando al cuerpo una mejor oportunidad de curarse a sí mismo", dice Kevin Kunz.

PREVENCIÓN CON LOS PIES

A pesar de que no se puede precisar cómo funciona la reflexología, hay evidencia acumulada de que sí funciona. La investigación científica sigue siendo limitada, pero un estudio muestra una posible conexión entre la reflexología y el alivio del síndrome premenstrual (*PMS* por sus siglas en inglés) en las mujeres.

El estudio, en el cual participaron 35 mujeres californianas que se quejaban de síntomas de PMS, mostró que aquellas mujeres que recibieron reflexología se sintieron significativamente mejor que aquellas que no. Para hacer el estudio tan realista como fuera posible, la mitad de las mujeres recibió sesiones placebo de reflexología, durante las cuales alguien trabajó en partes de sus oídos, manos y pies que no se supone tienen ningún efecto en el PMS.

Uno de los coautores del estudio considera que los resultados son "muy prometedores". "Pienso que hay que estar satisfecho con esta información", dice Terry Oleson, Ph.D., jefa del Departamento de Psicología y de la División de Medicina de la Conducta en el Instituto de Graduados de California en Los Ángeles.

Los expertos dicen que la reflexología funciona mejor cuando se usa con fines preventivos. Ayuda a mantener su cuerpo funcionando sin problemas al mejorar la circulación de la sangre, limpiar las impurezas, equilibrar su sistema y darle más energía, dice Norman.

"Es un enfoque holístico", dice Norman. "Cuando usted está relajado en todo el cuerpo y no tiene que lidiar tanto con el estrés, su sistema inmunológico será más capaz de enfrentar cualquier problema que surja."

Por eso es una buena idea hacer la reflexología parte de su rutina diaria en lugar de esperar hasta que surja algún problema. "Usted puede practicar esta terapia en sus propios pies todos los días", dice Norman. Ella sugiere dedicar de 20 a 30 minutos al día a sus pies y dedos del pie, asegurándose de tocar todos los puntos principales que se muestran en las ilustraciones que comienzan en la página 574. Dedique un poco de tiempo adicional a cualquier punto de reflejo que se sienta tierno o dolorido. (Vea "Reflexología para principiantes" en la página 68 para más información sobre cómo usar esta técnica curativa.)

Los expertos también recomiendan que se consiga un reflexólogo entrenado para que le de una "sesión de puesta a punto" aproximadamente una vez por semana. Para encontrar un buen reflexólogo, tiene que ser un consumidor inteligente, dice Kevin Kunz. No hay una junta central que prueba y certifica a todos los reflexólogos. Pero los expertos coinciden en que un profesional certificado por cualquiera de los siguientes grupos tiene suficiente entrenamiento para ofrecerle un servicio válido: el Instituto Internacional de Reflexología; la Asociación Estadounidense de Reflexología y el Centro de Reflexología Laura Norman y Asociados.

Sin embargo, usted no debería pasar por alto automáticamente a otros profesionales, dice Kevin Kunz. "Pruébelos un par de veces. Si siente que está obteniendo algún beneficio, quédese donde está. Algunos tienen años de experiencia y hacen un buen trabajo pero nunca han recibido entrenamiento formal o certificación." Esté preparado para pagar de $15 a $65 por una sesión de 30 minutos y de $30 a $100 por una sesión de una hora.

Ahora hay más de 25,000 reflexólogos certificados en todo el mundo y miles más con experiencia práctica. El número sigue creciendo, dice Byers, mientras más y más personas buscan remedios naturales de la salud.

"La reflexología es la forma alternativa de cuidado número uno en Dinamarca, y es muy popular en todo Europa", dice. Y si sirve para nosotros los plebeyos, seguro que sirve para los reyes: la familia real británica ha dicho que usa la reflexología para "realmente" relajar sus cuerpos estresados.

RELAJAMIENTO Y MEDITACIÓN

Tome un descanso del estrés y la mala salud

L a serenidad cura.
Esa idea es tan antigua como la civilización misma —y tan moderna como la evidencia científica que prueba que es verdad.

"El relajamiento y la meditación pueden tener un efecto muy poderoso en el cuerpo", dice Steven Fahrion, Ph.D., director de investigación del Instituto de Ciencias de Vida de la Salud de la Mente y el Cuerpo en Topeka, Kansas. "Lo puede ayudar a enfrentar todo tipo de problemas relacionados con el estrés, entre ellos migrañas, úlceras pépticas y ansiedad. Entonces yo pienso que las personas que desarrollan y mantienen la paz y la tranquilidad mental experimentan curación física y mental."

En realidad, investigadores han descubierto que las técnicas de relajamiento y meditación pueden aumentar la inmunidad, calmar la ira, ayudar a dejar de fumar y aliviar insomnio, dolores de espalda, presión arterial alta, mareos, impotencia, síndrome premenstrual, menopausia y síndrome de intestino irritable. Con cuidado profesional, estas técnicas también pueden ayudar a controlar diabetes, psoriasis, artritis reumatoide, ataques de pánico, fobias y depresión.

"Creo que todo el mundo se puede beneficiar al aprender cómo relajarse. Aprender a neutralizar los efectos del estrés es uno de los aspectos más importantes de la medicina preventiva", dice el Dr. Andrew Weil, profesor de medicina alternativa en la Escuela de Medicina de la Universidad de Arizona en Tucson, director fundador del Centro de Medicina Integral de la Universidad y promotor de la medicina natural y preventiva.

PÁRELO EN SECO PARA SU SALUD

Relajarse y meditar probablemente no sea lo primero que le viene a la mente cuando está atrapado en un embotellamiento (tapón), luchando para no llegar tarde a una reunión o para no tener que enfrentarse a su media naranja enojada.

En esas situaciones, sus músculos se vuelven tensos, su respiración pesada, sus palpitaciones rápidas, sus venas comprimidas, su presión arterial aumenta, empieza a sudar y las vías digestivas se acalambran. A diferencia de nuestros antepasados primitivos, nosotros no podemos "pelear o huir" —las dos respuestas más naturales frente al estrés— cuando estamos en una situación estresante moderna, como un embotellamiento de tráfico. Por lo tanto, estamos crónicamente tensos.

Pero lo que usted debería hacer es calmarse, dice el Dr. Robert S. Eliot, director del Instituto de Medicina del Estrés en Jackson Hole, Wyoming, y autor de *From Stress to Strength: How to Lighten Your Load and Save Your Life* (Del estrés a la fortaleza: Cómo aligerar la carga y salvar su vida). "Si no puede pelear y si no puede huir, entonces tiene que aprender a fluir", dice.

Eso es porque el estrés excesivo puede afectar negativamente a casi cualquier parte de su cuerpo. El estrés crónico, por ejemplo, puede elevar la presión arterial, el colesterol y el número de plaquetas de la sangre, todo lo cual puede llevar a la aterosclerosis (endurecimiento de las arterias) y a ataques al corazón. El estrés ha sido vinculado a muchas otras dolencias que van desde el resfriado (catarro) común hasta el cáncer de colon. En realidad, ocho de cada diez personas vistas por médicos de cuidado primario tienen algunos síntomas relacionados con el estrés. El Dr. Eliot dice que en total, las dolencias relacionadas con el estrés le cuestan a la industria estadounidense más de $100 mil millones anualmente en ausentismo y pérdida de productividad.

"Evocar consistentemente la respuesta del estrés con imágenes de peligro en el pasado o estrés en el futuro es equivalente a encender en su cuerpo una falsa alarma", dice Neil Fiore, Ph.D., psicólogo en Berkeley, California, y autor de *The Road Back to Health: Coping with the Emotional Aspects of Cancer* (El camino de vuelta a la salud: Enfrentar los aspectos emocionales del cáncer). "Usted está llamando a los bomberos cuando en realidad estos no tienen adónde ir."

DEJE EL MOTOR DE SU MENTE 'AL RALENTÍ'

Muchos de nosotros, nos escapamos de las garras del estrés a través de actividades como correr, jugar fútbol con los amigos o ver nuestra telenovela favorita.

Pero aunque esas actividades pueden aliviar el estrés, también pueden generar competencia y frustración, lo cual puede hacer que sea más difícil relajarse.

"Los deportes y las actividades recreativas le dan a algunas personas una válvula de escape legítima para el estrés que no pueden aliviar en la casa o en el trabajo", dice el Dr. Fiore. "Pero para otras personas, estos pasatiempos les aumenta la presión arterial y perpetúa la idea de que sus vidas son una batalla permanente en un mundo hostil y competitivo."

Para ayudarse a calmarse a sí mismo, el Dr. Fiore y otros expertos recomiendan que usted deje descansar su mente varias veces al día, de manera que por lo menos unos minutos no esté arrepintiéndose por ayer o preocupán-

CINCO MEDIDAS PARA RELAJARSE MEJOR

Las técnicas de relajamiento y meditación pueden ser maravillosas para su mente y su cuerpo, especialmente si usted se toma el tiempo para hacer algunos otros cambios en su vida. Aquí hay una visión de cinco cosas que usted puede hacer para aumentar su sentido de paz interior, de acuerdo con el Dr. Robert S. Eliot, director del Instituto de Medicina del Estrés en Jackson Hole, Wyoming, y autor de *From Stress to Strength: How to Lighten Your Load and Save Your Life* (Del estrés a la fortaleza: Cómo aligerar la carga y salvar su vida).

Termine con el tabaco. Además de aumentar su riesgo de enfermedad cardíaca y cáncer de pulmón, fumar provoca la liberación de hormonas de estrés en el cuerpo. Dejar de fumar es la cosa más importante que usted puede hacer para sentirse menos estresado y más relajado.

Controle la cafeína. La cafeína es un estimulante que provoca la reacción al estrés de "pelear o huir", por eso evite el café, el té, las sodas, el chocolate y otras comidas y bebidas que contienen cafeína.

Cálmese con carbohidratos. Comer granos, verduras y frutas cargados con carbohidratos complejos como espagueti, manzanas y frijoles (habichuelas) cocidos, puede provocar la liberación de hormonas que lo ayudarán a relajarse.

Salga y sude. El ejercicio en forma regular es una parte fundamental de cualquier programa de relajamiento. Puede disminuir la ansiedad, detener la depresión y ayudar a aumentar la autoestima de la persona. Trate de caminar por 15 ó 20 minutos al día.

Muérase de risa para vivir mejor. El humor es un aliado poderoso en su búsqueda de relajamiento. Una buena risa provoca la liberación de las endorfinas, sustancias químicas en el cerebro que producen sentimientos de euforia. También suprime la producción de cortisol, una hormona que se libera cuando usted está estresado y que indirectamente aumenta la presión arterial al hacer que su cuerpo retenga sal. Entonces trate de encontrar humor en la vida diaria.

dose por mañana. En cambio, usted está concentrado en el momento presente sin sentirse obligado a hacer juicios acerca de su vida.

"Es como ser actor en un drama emocional, donde puede salir del escenario, sentarse en la audiencia y observar otra parte de sí mismo actuando en la escena de la persecución", dice el Dr. Fiore.

RELAJAMIENTO Y MEDITACIÓN

Más importante es que estas paradas de descanso mental pueden evocar la respuesta de relajamiento, un estado fisiológico que ha probado disminuir los sentimientos de estrés y ansiedad.

La respuesta de relajamiento reduce la tensión muscular, disminuye las palpitaciones cardíacas, la presión arterial, el metabolismo y la respiración y provoca sentimientos de tranquilidad, dice Eileen Stuart, R.N., directora de programas cardiovasculares en el Instituto Médico de Mente-Cuerpo, una clínica de medicina de la conducta en el Hospital Deaconess en Boston.

Aunque la respuesta de relajamiento se asocia frecuentemente con una forma simple de meditación descrita por el Dr. Herbert Benson, presidente del Instituto Médico de Mente-Cuerpo, puede fácilmente ser evocada por otras técnicas de relajamiento y meditación, dice Stuart.

La respuesta de relajamiento atempera la liberación de adrenalina, catecolaminas y otras hormonas de estrés que provocan la reacción de "pelear o huir", dice Stuart. Eso es importante, porque una sobredosis de las hormonas de estrés puede suprimir el sistema inmunológico y elevar los niveles de colesterol en la sangre.

La respuesta de relajamiento también cumple otra función vital.

"Este tipo de relajamiento profundo está asociado en muchas formas distintas con la curación", dice el Dr. Fahrion. "Cuando usted logra estar profundamente relajado, por ejemplo, el cuerpo libera hormonas de crecimiento que ayudan a reparar y restaurar el tejido dañado."

CÓMO COMENZAR A RELAJARSE

Los proponentes dicen que hay literalmente docenas de formas de producir reacciones de relajamiento. Algunas, como la meditación, han existido por siglos. Otras, como el relajamiento progresivo y la biorretroalimentación (*biofeedback*), se han desarrollado en los últimos 70 años.

"Todas estas técnicas pueden funcionar bien para usted", dice el Dr. Fiore. "Es cuestión de descubrir cuáles son aquellas con las que usted se siente más cómodo."

En realidad, mientras más técnicas conozca, mejor es, dice Martha Davis, Ph.D., psicóloga del Centro Médico Kaiser Permanente en Santa Clara, California, y coautora de *The Relaxation and Stress Reduction Workbook* (Libro de trabajo del relajamiento y la reducción del estrés). "Usar una combinación de técnicas, tal como respiración profunda seguida por relajamiento progresivo, puede aumentar el poder del efecto relajador. Cada técnica lo lleva a un nivel más profundo y duradero en el estado de relajamiento", dice la Dra. Davis.

Antes de empezar, sin embargo, es importante recordar que estas técnicas no van a evitar que de vez en cuando haya estrés en su vida.

"No creo que haya ninguna manera de eliminar el estrés", dice el Dr. Weil. "El desafío está en encontrar formas de manejarlo mejor, de manera que no dañe su cuerpo."

A continuación echemos un vistazo a algunas de las técnicas más comunes de relajamiento y meditación que pueden ayudarlo a manejar el estrés.

TAN SÓLO RESPIRE HONDO

La respiración profunda constituye una de las formas más simples para relajarse, y es una parte integral de muchas de las otras técnicas de relajamiento y meditación.

"Si yo tuviera una receta para relajarse, esta sería un ejercicio de respiración", dice Janet Messer, Ph.D., psicóloga de Eugene, Oregón. "Cuando usted disminuye su respiración y concentra su atención en la parte inferior de su vientre, esto tiene realmente profundos efectos fisiológicos y psicológicos."

La respiración abdominal profunda relaja los músculos tensos del pecho y abre las venas de manera que el corazón pueda palpitar más eficientemente, dice el Dr. Eliot. También lo ayuda a pensar claramente, de manera que pueda mantener la calma en una situación estresante.

Además, investigadores en la Escuela de Medicina de la Universidad Wayne State en Detroit descubrieron que mujeres menopáusicas que practicaban respiración profunda tenían 50 por ciento menos sofocos (calentones) que las mujeres que no la practicaban.

"Lo maravilloso de la respiración profunda es que está siempre allí", dice la Dra. Messer. "Usted puede hacerlo en el subterráneo (metro, *subway*), sentado en su escritorio o si su jefe está empezando a ponerlo nervioso."

Para hacerlo, siéntese en una silla con la espalda derecha, sugiere la Dra. Messer. Lentamente respire y sienta sus pulmones llenarse desde el fondo hasta arriba. Concentre su atención en el vientre; déjelo expandirse mientras respira. Debería sentirse como si su diafragma, una membrana muscular que separa los pulmones del abdomen, estuviera siendo empujado hacia abajo, como si estuviera adherido a una cuerda en su vientre. Luego lentamente exhale, vaciando sus pulmones desde arriba hacia abajo. Sienta a su diafragma relajarse en su posición natural. Haga esto dos veces al día durante cinco minutos.

Para aumentar el efecto, el Dr. Eliot sugiere que mientras inhale piense "Mente clara, fresca", y mientras exhale, "Cuerpo calmado, relajado".

MEDITAR PARA RELAJAR

La meditación ya no es solamente para los gurús indios o los *hippies*.

"Mucha gente se imagina a un meditador como alguien que se sienta en una cueva todo el día o un mago sentado en la punta de una montaña. Pero en realidad, alguien que camina puede hacerlo mientras recorre la calle, o un corredor de bolsa lo puede hacer mientras lee las cotizaciones de la bolsa. Pues, la meditación no es simplemente sentarse y retorcerse", dice Sundar Ramaswami, Ph.D., psicólogo clínico en el Centro Comunitario de Salud Mental F.S. Dubois en Stamford, Connecticut, y proponente y profesional de meditación por más de 20 años.

La meditación es descrita por sus proponentes como un tipo intenso de concentración interna que le permite a uno concentrarse en sus sentidos, alejarse de sus pensamientos y sentimientos y percibir cada momento como un evento único.

"Yo siempre he definido a la meditación como una forma de arte marcial mental. Normalmente, somos reactivos a nuestros pensamientos; nos atacan y nosotros los pateamos. En meditación, aprendemos a evitar los ataques. Aprendemos a cómo mantenernos centrados de manera que no estemos más a merced de nuestros propios pensamientos", dice Joan Borysenko, Ph.D., psicóloga de Boulder, Colorado, y autora de *Minding the Body, Mending the Mind* (Cuidar el cuerpo, reparar la mente).

Probablemente el tipo más conocido de meditación sea el de la meditación trascendental (*TM* por sus siglas en inglés), una técnica sin esfuerzo introducida y enseñada por Maharishi Mahesh Yogi. Durante un curso de siete pasos, los profesionales de la TM aprenden cómo usar un sonido especial e insignificante llamado *mantra*.

Pero la TM es simplemente una de muchas técnicas de meditación. Generalmente, estas técnicas se pueden clasificar en dos grandes categorías.

La meditación concentrativa usa una figura, una palabra (*mantra*), un objeto (tal como una llama de vela) o una sensación (tal como la respiración) para concentrar la mente, dice el Dr. Ramaswami. Si se empieza a distraer, uno vuelve a concentrarse en el objeto.

La meditación de atención total es más compleja. En lugar de concentrarse en una sola sensación o un solo objeto, usted permite que pensamientos, sentimientos e imágenes floten en su mente.

"En la meditación de atención total usted es un observador neutral", dice el Dr. Ramaswami.

"Usted nota sus pensamientos, deseos y sensaciones de la misma forma que un cartero puede notar las estampillas en las cartas que entrega. Usted deja que estos pensamientos entren y salgan de su mente sin expresar sentimientos positivos o negativos al respecto."

Algunas formas de meditación usan una combinación de técnicas concentrativa y de atención total. En realidad, usted puede estar ya practicando meditación sin saberlo.

Grábese y relájese

Usted se compra uno de esos cassettes de relajamiento, y supone que una voz calma y un poco de música *New Age* lo ayudará a encontrar la tranquilidad interna que lo ha eludido. Pero puede desilusionarse.

Las cintas de relajamiento producidas comercialmente tienen un par de limitaciones críticas, dice Matthew McKay, Ph.D., director clínico de Servicios Psicológicos Haight Ashbury, un centro de terapia sin fines de lucro en San Francisco, y coautor de *The Relaxation and Stress Reduction Workbook* (Libro de trabajo del relajamiento y la reducción del estrés). Primero, la cinta puede promover una técnica de relajamiento o meditación que no es particularmente efectiva para usted. Segundo, usted puede no considerar que la música sea tranquilizante.

"Hay cassettes en venta en el mercado que dicen ser de relajamiento. Pero nuestros estudios muestran que si a una persona no le gusta la música, esos cassettes pueden en realidad aumentar la ansiedad", dice Valerie Stratton, Ph.D., profesora asociada de psicología de la Universidad Estatal de Pensilvania en Altoona. "Lo importante es que si usted se quiere relajar tiene que escuchar algo que le resulte familiar y que le guste en lugar de un casete de relajamiento preprogramado."

El Dr. McKay sugiere que trate de grabar su propio cassette de relajamiento. Crear su propia cinta le permite combinar técnicas de relajamiento que son buenas para usted, y puede cambiar la grabación a medida que sus necesidades cambien. Usar su propia voz también puede hacer que su cinta sea más personal y amistosa.

"Usar una cinta lo libera de tratar de relajarse mientras le da directivas a su cabeza. Eso puede ser difícil, aun para gente usando técnicas de relajamiento por años", dice Janet Messer, Ph.D., psicóloga de Eugene, Oregon.

Grabe las instrucciones de este capítulo para la técnica que mejor funcione para usted, sugiere el Dr. McKay. Hable despacio y en un tono calmo. Deje espacios en la cinta y dese tiempo adecuado para seguir las instrucciones grabadas.

Experimente y trate de mezclar su voz sobre el fondo musical si quiere, pero para simplificar el proceso el Dr. McKay sugiere grabar el guión sin música. Luego cuando practique la técnica de relajamiento, toque la cinta con el guión grabado en su grabadora y, si lo desea, a la misma vez ponga la música al mismo tiempo con otra grabadora o con el reproductor de los CD. Finalmente, no se desanime si grabar las instrucciones a la velocidad adecuada para usted le lleva varios intentos.

RELAJAMIENTO Y MEDITACIÓN

"Todos entran en un estado de meditación varias veces al día sin realmente llamarlo por ese nombre", dice la Dra. Borysenko. "Simplemente imagínese cuando fue sorprendido justo en el momento. Pudo haber sido cuando estaba cavando en el jardín, jugando con un niño u observando un crepúsculo. En ese momento, el pasado y el futuro desaparecieron, y usted estaba viviendo el presente. Esa es una forma de meditación."

Aunque con frecuencia se la percibe como de orientación espiritual, la meditación se puede usar simplemente para relajamiento y para mejorar su salud, dice la Dra. Borysenko.

Algunos estudios han mostrado, por ejemplo, que la meditación puede reducir la ansiedad y calmar la ira. Otros estudios han mostrado que puede reducir la severidad del asma, las migrañas y los dolores crónicos.

La meditación también puede ayudar a acorralar el síndrome premenstrual, de acuerdo a investigadores de la Escuela de Medicina de Harvard. En un estudio de 46 mujeres, los investigadores descubrieron que la meditación hecha dos veces al día por 15 ó 20 minutos a la vez redujo los síntomas premenstruales en un 58 por ciento. Ese fue el doble del mejoramiento registrado por mujeres que leyeron dos veces al día y aproximadamente tres veces y media mejor que las mujeres que simplemente llevaron la cuenta de las ocurrencias de sus síntomas.

En un estudio en la Universidad Internacional Maharishi en Fairfield, Iowa, realizado con 29 hombres de 18 a 32 años de edad, los investigadores llegaron a la conclusión de que practicar la TM dos veces al día puede reducir en la sangre los niveles de cortisol, una hormona que en cantidades excesivas puede inhibir la inmunidad, aumentar la presión arterial y causar otros efectos perjudiciales.

Para probar una meditación simple de atención total, busque un lugar tranquilo y siéntese en una posición cómoda. Respire varias veces lenta y profundamente. Mientras exhala, pregúntese "¿Quién soy?" Fíjese en las asociaciones —"Soy una madre", "Soy un esposo", "Soy un negociante", "Estoy cansado", "Estoy enojado"— que le vienen a la mente sin juzgarlas, dice el Dr. Ramaswami. Si usted piensa "Soy el dueño de una propiedad", por ejemplo, y empieza a preocuparse acerca de los pagos de la hipoteca, vuelva a concentrar su mente en la pregunta ¿Quién soy?".

El Dr. Ramaswami sugiere practicar esta meditación por 20 minutos dos veces al día al principio. Luego mientras se vuelva más competente y más consciente de las sensaciones de su cuerpo, usted quizá descubra que puede meditar menos y todavía obtener el mismo efecto. "Esta meditación lo ayudará rápidamente a llegar al corazón de sus pensamientos más profundos", agrega el Dr. Ramaswami.

RELAJAMIENTO Y MEDITACIÓN

INSTRÚYASE E INFLÚYASE

Su mente habla, su cuerpo escucha.

Esa es la premisa de *autogenics*, una técnica que tiene mucho en común con el yoga, la imaginería y la meditación.

Autogenics, que significa "autogeneración", fue desarrollada en la década de los años 30 por el Dr. Johannes Schultz, un neurólogo y psiquiatra alemán. El Dr. Schultz —quien comparó los sentimientos generados por la *autogenics* con un baño largo y relajante— quería que las personas pudieran generar un relajamiento profundo de una manera versátil y práctica. En esencia, la idea es sentarse en una posición cómoda y darle a su cuerpo una serie de instrucciones tales como "Mis manos están calientes... mis manos están pesadas".

Los proponentes creen que hacer esto estimula la circulación de la sangre y profundiza el relajamiento. En un estudio con 34 hombres y mujeres en la Universidad McMaster en Hamilton, Ontario, por ejemplo, se descubrió que la *autogenics* constituye una técnica efectiva para reducir el número y la severidad de las migrañas y los dolores de cabeza.

"Un ejercicio autogénico es una buena manera en que la persona común pueda aprender a hablarse a sí misma en un idioma con el cual su cuerpo pueda cooperar", dice el Dr. Fiore.

Usted necesita encontrar una sala tranquila, sentarse o acostarse en una posición cómoda, cerrar los ojos y respirar profundamente varias veces, dice Martin Shaffer, Ph.D., director ejecutivo del Instituto de Manejo del Estrés en San Francisco y autor de *Life after Stress* (La vida después del estrés). Mientras exhale, repita estas instrucciones para usted mismo.

"Mis manos y mis brazos están calientes y pesados" (cinco veces).

"Mis pies y mis piernas están calientes y pesados" (cinco veces).

"Mi abdomen está tranquilo y cómodo" (cinco veces).

"Mi respiración es profunda y pareja" (diez veces).

"Mi corazón late lenta y regularmente (diez veces).

"Mi frente está fresca" (cinco veces).

"Cuando abra los ojos, estaré relajado y refrescado" (tres veces).

Luego tome un momento para mover un poco los brazos, las manos, las piernas y los pies. Gire la cabeza, abra los ojos y si está acostado, siéntese.

Mientras haga este ejercicio, fíjese en qué es lo que está pasando en su cuerpo, pero no trate conscientemente de analizarlo. Evite autocriticarse si tiene pensamientos que lo distraen. Si su mente empieza a vagar, simplemente enfóquela de nuevo en las instrucciones lo más pronto posible.

El Dr. Shaffer sugiere que se hagan sesiones de dos minutos de este ejercicio diez veces al día. Sea paciente, dicen los expertos, porque en algunos casos la *autogenics* lleva semanas para ser efectiva.

ESCUCHE BIEN LO QUE DICE SU CUERPO

La biorretroalimentación (*biofeedback*) puede ayudar a aliviar una variedad de condiciones, entre ellas tartamudez, espasmos musculares, problemas dentales y epilepsia. Los profesionales de salud mental dicen que también funciona bien en conjunto con otras técnicas de relajamiento.

En la mayoría de los casos, sin embargo, el uso de biorretroalimentación requiere cuidado profesional. Durante la biorretroalimentación tradicional, los electrodos están conectados a su cuerpo. Estos instrumentos controlan varias funciones del cuerpo, tales como temperatura, tensión muscular, actividad de la onda cerebral y palpitaciones cardíacas. Aun un cambio pequeño en cualquiera de estas funciones puede ser detectado instantáneamente por la máquina de biorretroalimentación y transformada en una señal que usted puede ver u oír. Con esta respuesta aumentada, usted puede aprender a regular estas funciones corporales para poder sentirse más relajado.

Aunque hay máquinas portátiles de biorretroalimentación disponibles, de todos modos los expertos dicen que usted debe obtener consejo profesional, ya que para usar estas máquinas puede ser que usted necesite cierta ayuda.

Pero hay por lo menos una forma fácil y económica de biorretroalimentación que usted puede practicar en su casa. Se llama biorretroalimentación térmica, y todo lo que requiere es un termómetro, sus manos y aproximadamente 15 minutos de su tiempo, dice el Dr. Fahrion.

"Mucha gente no ha oído nada sobre este método, aunque se ha usado en clínicas y hospitales para tratar enfermedades relacionadas con el estrés, tales como presión arterial alta, por más de 20 años", dice el Dr. Fahrion. "La mayoría de la gente puede aprender cómo hacerlo en una sola sesión."

Desarrollada en la Clínica Menninger en Topeka, Kansas, la biorretroalimentación térmica se basa en la idea de que cuando una persona está estresada, el cuerpo restringe la circulación de sangre a las extremidades, como las manos y los pies, de manera que están más frías que el resto del cuerpo. Pero si usted calienta sus manos, la circulación de la sangre aumenta, las hormonas del estrés disminuyen, los músculos se relajan y usted se sentirá menos tenso, dicen los proponentes.

"Yo he visto gente bajo estrés cuyas manos tenían una temperatura de 63°F (17°C) aun después de estar una hora en una sala caliente", dice el Dr. Fahrion. "Al calentarse las manos, usted está en realidad cambiando su química y llevándola a un estado más relajado."

Para probarla, siéntese en una silla cómoda y envuelva sus manos alrededor de un termómetro de manera que la punta de los dedos se toquen (vea la ilustración en la página 582). Apoye sus manos en la falda y concentre su mente en cualquier sensación que sienta en los dedos. ¿Siente picazón o pulsaciones en las yemas de los dedos? Ese es un signo de que las manos se están calentando.

Controle el termómetro ocasionalmente con la intención de calentar, pero no trate de elevar la temperatura de su mano. Eso ocurrirá naturalmente. Si se distrae, vuelva a concentrar la atención en sus manos.

La meta es elevar la temperatura del dedo a 97°F (36°C) y mantenerla allí durante unos diez minutos. Cuando esté más acostumbrado a las sensaciones en sus manos, usted debería poder hacer este ejercicio sin usar el termómetro, dice el Dr. Fahrion.

TENSIÓN ELIMINA TENSIÓN

Cuando usted se siente estresado, los músculos se contraen naturalmente y crean tensión. ¿Entonces qué puede aliviar eso? Aunque parezca mentira, más tensión, según dicen los proponentes de una técnica llamada relajamiento progresivo.

Al apretar y liberar los músculos sistemáticamente, el relajamiento progresivo puede impedir que el estrés lo abrume, dicen los proponentes.

"El relajamiento progresivo es sumamente útil, particularmente si los músculos se sienten tensos y parecen incapaces de relajarse", dice el Dr. Fiore.

Tensar músculos tirantes puede parecer un poco extraño, pero el Dr. Fiore dice que el ejercicio adicional en realidad aumenta la circulación de la sangre a los músculos y los ayuda a relajarse más rápidamente que si usted trata de relajarlos.

Desarrollado en la década de los años 20 por Edmund Jacobson, un médico de Chicago, el relajamiento progresivo se considera una técnica excelente para principiantes porque es práctica y no depende de la imaginación. Las investigaciones sugieren que puede ayudar a aliviar el insomnio, los dolores de cabeza y dolencias digestivas tales como el síndrome de intestino irritable. Los expertos sostienen que también puede aliviar espasmos musculares, dolores de espalda y presión arterial alta.

Hay muchos métodos de relajamiento progresivo, pero la Dra. Davis sugiere este enfoque: apriete el puño derecho tan fuertemente como pueda. Manténgalo apretado por aproximadamente diez segundos, luego libere la tensión inmediata y completamente, como si estuviera apagando un interruptor. Toda la tensión debería salir de su cuerpo. Sienta la flojedad en la mano derecha y fíjese cuánto más relajada se siente ahora que cuando la tensionó. Haga lo mismo con la mano izquierda; luego apriete ambos puños al mismo tiempo. Doble los codos y tensione los brazos. Libere y deje caer los brazos a los lados. Continúe este proceso al tensionar y relajar los hombros y el cuello, luego arrugando y relajando la frente y las cejas. Luego cierre sus ojos y apriete su mandíbula antes de seguir y tensionar y después relajar el estómago, la parte inferior de la espalda, las asentaderas, los muslos, las pantorrillas y los pies.

DESPERÉCESE EN VEZ DE DESESPERARSE

Tal como escribir una carta a un amigo que no ha visto por años, rotar las gomas del automóvil o empezar una dieta, estirarse es algo que usted siempre se promete hacer... mañana. Pero no es algo que usted debería dejar para luego, dicen los investigadores, porque estirarse puede calmar la bestia estresada que a veces tenemos por dentro.

"El estiramiento suave promueve el relajamiento", dice Charles Carlson, Ph.D., profesor de psicología de la Universidad de Kentucky en Lexington. "Fisiológicamente, si usted estira suavemente el músculo, éste se relajará. El estiramiento también le da algo en qué concentrar su atención, lo cual le permite calmar la mente."

El estiramiento suave es particularmente bueno para personas que tienen dolores musculares crónicos, por ejemplo en el cuello o los hombros, y que tienen dificultad para hacer ejercicios que tensan los músculos con el relajamiento progresivo.

"Pedirle a una persona con músculos doloridos que los tense solamente crea más dolor", dice el Dr. Carlson. "Nuestro enfoque minimiza la tensión muscular."

El estiramiento se debería hacer siempre lentamente y sin dolor, dice el Dr. Carlson. Evite estirar los músculos demasiado. Mientras esté haciendo una secuencia de estiramientos, piense en cómo se siente la tensión, de manera que aprenderá cuándo necesita estirar o liberar. En cualquier caso, haga una secuencia de estiramientos por lo menos una vez al día. Para instrucciones en cómo hacer tal secuencia, vea las ilustraciones que comienzan en la página 580.

TERAPIA DE ALIMENTOS

Comidas que pueden curar

Sin duda había aquellos que pensaban que Hipócrates estaba fuera de moda en el año 400 antes de Cristo, cuando el llamado padre de la medicina moderna dijo "Que tu alimento sea tu medicina y tu medicina tu alimento". Y más de unos pocos probablemente consideraban que el visionario e inventor del bombillo (foco), Thomas Edison, estaba un poco corto de luces por su convicción de que "el médico del futuro no dará medicinas pero interesará a sus pacientes en el cuidado del marco humano, la dieta y las causas de la enfermedad".

Quizá usted mismo le seguía la corriente a su mamá sin creer lo que ella decía acerca de los poderes curativos del ajo o de la importancia de comer más vegetales y menos carne. Bueno, según las estadísticas, además de seguir la corriente, tenemos que seguir una dieta más nutritiva que incluya muchas frutas y vegetales. Para que lo sepa: cuatro de los diez principales causantes de muerte —enfermedad del corazón, cáncer, derrame cerebral y diabetes— están vinculados a lo que comemos. Adicionalmente, cada vez más se está implicando la dieta como la causa o como un factor contribuyente de otras dolencias, desde acné y artritis hasta síndrome premenstrual y sobrepeso.

"El aspecto realmente trágico de esto es que estábamos tan ocupados aprendiendo a arreglar brazos rotos, hacer nacer bebés y todas esas cosas de 'médicos' en la escuela de medicina que considerábamos que la nutrición era un tema aburrido", dice el Dr. Michael A. Klaper, especialista en medicina nutritiva en Pompano Beach, Florida, y director del Instituto de Educación e Investigación de la Nutrición, una organización con sede en Manhattan Beach, California, que enseña a los médicos sobre la nutrición y su relación con distintas enfermedades. "Pero después de que empezamos a ejercer la medicina, nos pasamos la mayor parte del día tratando a personas con enfermedades que tienen grandes componentes nutritivos que han sido esencialmente ignorados por mucho tiempo. Frecuentemente recibo llamadas de médicos de todo el país diciendo que sus pacientes hacen preguntas sobre la nutrición y su papel en la condición que están padeciendo y no saben qué decirles."

Pues, ahora resulta que la gente, después de tantos años de contar con la medicina "moderna" de drogas y cirugía, se está dando cuenta de algo conocido desde que el mundo es mundo: los alimentos son una medicina fuerte.

TERAPIA DE ALIMENTOS

PROBLEMAS POR EL PROGRESO

Descubrimientos arqueológicos en la Mesopotamia, que se cree tienen 5,000 años, mostraron que los antiguos sumerios, asirios, acadios y babilonios usaban comidas, hierbas y especias como medicina. Los antiguos egipcios trataban el asma con higos, uvas, y hasta cerveza más recomendaban el ajo como una cura para infecciones y otras condiciones —una costumbre que continuamos hoy en día. El apio se ha usado desde el año 200 antes de Cristo en la medicina folklórica asiática para bajar la presión arterial. Y a fin de cuentas, las afirmaciones de generaciones de marineros que contaban que el jugo de limón protegía contra el escorbuto resultaron ser verdaderas, no cuentos chinos.

Hasta el siglo XX, la terapia de alimentos era común en los Estados Unidos. Antes de eso, este país consistía principalmente de pequeñas granjas. "La gente comía en gran parte lo que cultivaba", dice el Dr. Klaper, y lo que cultivaban eran frutas, verduras y granos —alimentos integrales altos en elementos nutritivos y fibra y bajos en grasa. Y a causa de no tener los antibióticos y las otras medicinas de hoy, sus jardines también hacían de botiquines de medicamentos y sus cocinas actuaban como farmacias.

Pero luego llegó la revolución industrial y, con ella, una nueva manera de comer y una nueva actitud hacia la comida. "Cuando Henry Ford empezó a producir tractores a motor en su cadena de montaje en 1905, la dieta estadounidense empezó a cambiar —y como consecuencia también la salud de los estadounidenses", dice el Dr. Klaper. "De repente, el granjero que hacía tres acres al día detrás de un equipo de caballos podía arar 50 acres con un tractor. Las llanuras brotaron con montañas de maíz, sorgo y avena para alimentar millones de vacas, puercos y gallinas, y entonces la carne se convirtió en un producto básico y suficiente en la dieta en lugar de un plato para ocasiones especiales."

La dieta estadounidense pasó de ser baja en grasa, rica en fibras y basada en plantas a ser una dieta centrada en torno a recursos animales altos en grasa y bajos en fibras. "Esto contribuyó a muchas de las enfermedades que estamos viendo ahora, tales como las cardiopatías y el cáncer", agrega el Dr. Klaper. "La gente muy rara vez tenía cáncer en aquel tiempo. La enfermedad cardíaca es una enfermedad del siglo XX; el primer ataque al corazón se describió en el *Journal of the American Medical Association* (Revista de la Asociación Estadounidense de Medicina) en 1908. En realidad, si usted busca en un libro de medicina de alrededor de 1860, no encontrará nada acerca de aterosclerosis coronaria (endurecimiento de las arterias). Si la condición existía, era rara y generalmente no reconocida. Ahora es una de nuestras condiciones más comunes."

Hacia finales de la Segunda Guerra Mundial, las fábricas y plantas procesadoras habían reemplazado las granjas familiares y la prosperidad de posguerra encontró nuevos héroes de curación. "La gente empezó a depender de las llamadas drogas milagrosas, tales como los antibióticos, y prestó menos atención a los alimentos como medicina", dice el farmacéutico titulado Earl Mindell, R.Ph., Ph.D, profesor de nutrición en la Universidad Pacific Western en Los Ángeles y autor de *Earl Mindell's Food as Medicine* (Los alimentos como medicina por Earl Mindell) y otros libros sobre la nutrición. "Al mismo tiempo, a medida que la televisión se volvió más popular y se introdujo en los hogares de más gente, los alimentos dejaron de ser integrales y nutritivos y empezaron a ser procesados y refinados y carentes de los necesarios elementos de nutrición. La gente empezó pronto a comer estas comidas de preparación rápida frente a sus televisores."

Ya para la década de los años 50, la comida había perdido su condición de agente curativo y se veía solamente como combustible para el cuerpo. Los restaurantes de comida rápida y hamburguesas se extendieron por todas partes "para ofrecer un 'llenado' de comida densamente procesada y alta en grasa", dice el Dr. Mindell. "Cuando los pacientes preguntaban a los médicos acerca de la nutrición o las vitaminas, los médicos no le daban mucha importancia a ese tema, diciéndoles 'mientras usted esté comiendo una dieta bien balanceada no tiene por qué preocuparse.'"

PREOCUPACIONES POR LOS PLATILLOS

Estaban equivocados. Había mucho por qué preocuparse, tal como estamos aprendiendo hoy con nuestro índice de enfermedades. La dieta de este país constituye el más grande contribuyente a la enfermedad cardíaca, la causa principal de muerte en los Estados Unidos, de acuerdo con el Dr. Basil Rifkind del Instituto Nacional de Corazón, Pulmón y Sangre en Bethesda, Maryland. Y se estima que la dieta juega un papel crucial en aproximadamente 30 por ciento de los casos de cáncer. Más y más, los investigadores están aprendiendo cómo la forma en que comemos puede influenciar nuestra salud física y emocional, y que la dieta juega un papel principal en el origen de otras enfermedades —todo desde la artritis hasta las arrugas en la piel.

"Cuando usted se sienta a comer, tres veces al día usted se está dosificando con cantidades inmensas de cosas que determinarán qué es lo que circulará por sus arterias y sus venas durante el resto del día", dice el Dr. Neal Barnard, presidente de la Comisión de Médicos para Medicina Responsable en Washington, D.C., y autor de *Food for Life* (Alimentos para la vida) y otros libros sobre los aspectos curativos de los alimentos. "La mayoría de las personas no piensa en los alimentos como medicina, pero en realidad la comida es la más grande medicina a la que estamos expuestos."

Y desgraciadamente, la mayor parte de tal "medicina" está un poco "enferma." La mayoría de los alimentos en la dieta estadounidense ya no son integrales, término usado para describir un alimento en su forma más natural y sin adulteración, libre de procesamiento, preservativos y aditivos. Hasta las verduras y las frutas más frescas, claramente los alimentos más nutritivos de la dieta estadounidense, son objeto de sospecha: solamente un 1 por ciento de la producción de los Estados Unidos es orgánica, cultivada sin el uso de pesticidas causantes de cáncer y otros productos químicos peligrosos.

Cuando los alimentos se procesan o se refinan, pierden su fuerza nutritiva. Hay menos vitaminas y fibra y más grasa y más azúcar, dice el Dr. Elson Haas, director del Centro de Medicina Preventiva de Marín, en San Rafael, California, y autor de *Staying Healthy with Nutrition* (Cómo mantenerse sano con la nutrición). Y eso trae problemas.

"La razón por la cual muchos de nosotros nos enfermamos y permanecemos enfermos es por el desequilibrio nutritivo", dice Haas. "Y cuando usted piensa en el desequilibrio nutritivo, hay dos problemas principales: congestión (demasiadas comidas no apropiadas que entran en nuestro sistema y luego no se procesan y eliminan apropiadamente) y deficiencia, que viene de no obtener suficientes vitaminas, minerales, aminoácidos y ácidos esenciales grasos. Estos dos problemas interfieren con la capacidad del cuerpo para realizar las funciones que tiene que realizar, por tanto padecemos de resfriados (catarros), sequedad en la piel, pérdida del cabello y fatiga."

Quizás aún más significante es el peligro posible de muchos aditivos comunes de los alimentos. *Aspartame*, el edulcorante artificial que se vende como *NutraSweet* y *Equal*, puede causar dolores de cabeza y migrañas, sarpullidos, zumbidos en el oído, depresión, insomnio y pérdida de motricidad, de acuerdo a un estudio de la Administración de Alimentos y Drogas. Los nitratos y nitritos, usados como preservativos en carnes y pescados, forman compuestos cancerígenos. Otros aditivos comunes, tales como el glutamato de monosodio (*monosodium glutamate*), hidroxinasol butilada (*butylated hydroxyanisole*) y aceite vegetal bromatizado, pueden crear también muchos problemas más allá de la dificultad de pronunciarles los nombres; estos se han vinculado a las palpitaciones cardíacas, náusea, dolores de cabeza y daños nerviosos.

"Pocos minutos después de que usted ha comido, las moléculas de esos alimentos están en cada célula de su cuerpo", dice el Dr. Klaper. "Allí producen cambios en cada nivel, desde cambios de pH en la sangre hasta cambios de membrana en los músculos y las células nerviosas."

¿QUÉ PASA CON LA GRASA?

Incluso los alimentos sin aditivos pueden causar problemas si tienen altos contenidos de grasa, como muchos de los que forman parte de la típica dieta estadounidense. La mayoría de nosotros tenemos dietas que tienen aproximadamente 40 por ciento de grasa. Idealmente, dicen los expertos, la grasa debería representar alrededor del 25 por ciento del total de calorías.

"Alrededor de cada célula hay una membrana que contiene un pequeño 'sobre' de grasa; esto es necesario para que las células puedan comunicarse entre sí", dice el Dr. Klaper. "Una forma en que estas células se comunican es con tirarse unas a otras pequeños pedazos de estas membranas." Entonces, cuando usted sufre una infección o un virus, o incluso tiene una astillita (esquirla) en el dedo, su cuerpo puede usar la reacción inflamatoria y luego apagarla (cuando se quita la astilla, por ejemplo) por esa comunicación entre las células a través de las membranas.

Si este pequeño sobre de grasa se vuelve un sobre grande, como sucede con muchas personas, la comunicación entre las células se vuelve turbia. "La grasa actúa como un impermeable aceitoso en las células, especialmente en las células inmunes que ayudan a combatir enfermedades y otros invasores", agrega el Dr. Barnard. "No les permite a las células funcionar bien."

Bien, pues tan sólo tenemos que eliminar esa grasa, ¿no? Pero el problema es que no siempre es fácil detectar la grasa peligrosa en su dieta. "Todo lo que la gente ve son esas letras: G-R-A-S-A. Pero la verdad es que no todas las grasas son iguales", dice el Dr. Klaper. "Hay una gran diferencia entre la grasa de la carne de res y el aceite de semilla de lino: una puede obstruir sus arterias, y el otro tiene el efecto opuesto y puede ayudar a bajar el colesterol. Todas las personas necesitan aproximadamente 30 gramos de grasa al día para construir nuevas células y nervios así como para otras funciones, inclusive la de ayudar a curar ciertos problemas de salud. Dado todo esto, uno debe asegurarse de consumir la grasa apropiada."

La transformación que amenaza su corazón

Usted probablemente ya sabe que la grasa saturada, abundante en fuentes de animales como carnes, quesos y productos lácteos enteros, no es buena porque obstruye las arterias y está ligada al origen de otros problemas de salud. Y tal vez usted se ha enterado de que las grasas poliinsaturadas y monoinsaturadas, presentes en verduras, nueces y semillas, son de la clase "saludable" y juegan un papel en la disminución del colesterol y la reducción de inflamaciones.

Pero las reputaciones a veces pueden engañar. Miremos los ácidos transgrasos, por ejemplo, que son hechos de aceites vegetales sanos. A través de un proceso de cocción que se llama hidrogenación, estos aceites sanos se vuelven insalubres porque se transforman para que tengan una consistencia untable parecida a la de la mantequilla, lo cual puede aumentar los niveles de colesterol. Cientos de fabricantes de comidas usan este proceso para dar a sus productos —incluso muchos con etiquetas que dicen "baja en grasa" o "sin colesterol" — más textura y un sabor más rico.

Usted sabrá si un producto ha sido hidrogenado al leer la etiqueta. Si ve las palabras *"partially hydrogenated vegetable oil"* (aceite vegetal parcialmente hidrogenado), el alimento contiene ácidos transgrasos y se debe evitar o se debe comer muy poco, especialmente si este aceite se incluye como uno de los cuatro ingredientes principales del producto. Otra clave: las etiquetas que dicen "Puede contener uno o más de lo siguiente" y luego muestran una lista de aceites que incluye *"partially hydrogenated cottonseed oil"* (aceite de semillas de algodón parcialmente hidrogenado), *"partially hydrogenated soybean oil"* (aceite de frijol/habichuela de soja parcialmente hidrogenado) u otros aceites parcialmente hidrogenados, también indican que el producto ha sido cambiado químicamente y contiene ácidos transgrasos.

Aunque no tienen grasa saturada, los productos hidrogenados tales como la margarina pueden ser incluso más peligrosos para su corazón. Tres estudios han mostrado que los ácidos transgrasos pueden subir el colesterol aun más que la grasa saturada, de acuerdo al Dr. Alberto Ascherio, Dr.P.H., profesor asistente

---

NO HAY QUE CANCELAR LA CARNE

Para muchas personas que están tratando de comer mejor, la carne suele ser la mala de la película por estar vinculada con niveles elevados de colesterol y otros problemas de salud. Aunque sí aceptamos que demasiada carne es mala para su salud, ésta aún puede jugar un papel en su vida —y no de villana. Sólo tiene que asegurarse de que el corte de carne que compre sea relativamente bajo en grasa y colesterol y que no le agregue grasa a la carne al cocinar y servirla.

Entre las opciones de bifes, una porción de 3.5 onzas (99 g) de pesceto (en inglés, *select grade eye of round*) tiene aproximadamente 4 gramos de grasa, menos de la mitad de la cantidad en una porción de 1 onza (28 g) de queso *Cheddar*. También contiene 69 miligramos de colesterol, entre los más bajos para carnes, y es una buena fuente de cinc, hierro y otros elementos nutritivos. El cuadril (*tip round*), la bola de lomo (*bottom round*) y los bifes angostos (*top sirloin*) son también relativamente magros y ricos en estos elementos nutritivos.

Con tal que usted las despelleje, las pechugas de pavo y de pollo pueden ser perfectas para su dieta saludable. El pavo tiene menos de un gramo de grasa y 83 miligramos de colesterol: el pollo tiene 3.6 gramos de grasa y 85 miligramos de colesterol. El lomo de cerdo es la mejor opción para la "otra carne blanca", mientras que la pierna (*leg shank*) es la opción más magra entre los cortes de cordero.

de nutrición en la Escuela de Salud Pública de Harvard. Y el daño no se hace solamente a sus arterias.

"Cuando usted ingiere alimentos que contienen estos aceites procesados e hidrogenados, es como poner azúcar en un tanque de gasolina —interfiere con la combustión de su cuerpo", dice el Dr. Klaper. "La membrana de la célula se transforma y, de tener esta curva flexible que adquiere de las grasas

CÓMO DESINTOXICARSE

La forma de curar muchos problemas de salud es con una dieta desintoxicante que limpie el cuerpo y restablezca el equilibrio nutritivo necesario para una salud óptima, dice el Dr. Elson Haas, director del Centro de Medicina Preventiva de Marín, en San Rafael, California, y autor de *Staying Healthy with Nutrition* (Cómo mantenerse sano con la nutrición). Su dieta se debe practicar durante solamente tres semanas —no es lo suficientemente balanceada desde el punto de vista nutritivo para períodos más largos. No deben seguir esta dieta mujeres embarazadas o personas que sufran algún problema de deficiencia marcado por fatiga, enfriamiento o debilidad del corazón. Esta es la dieta de desintoxicación.

DESAYUNO

Inmediatamente después de levantarse, tome dos vasos de agua, uno de ellos con jugo de medio limón. También coma una o dos porciones de fruta fresca —manzanas, peras, plátanos amarillos (guineos), uvas o frutas cítricas tales como naranjas o toronjas (pomelos).

Entre 15 y 30 minutos después, aproximadamente, tome una o dos tazas de avena cocida, arroz moreno, millo (mijo), amaranto o alforjón (trigo sarraceno) sin tostar. Para darle más sabor, puede agregar dos cucharadas de jugo de fruta, o usar la mantequilla descrita abajo.

UNA MANTEQUILLA MEJOR

Revuelva ½ taza (240 ml) de aceite de *canola* (busque uno con una etiqueta que dice "*cold pressed*" o comprimido en frío) en un plato con ½ libra (1.1 kg) de manteca, derretida o por lo menos suavizada, y refrigere. Use aproximadamente una cucharadita por comida para condimentar, y no exceda las tres cucharaditas al día.

'buenas' tales como las poliinsaturadas, se vuelve derecha y rígida a través de la hidrogenación. Los ácidos transgrasos no son incorporados en la nueva membrana de la célula, entonces las células no se pueden dividir apropiadamente. Cuando sí se dividen, pueden tener membranas inestables que se pueden romper, lo cual puede ponerlo a usted en riesgo de varias enfermedades, inclusive cáncer."

■
ALMUERZO

Cómase un pozuelo lleno (hasta cuatro tazas) de verduras cocidas al vapor —papas, *yams* (camotes, batatas dulces, *sweet potatoes*), habichuelas verdes (ejotes, *green beans*), brócoli, col rizada, coliflor, zanahorias, remolachas (betabeles), espárragos, repollo y otros. Use una variedad, con inclusión de tallos, raíces y verdes. También se puede usar la mantequilla descrita arriba. Luego refrigere el agua de las verduras para usarla más tarde.

Dentro de no más de dos horas, beba lentamente una o dos tazas del agua de las verduras cocidas y mezcle cada bocado con saliva. Puede agregar un poco de sal o kelp para saborear.

■
CENA

Lo mismo que el almuerzo, con una variedad de verduras.

■
DESPUÉS DE LA CENA

Ninguna comida, pero puede beber tés de hierbas sin cafeína tales como menta (hierbabuena), manzanilla o mezclas. No beba ninguna bebida con cafeína.

A lo largo del día puede satisfacer el hambre si bebe bastante agua y come zanahorias o apio. Si se siente muy cansado o si el hambre persiste, entonces puede agregar hasta 4 onzas (113 g) de proteínas, por ejemplo pescado, pollo orgánico, lentejas, garbanzos o frijoles negros. Lo óptimo sería comer esto por la tarde, entre las 3:00 y las 4:00 de la tarde.

LA CURACIÓN PUEDE SER ALGO VISCERAL

Algunos dicen que el centro de su potencial curativo está en el centro de su cuerpo —literalmente. "La mayoría de la gente no es consciente de cuán importante es la salud intestinal para la salud en general", dice el Dr. Haas.

Literalmente docenas de problemas de salud, hasta algunos inesperados como cambios de ánimo, acné y sarpullidos, pueden surgir a causa de problemas formados en el intestino: la producción excesiva de bacterias, congestión en los intestinos y otras condiciones causadas por comer alimentos que no son buenos, según el Dr. Haas. Y a la inversa, se pueden tratar con cambios simples en la dieta.

El Dr. Haas recomienda lo que él llama la dieta de la desintoxicación (vea "Cómo desintoxicarse" en la página 90), un plan de comida de tres semanas que él dice purifica el cuerpo y lo ayuda a deshacerse de problemas congestivos. A diferencia de un ayuno, que evita los alimentos sólidos, el plan del Dr. Haas incluye muchos sólidos: verduras cocidas, granos integrales, frutas frescas y, después del período inicial de tres semanas, legumbres, nueces y otros alimentos integrales. "Es un plan de transición para ayudar al cuerpo a deshacerse de las toxinas y volver a equilibrar los fermentos anormales, las bacterias y los parásitos que causan enfermedades. Ayuda a que el cuerpo se cure a sí mismo", dice el Dr. Haas. "La eliminación apropiada de estas toxinas es esencial para la salud intestinal y general."

Otra ventaja de este tipo de dieta es que es rica en fibras, una parte crucial para curarse con alimentos. "Los alimentos ricos en fibras lo llenan, y entonces usted come menos", dice Rosemary Newman, R.D., Ph.D, dietista y profesora de alimentos y nutrición en la Universidad de Montana en Bozeman que ha estudiado la fibra y su relación con el colesterol desde comienzos de los años 80.

Eso es importante, porque muchos de los problemas de salud que nos afectan son el resultado del sobrepeso, una condición que aflige a más de 47 millones de adultos estadounidenses. Pero quizás aun más significante, dice la Dra. Newman, es que la fibra ayuda a prevenir la absorción de grasa y colesterol desde el sistema intestinal.

Hay dos tipos de fibra, y se encuentran en varios grados en diferentes alimentos. La fibra soluble es abundante en frijoles (habichuelas), frutas y granos tales como avena, cebada y centeno. La fibra insoluble se encuentra en verduras, cereales y granos tales como el trigo. La fibra soluble forma un material parecido al gel que impide a la grasa dietética y al colesterol llegar a la pared interior de los intestinos, donde son absorbidos por el cuerpo, dice la Dra. Newman. Pues, si está comiendo algo super alto en grasa como un bistec (biftec), asegúrese de incluir con él un alimento de fibra soluble, como por ejemplo frijoles.

"Mi creencia es que deberíamos consumir la mayoría de nuestra fibra dietética junta con la comida más alta en grasa del día para hacerla trabajar más efectivamente", agrega. "Ya que la fibra soluble inhibe la absorción de la grasa dietética, tiene sentido que vaya a ser más efectiva cuando estamos ingiriendo la mayoría de esa grasa dietética."

Mientras tanto, la fibra insoluble que se encuentra en la mayoría de las verduras no se convierte en un material parecido al gel, entonces es menos efectiva para prevenir que la grasa sea absorbida. Pero aun así proporciona un beneficio muy importante —nos mantiene haciendo de vientre con regularidad, de manera que los alimentos y las toxinas pasen por nuestros intestinos más rápidamente.

"Una vez más, esto impide la congestión, una de las dos razones del desequilibrio nutritivo que causa tantos problemas de salud", dice el Dr. Haas.

MEJÓRESE MASTICANDO

Una vez que reduzca la grasa en su dieta (con inclusión de esos ácidos transgrasos) y aumente su ingestión de fibras, usted reduce su riesgo de desarrollar ciertas enfermedades —y también ayuda a la capacidad de su cuerpo de recuperarse. "Ha sido bien establecido que una dieta apropiada puede dar protección contra ciertas enfermedades tales como cáncer, cardiopatías, hipertensión (presión alta), artritis, diabetes y problemas asociados con la obesidad", dice el Dr. Barnard. "Pero estas condiciones también se pueden tratar con alimentos —a través de una dieta baja en grasa."

Probablemente la más ampliamente estudiada sea la enfermedad cardiovascular, que mata a dos de cada cinco estadounidenses, de acuerdo a las estadísticas de la Asociación del Corazón de los Estados Unidos. Ha habido cerca de una docena de estudios médicos principales que muestran que usted puede en realidad revertir la placa (ateroma) en las arterias —causa principal de ataques cardíacos— si adopta una dieta con un bajo contenido de grasa saturada, dice el Dr. Neil Stone, profesor asociado de medicina en la Escuela de Medicina de la Universidad Northwestern en Chicago y presidente del Comité de Nutrición de la Asociación del Corazón de los Estados Unidos.

En realidad, él advierte que en algunos casos sólo una dieta con poca grasa puede ser tan efectiva en reducir el riesgo de ataques cardíacos como seguir una dieta con poca grasa y tomar también medicina para bajar el colesterol.

Las carnes, los productos lácteos enteros, los huevos y las meriendas (botanas, refrigerios) como las papas fritas, las galletas y las galletitas, son las fuentes más grandes de grasa saturada en la dieta estadounidense.

"Con una dieta de bajo contenido de grasas, especialmente una que no tenga fuentes de alimentos de animal ni esas comidas rápidas procesadas, usted verá todo tipo de cambios positivos", dice el Dr. Klaper. "Las articulaciones frecuentemente

COCIDO SÍ, RECOCIDO NO

El tiempo se puede tomar o se puede perder, pero a veces al tomar nuestro tiempo cuando cocinamos, podemos perder —no tiempo, sino nutrientes. Esto es porque el calor vuelve inactivas a las vitaminas y minerales contenidos en los alimentos. Quiere decir que mientras más tiempo cocinemos y mientras más alta mantengamos la candela, más posibilidades hay de perder los nutrientes de las comidas.

"La clave para obtener la mayor cantidad de elementos nutritivos de lo que sea que esté cocinando es no cocerlo de más", dice Barbara Klein, Ph.D., profesora de alimentos y nutrición en la Universidad de Illinois en Urbana-Champaign y editora científica asociada de *Journal of Food Science* (Diario de la Ciencia de los Alimentos). "Opte por el tiempo de cocción más corto posible con la cantidad mínima de agua, ya sea que lo haga en la cocina, el horno microondas o a vapor." De los métodos secos, los de hornear y asar son probablemente los peores, porque llevan más tiempo que todos los otros; hervir o usar la parrilla también somete la comida a temperaturas altas. El freír la comida al estilo asiático, donde se fríe y revuelve la comida constantemente, lo cual se llama *stir-fry* en inglés, es a veces recomendable porque es uno de los métodos de cocción más rápido.

Preparar los alimentos para cocinar también debería llevar poco tiempo. "Si corta las verduras dos horas antes de comerlas, obtendrá un montón de oxidación, lo cual provoca la actividad destructiva de las vitaminas", dice la Dra. Klein. "Si tiene un jardín, recoja sus verduras unos pocos minutos antes de prepararlas."

dejan de doler. El asma generalmente mejora. La psoriasis puede también mejorar mucho o desaparecer. Usted empieza a ver que hay un grupo grande de enfermedades con un componente inflamatorio que se mejora con dieta."

Y no es solamente la grasa la que causa problemas. "Nos han criado con la noción equivocada de que las proteínas nos hacen grandes y fuertes, de manera que comimos cantidades inmensas de carne y tomamos cantidades inmensas de leche —y ahora estamos viendo un aumento dramático en cáncer, artritis y otros problemas de salud", dice el Dr. Barnard. Eso es porque muchas proteínas pueden tener un efecto tan perjudicial como la grasa animal en la sangre y en las membranas de las células.

"En los últimos años, ha habido investigaciones que han descubierto que la artritis se puede tratar con dieta. Cuando los pacientes siguen una dieta vegetariana de poco contenido de grasas y se alejan de los productos lácteos, en muchos casos su artritis entra en remisión completa", dice el Dr. Barnard. Y aunque nosotros siempre hemos usado la dieta como tratamiento para la diabetes de Tipo II (no dependiente de insulina), pareciera que la diabetes de Tipo I (dependiente de insulina) es causada por lo menos en parte por la exposición a proteínas lácteas durante la infancia."

UNOS MICRONUTRIENTES POTENTES

Esto no quiere decir que usted debe convertirse en un vegetariano total para prevenir y tratar enfermedades (aunque muchos ciertamente lo recomiendan). Pero la mayoría de los expertos recomiendan que usted coma más como uno de ellos. El Instituto Nacional de Cáncer en Rockville, Maryland, ha invertido aproximadamente un millón de dólares al año en campañas públicas destinadas a que la gente coma más frutas y verduras.

¿Por qué? Porque la mayoría de estos alimentos de plantas —frutas, verduras y legumbres— son densamente nutritivos, lo cual significa que tienen contenidos extremadamente bajos de grasas mientras son ricos en fibras y nutrientes claves para ayudar a protegerse de enfermedades y tratarlas. Pero las frutas y las verduras ofrecen una recompensa nutritiva adicional.

"Aunque usted podría obtener los elementos nutritivos que necesita de los suplementos vitamínicos, la ventaja de obtenerlos de las frutas y verduras es que usted también obtiene otros micronutrientes que no puede obtener en una pastilla —oligominerales y otros compuestos que se cree juegan un papel clave en la protección contra ciertas enfermedades y posiblemente hasta ayudan a curarlas", dice Barbara Klein, Ph.D., editora científica asociada del *Journal of Food Science* (Diario de la Ciencia de los Alimentos).

Entre estos compuestos están los fitoquímicos, que son sustancias químicas naturales que se encuentran en todas las plantas —pero no en la mayoría de los suplementos vitamínicos— que pueden proteger a las plantas de cosas que les causan estrés, tales como la luz del sol, las enfermedades y el riesgo de ser comidas por los animales. Los investigadores piensan que la protección que ofrecen no está limitada a las plantas.

"Recién nos estamos asomando al conocimiento de los fitoquímicos, pero lo que estamos aprendiendo es fascinante", según la Dra. Klein, quien es también profesora de alimentos y nutrición en la Universidad de Illinois en Urbana-Champaign, donde hay continuos estudios de fitoquímicos en productos de soja. "Pareciera que estos micronutrientes pueden ser el secreto verdadero para mantenerse sano."

La mayoría de los estudios indican que estos fitoquímicos protegen contra una variedad de tipos de cáncer, particularmente aquellos que cubren los órganos del cuerpo, entre ellos pulmones, vejiga, cérvix, colon, estómago, recto, laringe y páncreas, dice Herbert F. Pierson, Ph.D., vicepresidente de investigación y desarrollo de Consultores de Nutrición Preventiva en Woodenville, Washington. Investigadores en la Escuela de Medicina de la Universidad Johns Hopkins en Baltimore ya han llegado a la conclusión de que un fitoquímico encontrado en brócoli, el sulforafane, aparentemente ayuda a proteger contra el cáncer de mama en estudios con animales. Y otro equipo de investigación descubrió que los animales expuestos a tabaco cancerígeno son 50 por ciento menos propensos a desarrollar cáncer de pulmón cuando alimentados con una

---

SENSIBILIDAD A LAS COMIDAS:
CÓMO SABER CUÁLES COMIDAS "SANAS" PUEDEN ENFERMAR

Un jugo de naranja, tostada de trigo integral y yogur bajo en grasa con un plátano amarillo (guineo) arriba. Suena como un desayuno perfectamente saludable, ¿verdad?

Quizás no, de acuerdo con el Dr. David Edelberg, internista y director médico del Centro Holístico Estadounidense en Chicago. Edelberg dice que millones de estadounidenses son "sensibles" a estos y otros alimentos comunes —y que estas sensibilidades pueden causar o complicar todo tipo de problemas de salud, desde acné y artritis hasta problemas de sinusitis o simplemente cansancio. "Muchos de los problemas comunes que se tratan en el consultorio médico primario tienen un componente de sensibilidad a los alimentos", explica.

Afortunadamente, dice el Dr. Edelberg, la lista limitada de alimentos e ingredientes que causan la mayoría de las sensibilidades no es muy extensa. La lista incluye: productos lácteos; huevos y derivados, frutas cítricas, productos de trigo; plátanos amarillos (guineos); frijoles (habichuelas) colorados, habas blancas y habichuelas verdes (habichuelas tiernas, ejotes, *green beans*); sustancias químicas en comidas procesadas; y cualquier alimento del cual usted "se antoje excesivamente" o que usted coma más de tres veces a la semana.

Para descubrir si es sensible a estos alimentos o ingredientes, usted necesita eliminarlos de su dieta por un mes. (Vale la pena el esfuerzo, dice el Dr. Edelberg, porque puede darse cuenta de que se siente realmente bien por primera vez en años.)

Si al final del mes su problema de salud sigue igual, entonces usted no es sensible a ningún alimento y puede volver a su dieta normal. Pero si se siente mejor, necesita descubrir cuál de las comidas o los ingredientes que eliminó está causando su problema.

dieta rica en berro, en comparación con aquellos que no comieron la verdura.

Estos fitoquímicos detienen el cáncer de distintas formas. Coma un pedazo de naranja o algunas fresas (frutillas) y usted consumirá flavonoides, que impiden que las hormonas cancerígenas se adhieran a una célula, dice el Dr. Pierson. Coma pimiento verde (ají, chile) o piña (ananá) y usted consumirá ácidos *p-cour-maric* y clorogénico, sustancias que impiden la formación de células cancerosas. Coma una rebanada de tomate (jitomate), y recibirá cientos de diferentes fitoquímicos, la mayoría de los cuales pareciera jugar algún papel en la detención de tumores antes de que se formen. Para reducir aún más el riesgo de cánceres cau-

Para hacer esto, usted necesita empezar a comer las comidas que eliminó, pero solamente un grupo de comida por semana. Entonces digamos que usted decide empezar a comer lácteos la primera semana. Si los síntomas vuelven en cualquier momento durante esa semana —aún tanto como dos o tres días después de comer el producto lácteo— ¡felicitaciones, Sherlock Holmes! Usted ha detectado cuál es su sensibilidad. Si los síntomas no vuelven, empiece a comer otra comida u otro grupo de alimentos la semana siguiente —por ejemplo, huevos y derivados de estos. Y una vez más, esté alerta a la aparición de sus síntomas.

Otra cosa para tener en cuenta: usted puede descubrir que es sensible a más de un alimento o grupo de alimentos —a las frutas cítricas y huevos y sus derivados (y hasta a esos *donuts* llenos de crema que le gusta comprar cuando va a trabajar todas las mañanas). Entonces tiene que volver a introducir los alimentos y los grupos de alimentos uno por uno —lo cual significa que aun si descubre durante la primera semana que es sensible a algo, todavía debe introducir otro alimento u otro grupo durante la segunda semana. Y otro durante la tercera semana. (Estamos de acuerdo: pueden ser uno o dos meses tediosos. Pero imagínese estar libre del dolor de artritis —uno de los problemas frecuentemente complicado por sensibilidades a alimentos— por el resto de su vida.)

Bueno, usted ha descubierto que es sensible a frutas cítricas. ¿Ahora qué hace? No tiene que renunciar a ellas para siempre, pero no debe comerlas por aproximadamente cuatro o seis meses, dice el Dr. Edelberg. A esa altura, usted probablemente pueda volver a comer cítricos aproximadamente dos veces por semana, con por lo menos tres días entre las dos veces en que los come. Y, dice el Dr. Edelberg, si descubre que es sensible a más de un grupo de alimentos, no debe comer esos grupos en el mismo día.

sados por oxidación, los expertos recomiendan lavar bien y hasta pelar todas las frutas y verduras antes de comerlas para evitar la ingestión de pesticidas rociados.

EL COMER BIEN Y LA INMUNIDAD

Otro bono ofrecido por las frutas y verduras: están entre las mejores fuentes de elementos nutritivos necesarios para un sistema inmunológico fuerte. Este sistema es nuestra defensa contra las enfermedades y ayuda a nuestro cuerpo a prevenir y combatir los resfriados (catarros) y otros virus, más las infecciones e inclusive enfermedades como el cáncer.

"Cuando uno de mis pacientes viene con neumonía, yo le puedo dar antibióticos", dice el Dr. Klaper. "Pero después digo '¿Por qué contrajo neumonía? ¿Qué está haciendo con su sistema inmunológico?' La gente sana no contrae neumonía. Los problemas de inmunidad están frecuentemente relacionados con la manera en que alguien se alimenta."

Es por esto que una buena dieta se vuelve aún más importante con la edad, ya que la inmunidad naturalmente tiende a debilitarse con el paso del tiempo. A los 50 y 60 años, sus células combatientes de infecciones no funcionan tan bien y lo ponen a usted en mayor riesgo de infección y cáncer, dice Ronald Watson, Ph.D., profesor investigador y especialista en nutrición e inmunología en la Escuela de Medicina de la Universidad de Arizona en Tucson.

Pero si usted se alimenta bien, su sistema inmunológico se mantiene fuerte sin importar la edad. Y para la mayoría de los expertos, eso significa una dieta rica en los llamados nutritivos antioxidantes, las vitaminas y minerales que nos ayudan a protegernos del daño causado por la oxidación.

Cuando una manzana fresca que ha sido picada a la mitad se vuelve marrón, eso es oxidación, el proceso de deterioro que ocurre como consecuencia de la exposición al oxígeno. Nuestros cuerpos necesitan oxígeno para mantenerse vivos, pero demasiado oxígeno causa un daño severo a las células. Y en la sociedad de hoy, donde el aire que respiramos también contiene humo de cigarrillos, gases de escape de automóviles, radiaciones de fondo y otros agentes contaminadores peligrosos, y el agua que bebemos tiene cloro oxidante, la oxidación lleva al envejecimiento prematuro y debilita la inmunidad. Se piensa que las arrugas, las cataratas, la artritis y otras enfermedades, inclusive el cáncer y las enfermedades del corazón, son todas causadas en parte como resultado de este proceso de oxidación.

"Cuando la gente habla de antioxidantes, generalmente se están refiriendo a vitaminas A y E, betacaroteno y selenio", dice Judith S. Stern, R.D., Sc.D., profesora de nutrición y medicina interna en la Universidad de California, Davis. "Pero lo que estamos aprendiendo es que hay cientos de otras propiedades en los alimentos que también tienen cualidades antioxidantes. Algunos son los fitoquímicos. También hay otros carotenoides como la beta-caroteno y otras sustancias que nosotros no conocemos."

LO QUE LES FALTA A LOS SUPLEMENTOS

A pesar de no conocer algunas de estas sustancias, los expertos sí saben que algunos de estos elementos —fitoquímicos, carotenoides y algunos micronutrientes— no están presentes en los suplementos. "Mientras más cerca está algo de su estado natural, mejor es", dice el Dr. Haas. "Y las vitaminas y minerales están en su estado natural en los alimentos, no en los suplementos."

"Es como tomar un suplemento de fibras. Puede ser que sea mejor que nada, pero siempre es mejor comer comidas ricas en fibra que tomar suplementos", agrega la Dra. Stern. "Una vez que se la saca del alimento, la fibra se deshidrata, no representa todos los tipos de fibra en los alimentos, y puede no funcionar de la misma manera."

Otro problema con los suplementos: la exposición al aire y la luz tiene un efecto negativo, de manera que cada vez que usted abre una botella, las pastillas se debilitan.

"Lo que es irónico es que la gente escucha acerca de los estudios que muestran que la vitamina C ayuda a esto y la betacaroteno protege contra aquello, entonces corren a la tienda y compran una botella de suplementos vitamínicos, pensando que los va a ayudar", dice la Dra. Stern. "En realidad, todos estos estudios se realizan con frutas y verduras, de manera que el beneficio puede no ser solamente de ese elemento nutritivo en particular sino de todos los otros componentes del alimento."

Entre esos compuestos están otros nutrientes que también juegan un papel clave en aumentar la inmunidad, aunque no tienen tanta publicidad como los antioxidantes. "Usted escucha mucho acerca de las vitaminas antioxidantes, pero éstas son solamente una parte de la historia", dice Terry M. Phillips, Ph.D., D.Sc., director del laboratorio inmunoquímico en la Escuela de Medicina y Ciencias de Salud de la Universidad George Washington en Washington, D.C. "Hay otros nutrientes que pueden ser tan importantes —o aún más importantes— en mantener la inmunidad fuerte." Entre ellos: la vitamina B_6, cinc, folato, magnesio y cobre.

Cuando usted le mete el diente a una zanahoria, un mango o al brócoli, usted obtiene una gran fuente de vitaminas antioxidantes tanto como algunos otros nutrientes claves —y otros elementos buenos, también, que incluyen fibra, ácidos transgrasos esenciales "buenos" e incluso proteínas y calcio.

"La conclusión es ésta", dice la Dra. Stern. "Puede ser más fácil tomar vitaminas. Pero si usted está realmente preocupado por su salud, hay una sola cosa que debe hacer: usted debe de comer bien."

Terapia de flores y esencias

Nos beneficia en cuerpo y alma

Cuando un amigo está enfermo, o se está recuperando de una cirugía o está sufriendo la pérdida de un ser querido, nuestra primera respuesta es enviar flores. Ya sea por sus colores vibrantes o por sus fragancias adorables, las flores parecieran tener un efecto terapéutico cuando estamos combatiendo enfermedades, fatiga o cuando cundimos desánimo.

Pero para algunos profesionales de medicina alternativa, el poder de las flores va mucho más allá de la estimulación de los sentidos. Para todo aquel que practique la terapia de flores y esencias, un sistema de medicina natural que usa remedios destilados de plantas y árboles florecientes, las flores son las herramientas delicadas de la naturaleza para tratar y prevenir enfermedades.

Curar con flores no es una idea nueva. Sociedades del pasado, desde Egipto y Roma en la Antigüedad hasta las tribus nativas de Norteamérica, usaban plantas de flores con propósitos medicinales.

La tradición moderna de curar con flores comenzó con Edward Bach, un médico inglés. A principios de la década de los año 30, el Dr. Bach descubrió que muchos de sus pacientes mostraban distintas dificultades emocionales y psicológicas antes del comienzo de la enfermedad física. (También advirtió que esas mismas respuestas, tales como miedo, enojo, celos y ansiedad, *complicarían* las afecciones físicas, haciéndolas más difíciles de tratar.) Preocupado por los efectos secundarios de las drogas, el Dr. Bach buscó una solución al problema de la curación *emocional* y finalmente descubrió 38 plantas y árboles florales que alivian una gama amplia de dificultades emocionales y psicológicas. Hoy, esos 38 "remedios florales" se usan en todo el mundo.

"La razón principal del fracaso de la medicina moderna es que trabaja con los resultados y no con las causas", escribió el Dr. Bach en 1931. La verdadera curación, creía Bach, implica el tratamiento de la causa del sufrimiento —los desequilibrios emocionales y mentales.

Para el Dr. Bach, quien falleció en 1936, encontrar el remedio apropiado para corregir un desequilibrio emocional o mental en particular fue una combinación de intuición e investigación clínica. Durante varios días antes de descubrir un nuevo remedio floral, el Dr. Bach frecuentemente experimentaba los síntomas emocionales que el remedio iba a tratar. Al colocar distintos pétalos de flores en su mano o en su lengua y observar sus efectos, el Dr. Bach creía que podía decir qué flor sería más capaz de estabilizar un estado emocional o físico en particular.

LA CONEXIÓN CORPORAL Y MENTAL

Para los hombres y mujeres modernos que están acostumbrados al énfasis en los síntomas de la medicina occidental, la idea de que emociones como las del dolor y los celos pueden llevar al acné, la acidez u otras condiciones es un poco difícil de asimilar rápidamente.

"Muchas personas se sienten incómodas ante la idea de que sus actitudes y emociones crean problemas de salud, porque los hace sentir que sus enfermedades vienen por culpa de ellos", dice la Dra. Lynda Hamner, una profesional de Leavenworth, Washington, que usa los 38 remedios florales. No obstante, ella piensa que estas actitudes están cambiando. "Ahora que los estudios han mostrado la conexión entre el estrés emocional y las enfermedades del corazón, la gente está empezando a reconocer y respetar el vínculo entre el cuerpo y la mente."

Los remedios/esencias florales no se usan directamente para tratar condiciones físicas, dice el herbolario Leslie J. Kaslof, autor de *The Traditional Flower Remedies of Dr. Edward Bach* (Los remedios florales tradicionales del Dr. Edward Bach), pero "los médicos notan que cuando el estrés emocional y psicológico se estabiliza, los trastornos funcionales y otros tipos de problemas, los cuales tienen fuertes componentes emocionales y psicológicos como sus causas subyacentes, frecuentemente se resuelven solos o se pueden tratar más fácilmente".

"Reconocer sus síntomas físicos no es suficiente; usted debe conocerse a un nivel más profundo", dice Patricia Kaminiski, codirectora de *Flower Essence Society* (Sociedad de Esencias Florales), una organización en Nevada City, California, que estudia y promueve el uso terapéutico de remedios/esencias florales.

¿CÓMO FUNCIONAN?

Aunque la manera exacta en que funcionan los remedios/esencias florales todavía no es entendida, algunos investigadores piensan que las sustancias estimulan el cerebro para liberar neuroquímicos que alteran emociones tales como el miedo, el enojo y la ansiedad. El resultado, dicen, es una optimización de la habilidad innata del cuerpo para curarse por sí solo.

Como señala Kaslof, es una teoría tan difícil de probar como de refutar. "Probablemente pasen algunos años antes de que la ciencia sea capaz de medir los tipos de cambios sutiles de los que estamos hablando", dice.

La terapia floral ha generado una adhesión entusiasta, primero en Europa y más recientemente en los Estados Unidos. La *Flower Essence Society* (Sociedad de

Esencias Florales) está en contacto con más de 30,000 profesionales y aficionados en todo el mundo que usan la terapia floral como un método de curación. Entre estas personas se encuentran naturópatas y médicos holísticos que usan terapias florales junto con hierbas, la terapia de nutrición y la homeopatía, más médicos y dentistas que las usan en tándem con tratamientos convencionales e individuos interesados en la medicina preventiva para sí mismos y sus familias.

Además de los 38 remedios de Bach, algunos profesionales usan también las esencias de especies florales nativas de California, muchas de ellas curas tradicionales de los indios norteamericanos. Estas esencias son destiladas con el mismo método que utilizó el Dr. Bach y, como las flores de Bach, se recetan de acuerdo con el estado mental y emocional del paciente.

Cómo usar los remedios/esencias

La Segunda Parte de este libro recomienda remedios/esencias florales para tratar más de 40 condiciones. Los remedios/esencias se pueden adquirir en algunas tiendas de productos naturales o se pueden ordenar directamente al fabricante (consulte la lista de recursos en la página 613). Vendidas en una forma altamente concentrada, se pueden administrar en ¼ de taza de agua y sorber en intervalos —primero por la mañana al levantarse, antes de las comidas y a la hora de dormir— o diluidos en una botella de dosis separada antes de usar. Dado que solamente se necesitan unas pocas gotas del remedio o la esencia, una botella de 10.5 milímetros (precio minorista: aproximadamente $8 o $9) puede durar de tres a seis meses segéun la frecuencia del uso, dice Kaslof.

En casos en que parece haber más de una cuestión emocional causando el problema físico, se pueden combinar dos o más remedios/esenciales florales en ¼ de taza de agua y sorber en intervalos o diluidos en una botella de una sola dosis. Los expertos aconsejan usar de dos a cuatro gotas de cada remedio/esencia.

Pero no lo haga de más. Mezclar demasiados remedios/esencias —por ejemplo, seis o más— puede resultar confuso porque es imposible determinar qué sustancia está teniendo efecto.

"Por lo general, hasta seis remedios se pueden usar en combinaciones", dice Kaslof. "Sin embargo, cuando se indican más, yo frecuentemente sugiero reducir el número y hago que las personas enfrenten los problemas emocionales más agobiantes primero y usen un remedio a la vez cuando sea posible."

¿Qué tal los resultados?

Para aquellos acostumbrados a la acción rápida de las drogas recetadas y las medicinas de venta libre, el uso de remedios/esenciales florales requiere pa-

---

ADVERTENCIAS PARA MUJERES EMBARAZADAS

Todas las concentraciones de remedios/esencias florales contienen una cantidad muy pequeña de alcohol como preservativo, dice Leslie Kaslof, herbolario y autor de *The Traditional Flower Remedies of Dr. Edward Bach* (Los remedios florales tradicionales del Dr. Edward Bach). Pero aunque muchos expertos dicen que es poco probable que el alcohol pueda ser dañino en una cantidad tan pequeña, Kaslof recomienda que las mujeres embarazadas consulten a un profesional médico antes de usar un remedio floral.

---

ciencia. Kaslof calcula que casi todas las personas ven resultados en un término de 1 a 12 semanas, de acuerdo con la sensibilidad y el tipo de dificultad emocional de cada una. También advierte que para aquellas condiciones o síntomas que requieren atención médica, o si los síntomas persisten, se debe consultar a un profesional médico calificado.

"Los remedios no son curas rápidas", enfatiza Kaslof. "Por ejemplo, si usted tiene problemas para dormir una noche, una pastilla para dormir puede resolverle el problema en una cuestión de minutos —pero no hay garantías de que no vaya a tener el mismo problema otra vez la noche siguiente. Si usted toma el remedio floral adecuado cuando se le indica, usted está atacando la causa subyacente de su problema. Puede llevar algunas semanas, pero las probabilidades de una solución a largo plazo son mucho mayores."

La acción de los remedios/esenciales florales es bastante sutil. "Usted puede no estar seguro de que el remedio funciona hasta que descubra un día que su actitud y su relación con dificultades anteriores han cambiado", dice Kaslof.

Esta acción suave hace que los remedios/esenciales florales sean ideales para usar en el hogar. A diferencia de las drogas de la farmacia, los remedios/esencias florales no crean hábito; se pueden tomar por tanto tiempo como sea necesario, hasta que el individuo sienta que sus problemas emocionales se han resuelto. Los remedios/esenciales florales tienen un efecto de autodisminución. Mientras el individuo se acerca a resolver sus conflictos, la necesidad y la efectividad del remedio/esencia disminuyen.

La fórmula 'antiestrés' del Dr. Bach

Además de los 38 remedios y las esencias norteamericanas, muchos terapeutas florales usan la fórmula de emergencia para alivio del estrés, una mezcla de cinco remedios desarrollados por el Dr. Bach para usar en situaciones de emergencia y de estrés de todos los días. Según la leyenda, el Dr. Bach descubrió esta fórmula mientras trataba a un marinero naufragado que fue traído por la corriente a una playa cerca de su laboratorio en Cromer, Inglaterra. Después de haber sido tratado con una mezcla de tres remedios —*Rockrose, Clemátide* e *Impatiens*— el marinero recobró el conocimiento y más tarde se recuperó.

La versión moderna de esta fórmula, que también contiene los remedios Ciruelo de Cereza y Estrella de Belén, se ha usado para todo, desde miedo a salir a escena y picaduras de insectos, hasta berrinches (rabietas) y dolores de parto. Vendida bajo nombres tales como *Calming Essence, Rescue Remedy* y *Five-Flower Formula*, se dice que esta mezcla tiene un efecto tranquilizante y equilibrante en personas y hasta en animales en estado de estrés.

"La fórmula no es un sustituto para la atención médica. En emergencias y otras circunstancias que requieren la atención médica, uno debe buscar la ayuda de un profesional médico calificado", dice Kaslof. "El remedio puede ser de gran ayuda para estabilizar el estrés emocional en una crisis, lo cual puede contribuir a aliviar los síntomas físicos." Los profesionales usan la fórmula para ayudar a tratar condiciones tan graves como un ataque de angina o tan benignas como el letargo de un lunes por la mañana.

La fórmula de emergencia puede ser particularmente útil para pacientes sufriendo a causa de un divorcio o de la muerte de un ser querido, de acuerdo a Eve Campanelli, Ph.D., médica holística de medicina familiar en Beverly Hills, California. Y el dentista de Cincinnati William Westendorf la ha usado durante los últimos diez años para sedar a pacientes tensos y temerosos. "La gente experimenta mucha ansiedad cuando va a ver al dentista", dice el Dr. Westendorf. "Yo uso la fórmula en conjunción con la anestesia usual, y mis pacientes —especialmente los niños— están notablemente más relajados."

La fórmula de emergencia se puede usar tan frecuentemente como sea necesario en una situación de crisis; algunos de los pacientes de la Dra. Campanelli la usan cada media hora. Se toma directamente de la botella al colocar cuatro gotas debajo de la lengua. Algunos fabricantes la producen también en forma de crema para aplicarla externamente sobre heridas, incluyendo pero no limitándose a: torceduras, dolores musculares, quemaduras menores y cortadas, cardenales, picaduras de insectos y hasta dolores de cabeza causados por la tensión.

TERAPIA DE HIERBAS

Curas del botiquín de la naturaleza

Si alguna vez ha tomado una aspirina, usted ha tomado una droga derivada de una hierba.

Si alguna vez ha tomado uno de esos descongestionantes orales que no le dan sueño, usted ha tomado una droga derivada de una hierba.

"En el pasado, casi todas las medicinas eran hierbas", dice Varro E. Tyler, Ph.D., profesor de farmacognosia (el estudio de las drogas derivadas de fuentes naturales) en la Universidad de Purdue en West Lafayette, Indiana. Como la aspirina y esos descongestionantes, muchas de las medicinas modernas son derivados sintéticos de hierbas. El ingrediente principal de la aspirina es el ácido acetilsalicílico, el cual es extraído de la corteza de los sauces. Esos descongestionantes orales contienen seudoefedrina, que se hace de la planta efedra (belcho). En realidad, por lo menos un cuarto de todas las drogas que los médicos recetan contienen ingredientes activos derivados o sintetizados de plantas medicinales, dice Norman R. Farnsworth, Ph.D., director del Programa de Investigación Colaborativa en la Escuela de Farmacología de la Universidad de Illinois en Chicago.

¿Cómo descubrió el hombre primitivo que las plantas tenían propiedades medicinales? Los primeros "herbolarios" probablemente observaron a los animales y se fijaron en cuáles plantas estos se comían cuando no se sentían bien. Ellos probaron esas plantas. También descubrieron, con pruebas y errores, cuáles plantas ayudaban y cuáles plantas eran dañinas. Cuando alguien se sentía mejor después de comer ciertas flores, otros las probaban. Si alguien sufría un sarpullido después de masticar ciertas raíces, el resto se mantendría alejado de ellas. Con el tiempo, el hombre primitivo encontró plantas que lo ayudaron a dormir, plantas que lo ayudaron a mantenerse despierto, plantas que curaban los dolores de estómago y plantas que aliviaban la piel quemada por el sol.

LA HISTORIA DE LAS HIERBAS

A través de los años, esos descubrimientos primitivos se sistematizaron en Roma, Grecia, Egipto y China durante la Antigüedad. En Egipto antiguo, por ejemplo, existía el Papyrus Ebers, una especie de versión jeroglífica de *Physician's Desk Reference* (Referencia del médico). Sus remedios incluían áloe vera (zábila, sábila, acíbar) para cortadas y quemaduras y mentas para asistir la digestión —remedios que todavía se usan hoy en día.

105

Esta tradición de hierbas curativas continuó por siglos, hasta el comienzo de la ciencia moderna y su conocimiento de la química. Ya para aquel tiempo, científicos y médicos podían aislar el ingrediente activo de una hierba y producir una medicina más potente y de acción más rápida. En 1806, un farmacéutico aprendiz alemán aisló un elemento activo de la planta de opio, un alcaloide que

CÓMO CULTIVARLAS POR SU PROPIA CUENTA

Primero, tenemos unas buenas noticias para usted: no hace falta que tenga una mano para plantas como tenía su abuelita para sembrar y cosechar hierbas en su propio jardín.

"Las hierbas son increíblemente adaptables", escribe Steven Foster en su libro *Herbal Renaissance: Growing, Using and Understanding Herbs in the Modern World* (Renacimiento de las hierbas: Cómo cultivar, usar y entender las hierbas en el mundo moderno). "Como regla general, un jardín de hierbas requiere mucha menos atención que una huerta de vegetales."

La mayoría de las hierbas prosperan en el sol, y lo ideal es una exposición de entre seis y ocho horas. Las hierbas generalmente necesitan menos agua que las flores y los vegetales. En realidad, muchas necesitan regarse solamente bajo condiciones de sequía, dice la herbolaria de San Francisco Jeanne Rose, autora de varios libros sobre hierbas, entre ellos *Jeanne Rose's Modern Herbal* (Las hierbas modernas de Jeanne Rose).

Foster sugiere que los aficionados de la jardinería empiecen de poquito a poco. Primero, calcule cuánto tiempo usted querrá invertir trabajando en su jardín de remedios a base de hierbas. (Mientras más grande, entonces se convertirá en una huerta, y necesitará más de su tiempo.) Considere las realidades del espacio que tendrá que usar: cuánto sol necesitará el jardín, cómo es la tierra, qué hierbas funcionarán mejor en su clima (el paquete de semillas generalmente dice qué tipo de tierra y clima la hierba necesitará).

Para aquellos que viven en la ciudad y no tienen parcelas para cultivar, Rose recomienda usar el porche (portal) de atrás o un jardín interior. Un jardín de hierbas básico puede incluir matricaria (margaza), menta (hierbabuena), romero, manzanilla y lavanda (espliego, alhucema), dice Rose. Muchas hierbas prosperarán en macetas (tiestos) entonces usted puede traer su jardín para adentro durante los meses de invierno. Recuerde estas dos cosas cuando cultive hierbas en macetas: riegue antes de que la tierra se seque o antes de que se caigan las hojas amarillas, y use tierra que sea un poco alcalina y tenga buen drenaje.

llamó morfina. Los científicos pronto aislaron otras sustancias químicas: la quinina antimalárica de la corteza *Cinchona orperuvian*, la atropina antiespasmódica de las hojas de la belladona, la cocaína anestésica de hojas de coca y la droga del corazón digitoxina de hojas púrpuras (moradas) de dedalera (digital).

Hacia fines del siglo XIX, los médicos empezaron a ver los remedios a base de hierbas como algo fuera de moda. ¿Y por qué no? Las dosis de medicina se estandarizaron en drogas sintetizadas. En cambio, con las hierbas, determinar la dosis adecuada no era un proceso preciso. Pero aún cuando los productos farmacéuticos sintéticos empezaron a dominar la práctica médica, algunos profesionales siguieron administrando remedios a base de hierbas: homeópatas, osteópatas, quiroprácticos e hidroterapeutas así como los "eclécticos", un grupo de estadounidenses que combinaron las tradiciones europeas de hierbas con la creencia popular en plantas derivadas de las tradiciones de las indígenas norteamericanas.

Con el descubrimiento de la penicilina en 1928 comenzó la era de las drogas milagrosas. La hormona cortisona fue aislada en 1930. Los antibióticos estreptomicina y *Aureomycin*, una marca de clorotetraciclina, se produjeron en 1943 y 1945 respectivamente. La industria de la droga se convirtió en un negocio multinacional y multimillionario. No obstante, con las drogas más poderosas aparecieron problemas más poderosos —lo que los médicos llaman efectos secundarios. (Los más dramáticos y atroces fueron los defectos de nacimiento creados por la *thalidomide*, una pastilla soporífera usada por mujeres embarazadas en los años 60.) Sí, las medicinas sintéticas eran la norma, pero muchos médicos (y pacientes) empezaron a ver una razón para usar las medicinas más suaves y más naturales como las hierbas.

¿POR QUÉ HA SURGIDO EL USO DE LAS HIERBAS?

¿Por qué la gente prueba la terapia de hierbas? Una razón, dice Robert McCaleb, presidente de la Fundación de Investigación de Hierbas, una organización educativa y de investigación en Boulder, Colorado, es que la gente está buscando el autocuidado y técnicas de prevención de enfermedades en un tiempo de costos crecientes en cuidados médicos. "Para la gente que goza de buena salud, los remedios a base de hierbas ofrecen la oportunidad de mantenerse sano", dice McCaleb.

Tomar cápsulas de *ginseng*, por ejemplo, puede ayudar a las personas a mantenerse mentalmente alertas cuando están enfrentándose al estrés del trabajo, dice el Dr. Tyler. Y tomar una taza de té de toronjil (melisa), un sedante natural, puede aliviar el estrés y calmarlo, dice la médica naturópata Mary Bove, L.M., N.D., directora de la Clínica Naturopática de Brattleboro en Vermont.

(continúa en la página 110)

PRUEBAS CIENTÍFICAS SOBRE LAS HIERBAS

Estudios clínicos y de laboratorio han generado evidencia científica de que las hierbas pueden tratar muchas enfermedades efectivamente, dice Varro E. Tyler, Ph.D., profesor de farmacognosia (el estudio de las drogas derivadas de fuentes naturales) en la Universidad de Purdue en West Lafayette, Indiana.

Las hierbas que se enumeran a continuación han sido objeto del mayor escrutinamiento en estudios europeos, asiáticos y estadounidenses. El Dr. Tyler dice que estas nueve hierbas se destacan con los estándares clínicos más altos.

Manzanilla. En los Estados Unidos, la manzanilla se usa generalmente como un té, pero los europeos también usan extractos, pomadas y tinturas de manzanilla para tratar una variedad de problemas de salud, desde indigestión hasta sarpullidos en la piel. El té de manzanilla, un relajante suave, sirve como una bebida excelente antes de dormir. Los estudios científicos apoyan los usos de la manzanilla como antiespasmódico, antiinflamatorio y para combatir infecciones.

Equinacia (echinacea, equiseto). Curanderos indios norteamericanos usaban esta planta como un remedio para picaduras de víboras y heridas en la piel. Las investigaciones demuestran que la equinacia estimula el sistema inmunológico y ayuda al cuerpo a defenderse de las bacterias y las infecciones virales.

Matricaria (margaza). En la década de los años 80, muchos estudios británicos proclamaban la capacidad de la matricaria para reducir la severidad y frecuencia de las migrañas y los dolores de cabeza. Los científicos creen que el partenólido, uno de los ingredientes activos de la matricaria, inhibe la liberación de la serotonina y la prostaglandina, hormonas que pueden provocar las migrañas.

Ajo. Los antiguos egipcios eran seguidores fieles del ajo, tan así que hasta alimentaban a sus esclavos con el bulbo aromático de éste para mantenerlos sanos. Ahora los estudios muestran que el ajo puede bajar la presión arterial y los niveles de colesterol en la sangre y puede hasta ayudar a los sobrevivientes de ataques cardíacos a vivir más tiempo. El Instituto Nacional de Cáncer en Rockville, Maryland, está estudiando las propiedades del ajo para combatir tumores. A nivel menos elevado, la utilidad del ajo se manifiesta en que alivia malestares comunes como el gas y ayuda a la digestión.

Ginkgo (biznaga). Las investigaciones muestran que el *ginkgo* es particularmente útil para tratar problemas causados por la mala circulación de sangre al cerebro. Las personas mayores que sufren de pérdida de la memoria a causa de problemas circulatorios pueden descubrir que su claridad mental aumenta cuando toman *ginkgo*. Los estudios también sugieren que, al mejorar la circulación por todo el cuerpo, el *ginkgo* puede prevenir la formación de coágulos de sangre y los cambios de ánimo acompañados de ansiedad y puede aliviar los síntomas de la tinnitus (zumbidos en el oído), asma, flebitis (inflamación de una vena) y vértigo.

Toronjil (melisa). Los estudios muestran que esta hierba funciona bien para calmar los nervios y protegernos de infecciones bacterianas. Los europeos usan el toronjil para tratar dolencias de resfriados (catarros) causadas por el virus herpes simple. Pruebas preliminares sugieren que una crema que contenga extractos de toronjil ayuda a las lesiones de herpes a curarse más rápidamente y extiende los períodos entre los brotes de herpes.

Cardo de leche (cardo de María). Aunque no sabemos cómo el cardo resultó ser de María ni para qué exactamente ella lo usa, sí sabemos que las pruebas en animales y humanos muestran que esta hierba es un tratamiento suplementario prometedor para las condiciones del hígado, inclusive la hepatitis y la cirrosis. El cardo de leche contiene una mezcla de derivados del flavonoide llamados silimarinos que actúan directamente sobre las células del hígado.

Corazoncillo (hipérico). Tradicionalmente usado como un relajante muscular para aliviar problemas menstruales, como un sedante suave y como un tratamiento para la depresión y el insomnio, el corazoncillo (*Saint-John's-wort* en inglés) ahora también promete ser un buen tratamiento para el nerviosismo y la ansiedad. Los componentes activos en la hierba parecen funcionar como inhibidores de la oxidasa de monoamina (*MAO* por sus siglas en inglés), y un exceso de MAO es una posible causa de la depresión.

Valeriana. Los estudios confirman que esta hierba es una alternativa segura y efectiva para reemplazar las pastillas soporíferas y los sedantes vendidos con recetas. Los científicos no están exactamente seguros de cómo y por qué funciona, pero la valeriana pareciera deprimir la actividad del sistema nervioso central.

Terapia de hierbas

Los cardenales (moretones), inflamaciones, torceduras (esguinces), cortadas, resfriados (catarros), fiebres, quemaduras menores y sarpullidos responden bien a los tratamientos a base de hierbas, dice la Dra. Cynthia Mervis Watson, quien se especializa en las terapias homeopáticas y de hierbas en su ejercicio médico general en Santa Mónica, California. También hay terapias de hierbas efectivas para problemas reproductivos en las mujeres, entre ellos el síndrome premenstrual, la esterilidad, los períodos irregulares, los dolores menstruales, los síntomas de menopausia y las infecciones vaginales, dice.

Los remedios a base de hierbas forman una línea frontal fuerte de defensa contra resfriados, gripes y otras enfermedades infecciosas. A diferencia de los antibióticos, las hierbas se pueden usar para tratar tanto infecciones bacteriales como infecciones virales, dice Rosemary Gladstar, herbolaria de Barre, Vermont, y autora de varios libros sobre hierbas, entre ellos *Herbal Healing for Women* (Curación con hierbas para mujeres).

La terapia de hierbas tiene también otro beneficio. "Para gente que está tomando potentes drogas recetadas con muchos efectos secundarios, las hierbas proporcionan alternativas más suaves y más seguras", dice McCaleb. La valeriana, por ejemplo, es una alternativa efectiva (que no crea hábito) a las pastillas soporíficas de venta bajo receta, dice el Dr. Tyler. Para mareos, el jengibre es una buena alternativa de los antihistamínicos, que pueden causar sueño, y del parche escopolamina, que puede causar sequedad en la boca. El jengibre no tiene efectos secundarios significativos, dice él.

McCaleb dice que las hierbas *ginkgo* (biznaga) y palmera enana (palmito de juncia) pueden aliviar algunas de las enfermedades asociadas con la vejez. Los estudios demuestran que tomar *ginkgo* puede ayudar a las personas mayores que sufren de pérdida de la memoria y confusión y que la palmera enana es efectiva para tratar los problemas de próstata que sufren muchos hombres mayores.

Y los remedios de hierbas a veces funcionan cuando los tratamientos médicos occidentales fracasan. "Son muy buenos para infecciones de las vías urinarias, problemas digestivos, dolores menstruales, tos, resfriados, sarpullidos de la piel, alergias, fatiga crónica —todo tipo de problemas del sistema inmunológico", dice la Dra. Watson.

Al tratar enfermedades serias como enfermedades del corazón, cáncer y trastornos autoinmunes, muchos médicos están recetando remedios a base de hierbas para usar en conjunción con técnicas médicas corrientes, dice la Dra. Watson. Hierbas tales como el jengibre, la menta (hierbabuena), la papaya (fruta bomba, lechosa) y el hinojo pueden reducir las náuseas causadas por la quimioterapia, por ejemplo. El musgo irlandés puede afinar la sangre, y la baya del espino (*hawthorne berry*), el romero y la agripalma (*motherwort*) pueden mejorar la circulación en personas con enfermedades cardíacas. (Cuando use hierbas en el tratamiento de problemas mayores de salud, usted debe consultar a un profesional de salud, advierte la Dra. Watson.)

Después de todo, sea que se los use como prevención, como remedios caseros o como sustancias alternativas a las drogas, la gente está usando las hierbas muchísimo. En 1993, las ventas totales de remedios a base de hierbas se estimó en aproximadamente mil millones y medio de dólares, dice Mark Blumenthal, director ejecutivo del Consejo Botánico Estadounidense en Austin, Texas.

CÓMO CONSEGUIRLAS

Elegir remedios a base de hierbas siempre ha sido un misterio en cierto sentido, ya que los consumidores no reciben mucha ayuda de las instrucciones en

GUÍA PARA IR DE COMPRAS

Cuando vaya a una tienda de productos naturales, usted verá que los productos a base de hierbas se venden en una variedad de formas. Los tés son los más comunes, pero la siguiente es una guía rápida del consumidor a los otros tipos de remedios a base de hierbas.

Cápsulas y tabletas. Tragar una tableta es probablemente la forma más fácil de tomar cualquier medicina, pero muchos herbolarios prefieren las tinturas y los tés porque piensan que de esta forma los ingredientes activos de las hierbas se liberan más rápida y eficientemente.

Extractos y tinturas. Técnicamente, los extractos son más fuertes y concentrados que las tinturas. Pero hoy estos términos se usan generalmente en forma indistinta. Para estas formas, las hierbas frescas se remojan durante días o semanas en alcohol con cantidades variadas de agua. (Hay algunos brebajes que usan glicerina y agua como solvente que ahora están disponibles.) La mezcla se agita regularmente, se cuela y se embotella para su uso. Los extractos y las tinturas se toman de dos a tres veces por día como un número específico de gotas mezcladas en un poco de agua.

Pomadas y cremas. Estos productos herbarios son preparados para uso externo. Úselos según las instrucciones en la etiqueta.

Tés. Una de las formas más fáciles de usar hierbas, frescas o secas, es hacer un té. Cuando use las hojas o flores de una planta, vierta una taza de agua hirviendo sobre una cucharada de té en las hojas sueltas y déjela en infusión durante aproximadamente diez minutos, después cuele la mezcla. Vierta agua fría sobre las raíces, semillas, corteza y hojas duras, hierva a fuego lento por diez minutos, luego cuele. Endulce con miel para dar gusto, si lo desea.

HIERBAS PELIGROSAS

Algunos creen que todos los productos herbarios son seguros. Desafortunadamente, no es así. A pesar de que esta no es una lista completa de plantas que no son seguras, las que sí se mencionan aquí merecen atención especial.

Las siguientes hierbas son peligrosas y no se deben usar como remedios.

PLANTA	PELIGRO POTENCIAL
Borraja	Perjudicial en dosis grandes; puede causar cáncer y daño al hígado.
Carmín (pokeweed)	Puede causar parálisis respiratoria y convulsiones
Chaparral (gobernadora)	Puede causar enfermedades; está prohibida en los Estados Unidos
Consuelda	Puede causar cáncer y daño al hígado (pero no a través de uso externo)
Dedalera (digital)	Potente toxina del corazón
Fárfara (tusílago)	Puede causar cáncer
Poleo	El aceite esencial puede causar convulsiones en dosis grandes; posiblemente dañino para mujeres embarazadas
Retame (hiniesta)	Tóxico; diurético

las etiquetas sobre qué tomar, con qué propósito y en qué dosis. Esto ocurre porque la Administración Estadounidense de Alimentos y Drogas (*FDA* por sus siglas en inglés) prohibe a los fabricantes de productos a base de hierbas poner información terapéutica en las etiquetas, dice James Duke, Ph.D., botánico economista y especialista en toxicología, retirado del Departamento de Agricultura de los Estados Unidos. La razón por esto es que las hierbas se consideran suplementos nutritivos, no drogas.

PLANTA	PELIGRO POTENCIAL
Ruda	Puede hacer la piel más susceptible a los efectos perjudiciales del sol
Sasafrás	Puede causar cáncer

Las siguientes hierbas son potencialmente peligrosas y se deben usar con precaución.

PLANTA	PELIGRO POTENCIAL
Áloe vera (zábila, sábila, acíbar)	El jugo puede ser un laxante poderoso cuando se usa internamente (los gels para uso interno no tienen este efecto)
Efedra (belcho)	No la deben usar personas con condiciones cardíacas, presión arterial alta, diabetes o enfermedades de tiroides
Enebro (nebrina, tascate)	No la deben usar mujeres embarazadas o personas con enfermedades del riñón
Regaliz (orozuz)	Cantidades excesivas pueden causar retención de líquidos y presión arterial alta
Yohimbé	Los efectos secundarios incluyen náuseas, vómitos, presión arterial alta, palpitaciones, insomnio y temblores

Por supuesto, si el fabricante de una hierba quiere probar el valor terapéutico de una hierba, puede hacerlo. Pero el proceso de pruebas médicas de la FDA sale tan caro que la mayoría de los fabricantes de hierbas no pueden afrontar el gasto, dice el Dr. Duke —especialmente porque la ganancia económica con los remedios a base de hierbas nunca es tan grande como con los productos farmacéuticos. "¿Quién puede afrontar un gasto de 231 millones de dólares para probar que una hierba como la matricaria (margaza), que usted y yo podemos cultivar en nuestro jardín, puede prevenir las migrañas? ¿Cómo podrían los fabricantes recuperar esos 231 millones de dólares?", dice él.

Pero aunque estos remedios no sean drogas químicas aprobadas por la FDA, de todos modos se usan con propósitos terapéuticos.

"Es importante recordar que las hierbas son medicinas", dice la Dra. Watson. "Como con cualquier medicina, es importante saber cómo tomar las hierbas, cuán frecuentemente y en qué dosis."

Mucha gente se guía por los libros y las revistas. También es una buena idea, dice Gladstar, pedir consejo a los profesionales de salud, entre ellos médicos y enfermeros interesados en la terapia de hierbas, los médicos naturópatas (los *N.D.* por sus siglas en inglés), que se especializan en recetar hierbas, y los herbolarios, que generalmente están entrenados y son en general muy conocedores de la materia. Asegúrese de preguntar acerca de posibles efectos secundarios o interacciones con otras drogas que usted puede estar tomando.

No importa qué es lo que haga, sin embargo, usted debe ser consciente de que el hecho que es natural no significa que sea segura. La mayoría de los remedios a base de hierbas son seguros, pero algunos pocos pueden ser bastante peligrosos, especialmente cuando se usan en combinación con drogas recetadas o de venta libre o cuando las usan personas con problemas de salud preexistentes. (Para una lista de hierbas con efectos secundarios potencialmente peligrosos, vea "Hierbas peligrosas" en la página 112.)

El carmín (*pokeweed*), por ejemplo, una planta que se ha usado para tratar artritis, puede producir efectos secundarios serios, tales como parálisis respiratoria y convulsiones, dice el Dr. Duke.

El hidraste (sello de oro, sello dorado), un antibiótico natural poderoso, puede ayudar a combatir resfriados (catarros), gripes y otros tipos de infección. Sin embargo, cuando se usa a largo plazo para infecciones crónicas, se debe tomar solamente en ciclos. Por ejemplo, se puede tomar durante dos o tres semanas y dejar de tomarlo por dos semanas. Si se toma sin un descanso en el ciclo, puede enfermarlo más en vez de hacerlo sentirse mejor, dice Gladstar.

TODO A SU TIEMPO

Las hierbas no funcionan necesariamente en forma rápida con problemas de salud crónicos. Para algunas condiciones de largo plazo, usted puede tener que tomar un remedio a base de hierbas durante por lo menos tres meses antes de ver algún resultado, dice Gladstar.

"La mayoría de las personas que no obtienen resultados con las hierbas cometen el error de dejar el tratamiento demasiado pronto", dice Gladstar. "No esperan lo suficiente, y no toman cantidades suficientes de la hierba para que ésta resulte efectiva."

Usados con inteligencia, en el contexto de un estilo de vida sano que incluya una dieta nutritiva y ejercicios regulares, los remedios a base de hierbas pueden ser el realce que su cuerpo necesita para que usted siga sintiéndose vital y para que esté protegido de enfermedades, dice Gladstar.

No se olvide de que debido a que los remedios a base de hierbas no están estandarizados, es prudente usar las directivas del fabricante en la etiqueta de cada producto que compre. Si un producto no tiene directivas claras en el paquete, o si tiene cualquier duda o problema con respecto al producto, asegúrese de consultar a un herbolario respetable antes de usarlo.

TERAPIA DE JUGOS

Sáquele toda la salud posible

Los jugos de fruta y verduras no son nada nuevo en la dieta estadounidense. En las cafeterías de hospitales y en los restaurantes de comida rápida, y también en nuestras propias cocinas, un desayuno no es un desayuno sin un jugo de naranja. Los jugos vienen ahora en paquetes especiales diseñados para que los niños pequeños puedan tomarlos con sus manos pequeñas, y para que los adultos conscientes de su salud los beban todo el día como una alternativa sabrosa a las sodas.

Pero como más y más personas están descubriendo, los jugos de frutas y verduras no sólo son deliciosos. Según los profesionales de la medicina alternativa, estos néctares sabrosos son tónicos naturales y ofrecen una manera segura y económica de estimular la digestión, aumentar su inmunidad y fomentar la eliminación de toxinas. Se cree también que los jugos frescos son un arma potente contra las enfermedades; los estudios muestran que los jugos pueden acelerar la curación de infecciones e incluso ayudar a curar úlceras de estómago. Y cuando se usan en conjunto con los otros métodos de curación natural como las hierbas, la homeopatía y la terapia de alimentos, los jugos frescos pueden crear la mejor base nutritiva para aumentar las capacidades curativas naturales del cuerpo.

Aunque los estadounidenses preocupados por su salud empezaron a tomar jugos en la década de los años 70, el hábito de tomar jugos no empezó ayer. La terapia de jugos ha sido por mucho tiempo un componente de Ayurveda, un sistema tradicional de medicina que se originó en la India hace 5,000 años, dice el Dr. John Peterson, profesional ayurvédico en Muncie, Indiana.

En Ayurveda, se usan jugos específicos para fortalecer cada tejido o *dhatue* del cuerpo. Los practicantes de Ayurveda creen que el estrés, el desequilibrio emocional y la mala digestión pueden bloquear la absorción normal de nutrientes por parte del cuerpo, lo cual trae como consecuencia desnutrición y enfermedad. Al recetar jugos específicos para fortalecer el tejido débil, el Dr. Peterson dice que ha tenido resultados excelentes con condiciones tan variadas como anemia, estreñimiento y artritis.

Actualmente los jugos son usados por médicos naturópatas que tratan a sus pacientes con una combinación de métodos de curación natural, entre ellos la homeopatía, las hierbas, las vitaminas, los consejos sobre la nutrición y la acupuntura. En la Clínica Naturopática del Noroeste en Portland, Oregón, el naturópata Steven Bailey, N.D., usa un ayuno supervisado de jugos con muchos pacientes, entre ellos personas con artritis, cáncer y SIDA. Durante el ayuno, los pacientes del Dr. Bailey se abstienen de ingerir alimentos por varios días, y se alimentan con dosis grandes de jugos frescos de frutas y verduras.

"Ayunar con jugos aumenta la capacidad curativa natural del cuerpo", explica el Dr. Bailey. "Los jugos proporcionan una nutrición óptima y lleva muy poca energía digerirlos. Y como resultado de que usted no se pasa seis horas tratando de digerir una comida alta en grasa y rica en proteínas, su cuerpo tiene más energía para dedicar a repararse."

El ayuno con jugos también ayuda a identificar sensibilidades de comidas, un factor principal en afecciones del sistema inmunológico como la artritis, el asma y el síndrome de fatiga crónica, según dice el Dr. Bailey. Al volver a comer gradualmente después del ayuno, muchos pacientes descubren que sus síntomas empeoran cuando comen ciertos alimentos. "La mayoría de mis pacientes no se dan cuenta de que son sensibles a ciertos alimentos hasta que empiezan un ayuno con jugos, ven una mejoría en sus síntomas y luego se enferman otra vez cuando empiezan a comer comidas tan comunes como maíz (elotes), trigo y tomates (jitomates)", dice él.

"Quitar el alérgeno de la dieta libera al sistema inmunológico de un peso tremendo, de manera que pueda combatir enfermedades más efectivamente."

Aunque muchos se han beneficiado con el ayuno de jugos, éste no es para todos. Una condición médica oculta como la diabetes o la hipoglicemia puede hacer el ayuno peligroso sin una supervisión médica cuidadosa, entonces asegúrese de obtener consejo profesional antes de empezar un ayuno.

Para aquellos cuyos estilos de vida hacen el ayuno poco práctico, una dieta "limpiadora" ofrece muchos de los mismos beneficios que un ayuno con jugos, dice el médico naturópata Robert Broadwell, N.D., director del Instituto de Medicina Alternativa en Fountain Valley, California. Por dos o tres días, los pacientes del Dr. Broadwell siguen una dieta de frutas y verduras crudas complementadas con gran cantidad de jugos frescos; el jugo de remolacha (betabel) diluida es particularmente efectivo para estimular el hígado, dice el Dr. Broadwell. "Esto permite al cuerpo eliminar toxinas acumuladas a causa de una mala dieta o del uso prolongado de antibióticos."

Una dieta de alimentos crudos con suficiente cantidad de jugos frescos es segura para casi todas las personas, dice el Dr. Broadwell. Él considera que la dieta limpiadora es especialmente buena para tratar condiciones degenerativas crónicas como las enfermedades cardíacas y la artritis.

Toma que toma

Los jugos no se toman solamente para tratar enfermedades; también son una forma segura y económica de medicina preventiva. Los estudios demuestran que una dieta rica en frutas y verduras disminuye nuestro riesgo de desarrollar un número de enfermedades degenerativas crónicas, entre ellas cáncer, diabetes y cardiopatías. Pero a pesar de las organizaciones tales como el Instituto Nacional de Cáncer en Rockville, Maryland, y la Sociedad de Cáncer de los Estados Unidos que nos alientan a comer más frutas y verduras, muchas personas todavía no reciben el mensaje. Un estudio demostró que menos de un 10 por ciento de los estadounidenses come las dos frutas y tres verduras que se recomienda comer al día.

Unos pocos vasos de jugo fresco cada día constituyen una buena manera de aumentar la densidad nutritiva de nuestras dietas, dice Cherie Calbom, M.S., nutricionista certificada en Kirkland, Washington, y coautora de *Juicing for Life* (Exprimir jugos para toda la vida). "No hay muchas personas que se las arreglan para comer una libra de zanahorias crudas al día. Pero cualquiera puede encontrar el tiempo para beberse un vaso de 8 onzas (240 ml) de jugo."

Ese vaso de ocho onzas de jugo de zanahoria contiene un impacto nutritivo de vitaminas importantes, con más de diez veces la Asignación Dietética Recomendada de vitamina A y tanta vitamina C como dos plátanos amarillos (guineos).

Lo que los jugos no pueden proveer, sin embargo, es fibra —por lo menos no la cantidad de 20 a 35 gramos que los adultos necesitan cada día. Nuestro vaso de ocho onzas de jugo de zanahoria contiene solamente 2 gramos de fibra, en comparación con los 14 gramos en la libra de zanahorias que lleva hacer una taza de jugo. La fibra es esencial para una digestión sana y puede incluso ayudar a prevenir ciertos tipos de cáncer. "Tomar jugo no debe sustituir la ingestión de frutas ricas en fibras, verduras y granos integrales", enfatiza Calbom.

"Yo aliento a las personas a que consideren los jugos como un suplemento de una dieta sana", dice. "Si siguiéramos una dieta perfecta, comeríamos y beberíamos las verduras crudas. Pero cuando consideramos que la mayoría de los estadounidenses no hacen ninguna de esas dos cosas, agregar algunos vasos de jugo fresco cada día puede ayudar mucho a mejorar la dieta de la persona común."

Cargados con capacidad curativa

Los jugos frescos tienen más que ofrecer que las vitaminas y los minerales. Un cuerpo creciente de investigación científica sugiere que cuando se trata de los beneficios de salud del producto fresco, las vitaminas y los minerales pueden ser tan sólo la punta del témpano.

"Las frutas y las verduras tienen propiedades terapéuticas que la ciencia está solamente empezando a entender", dice Stephen Blauer, ex director del Instituto de Salud Hipócrates, una clínica naturopática en Boston, y autor de *The Juicing Book* (El libro sobre cómo exprimir jugos). "Sabemos mucho sobre las vitaminas y minerales, pero hay muchas otras sustancias en frutas y verduras que no han sido tan bien estudiadas."

Conocidas colectivamente como anutrientes, estas sustancias incluyen pigmentos, lo cual le da a las plantas su color, y enzimas, sustancias producidas en las plantas para ayudar a los humanos a digerirlas.

Probablemente los pigmentos más conocidos son los carotenos, los cuales son responsables de los colores vívidos de verduras tales como las zanahorias, las batatas dulces (camotes, *yams, sweet potatoes*) y el *squash*. Aunque los científicos han identificado más de 400 carotenos distintos, el más famoso es el betacaroteno, un nutriente poderoso que el cuerpo convierte fácilmente en la vitamina A. Los estudios indican que el betacaroteno tiene propiedades anticáncer potentes y puede en realidad revertir condiciones precancerosas tales como la leucoplaquia oral, un modelo de crecimiento celular anormal que frecuentemente lleva al cáncer de boca en personas que mastican tabaco. Estudios adicionales indican que otros miembros de la familia de los carotenos pueden tener un potencial similar para combatir el cáncer.

Un segundo grupo de pigmentos con poder curativo potencial se llama los flavonoides, presentes en verduras, frutas y bebidas como el té. Los flavonoides le dan a las frutas y las flores su tinte vibrante. Mientras los científicos estadounidenses tienen todavía que estudiar los flavonoides en detalle, investigadores europeos han empezado a estudiar los beneficios de salud de estos pigmentos. Un estudio holandés de cinco años realizado con 805 hombres mayores descubrió que aquellos que consumían regularmente frutas y verduras ricas en flavonoides eran menos propensos a morir de enfermedades cardíacas que aquellos que ingerían menos cantidades, independientemente de qué otros nutrientes ingerían.

Las frutas y verduras crudas son también ricas en enzimas, las cuales son sustancias producidas en el tejido de las plantas que producen las muchas reacciones químicas necesarias para la digestión humana. "Las comidas naturales vienen 'empaquetadas' con las enzimas adecuadas para ayudarnos a digerirlas", dice Blauer. "Pero cuando usted destruye esas enzimas, como en el caso de comidas altamente refinadas y procesadas, el cuerpo tiene que fabricar las suyas propias y termina trabajando muy fuertemente para procesar los alimentos. Esta no es la forma en que la digestión humana fue diseñada para funcionar."

CÓMO ESCOGER EL MEJOR EXPRIMIDOR

Se requiere un aparato poderoso para destilar una verdura dura y fibrosa en un cóctel suave y dulce. Dado que no puede separar el líquido de la pulpa, su exprimidor de jugos (juguera) puede solamente convertir las frutas y verduras en una pasta blanda y poco atractiva. Y aunque el sistema viejo de escurrir con las manos todavía funciona para los cítricos, no es de mucha ayuda para las remolachas (betabeles) y zanahorias.

Para hacerlo bien, usted necesitará un exprimidor eléctrico, que se vende en la mayoría de las tiendas de departamentos (almacenes) y en las tiendas de productos naturales. Aunque los exprimidores se pueden comprar por tan poco como $25 o tanto como $2,000, los mejores valores están entre $100 y $200, sugiere Cherie Calbom, M.S., nutricionista certificada de Kirkland, Washington, y coautora de *Juicing for Life* (Exprimir jugos para toda la vida), quien dice que ha probado casi todas los exprimidores en el mercado.

Los exprimidores vienen en dos modelos básicos: el tipo masticador, que "mastica" la fruta y la convierte en una pasta y luego exprime la pasta por un tamiz (criba, cedazo), y el tipo centrifugador, que corta y hace girar la fruta en una canasta de engranaje rotativo y separa el jugo de la pulpa. Los dos tipos son rápidos y efectivos. La mayoría de los exprimidores que se venden en las tiendas de departamentos son del tipo centrifugador; la mayoría de las tiendas de productos naturales tienen de los dos tipos.

Cualquiera que sea el modelo que elija, Calbom recomienda que el exprimidor tenga por lo menos 0.4 caballos de fuerza. Costará más, admite, pero si se le cuida adecuadamente puede durar 20 años o más. Ella prefiere las máquinas que expulsan la pulpa por un lado y vierten el jugo desde el otro. "Si usted está haciendo una cantidad grande de jugo, le ahorra el problema de tener que parar para vaciar el colector de pulpa", dice Calbom. Por otra parte, si está haciendo jugo para una o dos personas, el expulsor de pulpa no es necesario, dice Stephen Blauer, ex director del Instituto de Salud Hipócrates, una clínica naturopática en Boston, y autor de *The Juicing Book* (El libro sobre cómo exprimir jugos).

Sobre todo, su exprimidor debe ser fácil de limpiar; mientras menos piezas tenga, mejor. "Realmente no importa cuán buena sea la máquina si es mucho trabajo limpiarla, porque no la usará", dice Calbom. Blauer usa un exprimidor que se desarma en cuatro piezas seguras para lavar en el lavaplatos. "Ahorra mucho tiempo", dice él.

TIENE QUE ESTAR FRESCO

Es importante notar que cuando estos expertos recomiendan jugos, no están hablando de los jugos preempaquetados que se venden en supermercados. "Los jugos procesados tienen muy poco en común con los jugos frescos, nutritiva o estéticamente", dice Blauer.

Aunque los jugos frescos y los preempaquetados pueden tener el mismo comienzo, todos los jugos que se compran en las tiendas están pasteurizados, un proceso que implica el calentamiento del jugo a temperaturas muy altas para maximizar la vida del producto en el estante. Aunque es un proceso necesario para evitar que el producto se arruine, la pasteurización destruye muchas de las vitaminas frágiles y enzimas del jugo, de acuerdo a Blauer. Si bien los jugos comprados en el supermercado son mejores para usted que las sodas, el café o el alcohol, no se considera que tengan mucho valor terapéutico.

Para cosechar los beneficios de salud de los jugos, usted necesita comprar un exprimidor de jugos (juguera) para el hogar, que se vende en la mayoría de las tiendas grandes o de productos naturales a precios de entre $25 y $2,000. Aunque esto requiere algún gasto inicial, la popularidad creciente de los jugos ha atraído a un número de nuevos fabricantes al mercado, y los precios son más competitivos que nunca. "Un exprimidor es una de las mejores inversiones que usted puede hacer para su salud", dice Calbom. (Para saber qué es lo que tiene buscar cuando compre un exprimidor, vea "Cómo escoger el mejor exprimidor".)

OPTE POR LO ORGÁNICO

Las frutas y las verduras dentro de los jugos determinan cuán sanos son, de manera que es muy importante elegir productos de la mejor calidad. La mayoría de los expertos prefiere los productos orgánicos, frutas y verduras cultivadas sin los pesticidas que se usan en casi toda la agricultura corriente.

"Sabemos tan poco acerca de los efectos a largo plazo de los pesticidas", advierte Calbom. "Para mí, esa es razón suficiente para evitarlos." Comprar orgánicos también ofrece nutrientes más valiosos por su dinero, dice el Dr. Bailey, ya que los granjeros orgánicos protegen el contenido mineral de su suelo.

Si usted hace jugos todos los días y piensa que los productos orgánicos son demasiado caros, todavía puede reducir su exposición a pesticidas si elige versiones orgánicas de solamente las frutas y verduras que usted come más frecuentemente y si lava los productos del supermercado para quitarles los residuos de pesticidas.

Sin embargo, evite los productos importados cuando sea posible, porque muchos pesticidas que han sido prohibidos en los Estados Unidos todavía son

PAUTAS PARA EXPRIMIR

En cuanto haya seleccionado las frutas y los vegetales que va a exprimir, es importante usarlos tan rápidamente como sea posible. Las siguientes pautas son sugeridas por Cherie Calbom, M.S., nutricionista certificada de Kirkland, Washington, y coautora de *Juicing for Life* (Exprimir jugos para toda la vida).

- Lave bien las frutas o vegetales con un cepillo de vegetal (búsquelos en las tiendas bajo el nombre *"vegetable brush"*) antes de hacer el jugo. Si los productos que usted va a exprimir no son orgánicos sino los comunes de la bodega o supermercado, remójelos en agua tibia con una gota de jabón puro de Castilla, lo cual se consigue en la mayoría de las tiendas de productos naturales, agrega Stephen Blauer, ex director del Instituto de Salud Hipócrates, una clínica naturopática en Boston, y autor de *The Juicing Book* (El libro sobre cómo exprimir jugos). Una gota de detergente para lavar platos también funciona.
- Si una fruta o verdura se ha encerado, asegúrese de pelarla antes de hacer el jugo. Aunque la cera en sí misma no le hará daño, hace virtualmente imposible que se puedan quitar los residuos de pesticidas de la piel.
- Quite todas las semillas y huesos (cuescos, pepas). Cuando no esté usando un exprimidor de jugos (juguera) hecho específicamente para frutas cítricas, asegúrese de pelarlas antes de hacer el jugo. La piel de las naranjas y las toronjas (pomelos) contiene un aceite tóxico que es un ingrediente activo en algunos productos de limpieza del hogar,

legales en otros países. Si debe usar productos importados, asegúrese de pelarlos antes de hacer el jugo.

Cada vez que sea posible, compre frutas y verduras cultivadas localmente; son generalmente más frescas y más baratas que aquellas que se envían de otras partes del país. Para encontrar variedad, explore los mercados de granjeros locales (*farmers' markets*) y los puestos al lado del camino, y esté alerta a las granjas donde usted mismo puede recoger los productos y elegir sus propios melocotones (duraznos), chícharos (guisantes), manzanas o fresas (frutillas).

Para un máximo beneficio, beba su jugo inmediatamente después de prepararlo; no más de media hora más tarde es lo mejor. Los jugos guardados en el refrigerador (nevera) pierden su valor nutritivo muy rápidamente. Tan según dice Calbom. Sin embargo, trate de dejar tanto como sea posible de la parte blanca y medulosa porque está cargada de la vitamina C y flavonoides.

- Corte las frutas y verduras en pedazos lo suficientemente pequeños para que quepan fácilmente en un exprimidor. Pique y bote todas las partes que parezcan estar dañadas o en mal estado; éstas no agregan ningún valor nutritivo y pueden afectar el gusto del jugo.

- Lave y exprima todos los tallos o semillas todavía adheridos a la fruta o la verdura. En muchos casos, estos son ricos en valor mineral. Las excepciones son los de la zanahoria y el ruibarbo, los cuales pueden ser tóxicos.

- Ciertas frutas, como el plátano (guineo) y el aguacate (palta), contienen muy poca agua y no se pueden usar para hacer jugos. Si usted quiere incluirlas en una receta de jugo, haga jugo con todas las otras frutas, que sí tienen bastante agua. Luego, vierta este jugo en una licuadora (batidora) y agregue los plátanos o aguacates pelados y lícuelos todos juntos.

- Las frutas y verduras importadas se deben evitar cada vez que sea posible porque contienen residuos de pesticidas más perjudiciales que los productos domésticos. Pero si los debe usar, pélelos antes de hacer el jugo.

- Para un beneficio máximo, sirva el jugo inmediatamente. Los jugos guardados en el refrigerador (nevera) pierden su valor nutritivo muy rápidamente.

pronto como una fruta o una verdura es procesada en su exprimidor, las enzimas naturales en el jugo empiezan a descomponer los otros nutrientes. Ya que las verduras contienen más enzimas que las frutas, sus nutrientes son reducidos más rápidamente. "Una vez que los jugos de verduras empiezan a volverse espesos, todo lo que queda es agua, minerales y calorías", dice el Dr. Bailey. (Para mayor información sobre cómo maximizar los beneficios de salud de los jugos, vea "Pautas para exprimir".)

TERAPIA DE SONIDO

Puede brindarle mucha salud, ¿oyó?

Cierre los ojos por un minuto y escuche el mundo a su alrededor. ¿Qué oye? ¿Bocinas (claxones) de autos, martillos neumáticos y radios a todo volumen? ¿O quizás gotas de lluvia suaves, niños riéndose y el sonido tranquilizador de una orquesta sinfónica?

Sus respuestas a esas preguntas pueden influir mucho en su vida según los terapeutas de sonido. Ellos dicen que lo que usted escucha puede ayudar —o perjudicar— su salud. "Yo creo que el sonido, especialmente la música, puede ser un gran remedio", dice Steven Halpern, Ph.D., compositor, investigador y autor de *Sound Health: The Music and Sounds That Make Us Whole* (Salud de sonidos: La música y los sonidos que nos sanan). "El sonido lo puede relajar. Cuando se lo aplica correctamente, puede liberar energía y ayudar a su cuerpo a curarse a sí mismo."

Los terapeutas están usando el sonido, especialmente la música, para ayudar a la gente con una variedad amplia de problemas médicos, desde la enfermedad de Alzheimer hasta los dolores de muelas. Los médicos también conocen el poder del sonido. Ellos usan aparatos de alta tecnología como máquinas de ultrasonido para ayudar a curar heridas de tejidos suaves y para tomar fotografías de diagnóstico de fetos en los vientres de sus madres. Y los investigadores han difundido una serie de estudios que verifican la capacidad de la música para aliviar el dolor, mejorar la memoria y reducir el estrés.

¿Entonces cómo puede usted aprovechar la terapia de sonido? Bueno, es probable que ya la esté usando. Tres de cada cuatro personas que respondieron a una encuesta de salud de la revista *Prevention* (Prevención) dijeron que escuchan música para aliviar la tensión y el estrés. Y de ellas, el 82 por ciento dijo que les reportó un alivio significativo.

Los expertos dicen que las personas pueden aprovechar el poder curativo del sonido de muchas maneras. Usted puede escuchar música que le tranquiliza la mente y relaja su cuerpo. Otra opción sería dar una caminata por el bosque y empaparse con los sonidos de la naturaleza. También podría pasearse por la playa y escuchar las olas golpear la costa. Usted puede cantar, tocar un instrumento o aprender *toning* (afinación), con lo que usted hace una serie de sonidos elongados de vocales para aliviar la tensión y vigorizar su cuerpo. (Para más información sobre cómo practicar esta técnica, vea "El tararear para sanar".)

"Las recompensas del sonido son muy buenas", dice el Dr. Halpern. "Mientras más aprendemos sobre esta terapia, más vemos su potencial como una cura natural. Y lo bueno es que la terapia del sonido es algo que las personas pueden aprender y hacer solas."

HISTORIA, ARMONÍA Y MELODÍA

La humanidad ha reconocido desde siempre el poder del sonido. Hace aproximadamente 2,500 años, el matemático y filósofo griego Pitágoras desarrolló "recetas" de música para sus estudiantes. Les dijo qué sonidos los ayudaría a trabajar, a relajarse, a dormir y a despertarse mejor. La Biblia cuenta que David alivió la locura del Rey Saúl con su famosa arpa. Charles Darwin creía que los humanos en la prehistoria usaron los sonidos musicales originalmente como llamados de unión.

Desafortunadamente, nadie sabe exactamente qué hay detrás del poder del sonido.

"Somos conscientes de muchos de los efectos que el sonido puede tener en el cuerpo", dice el Dr. Halpern. "Pero nadie puede realmente, saber cómo la terapia de sonido ayuda a curar el cuerpo".

Todo sonido, venga de una trompeta brillante de bronce o de un caño de escape oxidado de auto, viaja en ondas de energía. Estas ondas tienen una serie de variables que le dan a un sonido su calidad única. Entre otras, éstas son la velocidad a la que las ondas viajan; la frecuencia, que es el número de ondas por segundo que un objeto produce; y la intensidad, que es una medida del volumen de un sonido.

El sensor principal de sonidos en nuestro cuerpo es el oído. La piel, los huesos, el líquido y los nervios en el oído ayudan a recoger las ondas de sonido y envían los impulsos al cerebro. El cerebro reacciona a estos impulsos y envía hacia afuera directivas que ayudan a controlar las frecuencias cardíacas y de respiración y otras funciones corporales.

El Dr. Halpern dice que el sonido puede tener un efecto grande en los latidos del corazón. "Su corazón se acelerará o disminuirá para corresponderse con el ritmo de un sonido", dice. "Si usted está escuchando música con toques rápidos de tambor, su corazón se acelerará. Y si usted está escuchando una pieza más lenta, su corazón palpitará a un ritmo menor para corresponderse con esa pieza." El Dr. Halpern dice que usted puede probar este proceso sólo si escucha varias piezas de música, rápidas y lentas, y luego se toma el pulso.

Los sonidos también pueden afectar la respiración, la presión arterial y la tensión muscular y quizá causar la liberación de sustancias químicas que matan el dolor y hacen cambiar el ánimo, los cuales se llaman endorfinas, dice el Dr.

EL TARAREAR PARA SANAR

Si usted quiere probar la terapia de sonido, empiece con el más accesible y versátil de todos los instrumentos: sus cuerdas vocales.

"Yo no creo en poner sonido en el cuerpo de otra persona cuando su propia voz puede masajear su propio cuerpo desde adentro", dice Don G. Campbell, director del Instituto para Música, Salud y Educación en Boulder, Colorado, y autor de *Music: Physician for Times to Come* (Música: La doctora del futuro). "Los sonidos que usted puede hacer con su propia voz pueden ser el curador más poderoso de todos."

Campbell recomienda un proceso llamado afinando (*toning*), que consiste en hacer sonidos vocales elongados. La vibración de los tonos puede ayudar a relajarlo, aliviar el estrés y equilibrar la mente y el cuerpo, dice Campbell.

En su libro *The Roar of Silence: The Healing Power of Breath, Tone and Music* (El rugido del silencio: El poder curativo de la respiración, el tono y la música), Campbell describe ejercicios simples que él dice pueden mostrar el poder relajador de la afinación.

Empiece sentándose en una silla cómoda. Lo primero que tiene que hacer, dice Campbell, es pedirle permiso para experimentar con tonos al lado izquierdo y racional de su cerebro, el lado que controla el pensamiento y que puede considerar este ejercicio nuevo y desafiante. Pídale a su cerebro que explore los sonidos vocales por diez minutos.

Ahora cierre los ojos y concéntrese en escuchar. Respire fácil y profundamente y empiece a tararear "un sonido suave y resonante", dice Campbell. No hay necesidad de preocuparse acerca de si es un sonido alto o bajo o si es bello. Gradualmente comience a sentir la vibración del sonido en el pecho y la cabeza.

Campbell sugiere que le permita al sonido elevarse y caer naturalmente, sin esfuerzo. Ponga las manos sobre sus mejillas y déjelas sentir el sonido. Escuche con sus manos, no con sus oídos. Siga afinando con sus manos, y sienta su cara y su cráneo por cinco minutos.

Luego relaje sus manos y afine solamente un sonido, por ejemplo ah, por otros cinco minutos y mantenga los ojos cerrados. Cuando haya terminado, simplemente note el relajamiento que le ha llegado a la mente, el cuerpo y la respiración.

Halpern. Todos estos factores se pueden combinar para crear un estado de relajamiento total, dice él, porque reducen el estrés y dan al cuerpo la posibilidad de curarse a sí mismo.

TERAPIA DE SONIDO

Hay una teoría que sostiene que las vibraciones de las ondas de sonido también pueden tener un impacto directo en partes individuales del cuerpo. La ciencia ha sabido por mucho tiempo que cada átomo vibra y emite ondas de sonido aún cuando son demasiado vagas y ligeras para que las podamos oír. Como las partes del cuerpo están hechas de átomos, todas ellas producen ondas de sonido. Algunos terapeutas creen que estas ondas de sonido se alteran cuando hay estrés o enfermedad —y también creen que dirigir las ondas de sonido al cuerpo o a sus partes puede restablecer ritmos naturales y alentar y apoyar la curación. Esta técnica, llamada terapia cimática (*cymatic*), es usada en los Estados Unidos por los profesionales holísticos, entre ellos acupunturistas y osteópatas.

Finalmente, existe la teoría de que las ondas de sonido pueden equilibrar los centros de energía, (también conocidos como *chakras*) del cuerpo y promover salud. La filosofía oriental sostiene que el cuerpo tiene siete *chakras*, las cuales controlan funciones y circulación de energía en distintos órganos del cuerpo. El Dr. Halpern cree que las *chakras* vibran a frecuencias específicas que se relacionan con las notas en una escala musical. Cuando las *chakras* son perturbadas a causa de estrés, enfermedades u otros factores, las frecuencias se desconciertan. Al aplicar al cuerpo música o sonidos específicos, las *chakras* pueden volver a su estado normal y el cuerpo se curará solo, dice él.

PRUEBAS CIENTÍFICAS SOBRE LOS SONIDOS Y LA SALUD

Aunque los investigadores están todavía confusos acerca de cómo funciona la terapia de sonido, hay bastantes pruebas científicas de que puede ser efectiva para todo desde reducir el estrés hasta aumentar el poder del cerebro. Por ejemplo, muchos estudios han demostrado que la música puede reducir el dolor y aliviar la ansiedad durante procedimientos quirúrgicos. Investigadores alemanes descubrieron que pacientes sometidos a gastroscopías, durante las cuales el médico les introduce un instrumento con forma de víbora y lo baja desde la garganta para mirar el estómago, tenían niveles más bajos de hormonas de estrés en su corriente sanguínea cuando escuchaban música de su elección durante los procedimientos. Médicos en el Centro Médico Naval Bethesda en Maryland descubrieron que los hombres que escucharon música durante procedimientos de signoidoscopía dijeron sentirse más relajados durante el examen del colon que a veces puede ser incómodo, dado que requiere pasar un tubo a través del ano.

Los dentistas han sabido del valor del sonido por mucho tiempo. En 1960, Wallace Gardner, D.M.D., dentista en Boston, escribió que la música completamente alivió el dolor en aproximadamente el 65 por ciento de los 1,000 pacientes que sometió a la prueba, mientras que otro 25 por ciento había reducido el dolor tanto que no necesitó anestesia. Algunos investigadores especulan que la distracción juega un papel importante en el alivio del dolor, ya que la música saca la mente del paciente del procedimiento. Otros apuntan a las

Terapia de sonido

endorfinas y sostienen que la capacidad de la música para hacer que el cuerpo libere estos asesinos naturales del dolor es la clave para aliviar las molestias.

La música hasta lo puede hacer más inteligente —por lo menos temporalmente. Un estudio de la Universidad de California en Irvine descubrió que los estudiantes universitarios que escucharon a Mozart por diez minutos obtuvieron resultados más altos en pruebas de inteligencia que los que obtuvieron después de escuchar una cinta de relajamiento o sentados en silencio por el mismo espacio de tiempo. Los 36 estudiantes en la investigación tuvieron en promedio notas de 8 a 9 puntos más en las pruebas tomadas inmediatamente después de escuchar música. Desafortunadamente, el efecto duró solamente de 10 a 15 minutos, después de lo cual los resultados volvieron a lo normal.

La terapia de sonido podría ayudar también a las personas a mejorar la calidad de sus sesiones de ejercicio. Un estudio de la Universidad Estatal de Luisiana en Shreveport, realizado con un grupo de 24 adultos jóvenes, concluyó que escuchar música lenta disminuyó el pulso y permitió sesiones de entrenamiento más prolongadas. Escuchar música de *rock*, que obviamente es más alta y fuerte, tuvo el efecto opuesto: el pulso aumentó y las sesiones de ejercicios fueron más cortas cuando los individuos escucharon música *rock*. El autor del estudio, B. Don Franks, Ph.D., profesor en el Departamento de Cinesiología de la universidad, dice que la música suave puede hacer el ejercicio menos difícil y permitir a las personas hacer ejercicios por espacios de tiempo más prolongados.

Muchos médicos usan música con pacientes con los que tienen dificultad para comunicarse, por ejemplo niños autistas, personas mayores con la enfermedad de Alzheimer y víctimas de traumas en la cabeza. Los estudios informan que la música ayuda a hacer contacto con estas personas cuando la terapia tradicional y la comunicación verbal fracasan. Por ejemplo: un estudio de seis meses de la Universidad Indiana en Pensilvania buscó a 60 pacientes mayores con enfermedad de Alzheimer y descubrió que aquellos que escucharon música de bandas grandes durante sus períodos diarios de recreación eran más alertas y felices y podían recordar más el pasado que aquellos que no escucharon música.

Una nueva rama de la terapia de sonido, llamada tanatología musical, busca aliviar el sufrimiento emocional y físico de los enfermos terminales. El creador de esta técnica, Therese Schroeder-Sheker, usa música vocal y de arpa similar a la que los monjes medievales usaban para confortar a personas que se estaban muriendo.

Oiga estos consejos

Un terapeuta de sonido entrenado usa una gama amplia de herramientas, entre ellas instrumentos musicales, cintas, afinadores, máquinas que liberan

CANCIONES QUE PUEDEN CALMAR

Cuando se trata de música relajante, la clave es la música largo. Esa es la música lenta, llamada largo, que puede reducir sus palpitaciones cardíacas y respiratorias, calmar su cuerpo y ayudarlo a curarse a sí mismo, dice Janalea Hoffman, R.M.T. compositora y terapeuta de música en Kansas City, Misurí.

Busque música que se esté tocando a 60 compases por minuto o menos. La mayoría de la música es más rápida que eso y no ayudará a desacelerar el pulso, dice Hoffman. "Lo que le hace falta es la sección largo de cada pieza. Esa es la parte con un compás que funciona." Estos compositores están entre aquellos que tienen secciones de largo en muchas de sus composiciones: Johann Sebastian Bach, Antonio Vivaldi, George Frideric Handel y Georg Philipp Telemann. La mayoría de las grabaciones, casetes y discos ofrecen una lista de las diferentes secciones de cada pieza, en orden, en la portada. El problema es que estas secciones lentas duran solamente unos pocos minutos.

Para escuchar por más tiempo, usted encontrará muchas cintas especialmente grabadas en las tiendas de música o las puede ordenar usando otras fuentes o recursos. Para información acerca de órdenes por correo, vea la lista de recursos en la página 613. Los expertos recomiendan muchas de estas cintas para las condiciones de salud en la lista de la Segunda Parte de este libro. Hoffman ha producido varios casetes con el compás preciso que puede desacelerar sus palpitaciones cardíacas y calmar sus nervios: *Musical Massage*, *Musical Biofeedback*, *Musical Acupuncture*, *Musical Hypnosis* y *Deep Daydreams*.

Además, las siguientes composiciones son sugeridas por Steven Halpern, Ph.D., compositor, investigador y autor de *Sound Health: The Music and Sounds That Make Us Whole* (Salud de sonidos: La música y los sonidos que nos sanan): *Seapeace* por Georgia Kelly; *Spectrum Suite*, *Inner Peace* y *Comfort Zone*, todos por el Dr. Halpern; *Kuthumi* por Joel Andrews; *Dolphin Dreams* por Jonathan Goldman; *Inside* por Paul Horn; *Velvet Dreams* por Daniel Kobialka; *Light from Assisi* por Richard Shulman; *Angels of Compassion* por Iasos; y *Silk Road* por Kitaro. El Dr. Halpern también sugiere escuchar cualquiera de las grabaciones de los cantos gregorianos y *Relax with the Classics* por el Instituto Lind.

ondas de sonido a frecuencias específicas e incluso su propia voz, todos para ayudar a curar el cuerpo. Muchos hospitales, casas de convalecencia y centros

(continúa en la página 132)

EL RIESGO DEL RUIDO Y CÓMO REDUCIRLO

El sonido puede ser un buen curador, pero el ruido no lo es. Aviones rugiendo por arriba de nosotros, la música a volumen alto a través de paredes de apartamentos, su refrigerador (nevera) de 20 años traqueteando en la cocina, y hasta la pantalla de una computadora o televisor gimoteando a una frecuencia que usted casi no puede oír —todo esto puede causar problemas de salud, dicen los expertos.

"El ruido es un peligro", dice Steven Halpern, Ph.D., compositor, investigador y autor de *Sound Health: The Music and Sounds That Make Us Whole* (Salud de sonidos: La música y los sonidos que nos sanan). "Y lo que asombra es que ni siquiera tiene que ser al punto en que le lastima los oídos. Aunque su sentido del oído no se vea afectado, el resto de usted bien puede estarlo."

Se está acumulando evidencia de que la contaminación acústica puede estar conectada a la presión arterial alta, el estrés, la falta de concentración, la irritabilidad y otros problemas. El caso se está volviendo tan grave que el ex Cirujano General de los Estados Unidos, William H. Stewart, dice que "llamar al ruido una molestia es como llamar a la niebla tóxica una inconveniencia".

El ruido excesivo puede aumentar su riesgo de presión arterial alta y otros problemas cardiovasculares en tanto como un 10 por ciento, según Shirley Thompson, Ph.D., profesora asociada de epidemiología en la Escuela de Salud Pública de la Universidad de South Carolina en Columbia. La razón por esto no se entiende totalmente, pero algunos investigadores creen que los sonidos desagradables pueden provocar la respuesta de "lucha" de su cuerpo, dice el Dr. Redford B. Williams, profesor de psiquiatría y director del Centro de Investigación de Medicina de la Conducta en el Centro Médico de la Universidad Duke en Durham, North Carolina.

Cuando su cuerpo percibe el peligro, éste produce adrenalina y la hormona noradrenalina (norepinefrina), la cual puede acelerar su corazón y enviar más sangre a los músculos. Si usted no hace nada con toda esta energía extra del cuerpo, ésta puede agotar sus vasos sanguíneos y posiblemente causar presión arterial alta a largo plazo, dice el Dr. Williams.

Las mujeres pueden estar en riesgo más que los hombres. Y esto se debe a que pueden oír frecuencias más altas, tales como aquellas provenientes de computadoras y televisores, dice Caroline Dow, Ph.D., profesora asociada de comunicaciones en la Universidad de Evansville en Indiana. Ella desarrolló un estudio con 100 mujeres de edad universitaria y descubrió que aquellas expuestas a ruidos de computadora de alta frecuencia obtuvieron resultados 8.5 por ciento peores en una prueba estándar que las mujeres que no tenían que escuchar el sonido.

¿Entonces cómo protegerse de todo este ruido adicional? Pruebe usar tapones de espuma suave para los oídos que están diseñados para reducir el sonido en por lo menos 20 decibeles, dice Ernest A. Peterson, Ph.D., profesor emérito en la Escuela de Medicina de la Universidad de Miami. La Administración Federal de Salud y Seguridad Ocupacional requiere que los trabajadores usen protección en los oídos si están expuestos a ruidos de 89 decibeles o más. Por comparación, usted está expuesto a entre 42 y 49 decibeles cuando está sentado en la sala principal de su casa conversando —y a aproximadamente 130 decibeles o más en un concierto de *rock*. Los tapones para oídos están disponibles en la mayoría de las farmacias y no deberían costar más de unos cuantos dólares.

Usted también puede reducir el ruido en su casa con unos truquitos simples. Use un rastrillo en lugar de un soplador de hojas. Deje secar su cabello naturalmente de vez en cuando en lugar de usar el secador eléctrico. Coloque artefactos como lavarropas sobre colchones de goma, lo cual ayuda a absorber el sonido. Trate de usar más alfombras y cortinas, que tienden a neutralizar los sonidos que resuenan en paredes y pisos desnudos.

Si no puede eliminar un sonido, usted puede al menos intentar "taparlo" con un sonido más agradable. Pruebe alguna música suave y tranquilizadora, dice el psicoterapeuta y experto en manejo del estrés Dr. Emmett Miller, de Menlo Park, California. Ponga esta música con el volumen lo suficientemente alto para que bloquee los otros sonidos que oiga. O trate de buscar los sonidos de la naturaleza, aunque tenga que comprar una cinta que imite la caída de la lluvia en un techo o una corriente de montaña.

Una última alternativa es una máquina de ruido blanco (*white noise machine*), un aparato que emite sonidos diseñados para anular todos los otros ruidos de fondo. Usted puede colocar uno en cualquier lugar de la casa o la oficina o llevarlo siempre con usted si tiene que trabajar o dormir en un ambiente ruidoso. El Dr. Halpern dice que estos aparatos generalmente cuestan entre $50 y $150 y están disponibles en muchas tiendas de departamentos (almacenes) y de equipo estereofónico.

"Es mejor eliminar la fuente del ruido", dice. "Pero si eso no es posible, yo prefiero escuchar el ruido blanco y no algo más irritante."

de rehabilitación ofrecen sesiones de terapia de grupo como parte de sus programas de tratamiento.

Si usted quiere encontrar un terapeuta de música privado, asegúrese de verificar las credenciales apropiadas, dice Al Bumanis, director de relaciones públicas de la Asociación Nacional de Terapia de Música. Un terapeuta calificado se puede llamar terapeuta registrado de música (*R.M.T.* por sus siglas en inglés) o terapeuta de música certificado (*C.M.T.* por sus siglas en ingles). Ambos requieren un título universitario en la terapia de música de un programa aprobado y que se haya completado exitosamente una residencia clínica.

Un terapeuta puede completar también requisitos de educación continua cada cinco años o tomar un examen de la Junta de Certificación de Terapeutas de Música. Aquellos que cumplen con estos requisitos se llaman terapeutas certificados y están actualizados con las tendencias en el campo, dice Bumanis.

Espere gastar aproximadamente $50 por hora para una sesión con un terapeuta privado, dice Bumanis.

Si quisiera probar la terapia de sonido usted solo, los expertos dicen que hay algunas técnicas que puede usar en su casa. La mayoría requiere el uso de música grabada para relajar o vigorizar su cuerpo y su mente. La Segunda Parte de este libro ofrece sugerencias de las piezas de música que lo pueden ayudar a manejar condiciones específicas de salud. Es importante elegir música que sea adecuada para usted, dice el Dr. Halpern. "Todos tienen una reacción diferente a una pieza de música. Una persona le puede decir que una canción lo relajó, pero si tiene violines y a usted no le gustan los violines, no lo va a ayudar en absoluto. En vez de sentirse bien, se sentirá como si está en una aula donde alguien está arrastrando sus uñas a lo largo de un pizarrón." (Para más información sobre la selección de música para la terapia de sonido, vea "Canciones que pueden calmar".)

Usted deberá experimentar para descubrir qué es lo que lo hace sentir mejor. La música clásica es generalmente una buena opción para la terapia de música, pero algunos expertos advierten que no es perfecta. "No se compuso específicamente para la terapia de música", explica Janalea Hoffman, R.M.T., compositora y terapeuta de música en Kansas City, Misurí. "La música barroca tiene un compás que es lo suficientemente lento para desacelerar sus palpitaciones cardíacas. Pero los compases cambian durante la pieza, a veces son más rápidos y a veces son más lentos. Y eso puede hacer más difícil que su corazón reaccione."

Muchos compositores ahora escriben música específicamente para uso terapéutico. Mucha de ella entra en la categoría de *New Age*. Esta música tiene un compás y unos ritmos cuidadosamente estructurados y una secuencia de tonos que se supone estimula el relajamiento. Las tiendas de música ofrecen una selección de grabaciones *New Age*, algunas de las cuales están adaptadas para relajamiento, mejoramiento de la concentración, pérdida de peso y otros propósitos.

La música popular puede ser relajante para algunas personas también. Sin embargo, el Dr. Halpern dice que las investigaciones muestran que el ritmo típico de la música *rock* puede en realidad debilitar la fuerza muscular mientras se escucha. "Muchas veces las personas escuchan música y piensan que ésta las está relajando. Pero lo que realmente está haciendo es distrayéndolas", dice. "No están obteniendo ningún beneficio físico. Están simplemente tratando de bloquear lo que las tiene tensadas."

La mejor manera de ver si usted está relajado es controlarse el pulso y la respiración, dice Hoffman. "Si lo desea, puede medirlos antes y después de escuchar música. Si son más lentos después de la música que antes, usted está logrando relajarse."

Finalmente, los expertos dicen que usted debería buscar sonidos naturales, tales como hojas volando en la brisa o el viento a través de los pinos. Mientras los humanos evolucionaron, se acostumbraron a estos sonidos, dice el Dr. Halpern. "Estos son los sonidos que nos calman, que nos devuelven el equilibrio. Estos son los sonidos que el cuerpo está diseñado para escuchar. Pueden ayudar a curarnos." Toda vez que sea posible, dice, es una buena idea escaparse de los zumbidos de las computadoras y el ruido de las cortadoras de césped de la vida diaria y escuchar los sonidos del silencio natural. "Simplemente encuentre un lugar tranquilo y salga a caminar. Su salud mejorará si lo hace", dice el Dr. Halpern.

TERAPIA DE VITAMINAS
Y MINERALES

Complementos para nuestro mejoramiento

Según dicen, las claves para una vida más larga y sana son bastante sencillas: coma bien, haga ejercicios regularmente, maneje el estrés y duerma lo suficiente. El truco está en poner todo esto en práctica.

Por ejemplo, consideremos la idea de comer bien. El Instituto Nacional de Cáncer en Rockville, Maryland, recomienda comer cinco porciones de frutas y verduras al día para reducir nuestro riesgo de ciertas formas de cáncer, pero menos del 10 por ciento de nosotros sigue ese consejo. Y al no tomar las decisiones apropiadas con respecto a la comida, nuestra dieta podría estar poniéndonos en el camino hacia el cáncer en vez de protegernos de esta terrible enfermedad.

En cuanto a los ejercicios, vamos a ser sinceros, damas y caballeros. Todos sabemos que no nos ejercitamos suficientemente. Si no hay que hacer esto, hay que hacer lo otro. O tal vez decimos, "Hoy no puedo, estoy que no doy más. Mañana lo haré..." Pero mañana ahora es ayer, y los equipos para quemar grasa y aplanar nuestra pancitas se están llenando de polvo.

¿Y el manejo del estrés? Si casi no podemos manejar los niños, el trabajo, nuestra pareja, las cuentas y todo lo demás que nos tiene viviendo ajetreados, ¿cómo vamos a lidiar con el estrés? Y entre todo eso, ni siquiera empecemos a hablar de la lucha con nuestra falta de horas suficientes de sueño.

Estos obstáculos que impiden nuestros esfuerzos de vivir bien pueden ser difíciles de tragar, pero tal vez serán más soportables si tragamos una ayuda adicional y nutricional —las pastillas de vitaminas y minerales.

BUENOS Y BARATOS

Aproximadamente la mitad de todos los estadounidenses —alrededor de 100 millones de personas— usa suplementos al menos ocasionalmente. Cerca de la mitad de ellos toma vitaminas diariamente, gastándose aproximadamente 4 mil millones de dólares al año en ellos. Pareciera dinero bien invertido: evidencia creciente sugiere que altas dosis de ciertos nutrientes pueden ayudar a retroceder el proceso natural de envejecimiento y evitar las enfermedades cardíacas, los derrames cerebrales, ciertos tipos de cáncer y otras dolencias.

En los alimentos, hay cientos de compuestos nutritivos llamados fitoquímicos, muchos de los cuales tienen efectos beneficiales en la salud. Por ejemplo, los investigadores piensan que algunos de los fitoquímicos en las verduras protegen del cáncer pero no están disponibles en suplementos. Por eso es que comer bien es tan importante.

Pero muchos nutrientes se encuentran solamente en cantidades muy bajas en los alimentos que ingerimos todos los días. Y algunos nutrientes, tales como el ácido fólico, se absorben mejor en la forma que se usa en suplementos.

"Hay una evidencia abundante de que los suplementos tienen efectos beneficialesen la salud de una persona, porque ofrecen dosis mucho más grandes de nutrientes clave que los que se encuentran en la comida —a veces cantidades que usted nunca podría obtener sólo de la dieta", dice Richard Anderson, Ph.D., director científico del Laboratorio de Requerimientos y Funciones de Nutrientes del Centro de Investigación de Nutrición Humana del Departamento de Agricultura de los Estados Unidos en Beltsville, Maryland.

"A menos que esté consumiendo de 4,000 a 5,000 calorías de comidas sanas al día —aproximadamente el doble de lo que consume el típico estadounidense— usted ni siquiera está obteniendo las Asignaciones Dietéticas Recomendadas (las *RDA* por sus siglas en inglés) de varios oligominerales (minerales de pocas cantidades), y menos todavía en cantidades que pueden ayudar a prevenir y tratar enfermedades."

Los suplementos también pueden ser bastante económicos. Si compra cuidadosamente, por tan poco como nueve centavos al día usted puede tomarse un suplemento mineral/multivitamínico de marca que provee todos los nutrientes esenciales que obtendría comiendo alimentos sanos durante un día entero. Agregue otros nueve centavos, y puede tomar suficiente de las vitaminas C y E en suplementos que posiblemente pueden protegerlo del cáncer y las enfermedades cardíacas. Por un poco más, usted puede tomar un suplemento de calcio para prevenir la osteoporosis. En muchos lugares, eso es menos que el costo de una manzana. Por supuesto, algunos suplementos cuestan más, pero generalmente, por menos de un dólar al día usted puede obtener más vitaminas y minerales esenciales de los que podría obtener comiendo comida sana durante un día entero. Busque un suplemento natural que no tenga colorantes de comidas, edulcorantes y otros aditivos.

Además, los suplementos generalmente son seguros, especialmente si no son abusados. "Es verdad que unos pocos suplementos, más notablemente las vitaminas A y D, pueden causar algunos problemas si se toman en dosis extremadamente grandes por períodos extensos", dice el Dr. Michael Janson, director del Centro de Medicina Preventiva en Barnstable, Massachusetts, y funcionario del Colegio Estadounidense para el Avance de la Medicina. "Pero estamos hablando de dosis extremadamente grandes tomadas diariamente durante un año o dos." Estas son cantidades que pueden estar tanto como 50 veces por encima de las Asignaciones Dietéticas Recomendadas (las RDA) y hasta 10 veces o más por encima de las megadosis sugeridas para terapias de corto plazo para aliviar un problema médico específico. (Para mayor información sobre posibles efectos secundarios de los suplementos, véase "Algunas precauciones".)

La historia de las vitaminas

Las vitaminas y minerales —o, en realidad, los alimentos que contienen estos nutrientes— se han usado como terapia por miles de años. Los antiguos egipcios comían el hígado de los gallos para curar la ceguera nocturna producida por deficiencia de la vitamina A y las esponjas de mar, una fuente natural de yodo, para tratar bocios.

No fue hasta alrededor del año 1906 que se descubrieron las vitaminas. Lo que provocó la búsqueda de vitaminas fue el hecho de que se descubrió que las grasas, las proteínas y los carbohidratos no eran suficientes para sostener la vida. "Se hizo claro que había algo más en los alimentos que se necesitaba para la sobrevivencia, y con ese descubrimiento empezó la investigación. Ese 'algo más' resultó ser las vitaminas", dice Annette Dickinson, Ph.D., directora de asuntos científicos y regulatorios del Consejo para la Nutrición Responsable en Washington, D.C., un grupo político y de investigación para la industria de los suplementos.

Los científicos trabajaron para aislar los compuestos nutritivos de los alimentos a través de procedimientos químicos complejos. En el año 1912, se inventó el término *vitamine* para describir estos compuestos en inglés, lo cual fue cambiado a *"vitamin"* años después y traducido al español como "vitamina".

Ya para el año 1925, los suplementos de vitaminas ya se vendían tanto que las revistas nacionales informaban sobre las cifras de ventas de éstas, igual que hacían con las cifras de ventas de los automóviles.

Desde 1906 hasta la década de los años 40, hubo mucha investigación sobre las vitaminas y los suplementos, y las vitaminas fueron nombradas alfabéticamente en el orden en que fueron descubiertas: la primera vitamina que se aisló se llamó A, la siguiente se llamó B, luego C y así sucesivamente, dice la Dra. Dickinson. "Llevó aproximadamente de 20 a 30 años separar los compuestos que eran realmente vitaminas de aquellos que eran algo más." A través de los años, pues, algunas letras fueron eliminadas, y otras se agregaron —la razón por la cual hay ocho vitaminas B.

Las vitaminas y los minerales

Hay por lo menos 13 vitaminas y 15 minerales considerados esenciales para la buena salud. (Para averiguar cuáles son, vea "Lo que usted necesita" en la página 144.) Las vitaminas son compuestos orgánicos, lo cual significa que con-

ALGUNAS PRECAUCIONES

Obviamente, demasiado de algo bueno puede ser malo —y muy peligroso. Algunas vitaminas no se deberían tomar en forma de suplemento a menos que usted esté bajo el cuidado de un médico por un problema específico. Las vitaminas A y D, el ácido nicotínico y el hierro pueden tener efectos adversos que pueden resultar en problemas tales como daños al hígado, enfermedades cardíacas, pérdida de funciones nerviosas y riesgo aumentado de cáncer.

Pero hasta los suplementos que se nos alientan a que los tomemos en grandes dosis pueden tener algunos efectos secundarios, aunque sean menos serios. "Si usted toma demasiado magnesio, puede contraer diarrea", dice el Dr. Michael Janson, director del Centro de Medicina Preventiva en Barnstable, Massachusetts, y funcionario del Colegio Estadounidense para el Avance de la Medicina. "Y el exceso de B_6 puede causar falta de descanso durante el sueño porque promueve el sueño profundo."

Si se toman demasiadas vitaminas B o mezclas de complejos de la B, su orina se puede volver de color amarillo brillante, lo cual no es serio ni peligroso. Y demasiadas cantidades de la vitamina C pueden causar diarrea o problemas intestinales en algunas personas. "Pero generalmente", dice el Dr. Janson, "estos efectos secundarios ocurren en dosis extremadamente grandes —a veces 100 veces por encima de las Asignaciones Dietéticas Recomendadas y mucho más de lo que la mayoría de las personas jamás tomarían".

Otro problema: algunos nutrientes pueden "cancelar" unos a otros. "Usted nunca debería tomar adicional cinc sin tomar cobre adicional, porque el cinc va a sobreponerse al cobre e inducir una deficiencia marginal", dice Richard Anderson, Ph.D., director científico del Laboratorio de Requerimientos y Funciones de los Nutrientes del Centro de Investigación de Nutrición Humana del Departamento de Agricultura de los Estados Unidos en Beltsville, Maryland. "Entonces si va a tomar un suplemento de cinc, separado de un suplemento mineral/multivitamínico, asegúrese de tomar también aproximadamente tres miligramos de cobre."

tienen carbón, que se encuentra solamente en las cosas vivas. Los minerales son compuestos más simples, inorgánicos y se encuentran generalmente en cantidades más pequeñas en los alimentos. Junto con los ácidos grasos esenciales y los aminoácidos, las vitaminas y los minerales están entre los casi 50 nutrientes esenciales conocidos que necesitamos para una vida sana, dice el Dr. Janson.

TERAPIA DE VITAMINAS Y MINERALES

Cuatro de esas vitaminas —A, D, E y K— son solubles en grasa, lo cual significa que las cantidades excesivas se pueden almacenar en el cuerpo. Las otras —C y las ocho vitaminas B— son solubles en agua, que quiere decir que las cantidades excesivas simplemente se despiden con la orina.

Los minerales, la mayoría de los cuales fueron identificados años después de la investigación inicial de las vitaminas, también están clasificados en dos categorías: minerales principales, o macronutrientes, tales como calcio, magnesio y potasio, que se encuentran en concentraciones relativamente altas de alimentos; y oligominerales, también conocidos como micronutrientes, tales como cromo, cobre, hierro y cinc, que generalmente se encuentran sólo en pequeñas cantidades.

Todos estos nutrientes son cruciales para la conservación de la vida. Sean de los alimentos o de los suplementos, las vitaminas y los minerales juegan un papel en la construcción de las células y en la salud de cada órgano en su cuerpo así como de sus huesos, su inmunidad y su sistema nervioso. Y aunque no suministran energía —usted obtiene esto de los carbohidratos, las proteínas y las grasas— liberan energía de los alimentos de manera que su cuerpo pueda usarla.

"Cada célula en su cuerpo necesita cada vitamina, pero no todas las células utilizan las vitaminas de la misma forma o necesitan las mismas cantidades", dice el Dr. Janson. "Por esto, es difícil decir cuáles vitaminas o minerales son los más importantes."

NUESTROS DEFENSORES NATURALES

En la línea de batalla, al menos cuando se trata de detener los problemas de salud más comunes de hoy, están los llamados antioxidantes: las vitaminas C y E y el betacaroteno (una forma de la vitamina A). Cuando se toman en dosis lo suficientemente grandes, se cree que estas vitaminas ofrecen protección contra 60 enfermedades relacionadas con el envejecimiento, desde el cáncer y las cataratas hasta las enfermedades cardíacas y el colesterol alto.

¿Cómo es que hacen esto? Simplemente porque acaban con las moléculas tóxicas llamadas radicales libres. Causados por radiaciones, humo de cigarrillos, gases del tubo de escape de automóviles y otros agentes contaminadores, estos radicales libres corroen las células sanas y las vuelven defectuosas en una forma parecida a la en que las células cancerosas hacen estragos en el cuerpo. Con el tiempo, el daño causado por los radicales libres puede provocar el desarrollo del cáncer, convertir el colesterol inofensivo en una placa pegajosa que obstruye las arterias y acelerar el proceso natural de envejecimiento y las enfermedades acompañantes.

Pero los investigadores dicen que la mejor defensa contra los radicales libres es tomar cantidades suficientes de las vitaminas antioxidantes, lo cual impide a los radicales libres corroer las células sanas. "Por esto es difícil imaginarse alguien en nuestra sociedad que no podría beneficiarse al tomar suplementos vitamínicos, especialmente aquellos que contienen suficientes antioxidantes", dice el Dr. Michael A. Klaper, especialista en medicina nutritiva en Pompano Beach, Florida, y director del Instituto de Educación e Investigación de la Nutrición, una organización con sede en Manhattan Beach, California, que enseña a los médicos sobre la nutrición y su relación con distintas enfermedades.

"Nosotros vivimos en un mundo bien diferente al de nuestros padres. El sol es más oxidante por el afinamiento de la capa de ozono. Le agregamos más cloro al agua, entonces es más oxidante. Freír, asar y agregar colorantes y preservativos hacen que nuestras comidas sean más oxidantes. Y la triste realidad es que, a menos que tenga la suerte de ser dueño de la cooperativa local de alimentos orgánicos y viva en un área realmente limpia, usted probablemente no tenga la protección que necesita tan sólo de su dieta."

¿A QUIÉN LE CONVIENE MÁS?

Su necesidad de vitaminas y minerales varía en diferentes etapas de su vida, muchas veces por las formas variantes en que su cuerpo absorbe los nutrientes. Los niños, por ejemplo, absorben como el 70 por ciento del calcio que consumen; los adultos absorben sólo un 30 por ciento, aproximadamente. Por eso los suplementos se vuelven más importantes cuando usted envejece.

"Las personas mayores se podrían beneficiar definitivamente con los suplementos, porque una vez que tenga 60 años de edad, la ingestión de alimentos generalmente disminuye, y usted no es tan activo como solía ser", dice Judith S. Stern, R.D., Sc.D., profesora de nutrición y medicina interna en la Universidad de California, Davis.

Aun si se las arregla para mantenerse activo, usted se puede beneficiar con los suplementos. "Ejercicios moderados aumentan la inmunidad, pero si corre más de 3 millas (48 km) por semana o si hace otro montón de ejercicios distintos, usted puede en realidad afectar su inmunidad y volverse más propenso a distintos virus", dice el Dr. Kenneth H. Cooper, fundador y presidente del Centro de Ejercicios Aeróbicos Cooper en Dallas. "Entonces si hace mucho ejercicio, usted debe definitivamente tomar suplementos vitamínicos ricos en antioxidantes." Su recomendación: 1,000 miligramos de la vitamina C, 400 unidades internacionales (*IU* por sus siglas en inglés) de la vitamina E en la forma natural de alfatocoferol y 15 miligramos (25,000 IU) de betacaroteno cada día.

Otras personas que pueden estar en necesidad especial de suplementos de vitaminas y minerales, según dice la Dra. Stern, son: mujeres en edad de tener hijos; mujeres embarazadas o que están amamantando; personas que están haciendo una dieta, especialmente cuando consumen menos de 1,200 calorías al día; personas preparándose para cirugía o recuperándose de cirugía; aquellos que toman bebidas alcohólicas con frecuencia; fumadores; personas que viajan mucho y que no pueden comer una variedad de comidas; personas que viven en climas con humo y neblina; y, posiblemente, vegetarianos estrictos.

Más allá de las RDA

¿Por qué tantos de nosotros necesitamos suplementos nutritivos de una pastilla o una tableta —o de muchas de éstas? Simplemente por el hecho que muchos de nosotros basamos nuestras necesidades nutritivas en las RDA, las Asignaciones Dietéticas Recomendadas que fueron establecidas por primera vez por el Consejo de Alimentos y Nutrición en 1941 y actualizadas periódicamente desde entonces. Las RDA son pautas para todas las personas, de niños a adultos, y no toman en consideración necesidades nutritivas especiales. La naturaleza general de las RDA nos puede dejar sin suficientes de los nutrientes que necesitamos, que es la razón por la cual los expertos dicen que somos una sociedad acosada por tantos problemas de salud, entre ellos las afecciones inmunológicas como resfriados (catarros), cortadas de curación lenta y condiciones más serias como la artritis y las enfermedades cardíacas.

"Las RDA son realmente una pauta inútil para hoy, porque fueron diseñadas para prevenir enfermedades de deficiencia como escorbuto y beriberi —problemas que no vemos en este país", dice el Dr. Janson. "Las RDA no son una pauta útil para lograr una salud óptima y para tratar enfermedades, especialmente en la sociedad moderna."

Los cambios en las etiquetas de los alimentos han agregado otro número: el Valor Diario, (o *DV* por sus siglas en inglés). Como las RDA, el DV es una recomendación de cuánto de un nutriente específico usted necesita en su dieta diaria para mantener una nutrición adecuada. En las etiquetas de los alimentos, el porcentaje de DV indica el porcentaje de sus necesidades nutritivas diarias provistas por una porción de ese alimento, basado en una dieta de 2,000 calorías al día. Los suplementos de minerales/multivitamínicos también tienen etiquetas con el porcentaje del DV. Ni el DV ni las RDA son necesariamente una medida verdadera de lo que usted puede necesitar para tratar o protegerse de una enfermedad.

Por eso, dicen los expertos, usted necesita ir más allá de las RDA —generalmente mucho más allá. "En general, yo diría que las vitaminas en cantidades bien por encima de las RDA son seguras para la mayoría de las personas", dice Gladys Block, Ph.D., profesora de nutrición y salud pública y epidemiología en la Universidad de California, Berkeley, y una autoridad en la terapia de vitaminas. En realidad, dicen los expertos, los mayores beneficios de algunos nutrientes parecen manifestarse cuando se toman grandes dosis.

Terapia de vitaminas y minerales

"Mire a la vitamina C, por ejemplo", dice el Dr. Alan Gaby, especialista en medicina nutricional y preventiva en Baltimore y presidente de la Asociación Estadounidense Médica Holística. La recomendación (RDA) de la vitamina C es 60 miligramos al día, aproximadamente la cantidad que usted obtendría en un vaso de jugo de frutas cítricas o en media taza de brócoli.

"Usted podría obtener tanto como 500 miligramos si siguiera una dieta realmente rica en frutas y verduras, pero sería realmente difícil llegar a esa cantidad", dice. "La mayoría de los estudios muestran que la vitamina C ofrece los mejores beneficios —como funcionar como un antihistamínico, matar virus, aumentar la inmunidad y proteger a las personas del cáncer, la diabetes y otras enfermedades— en dosis que varían de 500 a 10,000 miligramos, lo cual usted nunca podría lograr con los alimentos."

La Dra. Block ha revisado más de 100 estudios que examinan la relación entre la vitamina C y el cáncer. En casi todos los estudios, el nutriente tenía un efecto protector. En la mayoría de los estudios, las personas con una ingestión alta de frutas y verduras que contienen la vitamina C tenían un riesgo menor de cáncer.

Lo mismo ocurre con el betacaroteno, el cual se convierte en la vitamina A en el cuerpo cuando es necesario. El betacaroteno es más seguro para tomar en forma de suplemento que la vitamina A porque éste deriva de fuentes de plantas y las cantidades excesivas son excretadas (mientras que la vitamina A, que es soluble en grasa, viene de fuentes animales, y las cantidades excesivas son almacenadas en su cuerpo). Los estudios muestran que las personas que toman esta vitamina antioxidante en forma de suplemento —también se encuentra en las zanahorias, el *squash*, los melones y otras frutas y verduras amarillas-anaranjadas— reducen a la mitad su riesgo de ataques cardíacos y derrames cerebrales en comparación con aquellas que no.

Y cuando se toma en dosis de cinco a diez veces lo típicamente recomendado, lo cual es aproximadamente seis miligramos (10,000 IU), el betacaroteno ha mostrado ser muy bueno para reducir lesiones precancerosas en la boca, dice el investigador de cáncer Harinder Garewal, Ph.D., del Centro de Cáncer de la Universidad de Arizona en Tucson.

Mientras tanto, se ha descubierto que la vitamina E ayuda a proteger a las personas contra enfermedades cardíacas, pero solamente cuando se toma en cantidades por lo menos siete veces por encima de la RDA de diez miligramos de equivalentes alfatocoferol (15 IU) para hombres y ocho miligramos de equivalentes alfatocoferol (12 IU) para mujeres —cantidades difíciles de lograr a través de una dieta. (Usted tendría que comer cuatro mangos grandes o 12 manzanas simplemente para obtener la RDA.)

"Los estudios muestran que se necesita aún más, entre 400 y 800 IU, para aliviar la enfermedad fibroquística del seno", agrega el Dr. Gaby. "Sería imposible obtener tanta cantidad de la vitamina E en los alimentos solamente."

LOS MINERALES EN UN MANO A MANO CON LA ENFERMEDAD

Aunque los antioxidantes se llevan la mayoría de los titulares en los periódicos y revistas, no son los únicos "super suplementos". "En este momento se están realizando investigaciones muy interesantes con los minerales", dice el Dr. Anderson. Y como con los antioxidantes, pareciera que los grandes beneficios vienen con dosis que usted normalmente no puede obtener con los alimentos solamente.

"Una cosa en la que he estado trabajando es el cromo, un oligomineral (mineral que se encuentra en muy pocas cantidades) que se ha mostrado que puede reducir los factores de riesgo de la diabetes y las enfermedades cardiovasculares en algunas personas", dice. "Mejora la glucosa y la insulina y disminuye el colesterol y los triglicéridos, una forma de grasa sanguínea que ha estado vinculada a un riesgo creciente de enfermedades cardíacas. Cualquiera que recibe la dosis recomendada de 50 microgramos estará bien. Pero si quiere protección contra la diabetes, usted necesita aproximadamente 400 microgramos; si quiere protegerse contra enfermedades cardíacas, necesita 400 microgramos. Y la investigación también muestra que el cobre y el magnesio pueden protegerlo contra las cardiopatías —pero solamente en cantidades que rara vez se obtienen de los alimentos."

Otros expertos dicen que el cinc, un mineral frecuentemente pasado por alto y subestimado que se conoce más por su capacidad de curar heridas y construir tejidos, puede ser aún más importante que los antioxidantes para proteger a las personas de infecciones invasoras y para mantener fuerte el sistema inmunológico. En realidad, uno de los mejores remedios para combatir resfriados (catarros) son las pastillas de glucosas de cinc; éstas matan muchos de los gérmenes que causan dolores de garganta y otros síntomas asociados con el resfriado común.

La RDA de cinc es 15 miligramos para hombres y 12 miligramos para mujeres, pero la mayoría de las personas obtiene solamente entre 8 y 10 miligramos —"y aún menos si son vegetarianas", dice la Dra. Ananda Prasad, Ph.D., profesora de medicina en la Universidad de Wayne en Detroit y experta líder en cinc.

Entonces ¿cuánto deberían tomar? "Yo diría que aproximadamente 30 miligramos al día —más si tienen un problema específico de la piel u otra condición", agrega el Dr. Janson. "Con tal que esté adecuadamente equilibrado con 2 ó 3 miligramos de cobre." Esto es porque el cinc y el cobre interfieren con la absorción de cada uno, dice el Dr. Janson. Demasiado de uno puede causar deficiencia en el otro, de manera que siempre deben complementarse mutuamente.

El selenio es un mineral con calidades antioxidantes que pueden también fortalecer la inmunidad. La investigación muestra que protege contra cardiopatías y cáncer, alivia los síntomas de la artritis y puede hasta mejorar el ánimo. La RDA es 70 microgramos para hombres y 55 microgramos para mujeres; el Dr. Janson recomienda que se tome hasta seis veces esa cantidad cada día para obtener estos beneficios.

LAS VITAMINAS VITALES

En el campo de las vitaminas, B_6 es otro nutriente que es esencial para una inmunidad fuerte. También ofrece alivio para el síndrome del túnel del carpo, previene cálculos renales y alivia el síndrome premenstrual.

Y la vitamina B_6 se vuelve aún más importante a medida que usted envejece. Las personas mayores parecieran metabolizarla menos efectivamente que las personas más jóvenes, dice Simin Meydani, Ph.D., director del laboratorio de inmunología nutritiva del Centro de Investigación de Nutrición Humana del Departamento de Agricultura de Estados Unidos en la Universidad Tufts en Boston. Esto puede llevar a una deficiencia de B_6, y tal deficiencia puede afectar la inmunidad.

El Dr. Janson recomienda que se tomen de 50 a 100 miligramos de la vitamina B_6 al día, bien por encima de la RDA de 2 miligramos para hombres y 1.6 miligramos para mujeres.

En conclusión: no importa cuál sea su edad, sexo, estilo de vida o hábitos de ejercicios, la mayoría de las personas se pueden beneficiar si complementan su dieta con las vitaminas y los minerales, dicen los expertos.

"Usted no puede reemplazar una dieta sana con suplementos de vitaminas y minerales; todavía tiene que comer bien y adecuadamente", dice el Dr. Janson. "Pero con los suplementos, usted puede reparar algunas de las faltas de una dieta mala —y la mayoría de nosotros tenemos faltas en nuestra dieta."

Igual a la dieta, los ejercicios y el manejo del estrés, los suplementos son solamente parte de un plan de salud total —no pastillas mágicas que pueden reparar los efectos de sus otros malos hábitos. "No importa cuánto les pido a mis pacientes que sigan una dieta mejor, muchos preferirían tomar pastillas, porque es más fácil", dice el Dr. Janson. "Lo siento, pero los suplementos son solamente una parte."

De todos modos, estos pueden tener un impacto significativo, agrega él. "Si usted ahora está sano y se siente bien, sus niveles de energía son altos, no tiene problemas con el aguante físico cuando está haciendo ejercicio y sus procesos mentales son claros, entonces no creo que deba esperar efectos obvios inmediatos de los suplementos —no otros que los de mantener ese estado por muchos años más que si no se los hubiera tomado."

Lo que usted necesita

He aquí cuánto necesita usted diariamente de la mayoría de las vitaminas y minerales esenciales, dónde encontrarlos y qué efecto tienen en su cuerpo.

Nutriente	RDA para hombres	RDA para mujeres	DV
Vitaminas			
Vitamina A	1,000 mcg. RE o 5,000 IU	800 mcg. RE o 4,000 IU (1,300 mcg. RE o 6,500 IU si amamantando)	5,000 IU
Vitaminas B			
Tiamina	1.5 mg.	1.1 mg. (1.5 mg. si embarazada; 1.6 mg. si amamantando)	1.5 mg.
Riboflavina	1.7 mg.	1.3 mg. (1.6 mg. si embarazada; 1.8 mg. si amamantando)	1.7 mg.
Ácido nicótico	19 mg.	15 mg. (17 mg. si embarazada; 20 mg. si amamantando)	20 mg.
Vitamina B_6	2.0 mg.	1.6 mg. (2.2 mg. si embarazada; 2.1 mg. si amamantando)	2.0 mg.

BENEFICIO	FUENTES DE ALIMENTOS
Necesaria para visión normal con poca luz; mantiene normal la estructura y función de las membranas mucosas; ayuda al crecimiento de huesos, dientes y piel	Zanahorias, calabazas, batatas dulces (camotes, *yams*, *sweet potatoes*), espinaca, *squash*, atún, cantaloup, mangos, albaricoques (chabacanos), brócoli, sandía
Metabolismo de carbohidrato; mantiene sano el sistema nervioso	Cerdo, germen de trigo, pasta, cacahuates (maníes), legumbres, sandías, naranjas, arroz moreno, harina de avena, huevos
Metabolismo de grasas, proteínas y carbohidratos; piel saludable	Leche, requesón, aguacates (paltas), mandarinas, ciruelas pasas, espárragos, brócoli, champiñones (hongos), carne de res, salmón, pavo
Metabolismo de grasas, proteínas y carbohidratos; función del sistema nervioso; necesario para uso de oxígeno por parte de las células	Carnes, carne de ave, pescado, mantequilla de maní (cacahuate), legumbres, sojas, cereales y panes integrales, brócoli, espárragos, papas horneadas
Metabolismo de proteínas; necesario para crecimiento normal	Pescado, sojas, aguacates, habas blancas, pollo, plátanos (guineos) amarillos, coliflor, pimientos (chiles, ajíes) verdes, papas, espinaca, pasas

(continúa)

LO QUE USTED NECESITA —Continuación

Nutriente	RDA para hombres	RDA para mujeres	DV
Vitaminas B —Continuación			
Folato (ácido fólico)	200 mcg.	180 mcg. (400 mcg. si embarazada 280 mcg si amamantando	0.4 mg. (400 mcg.)
Vitamina B$_{12}$	2.0 mcg.	2.0 mcg. (2.2 mcg. si embarazada; 2.6 mcg. si amamantando)	6.0 mcg.
Biotina	30–100 mcg.★	30–100 mcg.★	0.3 mg. (300 mcg.)
Ácido pantoténico	4–7 mg.★	4–7 mg.★	10 mg.
Vitamina C	60 mg.	60 mg. (70 mg. si embarazada; 95 mg. si amamantando)	60 mg.
Vitamina D	5 mcg.	5 mcg. (10 mcg. si embarazada; o amamantando)	400 IU
Vitamina E	10 mg. alfa-TE o 15 IU	8 mg. alfa-TE o 12 IU (10 mg. alfa-TE o 15 IU si embarazada; 12 mg. alfa-TE o 18 IU si amamantando	30 IU

TERAPIA DE VITAMINAS Y MINERALES

BENEFICIO	FUENTES DE ALIMENTOS
Desarrollo de glóbulos rojos; crecimiento y reparación de tejidos	Legumbres, carne de ave, atún, germen de trigo, champiñones, naranjas, espárragos, brócoli, espinaca, plátanos amarillos (guineos), fresas (frutillas), cantaloup
Necesaria para el crecimiento de nuevos tejidos, glóbulos rojos, sistema nervioso y piel	Salmón, huevos, queso, pez espada, atún, almejas, cangrejo, mejillones, ostras (ostiones)
Metabolismo de grasas, proteína y carbohidrato	Mantequilla de maní (cacahuate), huevos, harina de avena, germen de trigo, carne de ave, coliflor
Metabolismo de grasas, proteína y carbohidrato	Pescado, cereales integrales, champiñones, aguacates (paltas), brócoli, cacahuates (maníes), anacardos, lentejas, sojas, huevos
Construye colágeno; mantiene sanas las encías, la dentadura y los vasos sanguíneos	Naranjas, toronjas, pimientos dulces, fresas, tomates, espinaca, repollo, melones, brócoli, kiwi
Absorción de calcio; crecimiento de huesos y dientes	Luz solar, huevos, leche, mantequilla, atún, salmón, cereales, productos horneados (si se usa harina fortificada)
Protege a las células de daños	Aceites vegetales y de nueces, germen de trigo, mangos, zarzamoras, manzanas, brócoli, cacahuates, espinaca

(continúa)

LO QUE USTED NECESITA —Continuación

NUTRIENTE	RDA PARA HOMBRES	RDA PARA MUJERES	DV
Vitamina K	80 mcg.	65 mcg.	Ninguno
MINERALES			
Calcio	800 mg.	800 mg. (1,200 mg. si embarazada o amamantando)	1 g. (1,000 mg.)
Cinc	15 mg.	12 mg. (15 mg. si embarazada; 19 mg. si amamantando)	15 mg.
Cloruro	750 mg.[†]	750 mg.[†]	Ninguno
Cobre	1.5–3.0 mg.[★]	1.5–3.0 mg.[★]	2.0 mg.
Cromo	50–200 mcg.[★]	50–200 mcg.[★]	Ninguno
Fluoruro	1.5–4.0 mg.[★]	1.5–4.0 mg.[★]	Ninguno
Fósforo	800 mg.	800 mg. (1,200 mg. si embarazada o amamantando)	1 g. (1,000 mg.)

TERAPIA DE VITAMINAS Y MINERALES

BENEFICIO	FUENTES DE ALIMENTOS
Coagulación de la sangre	Espinaca, brócoli, bretones, perejil, huevos, productos lácteos, zanahorias, aguacates, tomates
Huesos y dientes fuertes: función muscular y nerviosa; coagulación de la sangre	Leche, queso, yogur, salmón y sardinas con huesos, brócoli, habichuelas verdes (ejotes, *green beans*), almendras, nabo, jugo de naranja fortificado
Curación de heridas; crecimiento; apetito; producción de espermas	Ostras, carne de res magra, germen de trigo, mariscos, habas blancas, legumbres, nueces, carne de aves, productos lácteos
Ayuda la digestión, funciona con sodio para mantener balance de líquidos	Alimentos con sal
Formación de células de sangre y de tejido conectivo	Ostras y otros mariscos, nueces, cerezas, cocoa, champiñones, cereales de granos integrales, huevos, pescado, legumbres
Metabolismo de carbohidratos	Granos integrales, brócoli, jugo de uvas, jugo de naranja, azúcar morena, carnes, pimienta negra, levadura de cerveza, queso
Fortalece el esmalte de la dentadura	Agua fluororizada, pescado, té
Metabolismo de energía; con calcio fortalece huesos y dentadura	Carnes, pescado, carnes de ave, huevos, productos lácteos, cereales

(continúa)

LO QUE USTED NECESITA —CONTINUACIÓN

NUTRIENTE	RDA PARA HOMBRES	RDA PARA MUJERES	DV
Hierro	10 mg.	15 mg. (30 mg. si embarazada)	18 mg.
Magnesio	350 mg.	280 mg. (320 mg. si embarazada; 355 mg. si amamantando)	400 mg.
Manganeso	2.0–5.0 mg.★	2.0–5.0 mg.★	Ninguno
Molibdeno	75–250 mcg.★	75–250 mcg.★	Ninguno
Potasio	2,000 mg.†	2,000 mg.†	3,500 mg.
Selenio	70 mcg.	55 mcg. (65 mcg. si embarazada; 75 mcg. si amamantando)	Ninguno
Sodio	500 mg.†	500 mg.†	2,400 mg.
Yodo	150 mcg.	150 mcg. (175 mcg. si embarazada; 200 mcg. si amamantando)	150 mcg.

★El Valor es el Consumo Diario Aproximado Seguro y Adecuado. No hay RDA para este nutriente.

BENEFICIO	FUENTES DE ALIMENTOS
Lleva el oxígeno en la sangre; metabolismo de la energía	Almejas, espárragos, carnes, pollo, ciruelas, pasas de uva, espinaca, semillas de calabaza, sojas, tofu
Ayuda la función muscular y nerviosa; huesos fuertes	Melado, nueces, espinaca, germen de trigo, semillas de calabaza, mariscos, productos lácteos, papas cocidas, brócoli, plátanos amarillos
Formación de huesos y tejidos conectores; metabolismo de grasas y carbohidratos	Nueces, cereales integrales, legumbres, té, frutas secas, espinaca y otras verduras de hojas verdes
Metabolismo de nitrógeno	Legumbres, carnes, cereales integrales, panes, leche y productos lácteos
Controla el equilibrio de ácidos en el cuerpo; con el sodio mantiene equilibrio de líquidos	Papas cocidas, aguacates, frutas secas, yogur, cantaloup, espinaca, plátanos amarillos
Ayuda a la vitamina E a proteger las células y el tejido del cuerpo	Carnes, cereales integrales, productos lácteos, pescado, mariscos, champiñones
Equilibrio de líquidos; función del sistema nervioso	Sal, alimentos procesados, salsa de soja, condimentos
Mantiene la adecuada función de tiroides	Espinaca, langosta, camarones, ostras, leche, sal yodada

†El Valor es el Requerimiento Mínimo Estimado. No hay RDA para este nutriente.

YOGA

Hay algo más natural que respirar profundamente? ¿O estirarse suavemente de pies a cabeza? ¿O repatingarse en la cama un sábado por la mañana, dejando que los pensamientos de la semana anterior vaguen dentro y fuera de su mente?

Aunque parezca mentira, eso es el yoga. No se trata de posiciones de torceduras del cuerpo o de una filosofía oriental secreta. Se trata de poner a su cuerpo y su mente de nuevo en contacto —y de darse a sí mismo la oportunidad de curarse.

"Uno de los grandes beneficios del yoga es que libera las tensiones acumuladas que penetran los músculos del cuerpo", dice la instructora de yoga Lilias Folan, cuyos programas *"Lilias, Yoga and You"* (Lilias, Yoga y Usted) y *"Lilias!"* han sido presentados en la televisión pública durante más de dos décadas. "Invertir tiempo en el cuerpo es la clave para ser una persona sana y contenta."

En muchos sentidos, el yoga es el más básico de los remedios naturales. Usted no necesita nada más que un lugar tranquilo y cómodo y unos pocos minutos al día para practicar respiración, estiramiento y meditación. Los expertos dicen que el yoga ofrece técnicas y ejercicios específicos que usted puede hacer solo para mejorarse cuando tiene varias dolencias.

El yoga puede convertirse en un complemento calmante y familiar a su ajetreada rutina diaria. "Pronto empezará a disfrutar del sosiego. Lo recibirá con los brazos abiertos, en lugar de tratar de mantener la calma y el silencio fuera de su vida", dice Folan, creadora de la serie de cintas *Rest, Relax and Sleep* (Descanse, relájese y duerma), usada por hospitales y programas de bienestar.

"De esta forma, el yoga puede ayudarlo a convertirse en una persona más feliz y más sana."

EQUILIBRIO ESENCIAL PARA LA SALUD TOTAL

El término yoga viene de la palabra sánscrita *yuj*, que significa "unir". El propósito del yoga es uncir —unir o equilibrar— la mente, el cuerpo y la respiración. Con demasiada frecuencia, dice Folan, vemos a éstas como tres partes separadas de nosotros, desconectadas y sin relación entre sí. "Pero están íntimamente conectadas", dice ella. "Un cambio en una de ellas se reflejará en las otras. Cuando se disturba la mente, la respiración y el cuerpo se ven afectados.

Cuando el cuerpo está activo, la mente y la respiración cambian junto con él. Usted puede aquietar la mente al aquietar la respiración; usted puede calmar su respiración al disminuir su actividad." Las poses apropiadas de yoga proporcionarán el equilibrio deseado, dice Folan.

Nadie sabe con exactitud por cuánto tiempo las personas han estado practicando el yoga. Las primeras menciones vienen de pequeños símbolos de piedra en la India que se piensa datan del año 3000 antes de Cristo —hace aproximadamente 5,000 años. Hace cerca de 2,300 años, el sabio Patanjali compiló este conocimiento en las *Yoga Sutras*, que incluyen los ocho pasos que llevan a la iluminación espiritual.

Algunos de los pasos, que incluyen poses y técnicas de respiración de yoga (llamadas *pranayama*), forman lo que se conoce como *hatha yoga*. Estos pasos, más la meditación, son las partes del yoga que se conocen más en el mundo occidental. Otros pasos incluyen códigos morales como la dedicación a la no violencia y la austeridad.

¿Cómo cura el yoga? Los textos clásicos dicen que funciona al aumentar las reservas de *prana* (o energía vital) del cuerpo. Si la *prana* es bloqueada por el estrés, problemas emocionales, una mala dieta u otros factores, su cuerpo se vuelve vulnerable a distintas enfermedades.

Los expertos occidentales piensan que el yoga cura de dos formas. La primera es a través del relajamiento. "Yo realmente siento que el remedio más poderoso es el relajamiento profundo", dice la profesora de yoga Judith Lasater, P.T., Ph.D., autora de *Rest and Renew: Quiet Yoga Poses to Reduce Stress and Tension* (Descanse y renuévese: Poses tranquilas de yoga para reducir el estrés y las tensiones). "El yoga permite que todo se relaje. Esto ayuda a su sistema muscular, su sistema circulatorio y otras partes de su cuerpo que sufren de los efectos del estrés."

Las poses de yoga también ayudan a limpiar órganos a través de lo que la Dra. Lasater llama exprimir y remojar. Mover el cuerpo y llevarlo a distintas poses fuerza la sangre fuera de órganos vitales y permite que sangre fresca la reemplace. Esto les proporciona más nutrientes a sus órganos y los hace más fuertes y resistentes a las enfermedades. Y mientras practique *pranayama*, usted cambia sus patrones normales de respiración, lo cual a su vez tranquiliza su estado mental y reduce las molestias e impurezas en su cuerpo.

La Dra. Lasater y otros expertos dicen que han sido testigos directos de cuán poderoso puede ser el yoga. Dicen que han visto mejorías en condiciones tales como la esterilidad, la artritis, el colesterol alto y los dolores de espalda, entre otras. La investigación científica está comprobando muchas de estas afirmaciones. Por ejemplo, investigadores en Inglaterra estudiaron los efectos del yoga en 18 personas con asma leve, que tenían entre 19 a 54 años de edad. El resultado: las 18 personas informaron que su condición mejoró más cuando usaron técnicas de respiración de yoga. Los investigadores también descubrieron que mientras hacían los ejercicios de respiración, las personas tenían mayor resistencia a los efectos de la histamina, que es una sustancia química del cuerpo que puede provocar un ataque de asma.

Aparentemente, el yoga también puede elevar su espíritu y reducir el estrés. Científicos en la Universidad de la Ciudad de Nueva York realizaron una investigación con 63 estudiantes que se ofrecieron voluntariamente a tomar una clase de yoga para principiantes. Los estudiantes dijeron que se sintieron menos ansiosos, tensos, deprimidos, enojados y fatigados inmediatamente después de la clase. Y los resultados empezaron a mostrarse después de la primera clase.

Las noticias en cuanto a otros problemas de salud todavía no están muy claros que digamos. Un estudio de Holanda, por ejemplo, descubrió que la terapia de relajamiento que incluía el yoga no tuvo un efecto significativo en disminuir la presión arterial. Pero casos individuales todavía son prometedores. Investigadores del gobierno de los Estados Unidos informan que un piloto de la fuerza aérea, de 46 años de edad con presión arterial alta disminuyó su resultados de 138/92 a 122/82 en seis semanas después de dejar la medicación convencional y empezar un programa de relajamiento que incluía prácticas diarias de yoga.

HAY QUE COMENZAR CON EL RESPIRAR

Las rutinas diarias de yoga vienen en cuatro partes: respiración, relajamiento, meditación y poses. Juntas, dice Folan, relajan el cuerpo y concentran y aclaran la mente, al darle también a usted más energía y vigor con un sentido de satisfacción y paz interior.

Los expertos dicen que su rutina debería durar por lo menos media hora y empezar con respiración. La respiración profunda lleva energía al cuerpo, le proporciona a usted oxígeno imprescindible y calma sus músculos y sus órganos, de acuerdo a Alice Christensen, fundadora y directora ejecutiva de la Asociación Estadounidense de Yoga.

Desafortunadamente, la mayoría de nosotros tomamos respiraciones muy superficiales y no permitimos que nuestros pulmones se expandan y absorban el oxígeno. La manera apropiada de respirar es usar el diafragma, el músculo delgado debajo de los pulmones. Cuando el diafragma se dobla, se tira hacia abajo y abre los lóbulos inferiores de los pulmones permitiendo más aire adentro. Christensen llama a este tipo de respiración la respiración de estómago porque el estómago, y no el pecho, se expande mientras el aire entra en los pulmones.

La respiración de estómago es fácil de aprender. Comience por sentarse cómodamente en una silla o en el piso. Si se sienta en el piso, siéntese en uno o más almohadones firmes de manera que las caderas se inclinen levemente hacia adelante para reducir tensión en la parte inferior de la espalda. Colóquese una mano sobre el estómago. Luego respire lentamente por la nariz, contrayendo los músculos del estómago, arquee la espalda levemente y deje que el aire le circule en la nariz. Usted debería sentir su mano empujar hacia afuera mientras el estómago se le expande.

Respire lentamente y en forma pareja, tomando por lo menos tres segundos para inhalar y tres para exhalar. Trate de hacer las dos partes iguales. Usted se encontrará tomando respiraciones más lentas y profundas sin ni siquiera tratar. Una vez que haya controlado el proceso, puede sacar la mano del estómago.

"Esta es la forma en que se debe respirar todo el tiempo", dice Christensen. "La respiración de pecho viene del estrés; es una reacción al estrés. Pero respirar desde el estómago es un modo natural de relajarse y esparcir más oxígeno en todo su cuerpo."

El yoga ofrece muchas técnicas distintas y avanzadas de respiración: algunas diseñadas para destapar los senos, algunas para usar con meditación y otras para fortalecer los músculos del estómago y el pecho. El mejor reductor total del estrés se llama la respiración completa. Christensen dice que ésta es la que usted debería practicar por algunos minutos cada día como parte de su rutina de yoga.

La respiración completa empieza como la respiración de estómago, sólo que sus manos están en una posición distinta. Colóquelas en cualquier lado de sus costillas inferiores, con los dedos tocándose levemente. Empiece a respirar desde su abdomen, dejando que el aire llene sus pulmones inferiores. Ahora deje que la respiración empiece a llenar la parte inferior de su pecho. Trate de hacer que sus costillas se expandan hacia el lado mientras sus pulmones se llenan; debería sentir los dedos separarse mientras su pecho crece. Siga trayendo más aire hacia la parte superior de los pulmones. Enderece los hombros y arquee su espalda dejando que el aire llene sus pulmones por completo. Tenga cuidado de no respirar tan profundamente que vaya a sentir tensión en el estómago o los músculos del pecho.

La inhalación completa debería durar hasta diez segundos, y la exhalación más o menos lo mismo. Siempre respire por la nariz, porque esto le ayuda a controlar mejor su respiración. Haga la respiración completa por al menos cinco minutos al comienzo de su rutina de yoga —pero no se detenga allí. Christensen recomienda que se haga en cualquier momento durante el día cuando se sienta estresado.

BORRE LA PIZARRA DE SU MENTE

Usted no puede estar relajado si su mente está corriendo, preocupándose por clientes en el trabajo, por agujeros en la plomería de la casa y peleas con su cónyuge. Es por eso que los expertos de yoga dicen que es necesario tomarse unos cuantos minutos al día para no pensar en absolutamente nada.

La meditación lo ayuda a concentrarse en lo que es importante y le permite explorarse a sí mismo. Y eso puede ser muy curativo, dice Folan.

El relajamiento lo guía suavemente a la meditación. Todas las personas pueden hacerlo, siempre y cuando se cuente con una habitación tranquila y cálida, con pocas interrupciones externas. "La meditación es algo que usted hace solo, sin niños ni mascotas en la habitación. Sin teléfonos", dice Folan. "Con el tiempo, usted podrá estar centrado y tranquilo cuando haya distracciones. Y cuando pierda la concentración, sabrá cómo volver al centro a través del uso de sus técnicas de respiración y relajamiento."

En meditación avanzada, las personas generalmente se sientan derechas en una de las distintas poses. Pero la Asociación Estadounidense de Yoga ofrece un programa de meditación simple que usted puede hacer acostado boca arriba en una posición llamada pose de cadáver (vea la ilustración en la página 590). Christensen dice que esta posición le permite relajarse completamente, ya que no hay presión en ninguno de sus miembros.

Encuentre una habitación cálida, sin corrientes y con luz tenue. Coloque una alfombra en el piso y acuéstese sobre ella boca arriba. No use una almohada a menos que su médico diga que usted necesita mantener su cabeza levantada por razones médicas. Relaje sus brazos a los lados, con las palmas mirando el techo. Enderece y relaje las piernas. Si tiene dolor de espalda, puede doblar las rodillas para quitar la tensión de la parte inferior de la espalda (o colocar un almohadón pequeño debajo de los muslos).

Ahora dedique aproximadamente cinco minutos a relajarse. Concentre su mente en distintas partes del cuerpo y sienta cómo liberan su tensión. Empiece con la cara, luego diríjase a los hombros, brazos, manos y pecho, concentrándose en el corazón y los pulmones.

Fíjese cómo su respiración se vuelve más lenta y profunda. Luego diríjase al estómago y los otros órganos en el abdomen. Finalmente, baje hacia las caderas, piernas y pies. Christensen luego sugiere que se vuelva a la cara para asegurarse de que todavía está calmada y relajada.

Una vez que haya recorrido su cuerpo, es tiempo de iniciar la meditación. Lo que puede ayudar para empezar es repetir silenciosamente una *mantra*, una frase que concentra su atención. Christensen sugiere la palabra *om*. Repita esto silenciosamente durante aproximadamente un minuto para ayudar a dirigir la atención de su cuerpo a su mente.

Ahora acuéstese tranquilamente. Mientras los pensamientos entran en su mente, obsérvelos —pero no se detenga en ellos. Aquí está el truco de la meditación. Estamos acostumbrados a pensar en cosas, no a pensar en nada. Trate de llevar suavemente sus pensamientos al borde de su mente, pero no los fuerce. Simplemente déjelos vagar.

Lo que usted está tratando de encontrar es sosiego. Su mente debe estar tranquila, concentrándose, centrada. Usted puede no alcanzar esto la primera vez que medita. Y si no dura mucho, no se preocupe. "Si usted puede lograr uno o dos minutos de silencio absoluto, otórgese una marca de 'A'", dice Christensen.

Medite por diez minutos —o por más tiempo si puede. Luego tráigase de vuelta lentamente, y repita el *mantra* otra vez por aproximadamente un minuto. No programe una alarma, porque eso lo sacudirá cuando suene.

Todos tienen una experiencia distinta al meditar. Algunas personas sienten que el cuerpo se vuelve pesado, y otras, liviano. Algunos se quedan dormidos algunas veces. No importa qué ocurra, disfrútelo. Usted está empezando a aprender cómo relajarse, lo cual es el primer paso para dejar que su cuerpo y su mente se curen a sí mismos.

POSES DE YOGA RECOMENDADAS

La cuarta parte de su rutina diaria de yoga es la física, las poses. Hay docenas y docenas de ellas, y han cambiado muy poco a lo largo de los siglos. Los expertos dicen que las poses funcionan de muchas maneras. Algunas estiran y fortalecen los músculos. Otras mejoran la postura y el sistema esquelético. Otras comprimen y relajan órganos y nervios. Juntas, las poses son un arma poderosa contra las enfermedades al hacer su cuerpo más resistente, flexible y listo para curarse a sí mismo.

A continuación hay una Rutina Diaria de 16 poses recomendadas por los expertos, junto a descripciones breves de los beneficios de salud que los expertos dicen que usted puede esperar de ellas. Instrucciones de paso a paso para cada pose empiezan en la página 584. Asegúrese de consultar a su médico antes de probar estas poses, especialmente si usted tiene necesidades médicas especiales o una condición médica crónica o si está embarazada.

Christensen sugiere que se elijan entre tres a cuatro poses al día y que se alternen cada día para dar a su cuerpo una sesión completa de ejercicio. Use estas poses en el orden en que están en la lista.

A lo largo de este libro, los expertos recomiendan combinaciones de estas poses para tratar enfermedades y condiciones específicas. Aquellas que están bajo enfermedades específicas son adicionales a su rutina diaria de yoga, la cual debería incluir respiración, relajamiento, meditación y poses.

Se debe empezar despacio y trabajar progresivamente hacia poses difíciles, de acuerdo a Nancy Ford-Kohne, fundadora y directora del Centro de Estudios de Yoga y Salud en Alexandria, Virginia. Algunas, como la cobra y el giro de columna, se deben evitar si tiene problemas severos de espalda. Agréguelas cuando la espalda se le recupere o esté menos estresada.

Siempre relájese y finalice con la pose de cadáver y de cinco a diez minutos de ejercicios de relajamiento. Y aunque la concentración en la respiración tiene

(continúa en la página 160)

CÓMO ENCONTRAR UNA CLASE QUE LE CONVENGA

Si usted quiere aprender más sobre el yoga, los expertos sugieren que tome una clase de grupo. Encontrar una clase es fácil; casi todos los clubes, YM/YWCA y centros sociales ofrecen una, y cientos de centros de yoga en todo el país publican instrucciones de corto y largo plazo. También hay excelentes videos para practicar en su casa.

"El yoga se ha convertido en la buena forma física de la década de los años 90", dice el terapeuta de yoga de Los Ángeles Larry Payne, Ph.D., creador del audiovisual *Healthy Back, Healthy Mind* (Espalda sana, mente sana). "Por eso estamos viendo un crecimiento tremendo en el número y los tipos de maestros. Elegir el que le conviene requiere pensar un poco y también probar y equivocarse."

La mayoría de las clases de yoga en los Estados Unidos se concentran en *hatha yoga*, que enfatiza las poses conocidas de yoga junto con respiración y meditación. Dentro del *hatha yoga*, empero, los maestros enfatizan distintas cosas: algunos se concentran más en poses exigentes, mientras que otros se enfocan en relajamiento y contemplación.

El Dr. Payne dice que los instructores vienen con frecuencia de "escuelas" de yoga y están influenciados por métodos de maestros en particular. Si usted quiere una clase física, busque estos nombres: B. K. S. Iyengar, el yoga *Astanga* de Pattabi Jois, Bikram Choudhuri. Aquellos en búsqueda de más énfasis en respiración, poses moderadas y meditación deberían buscar estos nombres: T. K. V. Desikachar, A. G. Mohan, Vishnu Devananda, Satchidananda.

Si usted está usando el yoga terapéuticamente, es importante que se reúna con un profesor calificado de yoga, que asista a clases de yoga o que tenga una consulta privada antes de practicar una rutina de yoga solo. Usted puede aprender qué poses (*asanas*) puede agregar a su rutina básica y cuáles evitar. Su profesor lo puede guiar a encontrar posiciones correctas y le puede enseñar los conceptos básicos de respiración, relajamiento y meditación. Elija un profesor de yoga calificado de la misma forma en que elegiría cualquier profesional de salud. Pregúntele a amigos y familiares que hayan hecho yoga, y pídale a los profesores sus credenciales.

Desafortunadamente, el yoga no tiene un proceso estándar de certificación o pautas de entrenamiento. Por eso usted tendrá que hacer muchas preguntas antes de decidirse por alguien. Cuando esté buscando un buen instructor, los expertos dicen que debe seguir estos consejos.

Busque un estudiante/profesor. Pregunte si el instructor tiene su propio profesor. ¿El instructor practica yoga todos los días? "Usted quiere un profesor dedicado —alguien que siempre está aprendiendo más", dice

Alice Christensen, fundadora y directora ejecutiva de la Asociación Estadounidense de Yoga.

Pruebe una clase. Antes de inscribirse en un curso de largo plazo, pregunte si puede asistir a una o dos sesiones. "Esto le dará una buena idea de cómo es el profesor", dice Judith Lasater, P.T., Ph.D., maestra de yoga y autora de *Rest and Renew: Quiet Yoga Poses to Reduce Stress and Tension* (Descanse y renuévese: Poses tranquilas de yoga para reducir el estrés y las tensiones). "Los buenos profesores no tienen problema en dejarlo tomar una clase introductoria. Si tienen problemas en hacerlo, eso es un signo malo. Pueden simplemente estar tratando de empujarlo en un compromiso de largo plazo."

No pague demasiado. Las clases de grupo no deberían costar más de $10 o $15 por sesión, dice el Dr. Payne. La instrucción individual generalmente cuesta más.

Evite dolores. El yoga nunca debería doler. Y usted tampoco debería aceptar ningún abuso verbal por parte de un profesor, dice la Dra. Lasater. "Usted necesita a alguien que respete sus límites, física y mentalmente." Asegúrese de que el profesor no trata de comparar a un estudiante con otro. "Usted nunca debería sentir que está compitiendo con alguien", dice el Dr. Payne.

Relájese y disfrute. "Al final de la sesión, usted debería sentirse muy bien", dice la instructora de yoga Lilias Folan, cuyos programas *"Lilias, Yoga and You"* (Lilias, Yoga y Usted) y *"Lilias!"* han sido presentados en la televisión pública durante más de dos décadas. "Yo espero que un estudiante deje la clase esperanzado y con el espíritu en alto. Sus músculos no deberían temblar. Eso es lo que distingue a una buena clase. Si usted encuentra un profesor que lo ayuda a sentirse así, quédese con él."

Esté advertido acerca de agendas ocultas. El *hatha yoga* no intenta forzar ninguna creencia espiritual en la gente que la practica. Si bien es cierto que el yoga emergió como una serie de prácticas en un contexto de religión hindú, "no está unida a ninguna tradición espiritual en particular", dice Folan, creadora de la serie de cintas *Rest, Relax and Sleep* (Descanse, relájase y duerma). "El yoga está aquí para ayudarlo en cualquiera sea el camino que usted elija en la vida. Es un vehículo para el crecimiento y el desarrollo con énfasis en hacer y practicar, no en creer ciegamente." Pero algunos instructores pueden incorporar filosofía religiosa en sus clases. La mayoría le dirá esto desde el comienzo y, si lo hace sentir incómodo, no se quede. Christensen dice que usted debería preocuparse si un instructor intenta obligarlo a usar un cántico o una frase religiosa como parte de la meditación.

lugar durante cada práctica de yoga, Ford-Kohne sugiere que se piense lo siguiente: "Inhalar energía y curación, exhalar fatiga y estrés" o cualquier otra cosa que esté afectando adversamente su bienestar.

Para empezar, encuentre un lugar cálido y cómodo con suelo nivelado. Use ropa suelta. Y hágalo suavemente —nunca empuje su cuerpo al punto de que duela. "El viejo dicho de que 'no hay ganancia sin dolor' no resulta aplicable al yoga", dice Folan. "La idea es que el yoga lo hará sentirse bien."

1. *Pose de montaña.* Una pose fácil para estar parado que puede ayudar a personas con osteoporosis.
2. *Pose parada de sol.* Siéntese y gire para esta pose, que puede ayudar con estreñimiento y problemas de vejiga, para aflojar las caderas y los hombros y mejorar la función nerviosa.
3. *Pose de árbol.* Una pose parada para tonificar las piernas y mejorar el equilibrio, la concentración y la respiración.
4. *Pose de bailarín.* Una pose parada que puede mejorar el equilibrio, abrir los senos, estirar y fortalecer las caderas y los muslos y ayudar a combatir la fatiga. Úsela con cuidado si tiene problemas en la parte inferior de la espalda.
5. *Pose de molino de viento.* Si se inclina con esta pose, parado, usted puede ayudar a aflojar las caderas y la parte inferior de la espalda y mejorar la respiración. Úselo con cuidado si tiene problemas en la parte inferior de la espalda.
6. *Pose de cadáver.* La máxima pose de relajamiento. Como su nombre lo sugiere, usted se acuesta quieto y deja que todo se relaje. Los expertos dicen que esto puede ayudar con los dolores de espalda, estrés y hasta con la presión arterial alta. Use esta pose de descanso toda vez que la necesite, y siempre termine su rutina con unos minutos en esta pose.
7. *Presión de rodillas.* Una pose simple, que se logra acostándose en el piso. Puede aliviar gas, mejorar la circulación en la cabeza y el cuello, aliviar dolores en la parte inferior de la espalda y fortalecer los músculos del estómago.
8. *Giro de columna.* Siéntese y gire para esta pose, la cual puede ayudar con el estreñimiento y los problemas de la vejiga, aflojar las caderas y hombros y mejorar la función nerviosa. Tenga mucho cuidado si tiene problemas de disco en la columna.
9. *De cabeza a rodilla.* Este estiramiento, sentado, puede ayudar a mejorar la función de los órganos internos.
10. *Pose sentada de sol.* Otra pose que, estando sentado, puede ayudar con la digestión y posiblemente con la impotencia, más fortalecer las piernas y la columna.

11. ***Pose de bebé.*** Esta posición, de rodillas, flexibiliza la parte inferior de la espalda, mejora la digestión y fortalece y alivia la dureza en las rodillas, los tobillos y las caderas. Si usted tiene rodillas con artritis, esta pose se puede practicar en una silla.

12. ***Pose fácil de puente.*** Esta pose, adaptada de una pose más difícil, puede ayudar con dolores de espalda y fatiga, mejorar la circulación a la cara y la cabeza, reforzar el sistema endocrino y quizá ayudar con la presión arterial alta. No use esta pose durante la segunda mitad del embarazo.

13. ***Pose de bote modificada.*** Una versión más fácil de la pose de bote descrita más abajo. Úsela hasta que haya logrado la posición completa.

14. ***Pose de bote.*** Realizada mientras está acostado boca abajo, esta pose fortalece los músculos de la espalda y la columna, ayuda a la digestión y a los órganos vitales a funcionar mejor.

15. ***Pose de cobra.*** Esta pose con forma de víbora ayuda a fortalecer el cuerpo entero, ayuda a la digestión, flexibiliza su columna y puede hasta mejorar la vista. Las mujeres no deberían practicar esta pose durante sus períodos menstruales. Nadie debería usar esta pose en semanas posteriores a cirugía o si tienen heridas abiertas.

16. ***Pose de león.*** Un ejercicio de respiración simple que relaja los músculos faciales y alivia la tensión.

SEGUNDA PARTE

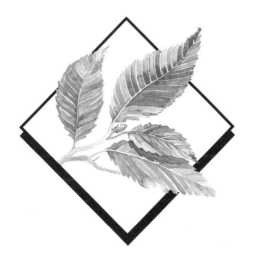

REMEDIOS NATURALES PARA 136 PROBLEMAS DE SALUD

ABUSO DEL ALCOHOL Y LAS DROGAS

Sean drogas, tabaco o alcohol, el abuso de sustancias puede terminar controlándole la vida y perjudicándosela significativamente.

El mal uso de alcohol, cigarrillos y drogas legales e ilegales es la causa principal de muerte prematura y de enfermedades que se pueden prevenir en los Estados Unidos, de acuerdo a la Asociación Psiquiátrica Estadounidense. Algunas personas —particularmente aquellas que vienen de familias con antecedentes de problemas de droga y alcohol— parecieran ser más susceptibles que otras al abuso de sustancias. Si usted cree que tiene un problema, busque tratamiento profesional. Los remedios naturales en este capítulo —en conjunción con cuidado médico y usados con la aprobación de su doctor— pueden ayudarlo a superar el abuso de alcohol y drogas, de acuerdo con algunos profesionales de salud.

VEA A SU MÉDICO CUANDO...

- Beba o use drogas después de una confrontación, una pelea u otro trauma emocional.
- Descubra que está desarrollando una tolerancia a las drogas y el alcohol.
- No pueda recordar qué hizo mientras estaba bebiendo o usando drogas.
- Al dejar de usar drogas o alcohol, tenga síntomas como diarrea, retortijones, vómitos y confusión.
- Descubra que usar drogas o alcohol se convierte en el punto principal de su vida, más importante que su familia o su carrera.

AROMATERAPIA

El aceite esencial *everlast* (también conocido como *immortelle* o *helichrysum*) fomenta la regeneración celular y ayuda al cuerpo a reparar el daño causado por las drogas y el alcohol, dice la aromaterapeuta Victoria Edwards, de Fair Oaks, California. Según Edwards, *everlast* es un ingrediente clave en la siguiente mezcla de aceites esenciales, desarrollada para ayudar a aquellos que tratan de combatir su dependencia de las drogas y el alcohol: mezcle tres partes de limón (para desintoxicar), dos partes de geranio (para equilibrar el sistema suprarrenal) y una parte de *everlast*. Edwards recomienda guardar la mezcla en una botella lo suficientemente pequeña como para llevar en el bolsillo o la cartera. "Usted puede inhalar directamente de esta botella cada vez que quiera usar drogas o alcohol", dice. La mezcla también se puede usar en un difusor.

Para información sobre cómo preparar y administrar aceites esenciales, y precauciones sobre su uso, vea la página 11. Para información sobre la compra de aceites esenciales, consulte la lista de recursos en la página 613.

IMAGINERÍA

Imagínese que hay un agujero en el piso donde usted tira su alcohol y sus drogas; se caen en el centro de la tierra y se queman. Luego imagínese que lo mismo ocurre con el resto de las drogas y el alcohol en el mundo, dice el Dr. Dennis Gersten, psiquiatra de San Diego y editor de *Atlantis*, una hoja informativa bimensual sobre la imaginería. Ahora no hay drogas ni alcohol en su mundo. ¿Cómo lo hace sentir eso? ¿Asustado? ¿Aliviado? ¿Contento? Permítase sentir cualquier emoción que le venga a la cabeza y no la juzgue.

Después, imagine que hay un tablero gigante en su mente que regula todos su antojos y sus deseos. Encuentre los cables que despiertan su adicción. Desenchufe esos cables, de manera que no sentirá necesidad de usar drogas o alcohol. El Dr. Gersten sugiere que se practique esta imaginería por 10 ó 20 minutos dos veces al día.

REFLEXOLOGÍA

Usted puede ayudar a su cuerpo a enfrentar los efectos tóxicos del abuso de las sustancias si trabaja en sus manos o sus pies sobre los puntos reflejos correspondientes a las glándulas pituitaria, paratiroideal y suprarrenal, el páncreas, diafragma, hígado y riñón, dice el reflexólogo de St. Petersburg, Florida, Dwight Byers, autor de *Better Health with Foot Reflexology* (Mejor salud con la reflexología de pies).

Para ayuda en localizar estos puntos, consulte las tablas de reflejos de pies y manos que comienzan en la página 560. Para instrucciones sobre cómo trabajar con estos puntos, vea "Reflexología para principiantes" en la página 68.

RELAJAMIENTO Y MEDITACIÓN

Estudios han demostrado que la meditación reduce el uso de las drogas ilegales y el mal uso de las drogas legales como los calmantes y analgésicos, dice el Dr. Roger Walsh, Ph.D., profesor de psiquiatría, filosofía y antropología en la Escuela de Medicina de la Universidad de California en Irvine, California. "Las personas encuentran la experiencia de la meditación muy satisfactoria en sí misma, y esto puede reducir el vacío espiritual o interior que los lleva a usar drogas."

Para probar la meditación, vea la página 76. Medite por 20 minutos una o dos veces al día, sugiere el Dr. Walsh.

ABUSO DEL ALCOHOL Y LAS DROGAS

TERAPIA DE ALIMENTOS

"Es muy importante comer más frutas cítricas y vegetales, los cuales son ricos en vitaminas antioxidantes. Aquellos que abusan las drogas o el alcohol son más propensos a sufrir daño en los tejidos, y las vitaminas antioxidantes pueden ayudar a contrarrestar ese daño", dice Allan Magaziner, D.O., especialista en medicina nutritiva y presidente del Centro Médico Magaziner en Cherry Hill, New Jersey. Él también aconseja a las personas que beben demasiado alcohol que coman comidas ricas en magnesio y la vitamina B_6. "Beber alcohol reduce el magnesio y las vitaminas B, especialmente la B_6", dice. Los alimentos ricos en magnesio incluyen nueces, tofu, espinaca y germen de trigo; aquellos ricos en la vitamina B_6 incluyen frijoles (habichuelas), granos integrales y vegetales de hojas de color verde oscuro. (Para otras fuentes de estos nutrientes, vea "Lo que usted necesita" en la página 144.)

TERAPIA DE FLORES Y ESENCIAS

"Para la mayoría de las personas, superar una adicción es una experiencia llena de miedos", dice Eve Campanelli, Ph.D., médica holística de medicina familiar en Beverly Hills, California. Ella recomienda tomar el remedio de Bach llamado *Rockrose* tres o cuatro veces al día para aliviar esos miedos. Las personas que se estén recuperando de una adicción y que son propensas a ataques de pánico deberían tomar también la fórmula de emergencia para alivio del estrés cada vez que tengan sentimientos de pánico, dice la Dra. Campanelli.

Los remedios florales, inclusive la fórmula de emergencia para alivio del estrés, se pueden conseguir en la mayoría de las tiendas de productos naturales y por correspondencia (consulte la lista de recursos en la página 613). La fórmula también se vende bajo nombres comerciales como *Calming Essence, Rescue Remedy* y *Five-Flower Formula*. Para información sobre cómo preparar y administrar los remedios florales, vea la página 100.

TERAPIA DE VITAMINAS Y MINERALES

Aquellos que beben demasiado alcohol pueden estar dañando el revestimiento de mucosa de sus intestinos, dice John Pinto, Ph.D., director del laboratorio de investigación de la nutrición en el Centro de Cáncer Memorial Sloan-Kettering y profesor asociado de bioquímica en el Colegio Médico de la Universidad de Cornell, ambos en la ciudad de Nueva York. "Por esto, podrían beneficiarse si toman ciertas vitaminas —tiamina, riboflavina, niacina y B_6", de acuerdo con el Dr. Pinto. Él dice que los suplementos pueden ser mejores, porque los nutrientes en las comidas no son absorbidos tan eficientemente en los cuerpos de las personas que beben demasiado alcohol. Usted puede obtener todas estas vitaminas en la mayoría de los suplementos multivitamínicos/minerales, agrega. Para las Asignaciones Dietéticas Recomendadas (*RDA* por sus siglas en inglés), vea "Lo que usted necesita" en la página 144.

ACIDEZ ESTOMACAL

Usted sabía más que eso, pero sin embargo se devoró dos platos de esos nuevos "nachos nucleares" en su restaurante favorito. Ahora su barriguita necesita bomberos porque ni diez vasos de agua han podido apagar el fuego.

Ese fuego interior se encendió cuando se escapó el ácido clorhídrico de su estómago y le llegó a la garganta. Mientras que sus intestinos tienen un revestimiento que los protegen de ese ácido, su pobre esófago anda sin tal guardaespaldas, y por eso ahora usted tiene acidez. Los remedios naturales en este capítulo, usados con la aprobación de su médico, pueden ayudar a aliviar la acidez, de acuerdo con algunos profesionales de salud.

VEA A SU MÉDICO CUANDO...

- Tenga acidez frecuentemente —todos los días o por lo menos varias veces a la semana.
- Tenga lo que se siente como acidez junto con vómitos, mareos, dolor en el pecho, deposiciones negras o con sangre o dificultad para tragar. Si tiene estos síntomas, busque atención médica inmediatamente.

DÍGITOPUNTURA

Usted puede liberarse de la acidez si presiona el punto VC 12, el punto conocido como el Centro de Poder, dice Michael Reed Gach, Ph.D., director del Instituto de Dígitopuntura en Berkeley, California, y autor de *Acupressure's Potent Points* (Los puntos potentes de la dígitopuntura). El punto VC 12 se encuentra cerca del centro del frente de su cuerpo, a mitad de camino entre el esternón y el ombligo. (Para ayuda en localizar este punto, consulte la ilustración en la página 542.) El Dr. Gach aconseja apretar este punto por no más de dos minutos y solamente cuando su estómago está relativamente vacío. Este punto se debe tocar suavemente en el caso de mujeres embarazadas o personas con hernia de hiato, agrega él.

HIDROTERAPIA

El carbón activado proporciona alivio rápido para la acidez, dice la Dra. Agatha Thrash, médica patóloga, cofundadora y codirectora del Instituto Uchee Pines, un centro de curación natural en Seale, Alabama. Ella recomienda mezclar dos cucharadas de polvo de carbón activado con un poco de agua en el fondo de un vaso grande ("Revuelva suavemente, o el polvo se riega por todas partes", advierte). Continúe revolviendo y agregando agua poco a poco hasta que el vaso esté lleno, luego beba la mezcla con una paja, sugiere la Dra. Thrash. El carbón activado se puede adquirir en la mayoría de las tiendas de productos naturales y en algunas farmacias.

HOMEOPATÍA

Si usted tiene acidez asociada con pesadez después de las comidas, gases excesivos y un sabor amargo en la boca, especialmente después de grandes comidas, pruebe *Nux vomica 30C* cada dos horas hasta que se sienta mejor, dice Chris Meletis, N.D., médico naturópata y director de medicina de la Escuela Nacional de Medicina Naturopática en Portland, Oregón. Si la comida se siente como si estuviera trabada detrás del esternón, su lengua está cubierta (con una capa) y tiene antojo de comidas feculentas, lo cual hace los síntomas aún peores, el Dr. Meletis sugiere probar *Pulsatilla 30C* cada dos horas. *Natrum muriaticum 30C* cada dos horas puede proporcionar alivio si su acidez es acompañada por nerviosismo, tensión y dolor en la parte superior del estómago, dice. Si usted tiende a comer muy rápido y tiene gorgoteos e hinchazón después de las comidas, él recomienda *Zinc metallicum 30C* cada una o dos horas hasta que se sienta mejor.

Todos estos remedios se pueden adquirir en muchas tiendas de productos naturales. Para comprar remedios homeopáticos por correspondencia, consulte la lista de recursos en la página 613.

REFLEXOLOGÍA

Trabaje con los reflejos en ambos pies del diafragma, la vesícula biliar, el páncreas y el estómago, dice el reflexólogo Dwight Byers, de St. Petersburg, Florida, autor de *Better Health with Foot Reflexology* (Mejor salud con la reflexología de pies). Para ayuda en localizar estos puntos, consulte la tabla de reflejos en los pies en la página 570. Para instrucciones sobre cómo trabajar con estos puntos, vea "Reflexología para principiantes" en la página 68.

TERAPIA DE ALIMENTOS

Piense en los carbohidratos para la cena, dice el Dr. Michael A. Klaper, director del Instituto de Educación e Investigación de la Nutrición, una organización con sede en Manhattan Beach, California, que enseña a los médicos sobre la nutrición y su relación con distintas enfermedades, y especialista en medicina nutritiva en Pompano Beach, Florida. "Cuando usted 'planta' un montón de proteínas en su estómago —como lo hace cuando come carne o pescado— y después se acuesta a dormir, tendrá un montón de ácidos estomacales revolviéndose por todos lados, lo cual provocará la acidez. Lo que yo le sugiero a las personas que sufren de acidez es que traten de preparar una comida para la cena que esté más basada en carbohidratos y centrada en torno al arroz, los frijoles (habichuelas), pastas y otras fuentes no carnes."

TERAPIA DE HIERBAS

Para un alivio inmediato de la acidez, prepárese una taza de té de jengibre, dice Mary Bove, L.M., N.D., médica naturópata y directora de la Clínica Naturopática de Brattleboro en Vermont. Sus instrucciones: ponga ½ cucharadita de jengibre fresco triturado en una taza de agua hirviendo. Luego deje el jengibre en infusión por aproximadamente diez minutos, cuele el té de manera que no quede nada de jengibre, déjelo enfriar y bébalo a la temperatura deseada.

Usted también puede probar este té, de acuerdo con la Dra. Bove: agregue dos cucharaditas de semillas de anís, hinojo o eneldo a una taza de agua hirviendo. Cubra y deje en infusión por cinco o diez minutos, luego cuele, permita que el té se enfríe y beba unas pocas cucharaditas cada pocos minutos.

YOGA

Para evitar la acidez, coma lentamente y respire profundamente entre un bocado y otro, aconseja el Dr. Stephen A. Nezezon, profesor de yoga y médico en el Instituto Himalayo Internacional de Filosofía y Ciencia del Yoga en Honesdale, Pensilvania. Para instrucciones en respiración profunda, vea la página 154.

VEA TAMBIÉN Indigestión

ACNÉ

Antes se pensaba que el acné sólo afectaba a los adolescentes que se hartaban de hamburguesas, papas fritas y pizzas grasosas, pero ahora se reconoce como un problema para adultos también —sin importar lo que comen.

A pesar de lo que sus amigos le hayan dicho, los brotes de acné no son producto de falta de higiene o de una mala dieta. En la raíz del problema existe una producción excesiva de secreción sebácea, que es una sustancia cerosa que obstruye los poros y provoca la aparición de granos. En los adolescentes, esta sobrecarga de secreción sebácea es causada por la explosión hormonal que se conoce como pubertad. En los adultos, puede producirse como resultado de herencia, estrés y, en el caso de las mujeres, por las fluctuaciones hormonales mensuales.

Entonces, ¿qué debe hacer usted cuando su piel se le pone problemática? Primero que nada, cuídela como gallo fino. Quiere decir que debe evitar los jabones ásperos y lavarse la cara suavemente, no como si estuviera fregando un plato. Por su parte, las mujeres deberían no usar los cosméticos de base de aceites, los cuales pueden obstruir los poros y causar brotes. Los remedios naturales en este capítulo —usados con higiene diaria y la aprobación de su dermatólogo— pueden ayudar a prevenir o aliviar el acné, de acuerdo con algunos profesionales de salud.

VEA A SU MÉDICO CUANDO...

- Su piel se vuelva severamente inflamada, con un aspecto rojizo o púrpura (morado).
- Haya probado medicinas de venta libre y no hayan dado ningún resultado.
- Los granos estén formando cicatrices después de curarse.

AROMATERAPIA

El aceite esencial de árbol de té (*tea tree oil*) es un antiséptico natural que es suave en la piel y acelera la curación de manchas, dice el aromaterapeuta de Los Ángeles Michael Scholes, de Aromatherapy Seminars, una organización que entrena a profesionales y otros en el uso de aceites esenciales. Él recomienda que se aplique una sola gota del aceite de árbol de té en la mancha después de limpiarla.

ACNÉ

Para información sobre cómo preparar y administrar aceites esenciales, y precauciones sobre su uso, vea la página 11. Para información sobre la compra de aceites esenciales, consulte la lista de recursos en la página 613.

DÍGITOPUNTURA

La dígitopuntura puede mejorar la apariencia de su piel, dice Michael Reed Gach, Ph.D., director del Instituto de Dígitopuntura en Berkeley, California, y autor de *Acupressure's Potent Points* (Los puntos potentes de la dígitopuntura). Según las ideas de la medicina china, el meridiano del estómago es uno de los varios senderos de energía que gobierna la función de la piel. Presione los dos puntos E 2, que están ubicados un dedo debajo del borde inferior de cada cuenca del ojo, en línea con el centro del iris y hacia adentro de la mejilla, dice el Dr. Gach. (Para ayudarse a encontrar estos puntos, por favor vea la ilustración en la página 542.) Sostenga los puntos por un minuto. El Dr. Gach recomienda hacer esto tres veces al día para una piel más clara y radiante.

HOMEOPATÍA

En casos severos, el acné debe ser tratado individualmente por un médico o un homeópata, dice la Dra. Maesimund Panos, médica homeópata en Tipp City, Ohio, y coautora con Jane Heimlich de *Homeopathic Medicine at Home* (Medicina homeopática en casa). Sin embargo, para un brote suave y ocasional ella sugiere que se prueben estos remedios.

Si el acné le produce picazón, dificultad para dormir o sueños desagradables, pruebe *Kali bromatum 6X* tres veces diarias hasta que note una mejoría, dice la Dra. Panos. Una dosis similar de *Sulphur* puede disminuir el acné en una persona que suda mucho, tiene piel dura y áspera y sufre de estreñimiento con frecuencia, agrega. Si usted tiene granos llenos de pus, la Dra. Panos sugiere una dosis de 6X de *Antimonium tartaricum*, tres veces al día hasta que advierta una mejoría.

Todos estos remedios están disponibles en muchas tiendas de productos naturales. Para comprar remedios homeopáticos por correspondencia, consulte la lista de recursos en la página 613.

IMAGINERÍA

En su libro *Healing Visualizations* (Visualizaciones curativas) el Dr. Gerald Epstein, psiquiatra de la ciudad de Nueva York, sugiere que cierre los ojos, respire tres veces y se imagine a usted mismo parado en un campo grande y abierto de pasto verde en un día perfecto. Imagínese estirándose hacia el sol. Note que sus brazos se alargan a medida que alcanza el cielo, con las palmas hacia arriba. Los rayos del sol penetran las palmas de sus manos y circulan por ellas y por sus dedos y más allá de las yemas de sus dedos de manera que hay un rayo más allá de la yema de cada dedo. Si usted es diestro, vea una mano pequeña al final de cada rayo en las yemas de los dedos de su mano derecha y cinco ojos pequeños al final de cada rayo en las yemas de los dedos de su mano izquierda (si usted es zurdo, revierta el orden).

Dirija las cinco manos pequeñas y los ojos al área donde está localizado el acné. Use los ojos para emitir luz de manera que pueda ver lo que está haciendo y tome un cepillo dorado con cerdas finas con una de sus manos pequeñas. Cuidadosamente limpie y raspe las marcas del acné en toda el área. Con otra mano pequeña, haga brillar una luz azul de láser directamente en el área limpiada y observe la piel curarse. Dese cuenta que mientras haga esto, el acné se está despejando permanentemente. Use una tercera mano pequeña para aplicar un bálsamo de cielo azul y luz del sol en el área para mantener la piel seca y limpia. Abra los ojos.

El Dr. Epstein recomienda practicar esta imaginería tres veces al día, durante tres o cinco minutos cada sesión, por tres ciclos de 21 días y 7 días de descanso.

REFLEXOLOGÍA

Trate de trabajar sobre los siguientes puntos reflejos en sus manos o sus pies: hígado, glándula suprarrenal, riñones, intestino, glándula tiroides y diafragma, dice Dwight Byers, reflexólogo de St. Petersburg, Florida, y autor de *Better Health with Foot Reflexology* (Mejor salud con la reflexología de pies).

Para ayuda en localizar estos puntos, consulte las tablas de reflejos de pies y manos que comienzan en la página 560. Para instrucciones sobre cómo trabajar con estos puntos, vea "Reflexología para principiantes" en la página 68.

TERAPIA DE ALIMENTOS

El acné se puede producir como resultado de una alimentación inadecuada, dice el Dr. Elson Haas, director del Centro de Medicina Preventiva de Marín, en San Rafael, California, y autor de *Staying Healthy with Nutrition* (Cómo mantenerse sano con la nutrición). Él recomienda seguir una dieta de desintoxicación durante tres semanas (vea "Cómo desintoxicarse" en la página 90).

"Para algunas personas el acné puede ser provocado porque son sensibles al azúcar, el trigo, el chocolate —alimentos que son más irritadores de ácido en el cuerpo", dice. "Lo que ocurre es que estos alimentos pueden causar más mucosidad y pus en los folículos del cabello y obstruir los poros. En otros casos, el acné puede ser el resultado de fermentos intestinales, y cuando usted deja de comer los quesos y los bienes cocidos, el azúcar y otros alimentos productores de fermentos, la piel se aclara."

El Dr. Haas también recomienda que se coman alimentos ricos en betacaroteno, tales como zanahorias, calabazas, cantaloup y otras frutas y vegetales amarillos-anaranjados.

TERAPIA DE HIERBAS

Tome un aceite de semilla de pasa de corinto (*black currant seed oil*) o aceite de prímula nocturna (*evening primrose oil*), ambos disponibles en forma de cápsula en la mayoría de las tiendas de productos naturales, dice Rosemary Gladstar, una herbolaria en Barre, Vermont, y autora de *Herbal Healing for Women* (Curación con hierbas para mujeres) y otros libros sobre hierbas. Según Gladstar, la dosis estándar para adultos de estas dos hierbas es tres cápsulas de 500 miligramos al día. Ella recomienda tomar esta dosis diariamente durante tres meses o hasta que el acné desaparezca. El aceite de semilla de pasa de corinto es menos caro que el aceite de prímula nocturna y funciona igualmente bien, dice ella.

TERAPIA DE JUGOS

"El acné es un signo de que los órganos de excreción no están funcionando correctamente", dice Elaine Gillaspie, N.D., médica naturópata en Portland, Oregón. Ella recomienda que se estimule el hígado con una mezcla de una parte de jugo de remolacha (betabel), tres partes de jugo de zanahorias y dos partes de agua para ayudar a limpiar la tez desde adentro hacia afuera.

Para información sobre técnicas de hacer jugos, vea la página 116.

TERAPIA DE VITAMINAS Y MINERALES

Use la dieta de sensibilidad a los alimentos (vea "Sensibilidad a las comidas: Cómo saber cuáles comidas 'sanas' pueden enfermar" en la página 96) para eliminar todo alimento que pueda tener un rol en la causa del problema, sugiere el Dr. David Edelberg, internista y director médico del Centro Holístico Estadounidense en Chicago. También dice que las personas con acné pueden adoptar el siguiente régimen de vitaminas y minerales para ayudar a controlar los brotes: 250 miligramos de cinc picolinato dos veces al día; dos miligramos de cobre al día; 400 unidades internacionales (*IU* por sus siglas en inglés) de la vitamina E dos veces al día; y 150,000 IU de la vitamina A al día durante tres meses, y luego reducir la dosis a 10,000 IU al día.

YOGA

Una serie de cinco poses de yoga puede ayudar a mejorar la circulación de sangre a su cara para eliminar toxinas y proveer nutrientes a su piel, según dice Alice Christensen, fundadora y directora ejecutiva de la Asociación Estadounidense de Yoga. Ella recomienda una rutina diaria de estas poses: parada de sol (página 585), presión de rodillas (página 590), sentada de sol (página 594), de bebé (página 596) y de cobra (página 600).

AFECCIÓN DE LA ARTICULACIÓN TEMPOROMANDIBULAR

La verdad es que cuesta su poco de trabajo no sólo escribir, sino también pronunciar el nombre de esta enfermedad. Y cuesta aún más trabajo sobrellevar esta afección, la cual causa mucho dolor en la articulación de la mandíbula.

Tanto como uno de cada tres estadounidenses padece de esta afección, pero el dolor puede extenderse mucho más allá de la mandíbula y afectar las sienes, los dientes posteriores, las mejillas, la garganta y el área detrás de los ojos. Esta enfermedad hasta causa dolores de oído y de cabeza.

Y la *TMD* (según sus siglas en inglés) puede significar más que dolor: puede causar un sonido cuando la mandíbula se mueve y rigidez en el cuello, pesadez en la nariz y zumbido en los oídos. Generalmente es causada por una alineación inapropiada de los dientes, artritis o traumas como traumatismos cervicales o un golpe en la mandíbula. Los remedios naturales en este capítulo —en conjunción con cuidado médico y usados con la aprobación de su doctor— pueden ayudar a reducir los síntomas de la TMD, de acuerdo con algunos profesionales de salud.

VEA A SU MÉDICO CUANDO...

- Tenga dificultad para abrir la boca más de 2 pulgadas (5 cm).
- Tenga dolor en la mandíbula al bostezar, masticar o hablar.
- También tenga dolor en el cuello, los hombros y los oídos.

DÍGITOPUNTURA

Para aliviar los dolores en la mandíbula de la TMD, presione los dos puntos E 6 cerca del área de la mandíbula, recomienda Michael Reed Gach, Ph.D., director del Instituto de Dígitopuntura en Berkeley, California, y autor de *Acupressure's Potent Points* (Los puntos potentes de la dígitopuntura). Para encontrar los puntos apriete y junte los dientes de atrás. Sienta los músculos que se abultan entre la mandíbula superior y la inferior, cerca del área de la mandíbula. (Para ayuda en localizar estos puntos, consulte la ilustración en la página 545.) Presione los puntos con los dedos medios por un minuto, dos o tres veces al día, para entrenar los músculos de la mandíbula, dice el Dr. Gach.

MASAJE

Para ayudar a aliviar la tensión muscular dolorosa en el área de la mandíbula que puede acompañar a la TMD, usted puede usar una técnica simple para masajear los músculos de la mandíbula, sugiere Elliot Greene, ex presidente de la Asociación Estadounidense de Terapia de Masaje. El primer grupo de músculos está ubicado en la parte de atrás de la mandíbula lejos del mentón. Para encontrar esos músculos, apriete los dientes. Sienta los músculos con sus dedos, con sus dedos izquierdos en el lado izquierdo de la mandíbula y sus dedos derechos en el lado derecho. Una vez que los haya encontrado, deje de apretar los dientes y frote los músculos con movimientos pequeños, firmes y circulares hasta que sienta que la tensión se alivia. Usted también puede presionar los músculos con las yemas de los dedos y sostener por 10 ó 15 segundos.

Para encontrar el segundo grupo de músculos, apriete los dientes nuevamente y sienta en el cuero cabelludo frente a la parte superior de sus oídos. Deje de apretar los dientes y frote o presione los músculos.

Greene recomienda hacer este masaje durante aproximadamente diez minutos una vez al día. Para dolores agudos, puede repetir el ejercicio dos o tres veces diarias, dice él.

RELAJAMIENTO Y MEDITACIÓN

Practicar un relajamiento basado en estiramiento dos veces al día puede ayudar a reducir los síntomas de la TMD, dice Charles Carlson, Ph.D., profesor de psicología de la Universidad de Kentucky en Lexington. El relajamiento hace más lenta la parte del sistema nervioso que es responsable de regular la tensión muscular y los niveles cardíacos y de respiración en respuesta al estrés, explica el Dr. Carlson. Esa disminución reduce la sensibilidad de la persona al dolor causado por la TMD. Vea la página 580 para una técnica de relajamiento basada en estiramiento.

VEA TAMBIÉN Dientes rechinados

AFECCIONES DE LA ALIMENTACIÓN

Las afecciones de la alimentación generalmente tienen más que ver con las emociones que con el apetito. Tratar de suprimir los sentimientos de estrés, depresión y enojo puede provocar una actitud distorsionada hacia la comida o un cambio importante en los hábitos de alimentación.

Sean comer demasiado y compulsivamente, pasar hambre a propósito, guardar comida de manera extraña o purgarse después de una comida —todo estos problemas de la alimentación siempre terminan con un postre amargo de sentimiento de culpa. Las mujeres menores de 25 años de edad son particularmente vulnerables.

Aunque los médicos dicen que la mejor manera de detener una afección de la alimentación es entender y resolver sentimientos sobre uno mismo y su situación, aquí hay alguna ayuda inmediata. El remedio natural en este capítulo —usado con cuidado médico y la aprobación de su doctor— puede ayudar en superar estos problemas, de acuerdo con un profesional de salud.

VEA A SU MÉDICO CUANDO..

- Esté comiendo al punto de sentirse incómodamente lleno, o aun después de haberse sentido lleno.
- Se dé banquetes por lo menos dos veces por semana y esté consumiendo aproximadamente 2,000 calorías cada vez.
- Haya adelgazado y perdido mucho peso y sin embargo siga viéndose a sí mismo "gordo (a)".
- Intencionalmente salte o evite las comidas, aun cuando tenga hambre.
- Se haga vomitar después de comer en un esfuerzo por adelgazar.

La meditación es una de las mejores formas en que una persona puede superar las afecciones de la alimentación, de acuerdo con Alice Christensen, fundadora y directora ejecutiva de la Asociación Estadounidense de Yoga. Una meditación diaria, de entre 20 y 30 minutos de duración, puede ayudarlo a encontrar la fuerza interior que necesita para resistirse a las comidas excesivas. Christensen dice que usted puede meditar por períodos breves durante el día —aún por unos pocos minutos, si ése es todo el tiempo que tiene— para ayudar a contener la necesidad de comer de más. Para probar la meditación, vea la página 76.

ALERGIAS

Imagínese tener una alarma en su carro que es demasiado sensible y activa un chillido que se oye hasta en la China con la más mínima provocación. Si es uno de los 50 millones de estadounidenses con alergias respiratorias, usted tiene un problema parecido con su sistema inmunológico: éste trata el polvo inofensivo, el polen y el pelo de mascotas como si fueran el enemigo.

Si usted es alérgico, con entrarle tan sólo una partícula muy pequeña del alérgeno correspondiente, su sistema inmunológico se pone a la defensiva. La reacción del cuerpo al alérgeno consiste en liberar histamina, la sustancia química que nos provoca esa maldita hinchazón, el goteo en nuestra nariz y senos y hace nuestros ojos llorosos. Las inyecciones de alergia y antihistamínicos pueden controlar sus síntomas, pero hay otras cosas que usted también puede hacer. Los remedios naturales en este capítulo —usados con cuidado médico y la aprobación de su doctor— pueden ayudar a prevenir o aliviar problemas alérgicos, de acuerdo con algunos profesionales de salud.

VEA A SU MÉDICO CUANDO...

• Tenga nuevos síntomas, entre ellos urticaria o dificultades para respirar, solos o con congestión severa del pecho.

AROMATERAPIA

Para aliviar rápidamente a esos ojos llorosos y esa nariz que gotea sin parar cuando tenemos la fiebre del heno, la recomendación de Victoria Edwards,

ALERGIAS

aromaterapeuta en Fair Oaks, California, es mezclar una gota de aceite esencial de ciprés y una de hisopo en la palma de la mano. Aplique esta mezcla en la parte de atrás de la lengua con la punta del dedo. Edwards recomienda que se repita este remedio cada pocas horas cuando los síntomas de la fiebre del heno lo molesten. "No sabe muy bien que digamos, pero ayuda a despejar la cabeza inmediatamente, y los efectos duran de una a dos horas", dice ella.

Para información sobre cómo preparar y administrar aceites esenciales, y precauciones sobre su uso, vea la página 11. Para información sobre la compra de aceites esenciales, consulte la lista de recursos en la página 613.

DÍGITOPUNTURA

Para aliviar la fiebre del heno y las picazones y los estornudos alérgicos, presione el punto IG 4, el cual está en la piel interdigital que está entre sus dedos pulgar e índice, cerca del hueso en la base del dedo índice, dice Michael Reed Gach, Ph.D., director del Instituto de Dígitopuntura en Berkeley, California, y autor de *Acupressure's Potent Points* (Los puntos potentes de la dígitopuntura). (Para ayuda en cómo localizar este punto, por favor vea la ilustración en la página 543.) Sostenga este punto con el dedo pulgar encima de la piel interdigital y con el dedo índice debajo, después presione en la piel interdigital, dirigiendo la presión en ángulo hacia el hueso que conecta el índice con la mano. Trabaje en una mano, luego en la otra. Sostenga con firmeza durante un minuto por cada mano mientras respira profunda y lentamente.

Esta práctica no se recomienda a mujeres embarazadas, porque presionar estos puntos puede causar contracciones del útero, dice el Dr. Gach.

HIDROTERAPIA

Un baño de la vitamina C puede ser efectivo para aliviar los síntomas de un ataque de alergia, dice la Dra. Agatha Thrash, médica patóloga, cofundadora y codirectora del Instituto Uchee Pines, un centro de curación natural en Seale, Alabama. Agregue tres cucharadas de polvo de ácido ascórbico (en inglés, *ascorbic acid powder*, que se puede conseguir en muchas tiendas de productos naturales) a un baño caliente. Puede quedarse en el baño por hasta dos horas.

HOMEOPATÍA

"La fiebre del heno aguda comúnmente se trata con la homeopatía", de acuerdo a Judyth Reichenberg-Ullman, N.D., médica naturópata en Edmonds, Washington, y coautora de *The Patient's Guide to Homeopathic Medicine* (La guía del paciente para la medicina homeopática). Si usted está estornudando mucho, su nariz está goteando, y sus ojos están llorosos y sufren de picazón, la Dra. Reichenberg-Ullman recomienda probar cepa *Allium 30C* una o dos veces al día hasta que se empiece a sentir mejor. La misma dosis de *Sabadilla* puede ayudar a la gente que tiene ataques violentos de estornudos además de otros síntomas de la fiebre del heno, dice.

Para las personas cuyos síntomas principales son ojos irritados y llorosos, se aconseja tomar *Euphrasia 30C* una o dos veces al día, según la Dra. Reichenberg-Ullman. Si uno de estos remedios no parece ayudar en el término de siete días, dice, consulte a su médico u homeópata.

Todos estos remedios están disponibles en muchas tiendas de productos naturales. Para comprar remedios homeopáticos por correspondencia, consulte la lista de recursos en la página 613.

REFLEXOLOGÍA

Concéntrese en los siguientes puntos reflejos en sus manos o sus pies, dice Rebecca Dioda, reflexóloga en el Instituto Morris de Terapias Naturales, un centro de educación de salud holística en Denville, New Jersey: glándula suprarrenal, sistema reproductivo, plexus solar, válvula ileocecal y cualquier órgano que muestre síntomas de alergia (pulmones o nariz, por ejemplo).

Para ayuda en localizar estos puntos, consulte las tablas de reflejos de pies y manos que comienzan en la página 560. Para instrucciones sobre cómo trabajar con estos puntos, vea "Reflexología para principiantes" en la página 68.

TERAPIA DE ALIMENTOS

Algunas alergias pueden ser causadas por congestión a causa de la ingestión de alimentos malos, dice el Dr. Elson Haas, director del Centro de Medicina Preventiva de Marín, en San Rafael, California, y autor de *Staying Healthy with Nutrition* (Cómo mantenerse sano con la nutrición). Él sugiere su dieta desintoxicadora de tres semanas (vea "Cómo desintoxicarse" en la página 90).

TERAPIA DE VITAMINAS Y MINERALES

Algunas personas con alergias se pueden aliviar si toman 5,000 unidades internacionales de la vitamina A, al día, dice Richard Gerson, Ph.D., autor de *The Right Vitamins* (Las vitaminas apropiadas). Él también recomienda que se obtengan más ácidos grasos esenciales, tales como aquellos presentes en el aceite de semilla de lino (*flaxseed oil*). El aceite de semilla de lino está disponible en forma de líquido y de cápsula en la mayoría de las tiendas de productos naturales; el Dr. Gerson sugiere que se siga las dosis recomendadas en las etiquetas de los productos de aceite de semilla de lino.

YOGA

La práctica diaria de yoga puede controlar las alergias, según Alice Christensen, fundadora y directora ejecutiva de la Asociación Estadounidense de Yoga. Ella dice que las alergias son causadas tanto por problemas físicos como psicológicos, que es la razón por la cual tienden a surgir después de enfermedades o períodos de estrés extremo.

Como parte de su Rutina Diaria, dice, asegúrese de incluir estas poses: parada de sol (página 585), presión de rodillas (página 590), sentada de sol (página 594), de bote (página 599) y de cobra (página 600). (Usted debería practicar la pose de bote modificada, que se muestra en la página 598, durante aproximadamente una semana antes de tratar de practicar la pose de bote.) Christensen también recomienda que incluya un ejercicio de respiración completa (vea la página 155) para fortalecer los músculos que lo ayudan a respirar, y meditación (vea la página 155) para ayudar a aliviar problemas relacionados con alergias como la dificultad para dormir bien.

Además de estos ejercicios, usted puede probar un *neti*, un lavado nasal diario, dice el Dr. Stephen A. Nezezon, profesor de yoga y médico en el Instituto Himalayo Internacional de Filosofía y Ciencia del Yoga en Honesdale, Pensilvania. El lavado quitará el polen de sus senos y fortalecerá sus membranas mucosas, dice. Las siguientes son las instrucciones del Dr. Nezezon: llene hasta la mitad una taza de papel de 4 onzas (120 ml) con agua tibia, y luego agréguele ½ cucharadita de sal. Haga un pliegue en la tapa de la taza de manera que forme un pico. Levemente incline la cabeza hacia atrás y hacia la izquierda. Luego vierta lentamente el agua en la ventana derecha de la nariz. El agua correrá fuera de la ventana izquierda de la nariz o hacia abajo atrás de la garganta si la ventana izquierda está obstruida. Escupa el agua si va hacia su garganta, o seque el agua de la cara si corre fuera de la ventana izquierda de su nariz. Llene la taza nuevamente, luego repita el procedimiento en el otro lado; vierta el agua en la ventana nasal izquierda e incline la cabeza hacia atrás y hacia la derecha de manera que el agua corra fuera de la ventana nasal derecha.

VEA TAMBIÉN Alergias a los alimentos; Intolerancia a la lactosa

ALERGIAS A LOS ALIMENTOS

Pueden manifestarse en hinchazones causados por los helados de crema o en un sarpullido que sale después de comer salmón. No obstante, las alergias a las comidas son raras; tan sólo afectan al 1 por ciento de la población estadounidense. Pero a pesar de que son poco comunes, las comidas que las provocan sí son comunes.

Leche de vaca, huevos, cacahuates (maní), trigo y frijoles (habichuelas) de soja encabezan la lista de alimentos que pueden causar hinchazón de labios, garganta o lengua, eczema, urticaria, vómitos, desmayos, náuseas, diarrea y otras reacciones. Pero estos no son los únicos. Hasta los aditivos de alimentos como la tintura amarilla N° 5 y la goma arábiga pueden causar reacciones alérgicas en algunas personas, generalmente a pocos minutos de haberlos ingerido. Las reacciones oscilan entre ser menores o muy peligrosas, por lo tanto vea a su médico para determinar la causa y una estrategia preventiva. Pero el remedio natural en este capítulo —usado en conjunción con cuidado médico y la aprobación de su doctor— puede aliviar los síntomas de alergia a los alimentos, de acuerdo con un profesional de salud.

VEA A SU MÉDICO CUANDO...

• Experimente cualquiera de estos síntomas dentro de las dos horas de ingerir comida.

   Urticaria u otra reacción de la piel

   Hinchazón, especialmente de los labios o la cara

   Vómitos o náuseas

   El pecho se le siente apretado

   Problemas para respirar, como consecuencia de una reacción asmática o hinchazón de la garganta

   Congestión nasal

   Diarrea

   Dolores fuertes del estómago o una sensación de desmayo

ALERGIA A LOS ALIMENTOS

YOGA

Una mala digestión puede resultar en las alergias a los alimentos, especialmente cuando uno envejece, dice el Dr. Stephen A. Nezezon, profesor de yoga y médico en el Instituto Himalayo Internacional de Filosofía y Ciencia del Yoga en Honesdale, Pensilvania. Para mejorar la digestión, el Dr. Nezezon sugiere probar un ejercicio llamado *agni sara*, o "extensión del fuego".

Aquí están sus instrucciones para hacer el ejercicio: párese con los pies separados por una distancia de aproximadamente 3 pies (1 m), con los dedos apuntando un poquito hacia afuera. Flexione las rodillas un poquito y coloque la mano derecha sobre el muslo derecho y la mano izquierda sobre el muslo izquierdo. Los dedos deben estar apuntando hacia adentro, hacia la pierna opuesta. Incline su cuello de manera que usted quede mirando hacia su estómago. Exhale completamente. Luego contraiga y eleve su abdomen sin inhalar. Ahora, usando los músculos del estómago, mueva con fuerza a su estómago hacia adentro y hacia afuera sin respirar. Haga esto entre 10 a 15 veces, luego relájese, párese derecho y respire. Repita el ejercicio tres veces al día.

El Dr. Nezezon dice que no se debe hacer este ejercicio durante la menstruación o el embarazo, después de una cirugía, si está sangrando o si tiene una enfermedad cardíaca o la presión arterial alta.

VEA TAMBIÉN Alergias; Intolerancia a la lactosa

ANEMIA

Si usted encuentra que últimamente se le ha estado pegando la sábana aunque suene su despertador con un grito de muerte, lo más probable es que con acostarse un poco más temprano solucionará el problema. Pero si ninguna cantidad de descanso ayuda, quizá no sean horas de sueño lo que su cuerpo está necesitando. Usted puede tener una forma de anemia.

La anemia le mina su energía al privar a sus células de oxígeno. Esto ocurre cuando su sangre tiene muy pocos glóbulos rojos o no tiene suficiente hemoglobina, una proteína en los glóbulos rojos que transporta oxígeno a través del torrente sanguíneo. La anemia puede ser el síntoma de muchos problemas serios distintos, inclusive cáncer. Pero millones de estadounidenses sufren de anemia por deficiencia de hierro, que es una anemia menos seria y que ocurre generalmente por pérdida de sangre a causa de una herida, una úlcera, hemorroides, menstruación excesiva o las exigencias físicas del embarazo. De acuerdo a las Asignaciones Dietéticas Recomendadas, las mujeres necesitan 15 miligramos de hierro al día, mientras que los hombres necesitan 10.

Y hay otra forma de anemia, menos común, que es la anemia de deficiencia nutritiva, la cual puede ser causada por una falta de folato y la vitamina B_{12}. Usted necesitará consultar a su médico para determinar la causa de su anemia y el curso de acción apropiado.

Los remedios naturales en este capítulo —usados con cuidado médico y la aprobación de su doctor— pueden proporcionar alivio a la anemias por deficiencia nutritiva y deficiencia de hierro, de acuerdo con algunos profesionales de salud.

VEA A SU MÉDICO CUANDO...

- No sea capaz de hacer sus actividades físicas usuales.
- Se sienta desanimado durante más de cinco días.
- Su piel esté pálida y se sienta débil, cansado y sin aire.
- Su lengua esté resbaladiza o melosa.
- Experimente fatiga al esforzarse.
- Su piel muestre ictericia.
- Tenga hemorragia debajo de la piel y hematomas en respuesta al trauma más leve.

REFLEXOLOGÍA

Cuando esté trabajando en sus manos o sus pies, concéntrese en los puntos reflejos del bazo y el hígado, dice Dwight Byers, reflexólogo de St. Petersburg,

Anemia

Florida, y autor de *Better Health with Foot Reflexology* (Mejor salud con la reflexología de pies).

Para ayuda en localizar estos puntos, consulte las tablas de reflejos de pies y manos que comienzan en la página 560. Para instrucciones sobre cómo trabajar con estos puntos, vea "Reflexología para principiantes" en la página 68.

TERAPIA DE ALIMENTOS

La anemia puede ocurrir a causa de una deficiencia de hierro o por una deficiencia de la vitamina B_{12} y folato, dice el Dr. Julian Whitaker, fundador y presidente del Whitaker Wellness Center, un centro de bienestar en Newport Beach, California. "Lo primero que usted debe determinar es qué tipo de anemia tiene."

Después de que haya visto al médico para un diagnóstico inicial, el Dr. Whitaker sugiere que coma más de los alimentos ricos en los nutrientes que usted necesita. Las verduras con hojas de color verde oscuro son buenas fuentes de hierro absorbible, dice el Dr. Whitaker. Él también recomienda salmón y caballa como buenas fuentes de vitamina B_{12} y para obtener más folato, frijoles (habichuelas) de caritas y lentejas. (Para más buenas fuentes de estos nutrientes, vea "Lo que usted necesita" en la página 144.)

TERAPIA DE JUGOS

Los jugos pueden ayudar a corregir desequilibrios nutritivos que llevan a la anemia, dice Cherie Calbom, M.S., nutricionista certificada en Kirkland, Washington, y coautora de *Juicing for Life* (Exprimir jugos para toda la vida). Concéntrese en vegetales ricos en hierro, tales como el perejil y las remolachas (betabeles) verdes, dice Calbom. Ella recomienda mezclar estos jugos ricos en hierro con jugos que tengan alto contenido de la vitamina C para una máxima absorción de hierro. "Brócoli, col rizada y perejil funcionan tan bien como las fuentes más conocidas de la vitamina C, tales como pimientos (chiles, ajíes), fresas (frutillas) y cítricos", dice Calbom.

Los jugos también ayudan a combatir la anemia por deficiencia de folato, agrega Calbom. "Yo le sugiero a las personas con este problema que incluyan espárragos, espinaca y col rizada en sus jugos diarios."

Para información sobre técnicas de hacer jugos, vea la página 116.

TERAPIA DE VITAMINAS Y MINERALES

Para la anemia por deficiencia nutritiva, tome un miligramo de vitamina B_{12} y 400 miligramos de ácido fólico al día, aconseja el Dr. Julian Whitaker, fundador y presidente del Whitaker Wellness Center, un centro de bienestar en

Newport Beach, California. Para la anemia por deficiencia de hierro, Whitaker dice que cualquier suplemento multivitamínico/mineral que contenga hierro puede ayudar.

ANGINA

No es un infarto", se dice usted a sí mismo. Probablemente no —pero sea lo que sea, le está apretando el pecho como si fuera un puño enorme, y con una fuerza que podría sacarle agua de una piedra.

Si usted es uno de los tres millones de estadounidenses que han experimentado el terror de un ataque de angina, usted probablemente lo recuerda como los diez minutos más largos de su vida. La angina es la manera no muy sutil que el corazón tiene de decirle que no está recibiendo suficiente oxígeno.

Si usted ha sufrido alguna vez un ataque de angina, es crucial que consulte a su médico. Pero —en conjunción con su tratamiento médico y con la aprobación de su médico— los remedios naturales en este capítulo pueden ayudar a reducir el dolor de la angina y posiblemente prevenir ataques futuros, de acuerdo con algunos profesionales de salud.

VEA A SU MÉDICO CUANDO...

- Empiece a tener dolor de angina después de ejercicio moderado o esfuerzo físico, aun cuando usted podía antes funcionar a ese nivel sin problemas.
- Esté experimentando dolor con aun menos actividad que antes.
- Usted solía tener dolor solamente después de esforzarse pero ahora experimenta dolor aun cuando está descansando.

REFLEXOLOGÍA

La reflexóloga neoyorquina Laura Norman, autora de *Feet First: A Guide to Foot Reflexology* (Los pies primero: Una guía para la reflexología del pie) sugiere tratar de trabajar con los siguientes reflejos en sus manos o sus pies: plexus solar; diafragma y pecho; pulmón, corazón y hombro; brazo; cuello; espina cervical y torácica; intestino, con énfasis en el colon sigmoide; y la glándula suprarrenal.

Para ayuda en localizar estos puntos, consulte las tablas de reflejos de pies y manos que comienzan en la página 560. Para instrucciones sobre cómo trabajar con estos puntos, vea "Reflexología para principiantes" en la página 68.

Relajamiento y meditación

El relajamiento progresivo, la meditación y otras técnicas de relajamiento, si se usan en conjunción con medicación y el conocimiento y aprobación de su médico, pueden ayudar a prevenir la angina, dice el Dr. Robert S. Eliot, director del Instituto de Medicina del Estrés en Jackson Hole, Wyoming, y autor de *From Stress to Strength: How to Lighten Your Load and Save Your Life* (Del estrés a la fortaleza: Cómo aligerar la carga y salvar su vida). "Las técnicas de relajamiento pueden elevar el límite umbral de tensión de manera que se requiera más ansiedad para provocar una angina", dice el Dr. Eliot. "En segundo lugar, si un individuo practica una técnica de relajamiento, es menos probable que tenga un caso severo de angina." Para más información sobre relajamiento progresivo, vea la página 82. Para probar la meditación, vea la página 76. El Dr. Eliot recomienda practicar cualquiera de estas técnicas dos veces al día, preferiblemente antes del desayuno y antes de la cena, en sesiones de 10 a 20 minutos de duración.

Terapia de alimentos

"El tratamiento más poderoso parece ser una dieta vegetariana muy baja en grasas", dice el Dr. Julian Whitaker, fundador y presidente del Whitaker Wellness Center, un centro de bienestar en Newport Beach, California. Él dice que hay que asegurarse de incluir suficientes vegetales de hojas de color verde oscuro, tales como espinaca, col rizada, verduras de mostaza (*mustard greens*) y nabo (*turnip greens*). "Estas son buenas fuentes de magnesio, el cual relaja el músculo del corazón y establece la función de manera que el corazón pueda funcionar mejor", dice el Dr. Whitaker. (Para otras fuentes de magnesio, vea "Lo que usted necesita" en la página 144.)

Estudios realizados por el cardiólogo Dean Ornish, director del Instituto de Investigación de Medicina Preventiva en Sausalito, California, y autor de *Dr. Dean Ornish's Program for Reversing Heart Disease* (Programa del Dr. Dean Ornish para revertir la enfermedad del corazón), demostraron que cuando las personas siguen una dieta que no incluye fuentes animales con excepción de leche descremada, huevos blancos y yogur bajo en grasa, el dolor de angina disminuye en sólo unas pocas semanas.

Terapia de jugos

Aquellos propensos a sufrir ataques de angina se pueden beneficiar con dosis regulares de jugo de cantaloup, sugiere Michael Murray, N.D., médico naturópata y autor de *The Complete Book of Juicing* (El libro completo de jugos). El cantaloup contiene el compuesto adenosina, el cual se usa en pacientes cardíacos para afinar la sangre y prevenir ataques de angina, de acuerdo al Dr. Murray. Junto a un tratamiento médico apropiado, él recomienda tomar dos vasos de 8 onzas (240 ml) de jugo de cantaloup al día.

Para información sobre técnicas de hacer jugos, vea la página 116.

TERAPIA DE SONIDO

Escuchar música relajante durante por lo menos 10 ó 20 minutos cada día puede ayudar a algunas personas a aliviar el dolor de angina, dice Steven Halpern, Ph.D., compositor, investigador y autor de *Sound Health: The Music and Sounds That Make Us Whole* (Salud de sonidos: La música y los sonidos que nos sanan). Para empezar, ponga la música, luego siéntese o acuéstese cómodamente, cierre los ojos y respire profundamente. El Dr. Halpern sugiere que use auriculares para concentrar su atención y evitar distracciones. Sin embargo, sugiere que mantenga los parlantes encendidos de manera que el cuerpo absorba la energía del sonido. Mientras la música suena, deje que su respiración disminuya y se vuelva regular. No escuche solamente las notas sino el silencio entre las notas. El Dr. Halpern dice que esto lo ayudará a no analizar la música, lo cual le permitirá relajarse.

Para sugerencias de piezas de música relajante, vea "Canciones que pueden calmar" en la página 129. Muchas de estas piezas están disponibles en las tiendas de música.

TERAPIA DE VITAMINAS Y MINERALES

"Yo recomiendo que las personas con angina tomen los siguientes suplementos cada día para ayudar a controlar el dolor: 5,000 miligramos de la vitamina C, 3,000 miligramos del aminoácido lisina y 800 miligramos de magnesio elemental", dice el Dr. Julian Whitaker, fundador y director del Whitaker Wellness Center, un centro de bienestar en Newport Beach, California.

ANSIEDAD

La preocupación es una realidad de la vida. Pero si está tan estresado que con frecuencia le viene sudor frío, se le acelera el pulso y su presión arterial se le pone por las nubes, usted puede haber cruzado la frontera de la preocupación y llegado a la tierra hostil de la ansiedad.

ANSIEDAD

La ansiedad es frecuentemente vaga y no tiene dirección, un sentimiento hondo de que algo terrible está a punto de pasar. A diferencia de los miedos concretos (de enfermedad o de perder el trabajo, por ejemplo), la ansiedad es con frecuencia el resultado de lo que años atrás se llamaban "problemas prestados". Las personas ansiosas se imaginan los peores escenarios posibles y se pasan muchísimo tiempo anticipando y temiendo cosas que probablemente nunca pasarán. Si tiene una ansiedad persistente, busque consejo profesional. Pero los remedios naturales a continuación —usados con cuidado médico y la aprobación de su doctor— también pueden reducir y aliviar el problema, de acuerdo con algunos profesionales de salud.

VEA A SU MÉDICO CUANDO...

- Experimente ataques de pánico, que son períodos cortos e inexplicables de miedo e insatisfacción intensos.
- Su ansiedad cause síntomas físicos crónicos, entre ellos dolores de cabeza, mareos, falta de aire, dolores de pecho o estómago o problemas intestinales.
- Su ansiedad haga que usted evite ciertas personas, lugares o situaciones.

AROMATERAPIA

Aceites "relajantes" como lavanda (espliego, alhucema), geranio, *ylang-ylang*, bergamota y toronjil (melisa) son muy buenos para calmar nervios agotadores, particularmente cuando se usan juntos, dice el consultor aromático de Los Ángeles, John Steele. Él sugiere que se mezclen dos, tres o cuatro de estos aceites en partes iguales y que se guarde la mezcla en una botella de cinco mililitros. Luego, cada vez que se sienta ansioso, dice, usted puede usar 50 gotas de esta mezcla en un difusor o en una lámpara aromática. También puede agregar 6 gotas de la mezcla a un baño caliente (revolviéndolo suavemente para dispersar) o hacer un aceite de masaje al agregar 10 gotas de la mezcla a 1 onza (30 ml) de un aceite portador como el de almendra o el de oliva. (Los aceites portadores están disponibles en la mayoría de las tiendas de productos naturales.)

Para información sobre cómo preparar y administrar aceites esenciales, y precauciones sobre su uso, vea la página 11. Para información sobre la compra de aceites esenciales, consulte la lista de recursos en la página 613.

DÍGITOPUNTURA

"Encuentre el punto P 6, aproximadamente a dos pulgares de distancia de la parte inferior de su palma", dice Cindy Banker, cofundadora del Centro Shiatsu de New England en Boston y directora de educación de la Asociación Estadounidense Oriental de Terapia del Cuerpo. (Para localizar este punto, consulte la ilustración en la página 542.) "Presione firmemente en este punto y tome respiraciones profundas, completas. Usted puede sentir cierto alivio inmediatamente."

Sostenga su dedo pulgar, dice Wayne Hackett, profesor de *Jin Shin Jyutsu* en Boulder, Colorado. Hágalo suave e intencionalmente, aconseja, pero siga haciéndolo hasta sentir que su cuerpo empieza a relajarse. La filosofía *Jin Shin Jyutsu* conecta las emociones con cada dedo de la mano, y la preocupación es la provincia del pulgar.

Usted también puede presionar el punto entre las cejas en el centro de su frente, según Hackett. Él explica que presionar este punto ayuda a dispersar los pensamientos de ansiedad. Luego trate de sostener el dedo medio del pie, el punto donde finaliza el meridiano del estómago. "Sostener su dedo del pie ayuda a traer energía desde la cabeza hacia abajo a todo el cuerpo", dice Hackett, y por lo tanto reduce la ansiedad.

HIDROTERAPIA

Según dice Charles Thomas, Ph.D., coautor de *Hydrotherapy: Simple Treatments for Common Ailments* (Hidroterapia: Tratamientos simples para dolencias comunes) y fisioterapeuta en el Centro de Terapia Desert Springs en Desert Hot Springs, California, el baño neutral afecta a las personas ansiosas o irritables de modo que restablece su equilibrio. Sus instrucciones para un baño neutral: llene su bañera (tina, bañadera) con agua un poco más fría que la temperatura del cuerpo, aproximadamente entre 94° y 97°F (35° y 36°C) según dice el Dr. Thomas. (Puede controlar la temperatura del agua con un termómetro común.) Sumerja tanto de su cuerpo como pueda y quédese en el baño por lo menos 20 minutos. Agregue agua a medida que sea necesario para mantener la temperatura del baño.

HOMEOPATÍA

Una dosis de *Ignatia 6X* cada 15 minutos puede ayudar a reducir el miedo y la ansiedad, de acuerdo con la Dra. Maesimund Panos, médica homeópata en Tipp City, Ohio, y coautora con Jane Heimlich de *Homeopathic Medicine at Home* (Medicina homeopática en casa). Sin embargo, ella aconseja no exceder las cuatro dosis, ya que una repetición excesiva de *Ignatia* puede en realidad aumentar la ansiedad.

"El *Gelsemium* es otro remedio excelente que puede ayudar a tratar el miedo al escenario o la anticipación de una prueba dura como una conferencia importante de negocios", dice la Dra. Panos. "Si usted tiene ansiedad acom-

ANSIEDAD

pañada de diarrea, ése es un indicio fuerte para *Gelsemium*." Como con *Ignatia*, Panos recomienda tomar una dosis de *Gelsemium 6X* cada 15 minutos hasta que empiece a sentirse más calmo, sin exceder cuatro dosis.

El *Gelsemium* y la *Ignatia* se pueden comprar en muchas tiendas de productos naturales. Para comprar remedios homeopáticos por correspondencia, consulte la lista de recursos en la página 613.

IMAGINERÍA

"Para un alivio rápido de la ansiedad, imagínese que está acostado en la playa. A medida que cada ola salpica en la playa, le llega hasta el cuello, y mientras retrocede, tira y saca más y más tensión y miedo fuera de su cuerpo", dice el Dr. Dennis Gersten, psiquiatra de San Diego y editor de *Atlantis*, una hoja informativa bimensual sobre la imaginería.

Como una alternativa, imagínese que cada pensamiento que tiene está dentro de un globo de helio atado a un hilo. Si tiene un pensamiento de ansiedad, simplemente desate el hilo y observe cómo el globo sale de su mente y sube hasta el cielo hasta que desaparece en el horizonte, dice el Dr. Gersten.

MASAJE

Usted puede aliviar la ansiedad con un automasaje *Hellerwork* de 15 minutos, dice Dan Bienenfeld, profesional certificado de *Hellerwork*, masajista y director del Centro de Artes Curativas de Los Ángeles. El masaje (página 553) aliviará la tensión en los músculos, lo cual con frecuencia ocurre cuando usted está nervioso o ansioso, dice.

REFLEXOLOGÍA

Asegúrese de trabajar con el reflejo del diafragma en el pie, además de los puntos reflejos de la columna y las glándulas pituitaria, paratiroides, tiroides y suprarrenal, dice Dwight Byers, reflexólogo de St. Petersburg, Florida, y autor de *Better Health with Foot Reflexology* (Mejor salud con la reflexología de pies).

Para ayuda en localizar estos puntos, consulte las tablas de reflejos en los pies en la página 570. Para instrucciones sobre cómo trabajar con estos puntos, vea "Reflexología para principiantes" en la página 68.

RELAJAMIENTO Y MEDITACIÓN

Cualquiera de las técnicas de relajamiento y meditación mencionadas en este libro, tales como la meditación de atención total, *autogenics*, relajamiento progresivo y estiramiento, aliviarán la ansiedad, dice Sundar Ramaswami, Ph.D., psicólogo clínico en el Centro Comunitario de Salud Mental F.S. Dubois en Stamford, Connecticut. Es cuestión de encontrar el que funcione mejor para usted. Para una descripción breve de cada una de estas técnicas y de cómo aplicarlas, vea la página 72.

TERAPIA DE ALIMENTOS

Lo que usted no come puede ser aún más importante que lo que come, dice el Dr. Julian Whitaker, fundador y presidente del Whitaker Wellness Center, un centro de bienestar en Newport Beach, California. Él recomienda evitar el alcohol, la cafeína y el azúcar, porque tienden a empeorar la ansiedad. Si no los puede evitar, sugiere que por lo menos los disminuya.

TERAPIA DE FLORES Y ESENCIAS

Elegir el remedio floral apropiado para tratar cualquier problema físico o emocional depende de la identificación del sentimiento exacto detrás del problema, dice el herbolario Leslie J. Kaslof, autor de *The Traditional Flower Remedies of Dr. Edward Bach* (Los remedios florales tradicionales del Dr. Edward Bach). Para aquellos que se preocupan excesivamente por el bienestar de otros, Kaslof recomienda *Red Chestnut*. Las personas que sufren de un vago sentido de presentimiento, un sentimiento persistente de que algo malo está a punto de ocurrir, deberían probar *Aspen*, dice.

Los remedios florales se pueden encontrar en algunas tiendas de productos naturales y se pueden adquirir también por correspondencia (consulte la lista de recursos en la página 613). Para información sobre cómo preparar y administrar los remedios florales, vea la página 100.

TERAPIA DE HIERBAS

Para un té relajante, Mary Bove, L.M., N.D., médica naturópata y directora de la Clínica Naturopática de Brattleboro en Vermont, sugiere mezclar lavanda (espliego, alhucema), avena, tilo (tilia), nébeda (yerba de los gatos, hierba gatera, calamento) y toronjil (melisa). (Aunque las avenas se consideran generalmente alimentos, también tienen un efecto medicinal, y los herbolarios las recomiendan para una variedad de problemas de salud.) Busque estas hierbas secas en la mayoría de las tiendas de productos naturales. La Dra. Bove aconseja comprar ½ onza (14 g) de cada una de las hierbas secas en forma picada, y luego mezclarlas. Para hacer una provisión de té para un día, de acuerdo a la Dra. Bove, es necesario usar cuatro cucharadas de esta mezcla de hierbas por cuarto de galón (950 ml) de agua hirviendo. Vierta el agua en las hierbas y deje en infusión por aproximadamente diez minutos. Cuele hasta que solamente quede líquido, luego beba el té mientras esté todavía caliente. La Dra. Bove dice que el té se puede endulzar, si así lo desea. Sugiere que se beba una taza después de cada comida y hasta seis tazas al día si es necesario.

TERAPIA DE SONIDO

Escuchar música con ritmo lento y regular puede reducir las palpitaciones cardíacas y ayudar a calmarse, dice Janalea Hoffman, R.M.T., compositora y terapeuta de música en Kansas City, Misurí. Cada vez que se sienta ansioso, Hoffman sugiere que se siente tranquilamente en una silla cómoda y escuche música por 20 ó 30 minutos o hasta que se le pase la ansiedad. Hoffman recomienda su propio casete, *Musical Biofeedback* (Biorretroalimentación musical). Para otras selecciones, vea "Canciones que pueden calmar" en la página 129. Para información acerca de cómo ordenar éstas y otros casetes, consulte la lista de recursos en la página 613.

TERAPIA DE VITAMINAS Y MINERALES

Un aminoácido disponible en forma de suplemento en la mayoría de las tiendas de productos naturales puede ayudar a aquellos propensos a sufrir de ansiedad, dice el Dr. Julian Whitaker, fundador y presidente del Whitaker Wellness Center, un centro de bienestar en Newport Beach, California. "Se llama GABA (ácido gama-aminobutítico), y yo recomiendo que se tomen 750 miligramos tres veces al día, después de las comidas." Whitaker dice que GABA tiene un efecto calmante.

YOGA

Una sesión diaria de yoga combinada con un ejercicio de respiración completa (vea la página 155), meditación (vea la página 155) y poses puede ayudar a dominar la ansiedad, dice Alice Christensen, fundadora y directora ejecutiva de la Asociación Estadounidense de Yoga. Nos ponemos ansiosos cuando empezamos a sentirnos víctimas en la vida, dice Christensen, y practicar yoga ayuda a construir la fortaleza interna para combatir ese estado mental.

Para las poses, Christensen sugiere que se elijan tres o cuatro de la Rutina Diaria que comienza en la página 584. Recomienda asegurarse de variar las poses de un día a otro para mantener alto el interés y fortalecer distintas partes del cuerpo.

VEA TAMBIÉN Fobias

ANTOJOS DE COMIDAS

Es perfectamente normal sentir hambre cuando se huele la comida cocinando o se ve un plato delicioso. Pero cuando usted empieza a morirse de ganas con tan sólo pensar en una comida en particular, usted ya no está comiendo para vivir —está viviendo para comer.

Todos sabemos lo que es tener antojos de comidas y caer en esa dulce tentación. Y eso no está mal, siempre y cuando no ocurra como una rutina. (Una razón para ser fuerte: la mayoría de las comidas por las que tenemos antojos tienen un alto contenido de azúcar y grasa.) Pero más allá de esos gustitos que nos damos de vez en cuando con un buñuelo por aquí o un poco de flan por allá, el antojo de comidas puede ser también un síntoma de un problema físico o emocional. Las personas diabéticas generalmente tienen antojo de carbohidratos, por ejemplo. Y a veces los antojos de comidas son el resultado de ansiedad o depresión. Los remedios naturales en este capítulo —usados en conjunción con cuidado médico y la aprobación de su doctor— pueden ayudar a reducir los antojos de comidas, de acuerdo con algunos profesionales de salud.

VEA A SU MÉDICO CUANDO...

- Sus antojos a comidas dominen su pensamiento y se vuelva tan obsesionado en satisfacer sus antojos que esto interfiere con su estilo de vida normal.
- Piense que sus antojos son un problema.

RELAJAMIENTO Y MEDITACIÓN

La meditación es algo que usted debería probar si quiere reducir sus antojos de comidas, dice el Dr. Roger Walsh, Ph.D., profesor de psiquiatría, filosofía y antropología en la Escuela de Medicina de la Universidad de California en Irvine, California.

Los antojos pueden ser un sustituto de una experiencia espiritual más significativa, de acuerdo al Dr. Walsh. La meditación puede reducir esos antojos llenando ese vacío. Para aprender una meditación sencilla, vea la página 76. Practique esta técnica por 20 minutos una o dos veces al día, sugiere.

TERAPIA DE JUGOS

Un antojo de comidas saladas puede ser un síntoma de agotamiento suprarrenal, especialmente en personas que tienen estilos de vida ajetreados y estresantes, dice Cherie Calbom, M.S., nutricionista certificada en Kirkland, Washington, y coautora de *Juicing for Life* (Exprimir jugos para toda la vida). En esos casos, ella recomienda jugos que ella dice son ricos en la vitamina C (cítrico, de pimiento/ají y de brócoli) y potasio (perejil, ajo, espinaca y zanahoria). "Los antojos de sal también pueden ser un síntoma de condiciones serias como la diabetes, la presión arterial alta y la anemia de célula de hoz", dice Calbom. "Entonces cada persona que tenga antojo de sal debe realmente ver al médico para un examen físico completo."

Para información sobre técnicas de hacer jugos, vea la página 116.

TERAPIA DE VITAMINAS Y MINERALES

El aminoácido glutamina, que se puede encontrar en la sección de vitaminas y minerales de la mayoría de las farmacias y tiendas de productos naturales, lo puede ayudar a vencer los antojos de comidas, dice el Dr. Julian Whitaker, fundador y presidente del Whitaker Wellness Center, un centro de bienestar en Newport Beach, California. "Tome 1,000 miligramos al día para evitar los antojos de comidas si usted es propenso a ellos."

APNEA DEL SUEÑO

Para uno de cada diez estadounidenses con la apnea del sueño, no hay tal cosa como un sueño profundo. Simplemente pregúntele a sus compañeros de cama. Entre los ronquidos, los bufidos, los resoplidos y los gorjeos que hacen los que padecen de la apnea, los infelices a su lado suelen ser los que "sufren" y no duermen bien por la noche.

No estamos hablando de roncar solamente. Durante casos serios de apnea del sueño, la garganta se relaja y en realidad se cierra durante el sueño, lo cual detiene la respiración por un período de tiempo que oscila entre 10 segundos y hasta tres minutos. El sonido de ronquido ocurre cuando la persona jadea y reanuda la respiración. Un examen completo de sus hábitos de sueño puede determinar si usted tiene apnea del sueño, que generalmente afecta a hombres de mediana edad que están excedidos de peso. El remedio natural en este capítulo —en conjunción con cuidado médico y usado con la aprobación de su doctor— puede aliviar la apnea del sueño, de acuerdo con un profesional de salud.

VEA A SU MÉDICO CUANDO...

- Su cónyuge note que su ronquido es interrumpido por pausas en la respiración de diez segundos o más, quizá seguidos por jadeos.
- Ronque y también tenga presión arterial alta, hinchazón en las piernas, lapsus en la memoria, dificultad para concentrarse o problemas para tener o mantener erecciones.
- También se queje por tener sueño o dormirse durante el día con frecuencia.

TERAPIA DE FLORES Y ESENCIAS

Para tratar la apnea del sueño, Eve Campanelli, Ph.D., médica holística de medicina familiar en Beverly Hills, California, ha usado el remedio floral *Vervain*. "*Vervain* es una esencia muy calmante que se indica a personas con sentimientos fuertes sobre todo", dice la Dra. Campanelli. "Este tipo de personalidad está asociado con la apnea del sueño, y el uso de *Vervain* pareciera ayudar a estas personas a resolver problemas en todas las áreas de sus vidas, inclusive problemas de sueño."

Los remedios florales están disponibles en algunas tiendas de productos naturales y por correspondencia (consulte la lista de recursos en la página 613). Para información sobre cómo preparar y administrar los remedios florales, vea la página 100.

ARRUGAS

Se acuerda cuando su mamá le decía que no hiciera esas muecas porque la cara se le iba a quedar arrugada? Bueno, parece que su mamá tenía razón. A lo largo de los años, la piel desarrolla una "memoria" de sus movimientos faciales más comunes, entre ellos entrecerrar los ojos, fruncir el ceño y levantar las cejas. El resultado, lamentablemente, son las arrugas.

Otras cosas causan arrugas también. Todo aquello que le quita humedad a su piel, como lavarse la cara o usar demasiados astringentes, puede crear problemas. Pero el peor de los enemigos es la exposición excesiva a los rayos ultravioletas del sol. Los expertos recomiendan usar una loción antisolar con un factor de protección solar (*SPF* por sus siglas en inglés) de 15 sobre la piel expuesta cada vez que salga. Los remedios naturales en este capítulo, usados con la aprobación de su médico, pueden ayudar a prevenir o revertir el problema de las arrugas, de acuerdo con algunos profesionales de salud.

• Sus arrugas realmente le molesten e interfieran con la forma en que usted se siente con respecto a su apariencia.

Aromaterapia

Para minimizar su apariencia y prevenir nuevas arrugas, la aromaterapeuta de Fair Oaks, California, Victoria Edwards, sugiere un aceite facial que revitaliza la piel que ella dice que descubrió por casualidad. "Cuando mi hija tuvo varicela, yo lo inventé para que no le quedaran marcas en la piel, pero descubrí que es también excelente para *mi* piel", explica ella.

Para prepararlo, dice Edwards, agregue 1 gota de aceite esencial de rosa y 2 gotas de aceite esencial *everlast* (también llamado *immortelle* o *helichrysum*) a 1 onza (30 ml) de aceite esencial de semilla de rosa. (En inglés, *rose hip seed oil*.) Ella recomienda guardar la mezcla en una botella de vidrio oscuro y aplicársela todas las mañanas, inmediatamente después de limpiarse el cutis. Esta mezcla tiene un aroma agradable y mantiene a la piel hidratada, de acuerdo a Edwards.

"Es un poco caro de preparar por el aceite de rosa", admite la aromaterapeuta. "Pero una provisión para seis meses costará menos de $100, lo cual es menos de lo que muchas mujeres pagan en las tiendas de cosméticos por productos que no dan los resultados que se supone tienen que dar."

Para información sobre cómo preparar y administrar aceites esenciales, y precauciones sobre su uso, vea la página 11. Para información sobre la compra de aceites esenciales, consulte la lista de recursos en la página 613.

Dígitopuntura

Para tonificar los músculos faciales, presione los dos puntos de Belleza Facial, E 3, que se encuentran en la parte inferior de cada mejilla, directamente debajo de la pupila, dice Michael Reed Gach, Ph.D., director del Instituto de Dígitopuntura en Berkeley, California, y autor de *Acupressure's Potent Points* (Los puntos potentes de la dígitopuntura). (Para ayuda en localizar estos puntos, consulte la ilustración en la página 542.) El Dr. Gach recomienda sostener estos puntos por un minuto tres veces al día.

Masaje

Dos rutinas diarias de automasaje pueden revitalizar y relajar el tejido facial y la piel, dice Monika Struna, autora de *Self-Massage* (Automasaje). La primera, llamada palmaditas, se hace mientras usted se para con los pies separados entre sí a una distancia de aproximadamente 1 pie (30 cm). Inclínese hacia adelante levemente a la altura de la cintura para lograr equilibrio. Luego empiece a dar palmaditas a su cara como si estuviera cacheteándola suavemente con los lados inferiores de los dedos. Trabaje en el lado izquierdo de la cara con su mano izquierda y en el lado derecho con la mano derecha. Siga dándole palmaditas a sus mejillas y los lados de la cara por 15 ó 20 segundos.

La segunda técnica se conoce como liberación de arrugas. Coloque las yemas de los dedos de su mano derecha en el centro derecho de la frente y las yemas de los dedos de la mano izquierda en el centro izquierdo de la frente. Aplique una presión moderada, de manera que pueda sentir la capa del tejido que está situado debajo de la piel exterior. Luego mueva los dedos hacia adelante y hacia atrás como lo haría si estuviera lavándose el cabello. Tenga cuidado y no mueva los dedos muy lejos y estire la piel. Haga esto por pocos segundos, luego mueva los dedos a través de la frente a los costados de la cara, abajo y atrás a través de las mejillas. Siga moviendo las manos sobre la cara, bajándolas hacia el lado izquierdo con la mano izquierda y hacia el lado derecho con la mano derecha. Struna dice que esto sirve de ayuda para relajar y revitalizar el tejido debajo de la piel, donde empiezan las arrugas. Siga por 30 ó 60 segundos.

ARTRITIS

La artritis es en realidad un número de distintas enfermedades que afectan las articulaciones. La forma más común es la osteoartritis, la cual afecta a casi 16 millones de estadounidenses, la mayoría de ellos mayores de 45 años de edad. La osteoartritis generalmente ataca las articulaciones que soportan peso, tales como los tobillos, las rodillas y las caderas pero también puede afectar a los dedos, las muñecas, los codos, la columna y el cuello. El dolor es causado por la descomposición gradual del cartílago, que es el material denso y esponjoso que amortigua las articulaciones.

Otra forma común de la enfermedad es el reuma articular, el cual afecta a aproximadamente dos millones de estadounidenses. El reuma articular puede afectar a una persona a los 20 años de edad, atacando el forro de las articulaciones y causando dolor e inflamación severa.

Si usted sospecha que tiene artritis, vea a un médico. Pero los remedios naturales abajo —en conjunción con cuidado médico y si se usan con la aprobación de su doctor— también pueden ayudar a aliviar el dolor de la artritis, de acuerdo con algunos profesionales de salud.

ARTRITIS

- Sus articulaciones estén rígidas por la mañana pero se aflojan más tarde en el día.
- Su rigidez dura más de seis semanas.
- Tenga un dolor de articulación fuerte que no responde al calor, el hielo o la aspirina.
- Su articulación esté caliente, roja, hinchada o muy dolorida.
- Experimente rigidez después de una herida en la articulación.
- Sus articulaciones permanezcan hinchadas aún después de tomar aspirina o ibuprofén.
- Tenga escalofríos o fiebre tanto como articulaciones hinchadas.
- Ya haya sido diagnosticado con artritis pero nota un tipo nuevo o distinto de hinchazón en las articulaciones.

AROMATERAPIA

Cuando la artritis duele, una mezcla de aceites aromáticos masajeados en las articulaciones doloridas ayudará, según dice Judith Jackson, aromaterapeuta en Greenwich, Connecticut, y autora de *Scentual Touch: A Personal Guide to Aromatherapy* (Toque perfumado: Guía personal para la aromaterapia). La "receta" de Jackson para la artritis consiste en seis gotas de aceite esencial de romero y seis gotas de manzanilla agregadas a 4 onzas (120 ml) de un aceite portador como el de almendra, aguacate (palta), frijol (habichuela) de soja y sésamo. (Los aceites portadores están disponibles en casi todas las tiendas de productos naturales.) Para un alivio adicional, ella aconseja agregar diez gotas de romero y diez gotas de manzanilla a un baño caliente y remojarse por diez minutos.

Para información sobre cómo preparar y administrar aceites esenciales, y precauciones sobre su uso, vea la página 11. Para información sobre la compra de aceites esenciales, consulte la lista de recursos en la página 613.

DÍGITOPUNTURA

Las articulaciones rígidas y doloridas se pueden aliviar con tratamientos diarios de dígitopuntura, dice Michael Reed Gach, Ph.D., autor de *Arthritis Relief at Your Fingertips* (Alivio de artritis en la punta de sus dedos) y *Acupressure's Potent Points* (Los puntos potentes de la dígitopuntura), y director del Instituto de Dígitopuntura en Berkeley, California. Para aliviar las molestias en el cuello y aliviar la irritabilidad general que causa el dolor de artritis, use sus pulgares para presionar los dos puntos VB 20, ubicados debajo de la base del cráneo, 2 pulgadas (5 cm) hacia afuera desde la parte central del cuello. (Para localizar estos puntos, consulte la ilustración en la página 543.) Presione durante un minuto, sugiere el Dr. Gach.

"Ésta no es una solución rápida", dice él. "Trabaje sobre estos puntos regularmente, varias veces al día, en combinación con otras terapias. El punto VB 20 es un buen punto general para el alivio del dolor y es uno de los 12 puntos antiinflamatorios."

HIDROTERAPIA

Después de que haya visto a un médico para un diagnóstico inicial, los tratamientos de hidroterapia son muy útiles para controlar condiciones crónicas como la osteoartritis y el reuma articular, dice el Dr. John Abruzzo, profesor de medicina y director del Centro de Reumatología y Osteoporosis del Hospital de la Universidad Thomas Jefferson en Filadelfia. "En general, los enfermos de osteoartritis obtienen mejores resultados con tratamientos húmedos y cálidos, tales como aquellos con paños calientes y húmedos, que con aplicaciones secas como las de calor eléctrico", dice el Dr. Abruzzo. Usar una compresa tibia por 10 ó 20 minutos cada cuatro horas ayuda a aliviar la rigidez y el dolor sordo y penetrante, de acuerdo al Dr. Abruzzo. Nadar, hacer ejercicio o caminar en una piscina (alberca) calentada a 85°F (30°C) también puede ser muy efectivo. Recuerde que la parte afectada del cuerpo debe estar sumergida en el agua.

Para tratar dolores más agudos e intensos, el Dr. Abruzzo sugiere una compresa mojada y fría o hielo envuelto en una bolsa de plástico y colocado en una toalla sobre la piel. Aconseja usar el tratamiento frío por 10 ó 20 minutos cada cuatro horas. "Nunca use tratamientos fríos por más de 20 minutos a la vez, porque pueden dañar la piel", dice. Y si el dolor disminuye después del uso de tratamientos fríos por un día o dos, cambie a compresas calientes, agrega él.

HOMEOPATÍA

El *Rhus toxicodendron* ayudará a aliviar las articulaciones doloridas acompañadas por rigidez en el cuello y en la región lumbar de la espalda que se empeoran con el frío y se mejoran durante los días secos y cálidos o después de hacer ejercicios, dice la Dra. Cynthia Mervis Watson, médica familiar especializada en terapias de hierbas y homeopatía en Santa Mónica, California. Ella aconseja tomarse una dosis de 30C una vez al día o de 12C dos veces al día. Una dosis similar de *Bryonia* ayudará si usted tiene articulaciones rígidas y doloridas que están calientes e hinchadas y empeoran con el movimiento, agrega la Dra. Watson. También dice que una dosis de 30C de *Cimicifuga* es un buen remedio si usted tiene un sentimiento incómodo y de incapacidad para descansar y músculos doloridos que empeoran con el frío y por la mañana. La Dra. Watson recomienda que se tome cualquiera de estos remedios en las dosis indicadas hasta que empiece a sentirse mejor.

Rhus toxicodendron, *Bryonia* y *Cimicifuga* se pueden comprar en muchas tiendas de productos naturales. Para comprar remedios homeopáticos por correspondencia, consulte la lista de recursos en la página 613.

IMAGINERÍA

Imagine su dolor de articulación y dele una medida, una forma y un color. Alcáncelo y tóquelo. ¿Es áspero o suave? Ahora transforme este objeto; conviértalo en líquido y déjelo correr por su pierna hacia abajo, después por su pie y finalmente fuera de su pie. Vea al líquido correr hacia afuera de la habitación, fuera de su casa y hacia el arroyo o río más cercano y luego flotando en el océano hasta que desaparece entre las olas, dice el Dr. Dennis Gersten, psiquiatra de San Diego y editor de *Atlantis*, una hoja informativa bimensual sobre la imaginería. "Yo he visto a esa imaginería hacer maravillas", dice el Dr. Gersten. Él sugiere usarla por 10 ó 20 minutos dos veces al día.

MASAJE

Si usted tiene la osteoartritis, un masaje suave lo puede ayudar a aliviar el dolor, dice Elliot Greene, ex presidente de la Asociación Estadounidense de Terapia de Masaje. Empiece por poner un poco de aceite vegetal o de masaje en las yemas de sus dedos, para que estos se deslicen más fácilmente por la piel. Luego trabaje lentamente alrededor de la articulación afectada, realizando círculos pequeños y suaves con las yemas de los dedos. Es mejor evitar masajes directamente en la articulación; mantenga los dedos justo arriba o justo abajo de la articulación sin masajearla. Trabaje en el área alrededor de la articulación por tres o cinco minutos cada día.

Un masaje suave también puede ayudar a reducir las hinchazones en el reuma articular, dice Greene. Él sugiere usar la técnica *effleurage* (página 548) para trabajar el músculo y el tejido alrededor de la articulación con las yemas de los dedos. Asegúrese de usar aceite o crema en sus dedos para hacer el masaje más suave. Greene recomienda trabajar en el área de cinco a diez minutos al día.

REFLEXOLOGÍA

Aunque la artritis afecta articulaciones específicas, usted puede aliviarse si trabaja sobre puntos de reflexología para varios órganos, dicen Kevin y Barbara Kunz, investigadores de reflexología en Santa Fe, Nuevo México, y autores de *Hand and Foot Reflexology* (Reflexología de pies y manos). Ellos recomiendan usar las técnicas de la pelota de golf (página 566) que corresponden a los puntos en sus manos del cerebro, el hígado y el riñón. También sugieren que trabaje en los siguientes puntos en sus manos: plexo solar, útero/próstata, ovario/testículo, y glándulas del páncreas, suprarrenal, pituitaria y de tiroides.

Para ayuda en localizar estos puntos, consulte la tabla de reflejos de manos en la página 582. Para instrucciones sobre cómo trabajar con estos puntos, vea "Reflexología para principiantes" en la página 68.

RELAJAMIENTO Y MEDITACIÓN

Practicar el relajamiento basado en estiramiento por 20 minutos dos veces al día puede ayudar a controlar el dolor, dice Charles Carlson, Ph.D., profesor de psicología de la Universidad de Kentucky en Lexington. Vea la página 580 para una secuencia de relajamiento en base a estiramiento.

Una sesión diaria de diez minutos de biorretroalimentación (*biofeedback*) térmica también puede ayudar, dice Steven Fahrion, Ph.D., director de investigación del Instituto de Ciencias de Vida de la Salud de la Mente y el Cuerpo en Topeka, Kansas. Para más información sobre la biorretroalimentación térmica, vea la página 81.

TERAPIA DE ALIMENTOS

Muchos estudios han demostrado que una dieta vegetariana es muy beneficiosa para ayudar, aliviar y hasta eliminar el dolor de artritis, dice el Dr. Neal Barnard, presidente de la Comisión de Médicos para Medicina Responsable en Washington, D.C., y autor de *Food for Life* (Alimentos para la vida) y otros libros sobre los aspectos curativos de los alimentos. "No sabemos exactamente por qué, pero cuando le quitamos a los pacientes las comidas de fuentes animales, en algunos casos su artritis desaparece completamente. Esto se aplica particularmente a los lácteos y las carnes."

TERAPIA DE FLORES Y ESENCIAS

"En personas con artritis, todo el sistema se vuelve levemente ácido, lo cual muchos profesionales alternativos piensan ocurre como resultado de una ira oculta e inexpresada", dice Eve Campanelli, Ph.D., médica holística de medicina familiar en Beverly Hills, California. "Una combinación de los remedios *Holly* y *Vine* puede ayudar a equilibrar un poco este tipo de personalidad."

Los remedios florales se pueden conseguir en la mayoría de las tiendas de productos naturales y por correspondencia. Para información sobre cómo preparar y administrar los remedios florales, vea la página 100.

━━

TERAPIA DE JUGOS

El jugo de cerezas negras es bueno para la artritis, dice Eve Campanelli, Ph.D., médica holística de medicina familiar en Beverly Hills, California. Ella calcula que alrededor de un 85 por ciento de sus pacientes con artritis obtienen por lo menos alivio parcial al beber dos vasos de este jugo dos veces al día (cada vaso contiene 4 onzas/120 ml de jugo diluido con 4 onzas de agua). "El jugo fresco es siempre mejor, pero aún el jugo concentrado de cerezas negras parece beneficiar la artritis", dice ella. Campanelli agrega que usted puede interrumpir este tratamiento una vez que el dolor desaparezca.

"Las personas con reuma articular deben incluir en sus dietas diarias jugos ricos en nutrientes antiinflamatorios", dice Cherie Calbom, M.S., nutricionista certificada en Kirkland, Washington, y coautora de *Juicing for Life* (Exprimir jugos para toda la vida). Ella dice que estos nutrientes incluyen betacaroteno (presente en perejil, brócoli y espinaca) y cobre (presente en zanahorias, manzanas y jengibre). Calbom también ha visto el reuma articular mejorar con un vaso o dos al día de jugo de piña (ananá). "Es la única fuente conocida de enzima bromelina, que tiene fuertes propiedades antiinflamatorias", dice.

Calbom también advierte que ciertos jugos pueden causar reacciones adversas en personas con la osteoartritis. "Evite frutas cítricas, y tenga cuidado con vegetales de la familia solana (hierba mora), entre ellos papas, tomates, pimientos y berenjenas", dice Calbom. "Los cítricos parecen promover hinchazones y los solanos contienen alcaloides *psyllium*, lo cual crea problemas en algunas personas."

Para información sobre técnicas de hacer jugos, vea la página 116.

━━

TERAPIA DE VITAMINAS Y MINERALES

Para la osteoartritis, el Dr. David Edelberg, internista y director médico del Centro Holístico Estadounidense en Chicago, sugiere que se use la dieta de sensibilidad a las comidas (Vea "Sensibilidad a las comidas: Cómo saber cuáles comidas 'sanas' pueden enfermar" en la página 96) para eliminar todo alimento que pueda tener un papel en la causa del problema. Edelberg también dice que las personas con la osteoartritis pueden usar el siguiente régimen de suplementos para ayudar a aliviar el dolor: 500 miligramos de sulfato glucosamina tres veces al día (el Dr. Edelberg dice que hay que tener paciencia porque a este suplemento le toma aproximadamente un mes para funcionar); 400 unidades internacionales de la vitamina E dos veces al día; 200 microgramos de selenio dos veces al día; y 1,000 miligramos de la vitamina C dos veces al día. El sulfato glucosamina se puede conseguir en la mayoría de las tiendas de productos naturales.

Asma

Para el reuma articular, el Dr. Edelberg sugiere la dieta de sensibilidad a las comidas. Y dice que una persona con reuma articular puede probar la siguiente combinación de suplementos: 250 miligramos de picolinato de cinc dos veces al día; un miligramo de cobre dos veces al día; 200 microgramos de selenio dos veces al día; de dos a tres cápsulas de bromelina (una enzima digestiva) tres veces al día, entre comidas; y una cápsula de aceite de borraja (*borage oil*) dos veces al día. Las cápsulas de bromelina y aceite de borraja se pueden adquirir en la mayoría de las tiendas de productos naturales.

YOGA

Si la artritis afecta sus manos y sus dedos, una serie de seis ejercicios una vez al día puede ayudar a aflojar las cosas, dice la profesora de yoga Rosalind Widdowson en su libro *The Joy of Yoga* (La alegría del yoga). Los ejercicios, llamados *curling*, contracción, abanico, pescado, ciervo y cola de pavo real, se muestran en la página 603.

VEA TAMBIÉN Gota; Dolor de articulaciones

ASMA

Es lo más vital que usted hace cada día, pero usted ni siquiera piensa en ello. A menos que sea uno de los 12 millones de estadounidenses con asma —entonces usted sí valora su capacidad para respirar.

La dificultad para respirar, la tos y la tensión en el pecho que son síntomas propios del asma son causados por la inflamación de los bronquios, que son los tubos que transportan aire en los pulmones. Durante un ataque de asma, esta hinchazón empeora, y los tubos bronquiales se vuelven más estrechos. El asma también puede hacer las glándulas mucosas funcionar tiempo adicional, produciendo un fluido grueso y pegajoso que congestiona las vías de aire.

Los ataques de asma son provocados con frecuencia por alergias. Emociones fuertes como el miedo y la ansiedad también pueden producir un ataque. Vea a un médico si piensa que tiene asma. Pero los remedios naturales en este capítulo —usados con cuidado médico y la aprobación de su doctor— pueden proporcionar alivio, de acuerdo con algunos profesionales de salud.

VEA A SU MÉDICO CUANDO...

- Necesite usar medicación más frecuentemente o en dosis mayores.
- Tenga mucha dificultad para respirar o experimente un ataque de asma que no puede controlar.

AROMATERAPIA

Para tratar su propia asma, la herbolaria de San Francisco Jeanne Rose mezcla cuatro partes de aceites esenciales de eucalipto, dos partes de lavanda (espliego, alhucema), dos de mirra y tres de manzanilla romana. "Yo guardo la mezcla en su propia botella y la uso en un difusor o saco un poco con un sifón y la mezclo con aceite de oliva (que se puede conseguir en la mayoría de tiendas de productos naturales) y la uso como una pomada (ungüento) para el pecho a la hora de ir a la cama", dice Rose, presidenta de la Asociación Nacional para Aromaterapia Holística y autora de *Aromatherapy: Applications and Inhalations* (Aromaterapia: Aplicaciones e inhalaciones). Diez gotas de esta mezcla de aceites esenciales con 90 gotas (aproximadamente ⅛ onzas o 4 ml) de aceite de oliva hacen una pomada excelente, dice Rose.

Dado que las personas con asma son propensas a tener alergias, deben tener cuidado cuando usan en un difusor aceites que no conocen, explica Rose. Ella recomienda alejarse del difusor después de activarlo y luego acercarse gradualmente para asegurarse de que la fragancia no es irritante.

Para información sobre cómo preparar y administrar aceites esenciales, y precauciones sobre su uso, vea la página 11. Para información sobre la compra de aceites esenciales, consulte la lista de recursos en la página 613.

DÍGITOPUNTURA

Un par de minutos de presión firme en la parte superior del pecho puede ayudar a aliviar el asma y los problemas de respiración, dice Michael Reed Gach, Ph.D., director del Instituto de Dígitopuntura en Berkeley, California, y autor de *Acupressure's Potent Points* (Los puntos potentes de la dígitopuntura). Él sugiere que se presionen los puntos Pu 1 para respirar más fácilmente. Para encontrar estos puntos, forme puños frente a su pecho con los pulgares hacia arriba, dice el Dr. Gach. Coloque sus pulgares en la parte exterior de su pecho, presionando los músculos que corren horizontalmente debajo de su clavícula. Usted encontrará un lugar sensible, anudado en cada lado de su pecho. Debajo de cada uno de esos lugares está Pu 1. (Si tiene dificultad para localizar estos puntos, vea la ilustración en la página 542.) El Dr. Gach recomienda dejar colgar la cabeza hacia adelante, luego respirar lenta y profundamente mientras presiona los puntos con sus pulgares durante dos minutos.

El Dr. Gach dice que presionar los puntos Pu 1 es útil tanto para la prevención como para el alivio de los ataques de asma. Pero agrega esta precaución: nunca interrumpa ninguna medicación recetada para el asma sin la aprobación de su médico.

Usted también puede presionar los puntos V 13, llamados los puntos Asociados del Pulmón, de acuerdo al Dr. Gach. Cada punto está ubicado un dedo por debajo de la parte superior del omóplato, entre la columna y el omóplato. (Vea la ilustración en la página 543.) Pruebe usar pelotas de tenis para presionar estos puntos difíciles de alcanzar, sugiere el Dr. Gach. Acuéstese sobre su espalda con las rodillas flexionadas y coloque una almohada debajo de la cabeza para estar más cómodo si lo desea. Levante los hombros levemente mientras extiende sus manos detrás de su espalda para colocar las pelotas de tenis. Ahora cruce los brazos sobre su cuerpo y respire profundamente, dejando que su peso se apoye en el piso. Deje que las pelotas de tenis presionen los músculos de los hombros por unos minutos o por tanto tiempo como se sienta cómodo, dice el Dr. Gach.

HOMEOPATÍA

Aunque el tratamiento del asma generalmente requiere cuidado médico, algunos remedios homeopáticos pueden aliviar temporalmente sus síntomas mientras espera ver a su médico u homeópata, de acuerdo con la Dra. Maesimund Panos, médica homeópata en Tipp City, Ohio, y coautora con Jane Heimlich de *Homeopathic Medicine at Home* (Medicina homeopática en casa). Si su ataque de asma ocurre poco tiempo después de medianoche y se siente ansioso e inquieto, o si se siente incómodo y sofocado cuando se acuesta, la Dra. Panos sugiere probar una dosis de *Arsenicum 6X* cada 15 minutos. Pero no exceda las cuatro dosis, advierte Panos.

Si usted se siente peor por la noche o después de comer o de hablar, o si el ataque ocurre después de una serie larga y espasmódica de tos acompañada de vómitos y náuseas, la Dra. Panos sugiere probar hasta cuatro dosis de *Carbo vegetabilis 6X* cada 15 minutos. Ella agrega que una dosis similar de *Ipecacuanha* ayudará si usted tiene ataques repentinos de tos o dificultad para respirar y siente como si tuviera un peso en su pecho que lo sofoca.

Arsenicum, Carbo vegetabilis e *Ipecacuanha* se pueden adquirir en la mayoría de las tiendas de productos naturales. Para comprar remedios homeopáticos por correspondencia, consulte la lista de recursos en la página 613.

ASMA

IMAGINERÍA

Cuando el asma ataca, cierre los ojos, respire tres veces e imagínese parado al lado de un pino, escribe el Dr. Gerald Epstein, psiquiatra de la ciudad de Nueva York, en su libro *Healing Visualizations* (Visualizaciones curativas). Respire la fragancia aromática del pino. Mientras respire, sienta la exhalación expandirse en todo su cuerpo, hasta sus pies. Imagínese cada respiración dejando su cuerpo como humo gris que será enterrado en la profundidad de la tierra. Después de tres o cinco minutos de este ejercicio, abra los ojos y respire fácilmente.

REFLEXOLOGÍA

Relajar los pulmones y el plexo solar es vital para enfrentar el asma, dicen Kevin y Barbara Kunz, investigadores de reflexología en Santa Fe, Nuevo México, y autores de *Hand and Foot Reflexology* (Reflexología de pies y manos). Para hacer esto con reflexología, ellos sugieren que se usen las técnicas de pelota de golf (página 566) que corresponden a esos puntos reflejos en ambas manos. También recomiendan trabajar con estos reflejos en sus manos: útero/próstata, ovario/testículo, glándulas del páncreas y suprarrenal, pituitaria y de tiroides.

Para ayuda en localizar estos puntos, consulte las tablas de reflejos en las manos en la página 560. Para instrucciones sobre cómo trabajar con estos puntos, vea "Reflexología para principiantes" en la página 68.

RELAJAMIENTO Y MEDITACIÓN

La técnica de *autogenics* puede ayudar a aliviar el asma bronquial, de acuerdo a Martha Davis, Ph.D., Elizabeth Robbins Eshelman y Matthew McKay, Ph.D., en *The Relaxation and Stress Reduction Workbook* (Libro de trabajo del relajamiento y la reducción del estrés). Practique sesiones de dos minutos con la técnica de *autogenics* descrita en la página 80 diez veces al día, sugiere Martin Shaffer, Ph.D., director ejecutivo del Instituto de Manejo del Estrés en San Francisco y autor de *Life after Stress* (La vida después del estrés).

TERAPIA DE FLORES Y ESENCIAS

Cuando usted siente que le va a dar un ataque de asma, Eve Campanelli, Ph.D., médica holística de medicina familiar en Beverly Hills, California, recomienda la fórmula de emergencia para alivio del estrés: coloque cuatro gotas de la fórmula debajo de la lengua, o agregue cuatro gotas a un cuarto de un vaso de agua y tómela lentamente. Si se usa en conjunción con su tratamiento médico usual, esta fórmula tiene un efecto calmante que puede facilitar la respiración, de acuerdo a la Dra. Campanelli.

Esta fórmula se vende bajo el nombre de marcas tales como *Calming Essence, Rescue Remedy y Five Flower Formula* y se puede adquirir en la mayoría de las tiendas de productos naturales, así como por correspondencia (vea la lista de recursos en la página 613). Para más información sobre cómo preparar y administrar la fórmula, vea la página 103.

TERAPIA DE JUGOS

Dado que contienen compuestos que relajan los músculos bronquiales y previenen los espasmos, las cebollas se han usado durante mucho tiempo en el tratamiento del asma, escribe Michael Murray, N.D., médico naturópata, en *The Complete Book of Juicing* (El libro completo de jugos). El Dr. Murray recomienda mezclar 2 onzas (60 ml) de jugo de cebollas con 2 onzas de jugo de zanahorias y 2 onzas de jugo de perejil, y tomar la mezcla dos veces al día. Use este remedio en conjunción con un tratamiento médico apropiado, agrega.

Para información sobre técnicas de hacer jugos, vea la página 116.

TERAPIA DE VITAMINAS Y MINERALES

Use la dieta de sensibilidad a las comidas (Vea "Sensibilidad a las comidas: Cómo saber cuales comidas 'sanas' pueden enfermar" en la página 96) para eliminar cualquier alimento que pueda tener un rol en la causa del problema, sugiere el Dr. David Edelberg, internista y director médico del Centro Holístico Estadounidense en Chicago. Edelberg dice también que las personas con asma pueden usar el siguiente régimen nutritivo para ayudar a controlar su condición: 50 miligramos de vitamina B_6 tres veces al día; 3,000 miligramos de la vitamina C dos veces al día (dice que hay que reducir la dosis si se tiene diarrea); 400 miligramos de magnesio aspartate dos veces al día; 500 miligramos de *N-acetylcysteine* dos veces al día; y 333 miligramos de quercetina dos veces al día. *N-acetylcysteine* y quercetina se pueden conseguir en la mayoría de las tiendas de productos naturales.

YOGA

Los ejercicios de respiración de yoga son un arma poderosa contra el asma, de acuerdo a Alice Christensen, fundadora y directora ejecutiva de la Asociación Estadounidense de Yoga. Christensen dice que estos ejercicios fortalecen y relajan los músculos que usted usa para respirar, lo cual reduce la actividad de los nervios en sus vías de aire y los ayuda a comprimirse menos durante un ataque de asma.

El de respiración completa (vea la página 155) es uno de los mejores ejercicios de respiración para el asma, dice Christensen. Ella recomienda hacer el ejercicio durante por lo menos cinco minutos al día, lo cual lo ayudará a respirar más profunda y lentamente durante todo el día. Agrega que varias poses, realizadas diariamente, también ayudarán con el asma, entre ellas la pose parada de sol (página 585), la pose presión de rodillas (página 590), la pose sentada de sol (página 594) y la pose de cobra (página 600).

BRONQUITIS

Empieza con un pequeño cosquilleo profundo en el pecho. Se convierte en una tos seca y dolorosa que traquetea la clavícula, le pone la cara de tres tonalidades de rojo y lo deja jadeando. Lo peor de todo es que la tos sigue y sigue sin parar.

Más de siete millones de estadounidenses sufren de bronquitis crónica, que es una inflamación de los tubos bronquiales, los pasajes más grandes de sus pulmones que llevan oxígeno a su cuerpo. La bronquitis puede ser causada por los virus, las bacterias, el polvo, el escape de automóviles y el humo de cigarrillos.

Algunos tipos de bronquitis son de corta duración, y se curan en una o dos semanas. Pero otros duran meses. Los remedios naturales en este capítulo —en conjunción con cuidado médico y usados con la aprobación de su doctor— pueden proporcionar alivio a los síntomas de bronquitis, de acuerdo con algunos profesionales de salud.

VEA A SU MÉDICO CUANDO...

- La tos le dure más de una semana.
- Tenga tos con sangre en cualquier momento.
- Tenga más de 101°F (39°C) de fiebre y/o le dure más de tres días.

AROMATERAPIA

Una inhalación de eucalipto fresco es maravillosa para los pulmones inflamados, dice Victoria Edwards, aromaterapeuta de Fair Oaks, California. Ella

BRONQUITIS

sugiere poner tres gotas de aceite esencial de eucalipto en una toallita mojada y caliente y sostener la toallita sobre su cara por tres o cuatro minutos cada pocas horas (asegúrese de tener los ojos cerrados). "También puede ponerse un par de gotas en las manos, frotárselas e inhalar el aceite desde sus manos", dice Edwards.

Para información sobre cómo preparar y administrar aceites esenciales, y precauciones sobre su uso, vea la página 11. Para información sobre la compra de aceites esenciales, consulte la lista de recursos en la página 613.

HIDROTERAPIA

Para aflojar la congestión del pecho, pruebe compresas calientes, sugiere Charles Thomas, Ph.D., fisioterapeuta del Centro de Terapia Desert Springs en Desert Hot Springs, California, y coautor de *Hydrotherapy: Simple Treatments for Common Ailments* (Hidroterapia: Tratamientos simples para dolencias comunes). Las siguientes son las instrucciones del Dr. Thomas para hacer y usar una compresa: doble una toalla grande de baño en sentido longitudinal, retuérzala como si la estuviera escurriendo y sumerja el centro tercero en agua que esté casi hirviendo. Separe los extremos tanto como pueda para exprimir el agua, luego extienda esta toalla caliente sobre otra toalla seca en su pecho. Deje ambas allí por aproximadamente cinco minutos, y repita por tres cambios de la toalla caliente. Repita el procedimiento completo cada dos horas, sugiere el Dr. Thomas.

IMAGINERÍA

En su mente, véase a sí mismo como una persona bien pequeña que puede hacer un viaje al interior de sus pulmones. En este viaje, usted lleva un cubo (cubeta, balde) y una mochila especial que tiene todas las provisiones que usted necesita para limpiar su sistema respiratorio. Tome una respiración profunda e inicie su viaje, escribe Barbara Dossey, R.N., coautora de *Rituals of Healing: Using Imagery for Health and Wellness* (Rituales de curación: Uso de la imaginería para la salud y el bienestar). Únase al aire frío y pase por su nariz, después por la parte de atrás de la garganta hasta llegar a la tráquea. Aquí, dos pasajes grandes se separan, uno hacia la derecha y el otro hacia la izquierda. Elija uno de ellos y sígalo hasta sus pulmones.

Fíjese de la condición de las paredes de sus pasajes de respiración. Si ve inflamación, color rojo o consistencia áspera, imagínese pintando esas paredes con una solución fresca y relajante de color azul y verde. Si ve algunos pasajes que están comprimidos, acaricie los músculos alrededor para que se relajen. Si encuentra mucosa o flema, elimínelos con una esponja y escúrrala en el cubo que lleva consigo. A medida que el viaje se acabe y usted vuelva a recorrer sus pasos a través del sistema respiratorio, sienta a su cuerpo limpiar toda flema que quede desde la garganta con una tos suave. Sienta una sensación de calor y relajamiento en el pecho.

Dossey recomienda practicar esta imaginería dos veces al día durante 15 ó 20 minutos cada vez hasta que la condición desaparezca.

MASAJE

Masajearse el pecho y la espalda puede ayudar a mejorar la congestión en sus pulmones, dice Vincent Iuppo, N.D., masajista, médico naturópata y director del Instituto Morris de Terapias Naturales, un centro de educación de salud holística en Denville, New Jersey.

Así es como el Dr. Iuppo dice que uno se debe dar este masaje: quítese la camisa y úntese las manos con un poco de aceite vegetal o aceite de masaje en las manos. Siéntese en una silla cómoda o acuéstese en una cama. Luego suavemente frote su pecho completamente durante varios minutos usando el movimiento *effleurage* (página 548).

Luego empiece a usar las yemas de los dedos y haga círculos suaves y lentos por todo el pecho. Haga esto por varios minutos. Si usted tiene un compañero o compañera, deje que esa persona le frote la parte superior de la espalda usando los mismos movimientos.

El Dr. Iuppo dice que este masaje puede causar cierta incomodidad en las primeras etapas de la bronquitis. Sugiere que se haga la rutina por lo menos una vez al día —dos si lo puede tolerar— hasta que la infección desaparezca.

REFLEXOLOGÍA

Usando las técnicas correspondientes de la pelota de golf (página 566), trabaje sobre los puntos en ambas manos de la glándula suprarrenal, el pulmón y el plexo solar, dicen Kevin y Barbara Kunz, investigadores de reflexología en Santa Fe, Nuevo México, y autores de *Hand and Foot Reflexology* (Reflexología de pies y manos). También sugieren que se trabaje con los puntos del pulmón y el plexo solar en sus pies.

Para ayuda en localizar estos puntos, consulte las tablas de reflejos de pies y manos que comienzan en la página 560. Para instrucciones sobre cómo trabajar con estos puntos, vea "Reflexología para principiantes" en la página 68.

TERAPIA DE ALIMENTOS

"Considere usar la pimienta de cayena cuando tenga bronquitis", dice el Dr. Julian Whitaker, fundador y presidente del Whitaker Wellness Center, un centro de bienestar en Newport Beach, California. "La pimienta de cayena ayuda a romper la congestión y lo puede ayudar a aliviarse más rápidamente. Y manténgase alejado de los productos lácteos, ya que producen mucosa y pueden agravar su situación."

También, usted debería hacerle caso a lo que decía su mamá, según dice Allan Magaziner, D.O., especialista en medicina nutritiva y presidente del Centro Médico Magaziner en Cherry Hill, New Jersey. "Tomar sopa de pollo es una forma excelente de romper la congestión", dice. "Otro alimento que debería comer cuando tenga bronquitis es ajo, el cual tiene cualidades naturales contra virus y bacterias. También trate de comer muchas frutas y verduras, ya que son ricas en la vitamina C, lo cual estimula los glóbulos blancos y por ende lo ayuda a recuperarse de la infección más rápidamente." (Para otras fuentes de vitamina C, vea "Lo que usted necesita" en la página 144.)

TERAPIA DE HIERBAS

El tomillo, la hierba popular de cocina, puede ayudar a aliviar espasmos bronquiales, dice Varro E. Tyler, Ph.D., profesor de farmacognosia (el estudio de las drogas derivadas de fuentes naturales) en la Universidad de Purdue en West Lafayette, Indiana. Él sugiere preparar un té empapando una cucharadita de tomillo seco en una taza de agua caliente por espacio de cinco a diez minutos, luego colar la mezcla de manera que no haya en ella tomillo seco. Él recomienda beber una taza de té tres veces al día y que se agregue un poco de miel para endulzarlo.

El Dr. Tyler dice que usted también puede probar tintura de equinacia (equiseto), que se puede adquirir en la mayoría de las tiendas de productos naturales. Un fabricante de esta tintura aconseja de 15 a 30 gotas entre dos y cinco veces al día, dice el Dr. Tyler, quien sugiere que se sigan las recomendaciones de la etiqueta. Esta hierba aumenta el buen funcionamiento del sistema inmunológico y lo ayudará a combatir el virus, explica él.

TERAPIA DE JUGOS

"Los jugos ricos en los nutrientes antioxidantes betacaroteno y en la vitamina C fortalecen el sistema inmunológico", dice Cherie Calbom, M.S., nutricionista certificada en Kirkland, Washington, y coautora de *Juicing for Life* (Exprimir jugos para toda la vida). "Pero dado que se ha probado que el azúcar —hasta el azúcar de la fruta— deprime el sistema inmunológico, yo le digo a la gente que obtenga sus vitaminas de jugos de vegetales más que de jugos de frutas cuando están combatiendo infecciones." Para preparar la Ensalada Verde Especial Rica en Antioxidantes de Calbom, haga un jugo con tres flores de brócoli y un diente de ajo con cuatro o cinco zanahorias, dos tallos de apio y medio pimiento verde (chile, ají). Para reforzar el sistema inmunológico, beba esta mezcla u otros jugos frescos varias veces al día, dice Calbom.

Para información sobre técnicas de hacer jugos, vea la página 116.

TERAPIA DE VITAMINAS Y MINERALES

"La bronquitis es una inflamación de los tubos bronquiales, de manera que usted puede beneficiarse si toma las vitaminas A y C, lo cual puede ayudar a curar la inflamación", dice Richard Gerson, Ph.D., autor de *The Right Vitamins* (Las vitaminas apropiadas). "Mi consejo: tome 5,000 unidades internacionales de la vitamina A y por lo menos 1,000 miligramos de la vitamina C cuando tenga bronquitis." En cuanto se recupere, agrega, puede prevenir nuevos casos si toma diariamente un suplemento de la vitamina C de por lo menos 500 miligramos.

"Otra cosa que puede ayudar a recuperarse de la bronquitis más rápidamente es un suplemento de pimienta de cayena, que se puede adquirir en la mayoría de las tiendas de productos naturales", agrega el Dr. Julian Whitaker, fundador y presidente del Whitaker Wellness Center, un centro de bienestar en Newport Beach, California. "Yo recomiendo una cápsula al día que contenga entre 40,000 y 80,000 unidades de calor."

BURSITIS Y TENDINITIS

E l programa de ejercicios anda muy bien, y es tiempo de hacerlo un poco más desafiante. Pero no se vuelva loco en su deseo de mejorar su forma física, ya que agregar 50 libras (23 kg) a la barra de pesas, estar 30 minutos más en la estera mecánica, o añadirle 10 kilómetros a su caminata diaria puede realmente "incitarle un 'itis'", es decir, causarle la bursitis o la tendinitis.

La bursitis ocurre cuando usted se irrita las bolsas (*bursae*), que son sacos llenos de fluidos que reducen la fricción en sus articulaciones. La tendinitis es una inflamación de los tendones, que conectan los músculos con los huesos. Si levanta algo que es demasiado pesado o repite un movimiento extraño una y otra vez, usted lo sabrá al ver sus articulaciones hinchadas y doloridas.

La tendinitis y bursitis pueden mejorar con un poco de descanso, pero a menos que usted cambie de hábitos de ejercicio se pueden convertir en condiciones crónicas. Los remedios naturales en este capítulo —usados en conjunción con cuidado profesional y la aprobación de su médico— pueden ayudar a aliviar los síntomas de bursitis y tendinitis, de acuerdo con algunos profesionales de salud.

VEA A SU MÉDICO CUANDO...

- Su dolor empeore e interfiera con su capacidad de hacer cualquier cosa que quiera hacer.
- Su dolor haya durado por mucho tiempo.
- Sus articulaciones estén tiernas, calientes y rojas y usted sospeche que tiene una infección.

HIDROTERAPIA

Los tratamientos fríos generalmente funcionan mejor contra el dolor intenso de la bursitis o tendinitis, dice el Dr. John Abruzzo, profesor de medicina y director del Centro de Reumatología y Osteoporosis del Hospital de la Universidad Thomas Jefferson en Filadelfia. Él recomienda usar una compresa mojada fría o un paquete de hielo envuelto en una bolsa de plástico y colocado sobre una toalla en la piel. Usted debería sentir alivio en 10 ó 20 minutos, dice el Dr. Abruzzo. Él sugiere que se repita el tratamiento cada cuatro horas como sea necesario para el alivio del dolor. También agrega esta advertencia: nunca use tratamientos fríos por más de 20 minutos a la vez, ya que estos pueden dañar la piel.

HOMEOPATÍA

"Si su articulación está rígida y dolorida cuando la mueve por primera vez, se siente mejor cuando la usa más y si se siente mejor en el calor y peor en el frío, entonces puede considerar tomar dosis de 6C y 12C de *Rhus toxicodendron* cada tres o cuatro horas hasta que sienta alivio", dice el Dr. Mitchell Fleisher, médico de medicina familiar y homeópata en Colleen, Virginia. Si el dolor en la articulación es peor con el más pequeño movimiento o el más suave tacto y se mejora con descanso y la aplicación de presión y es mejor el frío y empeora con el calor, entonces el Dr. Fleisher sugiere que se pruebe una dosis similar de *Bryonia*.

Rhus toxicodendron y *Bryonia* se puede comprar en muchas tiendas de productos naturales. Para comprar remedios homeopáticos por correspondencia, consulte la lista de recursos en la página 613.

MASAJE

Masajear suavemente los músculos cercanos a la articulación afectada puede aliviar tanto la bursitis como la tendinitis, dice Vincent Iuppo, masajista, médico naturópata y director del Instituto Morris de Terapias Naturales, un centro de educación de salud holística en Denville, New Jersey.

Este es el masaje que el Dr. Iuppo recomienda: lubrique sus manos con aceite vegetal o de masaje. (Los aceites aromáticos pueden hacer el masaje más placentero, dice el Dr. Iuppo.) Coloque las manos en la "panza" del músculo que quiera masajear (la panza es la parte más gruesa del músculo). Use el movimiento *effleurage* (página 548) por varios minutos para calentar el músculo, luego cambie y use por aproximadamente cinco minutos el movimiento de fricción (página 548). No masajee directamente en la articulación, porque esto podría causar más dolor e inflamación, dice el Dr. Iuppo. Él sugiere que se masajee el área por espacio de 10 a 15 minutos cada día hasta que el dolor se atenúe o para prevenir recurrencias.

REFLEXOLOGÍA

Cuando trabaje en sus manos o sus pies, concéntrese en el reflejo que corresponde a la parte del cuerpo donde el dolor vuelve a aparecer, dice Dwight Byers, reflexólogo en St. Petersburg, Florida, autor de *Better Health with Foot Reflexology* (Mejor salud con la reflexología de pies). Por ejemplo, el Dr. Byers sugiere que se trabaje con el reflejo del hombro si usted tiene bursitis en el hombro.

Para ayuda en localizar estos puntos, consulte las tablas de reflejos de pies y manos que comienzan en la página 560. Para instrucciones sobre cómo trabajar con estos puntos, vea "Reflexología para principiantes" en la página 68.

TERAPIA DE ALIMENTOS

"La cebada verde (*barley green*) es un buen agente antiinflamatorio, de manera que yo sugiero que usted le ponga un poco a su ensalada", dice el Dr. Julian Whitaker, fundador y presidente del Whitaker Wellness Center, un centro de bienestar en Newport Beach, California. Usted puede comprar cebada verde en la mayoría de las tiendas de productos naturales, dice él.

"También, coma mucha piña (ananá) si la bursitis le molesta", agrega. "La piña es rica en bromelina, un antiinflamatorio natural que acelera la curación."

TERAPIA DE JUGOS

El jugo de cerezas negras es un remedio tradicional para el artritis que también puede aliviar la bursitis y la tendinitis, dice Eve Campanelli, Ph.D., médica holística de medicina familiar en Beverly Hills, California. La Dra. Campanelli recomienda tomar 2 vasos de 8 onzas (240 ml) al día del jugo fresco o del concentrado. (Para hacer el jugo fresco de cerezas negras, ella sugiere una mezcla de jugo y agua a mitades, con 4 onzas/120 ml de jugo y 4 onzas de agua.) Deje de usar este tratamiento en cuanto ya no sienta dolor, dice ella.

Para información sobre técnicas de hacer jugos, vea la página 116.

CABELLO Y PIEL ACEITOSOS

Tal vez pensó que este problema lo dejó atrás con los otros problemas de la adolescencia, como la lucha con la tarea, el tener que estar en casa a una hora "decente", cómo comunicarse con ese chico o chica cuya belleza lo dejaba sin palabras, y las otras piedras en el camino hacia la madurez. Pero este problemita se ha quedado con usted como un perro fiel. ¿El resultado de andar con este maldito "compañero"? Cabello lacio y sin vida causado por el aceite se le adhiere y lo achata, más esas áreas brillantes en su cara donde se acumula el aceite.

La raíz del problema está en las glándulas sebáceas, que se encuentran justo debajo de la superficie de la piel. En algunas personas, estas glándulas producen un exceso de aceite, el cual fluye a través de los poros y se instala en su cabello y en su piel. El cabello y la piel aceitosos son generalmente condiciones hereditarias, dicen los expertos. Los remedios naturales en este capítulo, usados con la aprobación de su médico, pueden ayudar a prevenir o tratar el cabello y la piel aceitosos, de acuerdo con algunos profesionales de salud.

VEA A SU MÉDICO CUANDO...

• Su cabello extremadamente aceitoso es acompañado por acné, vellosidad en exceso, o en el caso de las mujeres, pérdida del cabello.

AROMATERAPIA

La mejor manera de controlar la piel aceitosa puede ser echarle más aceite —es decir, aceite esencial, de acuerdo al consultor de aromaterapia de Los Ángeles, John Steele. "Los aceites esenciales no tienen la consistencia grasosa que nosotros asociamos con la palabra *aceite*", explica. "Estos son muy livianos y se absorben rápidamente en la piel." Para un aceite facial purificador que sea lo suficientemente liviano para la piel aceitosa, Steele sugiere agregar 2 gotas de aceite esencial de *lemongrass* a ½ onza (15 ml) de un aceite portador como el de albaricoque (chabacano, damasco) o avellana (disponibles en la mayoría de las tiendas de productos naturales) y aplicar la mezcla en la cara después de cada limpieza. "El *lemongrass* tiene propiedades antibacteriales y es sumamente efectivo para desgrasar la piel y controlar la actividad excesiva de las glándulas sebáceas", dice Steele. No use más de dos gotas de este aceite esencial, ya que puede irritar la piel sensible.

Los aceites esenciales también se pueden usar para el cuidado del cabello aceitoso, dice Jeanne Rose, herbolaria de San Francisco, presidenta de la Asociación Nacional para Aromaterapia Holística, en *Aromatherapy: Applications and Inhalations* (Aromaterapia: Aplicaciones e inhalaciones). Para aumentar el poder limpiador del champú que usted normalmente usa, ella recomienda agregar 8 gotas del aceite esencial de geranio de rosa y 8 gotas del aceite esencial *lemongrass* a una botella de 8 onzas (240 ml).

Para información sobre cómo preparar y administrar aceites esenciales, y precauciones sobre su uso, vea la página 11. Para información sobre la compra de aceites esenciales, consulte la lista de recursos en la página 613.

HOMEOPATÍA

Aunque puede ser que se necesite un tratamiento personal indicado por un médico u homeópata para controlar el cabello y la piel aceitosos, pruebe primero estos remedios en dosis 6C, escribe el Dr. Andrew Lockie, autor de *The Family Guide to Homeopathy* (Guía de homeopatía para la familia). Él sugiere tomar uno de estos remedios cada 12 horas. Si no nota una mejoría en un mes, vea a su médico u homeópata.

Si tiene cabello aceitoso, el Dr. Lockie sugiere que primero pruebe *Bryonia*. Si eso no da resultado, quizá tenga que probar un remedio más específico como *Mercurius*, que ayuda a las personas que tienen cabello aceitoso, una sensación sudorosa y apretada en el cuero cabelludo, saliva excesiva e intolerancia al frío y al calor. Si tiene cabello aceitoso y fino, particularmente después de un período extenso de estrés o pena, pruebe *Phosphoricum acidum*, dice.

Si tiene piel brillante y aceitosa que es peor en las partes vellosas de su cuerpo y se siente estreñido, el Dr. Lockie recomienda *Natrum muriaticum*. *Mercurius* es un buen remedio para una persona temblorosa que tiene sudor pegajoso, producción creciente de saliva y una capa grasosa desagradable en la cara que empeora en climas fríos y calientes, dice él.

Todos estos remedios están disponibles en muchas tiendas de productos naturales. Para comprar remedios homeopáticos por correspondencia, consulte la lista de recursos en la página 613.

TERAPIA DE ALIMENTOS

Elimine la grasa de su dieta, dice el Dr. Michael A. Klaper, especialista en medicina nutritiva en Pompano Beach, Florida, y director del Instituto de Educación e Investigación de la Nutrición, una organización con sede en Manhattan Beach, California, que enseña a los médicos sobre la nutrición y su relación con distintas enfermedades. "El cabello y la piel aceitosos a veces son el resultado de consumir demasiada grasa en su dieta —por ejemplo, los *donuts* y las papas fritas. Las grasas pesadas en estos alimentos se dirigen a los aceites de la piel y contribuyen a la piel demasiado grasosa y el acné. Si una comida deja una mancha de grasa en una toalla de papel, no se la coma."

CABELLO Y PIEL SECOS

Aunque se encuentra en su casa leyendo este libro cómodamente en su sillón, usted esta empapado hasta los huesos. ¿Por qué? Está más claro que el agua —ésta constituye el 60 por ciento del peso del adulto común y más del 70 por ciento del tejido no adiposo como la piel. Pero a pesar de esto, muchas cosas que nos rodean nos mantienen en sequía.

Los radiadores de calefacción, los secadores de pelo, los jabones desodorantes y los deshumectadores pueden quitarle la humedad que usted necesita tan desesperadamente. Eso le puede dejar su cabello quebradizo y su piel escamosa y seca. Los remedios naturales en este capítulo, usados con la aprobación de su médico, pueden ayudar a aliviar el cabello y la piel secos, de acuerdo con algunos profesionales de salud.

VEA A SU MÉDICO CUANDO...

- Tenga costras, áreas rojas, supuraciones u otros signos de irritación.

AROMATERAPIA

Para ayudar a que una piel crónicamente seca retenga más de su humedad natural, la aromaterapeuta Victoria Edwards, de Fair Oaks, California, recomienda este aceite fragante para la cara y el cuerpo: agregue diez gotas de cada uno de los aceites esenciales de lavanda (espliego, alhucema), manzanilla romana, nerolí, romero y semilla de zanahoria a 2 onzas (60 ml) de un aceite portador como el de almendra, oliva o sésamo (ajonjolí). (Los aceites portadores se pueden adquirir en la mayoría de las tiendas de productos naturales.) Aplíquese el aceite una vez al día después de un baño o una ducha, mientras su piel esté todavía levemente húmeda, dice Edwards.

Para hacer el cabello seco más sedoso y manejable, agregue seis gotas de cada uno de los aceites esenciales de lavanda, laurel y sándalo a 6 onzas (180 ml) de aceite tibio de sésamo o de soja, sugiere la aromaterapeuta Judith Jackson, de Greenwich, Connecticut, autora de *Scentual Touch: A Personal Guide to Aromatherapy* (Toque perfumado: Guía personal de aromaterapia). (El aceite de soja también se puede adquirir en la mayoría de las tiendas de productos naturales.) Para aplicar el aceite, dice Jackson, separe su cabello en secciones de dos centímetros y medio y aplique la mezcla en el cuero cabelludo con un pedazo de algodón. Envuelva su cabeza en una toalla y deje que los aceites penetren por aproximadamente 15 minutos, luego aplique champú y lave dos veces, dice.

Para información sobre cómo preparar y administrar aceites esenciales, y precauciones sobre su uso, vea la página 11. Para información sobre la compra de aceites esenciales, consulte la lista de recursos en la página 613.

REFLEXOLOGÍA

Para tratar la piel seca, preste atención especial a los reflejos en sus manos y pies de las glándulas tiroideal y suprarrenal, dice el reflexólogo de St. Petersburg, Florida, Dwight Byers, autor de *Better Health with Foot Reflexology* (Mejor salud con la reflexología de pies).

Para ayuda en localizar estos puntos, consulte las tablas de reflejos de pies y manos que comienzan en la página 560. Para instrucciones sobre cómo trabajar con estos puntos, vea "Reflexología para principiantes" en la página 68.

TERAPIA DE ALIMENTOS

"Coma pescado por lo menos dos veces a la semana", sugiere el farmacista titulado Earl Mindell, R.Ph., Ph.D., profesor de nutrición en la Universidad Pacific Western en Los Ángeles y autor de Earl Mindell's *Food as Medicine* (Los alimentos como medicina por Earl Mindell) y otros libros sobre la nutrición. El aceite en el salmón, el arenque y otros pescados de aguas frías es rico en ácidos grasos omega-3, los cuales ayudan a restaurar la humedad perdida en la piel y el cabello secos, según el Dr. Mindell.

Hasta dos cucharadas de aceite de semilla de lino (*flaxseed oil*) al día pueden también ayudar a restaurar la humedad en la piel y el cabello, dice el Dr. Julian Whitaker, fundador y presidente del Whitaker Wellness Center, un centro de bienestar en Newport Beach, California. Tiene gusto a mantequilla, de manera que lo puede echar en las palomitas (rositas) de maíz, las papas y otros alimentos que usted condimentaría normalmente con mantequilla, dice. El aceite de semilla de lino se puede adquirir en la mayoría de las tiendas de productos naturales.

CALAMBRES EN LAS PIERNAS

Si hay una manera más brutal de despertarse que con el despertador gritándole en el oído un lunes por la mañana, es ésta: un dolor en la pantorrilla como si un perro pit bull lo tuviera agarrado.

Los calambres de noche generalmente ocurren durante el sueño liviano y son causados por contracciones musculares como los espasmos. Otros calambres de piernas ocurren después de hacer ejercicio, especialmente si usted está deshidratado, demasiado acalorado o cansado.

Los calambres en las piernas generalmente no son serios, pero en algunos casos pueden ser síntomas de claudicación intermitente, una forma de aterosclerosis que causa un suministro inadecuado de sangre a las piernas. Los calambres menores se pueden prevenir frecuentemente si se bebe suficiente agua y se hacen estiramientos antes y después de hacer ejercicio. Los remedios naturales en este capítulo —usados en conjunción con cuidado médico y la aprobación de su doctor— pueden ayudar a prevenir y aliviar los calambres en las piernas, de acuerdo con algunos profesionales de salud.

VEA A SU MÉDICO CUANDO...

- Tenga frecuentes calambres fuertes en las piernas que interfieren con el sueño.
- Tenga calambres en las piernas frecuentemente mientras hace ejercicio o después.

AROMATERAPIA

La lavanda (espliego, alhucema) es el compañero fiel del asesor de aromaterapia angelino John Steele cuando él sale en viajes largos con su automóvil. Ésta combate el "pie de conductor", un calambre doloroso que le da a uno en la pantorrilla, producido por el constante frenar y acelerar. Para usarla, él sugiere masajear cuatro o cinco gotas directamente en el área afectada. Siempre da buenos resultados", dice Steele. Los aceites esenciales de estragón y manzanilla también son efectivos para los calambres en las piernas, dice él.

Para información sobre cómo preparar y administrar aceites esenciales, y precauciones sobre su uso, vea la página 11. Para información sobre la compra de aceites esenciales, consulte la lista de recursos en la página 613.

DÍGITOPUNTURA

Para un calambre en la pantorrilla, presione el punto V 57, sugiere Michael Reed Gach, Ph.D., director del Instituto de Dígitopuntura en Berkeley, California. El punto V 57 está ubicado en la parte inferior del bulto del músculo de la pantorrilla —en el lado de atrás de su pierna en el centro de la base del músculo de la pantorrilla, a la mitad entre el pliegue detrás de la rodilla y el talón. (Para ayuda en localizar el punto, consulte la ilustración en la página 542.) Sostenga durante un minuto, dice el Dr. Gach.

HOMEOPATÍA

Gelsemium 6C es el remedio indicado si usted tiene una sensación de ardor en las piernas, se siente mejor con movimiento y siente fatiga después del ejercicio más leve, dice Chris Meletis, N.D., médico naturópata y director de medicina de la Escuela Nacional de Medicina Naturopática en Portland, Oregón. Si usted tiene tirones en las piernas, con calambres localizados en las pantorrillas y en las plantas de los pies, el Dr. Meletis recomienda probar *Cuprum metallicum 6C*. Él aconseja una dosis 6C de *Veratrum album* si los calambres están localizados en las pantorrillas, siente alivio con masajes y si el dolor es peor cuando camina, especialmente si sus piernas tienen frío y se ven azuladas. Tome el remedio que haya elegido dos o tres veces al día hasta que los calambres desaparezcan, dice él.

Todos estos remedios están disponibles en muchas tiendas de productos naturales. Para comprar remedios homeopáticos por correspondencia, consulte la lista de recursos en la página 613.

MASAJE

Para aliviar un calambre en la pantorrilla, siéntese en el piso o en su cama y lleve la pierna acalambrada hacia el pecho, doblándola en la rodilla. Ahora empuje su dedo pulgar suavemente en la pantorrilla, sosténgalo y respire normalmente hasta que sienta al calambre relajarse, dice Elaine Stillerman, L.M.T., masajista de Nueva York.

También puede usar el movimiento *effleurage* (página 548) para masajear la pantorrilla por varios minutos. Luego coloque las manos en cualquier lado de la pantorrilla y balancee el músculo de izquierda a derecha, como si lo estuviera agitando. Haga esto hasta que el dolor desaparezca. Stillerman advierta que usted no debe frotarse muy fuertemente cuando tenga un calambre, porque eso lo puede hacer que éste vuelva.

CALAMBRES EN LAS PIERNAS

TERAPIA DE ALIMENTOS

"Los calambres frecuentes en las piernas son en general un signo de un desequilibrio de electrolitos. Yo creo que parte de la solución al problema es aumentar la ingestión de calcio y magnesio", dice el Dr. Michael A. Kapler, especialista en medicina nutritiva en Pompano Beach, Florida, y director del Instituto de Educación e Investigación de la Nutrición, una organización con sede en Manhattan Beach, California, que enseña a los médicos sobre la nutrición y su relación con distintas enfermedades. Para consumir más calcio y magnesio, debe comer más verduras, particularmente aquellas con hojas de color verde oscuro como el brócoli y la col rizada, y beber el jugo de naranja enriquecido con calcio.

Otros profesionales de salud dicen que además de los vegetales, otras buenas fuentes de calcio incluyen productos lácteos con poca grasa y sardinas con huesos. Buenas fuentes de magnesio son, entre otros alimentos, las nueces, los frijoles (habichuelas) y los granos integrales. (Para más fuentes de calcio y magnesio, vea "Lo que usted necesita" en la página 144.)

TERAPIA DE VITAMINAS Y MINERALES

Para prevenir calambres en las piernas que ocurren muy rápidamente y de forma inesperada, tome un suplemento diario de 400 unidades internacionales (*IU*, por sus siglas en inglés) de la vitamina E, sugiere Charles Kuntzleman, Ed.D., profesor asociado de cinesiología en la Universidad de Michigan en Ann Arbor. Si esto no los detiene, él sugiere agregar dosis diarias de hasta 1,000 miligramos de magnesio y de 500 a 1,000 miligramos de calcio.

YOGA

Las poses de compresión de yoga mejorarán la circulación de sangre a las piernas, aliviando los calambres en las piernas, de acuerdo a Alice Christensen, fundadora y directora ejecutiva de la Asociación Estadounidense de Yoga. Ella sugiere probar las poses de presión de rodillas (página 590), la sentada de sol (página 594) y la de bebé (página 596) cada vez que tenga un calambre. También puede incluir estas poses en su rutina diaria de yoga como prevención, agrega.

VEA TAMBIÉN Calambres y dolor muscular

CALAMBRES Y DOLOR MUSCULAR

Los músculos son los soldados de infantería del cuerpo humano. Algunos, como el corazón, son independientes. Pero más de 600 otros se doblan y se estiran para acomodarse a nuestros antojos.

Generalmente los músculos sólo hacen sentir su presencia cuando los hemos forzado demasiado, y hacen esto a través de los calambres musculares, los cuales son contracciones musculares dolorosas y espasmódicas. Los calambres generalmente indican que usted ha pasado demasiado tiempo en una posición no natural, como por ejemplo si da un viaje de cuatro horas en un carro con varias personas, todos apretados como sardinas, o si duerme la noche entera jorobado como un contorsionista. En cambio, el dolor muscular puede indicar que usted ha hecho demasiado esfuerzo con su cuerpo, sea en un juego vigoroso de fútbol o el atacar a los yuyos (malas hierbas) de su jardín como un demonio. Los remedios naturales en este capítulo —usados en conjunción con cuidado médico y la aprobación de su doctor— pueden ayudar a prevenir o aliviar los calambres musculares, de acuerdo con algunos profesionales de salud.

VEA A SU MÉDICO CUANDO...

- Tenga calambres varias veces en un día o calambres que duran varios minutos.
- Su dolor muscular sea acompañado por fiebre o áreas tiernas en el cuello, los hombros, la espalda, las caderas y las nalgas.
- Tenga un espasmo muscular en la espalda o el cuello que causa debilidad, entumecimiento o picazón.
- Tenga un espasmo muscular que no mejora en tres días.

AROMATERAPIA

Para un aceite fragante de masaje que aliviará sus músculos doloridos, el consultor de aromaterapia de Los Ángeles, John Steele, sugiere una mezcla de aceites esenciales de manzanilla azul antiinflamatoria, abedul analgésico, romero estimulante y lavanda (espliego, alhucema) tranquilizante. Para preparar esta mezcla, dice Steele, agregue 3 gotas de manzanilla azul, 3 gotas de abedul, 3 de romero (o cilantro), 8 gotas de lavanda y 3 de jengibre (o pimienta negra) a ½ onza (15 ml) de un aceite portador como el de oliva, almendra, semilla de uva

CALAMBRES Y DOLOR MUSCULAR

o aguacate (palta). (Los aceites portadores están disponibles en la mayoría de las tiendas de productos naturales.) Masajee con esta mezcla el área afectada después de un baño caliente, dice Steele.

Para información sobre cómo preparar y administrar aceites esenciales, y precauciones sobre su uso, vea la página 11. Para información sobre la compra de aceites esenciales, consulte la lista de recursos en la página 613.

DÍGITOPUNTURA

Presione el punto VG 26, ubicado en la cara sobre el labio superior, a dos tercios de la distancia entre el labio superior y la nariz, dice Michael Reed Gach, Ph.D., director del Instituto de Dígitopuntura en Berkeley, California, y autor de *Acupressure's Potent Points* (Los puntos potentes de la dígitopuntura). (Para ayuda en localizar este punto, consulte la ilustración en la página 542.) "Usted puede estimular este punto con sus nudillos o con el dedo pulgar", dice el Dr. Gach. "Usted también puede presionar firmemente entre los dedos pulgar e índice para aliviar dolores." Sostenga este punto hasta que el calambre desaparezca, dice.

HIDROTERAPIA

Una venda congelada es excelente para las torceduras menores, las heridas deportivas menores y los espasmos que no responden al calor, dice la Dra. Agatha Thrash, patóloga, cofundadora y codirectora del Instituto Uchee Pines, un centro de curación natural en Seale, Alabama. Moje una toalla de mano en agua bien fría, exprímala, póngala dentro de una bolsa de plástico y guárdela en el congelador sobre un pedazo de cartón, de manera que la toalla se congele en forma plana y extendida. Esta toalla será su venda congelada. Para usarla, sáquela de la bolsa de plástico y colóquela sobre el area afectada. Rápidamente la venda rígida se suavizará a medida que su cuerpo la calienta. Reemplácela con una venda fresca cuando se siente que está tibia. La Dra. Thrash recomienda sesiones de 20 minutos de este tratamiento de dos a cuatro veces al día durante una semana o hasta que los síntomas desaparezcan.

HOMEOPATÍA

Frotar una pomada (ungüento), crema, gel o aceite de *Arnica* en un músculo dolorido y aplicar luego una toallita tibia tres o cuatro veces al día puede ayudar a aliviar los calambres y el dolor, dice el Dr. Mitchell Fleisher, médico de medicina familiar y homeópata en Colleen, Virginia. Él dice que el tomar una tableta de 12C o 30C de *Arnica* dos o tres veces al día hasta que se alivie el dolor también puede ayudar.

Estos remedios se pueden adquirir en muchas tiendas de productos naturales. Para comprar remedios homeopáticos por correspondencia, consulte la lista de recursos en la página 613.

IMAGINERÍA

Cierre los ojos, exhale tres veces e imagine su músculo encerrado en un bloque de hielo, escribe el Dr. Gerald Epstein, psiquiatra de la ciudad de Nueva York, en su libro *Healing Visualizations* (Visualizaciones curativas). Imagínese al hielo derritiéndose, y mientras se derrite sienta al músculo relajarse. Después de que el hielo se haya derretido completamente, abra los ojos, y el espasmo o calambre muscular deberá haber desaparecido.

El Dr. Epstein sugiere practicar esta imaginería por 2 ó 3 minutos, como sea necesario, cada 15 ó 30 minutos hasta que se le quite el dolor.

MASAJE

Use el movimiento *effleurage* (página 548), y deslice sus dedos suavemente hacia arriba y abajo a lo largo del músculo afectado, dice Vincent Iuppo, N.D., médico naturópata, masajista y director del Instituto Morris de Terapias Naturopáticas, un centro de educación de salud holística en Denville, New Jersey. Asegúrese de que los movimientos sean suaves, como si estuviera pasando un plumero sobre el músculo. Continúe hasta que el dolor disminuya.

RELAJAMIENTO Y MEDITACIÓN

Cada vez que un calambre muscular le complique la vida, redúzcalo con la técnica de relajamiento basado en estiramiento (descrita en la página 580), dice Charles Carlson, Ph.D., profesor de psicología de la Universidad de Kentucky en Lexington.

TERAPIA DE ALIMENTOS

Coma sus vegetales crudos, ya que cocinarlos reduce su contenido de potasio, magnesio y calcio, los tres nutrientes más importantes para prevenir y tratar los calambres y el dolor muscular, dice el Dr. Julian Whitaker, fundador y presidente del Whitaker Wellness Center, un centro de bienestar en Newport Beach, California. "Comer comidas ricas en potasio y magnesio es lo mejor para los calambres musculares", dice. (Para fuentes de cada uno de estos nutrientes, vea "Lo que usted necesita" en la página 144.)

CÁLCULOS BILIARES

CÁLCULOS BILIARES

TERAPIA DE HIERBAS

Para tratar la tensión muscular, Mary Bove, L.M., N.D., médica naturópata y directora de la Clínica Naturopática de Brattleboro en Vermont, recomienda este aceite de hierbas para un masaje. Empiece con una taza de aceite de almendra o de oliva extra virgen (disponibles en muchas tiendas de productos naturales). Vierta el aceite en una botella o un jarro y agregue las siguientes hierbas en forma de tintura: 1 onza (30 ml) de *cramp bark*, ½ onza (15 ml) de lobelia y ¼ onza (7.5 ml) de corteza de sauce o gaulteria (*wintergreen*). (Si no tiene tintura de gaulteria, la Dra. Bove sugiere sustituirla por 30 gotas de aceite de gaulteria.) Estos ingredientes también están disponibles en la mayoría de las tiendas de productos naturales y por correspondencia (para información sobre compra por correspondencia, consulte la lista de recursos en la página 613).

VEA TAMBIÉN Calambres en las piernas

CÁLCULOS BILIARES

Ponga una "semilla" de arena adentro de una concha de ostra (ostión), y puede resultar en la formación de una perla. Pero cuando lo mismo ocurre en su vesícula biliar, puede ser que las cosas no le salgan de perlas.

Los cálculos biliares se forman cuando hay mucho colesterol en su bilis. Este exceso de colesterol forma pequeñas "semillas" que al formarse tienen el tamaño de un grano de arena pero que pueden crecer hasta tener el tamaño de una bolita o incluso un huevo. El dolor en la parte superior del abdomen o cerca de los omóplatos, junto a vómitos y náuseas, ocurre cuando la piedra se estanca en el canal de la vesícula biliar. El dolor generalmente dura algunas horas, hasta que la piedra se cae en la vesícula biliar. Si se queda estancada en el canal, una piedra puede bloquear la corriente de bilis y causar daño al hígado, el páncreas y la vesícula biliar.

Las mujeres son tres veces más propensas a tener cálculos biliares que los hombres, y las piedras parecen ser hereditarias. El exceso de peso y el colesterol alto o los niveles de insulina son también factores de riesgo. Alrededor de los 60 años de edad, casi una de cada tres personas tendrá un cálculo biliar. Los remedios naturales en este capítulo —usados en conjunción con cuidado médico y la aprobación de su doctor— pueden ayudar a prevenir cálculos biliares, de acuerdo con algunos profesionales de salud.

CÁLCULOS BILIARES

VEA A SU MÉDICO CUANDO...

- Esté experimentando un dolor agudo e inexplicable en la parte superior del abdomen, entre los omóplatos o en el hombro derecho que dure más de 20 minutos.
- Su piel y el blanco de sus ojos se vuelvan amarillos.

HIDROTERAPIA

Beber mucha agua limpia el hígado y diluye las secreciones que provocan los cálculos biliares, dice la Dra. Agatha Thrash, médica patóloga, cofundadora y codirectora del Instituto Uchee Pines, un centro de curación natural en Seale, Alabama. Ella aconseja beber de 8 a 12 vasos de 8 onzas (240 ml) de agua al día.

REFLEXOLOGÍA

Para ayudar a aliviar problemas de cálculos biliares, dice Laura Norman, reflexóloga de Nueva York, autora de *Feet First: A Guide to Foot Reflexology* (Los pies primero: Una guía para la reflexología del pie), trabaje con estos puntos reflejos en los pies: plexo solar, diafragma, tiroides y ayudante de tiroides, espina torácica, hígado y vesícula biliar.

Para ayuda en localizar estos puntos, consulte la tabla de reflejos en los pies en la página 570. Para instrucciones sobre cómo trabajar con estos puntos, vea "Reflexología para principiantes" en la página 68.

TERAPIA DE ALIMENTOS

"Es más fácil prevenir los cálculos biliares que tratarlos, y una de las mejores formas de prevenirlos es con una dieta rica en fibras", dice el Dr. Julian Whitaker, fundador y presidente del Whitaker Wellness Center, un centro de bienestar en Newport Beach, California. Para agregar más fibra a su dieta, el Dr. Whitaker sugiere comer más frijoles (habichuelas) y no menos de cinco porciones de frutas y vegetales frescos al día. También aconseja agregar a las recetas salvado de avena o ponerlo en su cereal.

TERAPIA DE JUGOS

"Los jugos verdes son muy buenos para prevenir reapariciones en todos los que hayan tenido cálculos biliares", dice Elaine Gillaspie, N.D., naturópata en Portland, Oregón. Los jugos con espinaca y perejil son ricos en clorofila, un pigmento que tiene un efecto limpiador natural, de acuerdo a la Dra. Gillaspie. Ella sugiere tomar una mezcla de 8 onzas (240 ml) que consista de: 2 onzas (60 ml) de jugo verde con 2 onzas (60 ml) de jugo de zanahoria, diluido con 4 onzas (120 ml) de agua. "Aun (el tomarse) un vaso de 8 onzas al día tiene un efecto preventivo", dice ella.

Para información sobre técnicas de hacer jugos, vea la página 116.

TERAPIA DE VITAMINAS

Use la dieta de sensibilidad a las comidas (vea "Sensibilidad a las comidas: Cómo saber cuales comidas 'sanas' pueden enfermar" en la página 96) para eliminar todos los alimentos que puedan jugar un papel en la formación de los cálculos biliares, sugiere el Dr. David Edelberg, internista y director médico del Centro Holístico Estadounidense en Chicago. Él también dice que las personas con cálculos biliares pueden usar el siguiente régimen nutritivo: 1,000 miligramos de la vitamina C tres veces al día; 1,200 miligramos de lecitina dos veces al día; una cucharada de aceite de semilla de lino (*flaxseed oil*) al día; y un gramo de taurina dos veces al día. La lecitina, el aceite de semilla de lino y la taurina se pueden adquirir en la mayoría de las tiendas de productos naturales.

CÁLCULOS RENALES

En inglés se llaman *kidney stones*, que significa piedras de los riñones, pero no son piedras. En realidad, son pedacitos de calcio que se cristalizan en la orina. Si usted padece de ellos, seguro que no le importa si son piedras o no, porque con el dolor que causan, parece como si fueran piedras de todos modos.

Algunos piensan que los productos lácteos causan los cálculos renales, pero investigaciones han revelado que probablemente no sea así y que una dieta alta en calcio de hecho *reduce* el riesgo de formarlos.

Cuando se alojan en su tracto urinario, usted puede sentir tremendo dolor en la ingle, la parte inferior de la espalda, en la parte interior del muslo, o en los genitales. Si esto sucede, véase con su médico inmediatamente. Algunas veces hay que extraerlos quirúrgicamente. Los remedios naturales en este capítulo — en combinación con cuidado médico y empleados con la aprobación de su médico— pueden ayudar a prevenir la reaparición de los cálculos renales, de acuerdo con algunos profesionales de salud.

VEA A SU MÉDICO CUANDO...

- Vea sangre en su orina.
- Experimente un dolor agudo en la ingle, la parte inferior de la espalda o los testículos.

REFLEXOLOGÍA

Trabaje con los reflejos en sus manos o sus pies del riñón, la vejiga, el diafragma y la glándula paratiroideal, dice el reflexólogo Dwight Byers, de St. Petersburg, Florida, autor de *Better Health with Foot Reflexology* (Mejor salud con la reflexología de pies). También trabaje con los puntos de la uretra en sus pies. Para ayuda en localizar estos puntos, consulte las tablas de reflejos de pies y manos que comienzan en la página 560. Para instrucciones sobre cómo trabajar con estos puntos, vea "Reflexología para principiantes" en la página 68.

TERAPIA DE ALIMENTOS

"Se ha demostrado que el magnesio previene todo tipo de cálculos renales, por lo tanto yo recomiendo comer más alimentos ricos en este mineral", dice el Dr. Julian Whitaker, fundador y presidente del Whitaker Wellness Center, un centro de bienestar en Newport Beach, California. "Estos incluyen semillas de calabaza, tofu, germen de trigo, mariscos y verduras de hojas de color verde oscuro como la espinaca." (Para otras fuentes de magnesio, vea "Lo que usted necesita" en la página 144.)

Pero el tratamiento dietético más importante es el de beber mucha agua, según el Dr. Whitaker. Él dice que las personas que son propensas a los cálculos renales o que se están recuperando de ellos necesitan por lo menos 10 vasos de 8 onzas (240 ml) de agua al día. El agua ayuda a disminuir la concentración de elementos que forman cálculos en la orina, explica Whitaker.

TERAPIA DE JUGOS

Para aquellos propensos a cálculos renales, el de arándano agrio (*cranberry*) es el jugo más indicado, dice el médico naturópata Michael Murray, N.D., autor de *The Complete Book of Juicing* (El libro completo de jugos). Él explica que los altos niveles de calcio en la orina se han vinculado con los cálculos renales y el jugo de arándano agrio reduce la cantidad de calcio en su orina. Él recomienda 2 vasos de 8 onzas (240 ml) de jugo de arándano agrio al día como medida de prevención. Por supuesto, si usted desarrolla cálculos renales, debe ver a su médico inmediatamente, dice él.

Para información sobre técnicas de hacer jugos, vea la página 116.

▬
TERAPIA DE VITAMINAS Y MINERALES

Si usted es propenso a desarrollar cálculos renales, complemente su dieta con 800 miligramos de magnesio y 100 miligramos de la vitamina B_6 al día, aconseja el Dr. Julian Whitaker, fundador y presidente del Whitaker Wellness Center, un centro de bienestar en Newport Beach, California. Él dice que estos dos nutrientes han probado que pueden prevenir la reaparición de cálculos renales.

CALLOS

Son el estilo perfecto, el color perfecto y están rebajados. Tremenda ganga, pero son demasiado chicos, medio número menos de lo que usted normalmente calza. No obstante, estos zapatos son de diseño exclusivo y serán perfectos tanto para fiestas como para ir a la iglesia. Por lo tanto, usted piensa que se los va llevar de todos modos porque total, para lucirse un poco, usted puede aguantar un poco de dolor, ¿no?

No. Como dice el refrán, lo barato sale caro, y estos zapatitos "perfectos" pueden causarle imperfecciones en los pies en forma de callos, acumulaciones grumosas de células de piel muerta causadas por la fricción constante entre sus dedos del pie y sus zapatos. Usted también puede tener callos en las manos y los dedos de las manos. Los callos no son muy atractivos, pero por lo menos no son dolorosos, a menos que uno en el pie desarrolle un centro muy duro.

Los callos con los centros duros generalmente aparecen en la parte de afuera del dedo chico del pie o en las superficies superiores de los otros dedos y pueden lograr que una caminata de cinco minutos se sienta como si fuera un maratón. Algunas personas también tienen callos suaves, que se forman entre los dedos del pie cuando estos están tan juntos y apretados que sus huesos se frotan entre sí.

La mejor manera de prevenir cualquier problema en los pies es elegir zapatos que calcen bien. Pero los remedios naturales en este capítulo, usados con la aprobación de su médico, pueden aliviar callos, de acuerdo con algunos profesionales de salud.

VEA A SU MÉDICO CUANDO...

- Su callo esté rojo y se sienta caliente al tocarlo.
- Su callo se resquebraje y sangre o tenga un tinte azulado.

• Tenga diabetes y sus problemas en los pies no mejoren con remedios caseros. Toda cortadura o resquebrajamiento de la piel en sus pies debe ser examinada por un médico.

HOMEOPATÍA

Pruebe una dosis de 6C de uno de los siguientes remedios tres veces al día o hasta que note una mejoría, dice Chris Meletis, N.D., médico naturópata y director de la Escuela Nacional de Medicina Naturopática en Portland, Oregón. De acuerdo con el Dr. Meletis, *Ranunculus bulbosus* funciona bien cuando usted tiene piel dura que es muy sensible, frecuentemente con ardor y picazón intensos. Para callos dolorosos en sus dedos del pie y de la mano que son peores en el lado derecho, peores con el calor y mejores con el frío, dice que use *Lycopodium*. *Ranunculus sceleratus* puede ayudar si usted tiene un dolor perforador, con ardor y molestias que son peores cuando deja su pie colgando hacia abajo, dice.

Todos estos remedios se pueden adquirir en muchas tiendas de productos naturales. Para comprar remedios homeopáticos por correspondencia, consulte la lista de recursos en la página 613.

TERAPIA DE ALIMENTOS

Para quitar callos, pruebe este remedio casero sugerido por el Dr. Julian Whitaker, fundador y presidente del Whitaker Wellness Center, un centro de bienestar en Newport Beach, California. "Mezcle una cucharadita de jugo de limón, una cucharadita de té seco de manzanilla y un diente de ajo machacado. Frote esta mezcla directamente en el callo una o más veces al día." Este remedio de cocina ayuda a disolver callos para un alivio más rápido, dice el Dr. Whitaker. El té seco de manzanilla se puede conseguir en la mayoría de las tiendas de productos naturales.

VEA TAMBIÉN Dolor de pie

CARDENALES

Algunos hispanohablantes les dicen moretones, otros les llaman cardenales, magulladuras, moraduras, contusiones o morados. Tengan el nombre que tengan, siguen siendo marcas moradas (o púrpuras) y feas en la piel que resultan de caídas o topetazos en que rompemos un vaso sanguíneo; la sangre que se acumula debajo de la piel les da su color característico.

Somos más propensos a tener cardenales cuando envejecemos, ya que nuestra piel se vuelve más fina y menos capaz de resistir golpes. Demasiada exposición al sol también debilita la piel. Y algunos tipos de medicamentos pueden también hacer que usted desarrolle cardenales más fácilmente.

Los remedios naturales en este capítulo, usados con la aprobación de su médico, pueden ayudar a reducir el dolor y las molestias de un cardenal y acelerar el proceso de curación, de acuerdo con algunos profesionales de salud.

VEA A SU MÉDICO CUANDO...

• Desarrolle cardenales sin explicación alguna.
• Advierta cardenales más serios que los normales.

AROMATERAPIA

Trate los cardenales con compresas remojadas en agua fría con cuatro gotas de aceite esencial de *everlast* (también conocido como *immortelle* o *helichrysum*), recomienda el consultor de aromaterapia de Los Ángeles, John Steele. "El *everlast* reduce la hinchazón, controla hemorragias debajo de la piel y tiene propiedades antiinflamatorias", dice Steele. El aceite de lavanda (espliego, alhucema) se puede sustituir por el *everlast*, agrega. Él recomienda usar las compresas una o dos veces al día, dejándolas en su lugar por alrededor de diez minutos cada vez.

Para cardenales serios, aplique varias gotas de *everlast* no diluido directamente en el cardenal varias veces al día, sugiere Steele. Él recomienda seguir esto con una compresa de agua fría que contenga de ocho a diez gotas de *everlast*, dejando que la compresa actúe por aproximadamente diez minutos. Finalmente, dice, envuelva cubos de hielo en una toalla y aplíquelos al cardenal. Los aceites esenciales de hisopo, lavanda y milenrama (milhojas, *yarrow*) se pueden sustituir por *everlast*, dice Steele.

Para información sobre cómo preparar y administrar aceites esenciales, y precauciones sobre su uso, vea la página 11. Para información sobre la compra de aceites esenciales, consulte la lista de recursos en la página 613.

CARDENALES

▬
HIDROTERAPIA

Limpie el cardenal con agua y jabón, luego aplique una compresa tibia, sugiere la Dra. Agatha Thrash, médica patóloga, cofundadora y codirectora del Instituto Uchee Pines, un centro de curación natural en Seale, Alabama. Aplicar una compresa de té de salvia por una hora o por toda la noche acelera la curación de muchos cardenales, de acuerdo a la Dra. Thrash.

Para hacer la compresa, Varro E. Tyler, Ph.D., profesor de farmacognosia (el estudio de las drogas derivadas de fuentes naturales) en la Universidad de Purdue en West Lafayette, Indiana, sugiere remojar una gasa en un té fuerte de salvia (que se puede conseguir en la mayoría de las tiendas de productos naturales). Escurra la compresa y aplíquela al cardenal, dejándola en el lugar hasta que se enfríe. Luego vuelva a remojar la gasa y aplíquela de nuevo al cardenal. El Dr. Tyler recomienda que se repita la aplicación por 30 minutos, tres veces al día.

▬
HOMEOPATÍA

Una dosis de *Arnica montana* es el primer remedio que la mayoría de los homeópatas sugieren para curar un cardenal, dice el Dr. Mitchell Fleisher, médico de medicina familiar y homeópata en Colleen, Virginia. Él sugiere tomar una dosis de 6C de cuatro a seis veces al día, una dosis de 12C tres o cuatro veces al día o una dosis de 30C una o dos veces al día hasta que empiece a ver una mejoría (generalmente en aproximadamente dos o tres días).

Si usted tiene un cardenal profundo en el área pélvica o en los senos, pruebe una dosis de 6C de *Bellis perennis* cada 20 minutos hasta que vea a su médico, dice John G. Collins, N.D., médico naturópata y profesor asociado en el Colegio Nacional de Medicina Naturopática en Portland, Oregón. Si el cardenal no es serio, dice él, usted puede seguir tomando este remedio cuatro veces al día por no más de cuatro días, disminuyendo la dosis a medida que el cardenal empieza a curarse.

Arnica montana y *Bellis perennis* se pueden comprar en muchas tiendas de productos naturales. Para comprar remedios homeopáticos por correspondencia, consulte la lista de recursos en la página 613.

▬
TERAPIA DE ALIMENTOS

Coma más pimientos (chiles, ajíes), frutas cítricas o cualquier otro alimento que sea rico en la vitamina C, aconseja el Dr. Elson Haas, director del Centro de Medicina Preventiva de Marín, en San Rafael, California, y autor de *Staying Healthy with Nutrition* (Cómo mantenerse sano con la nutrición). La vitamina C construye el colágeno, también conocido como el tejido de la piel, alrededor de los vasos sanguíneos en la piel, explica. Mientras más rápidamente se forme el colágeno, más corto es el tiempo que les lleva curarse a los cardenales. (Para más información sobre fuentes de la vitamina C, vea "Lo que usted necesita" en la página 144.)

TERAPIA DE HIERBAS

Pruebe una crema o tintura hecha de árnica para ayudar a curar un cardenal, sugiere Varro E. Tyler, Ph.D., profesor de farmacognosia (el estudio de las drogas derivadas de fuentes naturales) en la Universidad de Purdue en West Lafayette, Indiana. (Estos productos se pueden conseguir en la mayoría de las tiendas de productos naturales.) De acuerdo con el Dr. Tyler, las cabezas de flores secas de esta planta contienen compuestos químicos que promueven la curación. Para mejores resultados, dice, aplique la crema o tintura directamente en el área herida tres o cuatro veces al día.

TERAPIA DE VITAMINAS Y MINERALES

"Para acelerar el proceso de curación, yo recomiendo que se tomen 5,000 miligramos de la vitamina C al primer indicio de un cardenal", dice Richard Gerson, Ph.D., autor de *The Right Vitamins* (Las vitaminas apropiadas). Suplementos diarios de 400 unidades internacionales de la vitamina E y 10,000 unidades internacionales de la vitamina A también pueden ayudar a reconstruir el tejido de la piel y curar el cardenal, dice el Dr. Elson Haas, director del Centro de Medicina Preventiva de Marín, en San Rafael, California, y autor de *Staying Healthy with Nutrition* (Cómo mantenerse sano con la nutrición).

CARDIOPATÍA

La cardiopatía es un problema serio, y si tiene algo de bueno es que al fin la estamos tomando en serio. Las tasas de mortalidad están bajando a medida que aprendemos a comer menos grasa, hacer más ejercicio y dejar de fumar. Y los remedios naturales en este capítulo —usados en conjunción con cuidado médico y la aprobación de su doctor— pueden ayudar a prevenir o revertir la cardiopatía, de acuerdo con algunos profesionales de salud.

VEA A SU MÉDICO CUANDO...

- Sienta una presión molesta, sensación de lleno o tensión en el pecho que dura unos minutos y desaparece y luego vuelve.
- Sienta el dolor extendiéndose a los hombros, el cuello y los brazos.
- Tenga molestias en el pecho junto a desmayos, náuseas y problemas para respirar.

IMAGINERÍA

Véase a usted mismo adentro de su torrente sanguíneo con un pequeño escalpelo. Usted está sacando cuidadosamente la placa que está adherida al lado de adentro de sus vasos sanguíneos, dice Elizabeth Ann Barrett, R.N., Ph.D., profesora y coordinadora del Centro para la Investigación de Enfermería en el Colegio Hunter de la Universidad de la Ciudad de Nueva York. Siga haciendo esto mientras nade río arriba hacia su corazón. Una vez que llegue allí, véase nadando fácilmente por las cuatro cámaras de su corazón y después salir afuera hacia las arterias coronarias. Haga brillar una luz azul curativa en las paredes de la arteria. Vea a las paredes relajarse y rejuvenecerse. Despida todas esas emociones problemáticas, las cuales son la raíz de los problemas del corazón. Imagine algo problemático para su corazón, como por ejemplo la ira o la pena. Agárrelo y tírelo sobre su hombro izquierdo y déjelo irse.

La Dra. Barrett recomienda practicar esta imaginería tres veces al día: mañana, tarde y noche. Cada sesión debería durar aproximadamente diez minutos. Haga esto por 21 días, luego interrumpa la imaginería por una semana. Ella aconseja repetir esta secuencia por tanto tiempo como sea necesario.

REFLEXOLOGÍA

Para relajar y vigorizar su músculo cardíaco, concéntrese en los reflejos en sus pies del corazón, el colon y la glándula pituitaria, de acuerdo a Rebecca

Dioda, reflexóloga en el Instituto Morris de Terapias Naturales, un centro de educación de salud holística en Denville, New Jersey.

Para ayuda en localizar estos puntos, consulte la tabla de reflejos en los pies en la página 570. Para instrucciones sobre cómo trabajar con estos puntos, vea "Reflexología para principiantes" en la página 68.

TERAPIA DE ALIMENTOS

Una dieta baja en grasas y rica en fibras no solamente puede prevenir la cardiopatía sino que puede en realidad ayudarlo a comenzar el proceso de revertirla, dice el Dr. Michael A. Klaper, especialista en medicina nutritiva en Pompano Beach, Florida, y director del Instituto de Educación e Investigación de la Nutrición, una organización con sede en Manhattan Beach, California, que enseña a los médicos sobre la nutrición y su relación con distintas enfermedades. "Eso significa comer poca o ninguna carne, productos lácteos y comidas procesadas, todas las cuales son altas en grasa saturada, y comer más granos, legumbres, frutas, vegetales y semillas orgánicamente producidos tan frescos e integrales como sea posible."

TERAPIA DE VITAMINAS Y MINERALES

Muchas vitaminas y minerales han demostrado reducir o aun revertir los síntomas de la cardiopatía, dice Richard Anderson, Ph.D., director científico del Laboratorio de Requerimientos y Funciones de Nutrientes del Centro de Investigación de Nutrición Humana del Departamento de Agricultura de los Estados Unidos en Beltsville, Maryland. De acuerdo al Dr. Anderson, la investigación científica demuestra que tomar 400 microgramos de cromo diariamente puede hacer bajar el colesterol y mejorar la función arterial en general.

El magnesio también puede proteger contra la cardiopatía, dice el Dr. Michael Janson, director del Centro de Medicina Preventiva en Barnstable, Massachusetts, y funcionario del Colegio Estadounidense para el Avance de la Medicina. Él recomienda un suplemento de 400 miligramos cada día.

Las vitaminas antioxidantes también pueden ayudar, de acuerdo al Dr. Janson. Él dice que muchos expertos recomiendan tomar suplementos diarios de 15 miligramos (25,000 unidades internacionales, *IU* por sus siglas en inglés) de betacaroteno, de 1,000 a 1,500 miligramos de la vitamina C, de 400 a 800 IU de la vitamina E y cerca de 200 microgramos de selenio.

Una persona con cardiopatía puede usar el siguiente régimen de vitaminas, minerales y hierbas para ayudar a controlar o revertir la condición, dice el Dr. David Edelberg, internista y director médico del Centro Holístico Estadounidense en Chicago: cápsulas de aspartato de magnesio/potasio dos veces al día; 30 miligramos de coenzima Q10 tres veces al día; 1,000 miligramos de la vitamina C tres veces al día; 400 IU de la vitamina E dos veces al día; 200 microgramos de selenio al día; 50 miligramos de la vitamina B$_6$ al día; 500 miligramos de carnitina tres veces al día; una cápsula de la hierba baya de espino (*hawthorn berry*) tres veces al día; y una cápsula de la hierba *Ginkgo biloba* (biznaga) tres veces al día. Algunos fabricantes combinan todos estos suplementos de dieta en una cápsula, según el Dr. Edelberg; éstas se pueden adquirir en la mayoría de las tiendas de productos naturales.

YOGA

Una práctica diaria de la presión de rodillas (página 590) puede ayudar su sistema circulatorio al mejorar la circulación sanguínea y hacer las venas y arterias más elásticas, de acuerdo con Alice Christensen, fundadora y directora ejecutiva de la Asociación Estadounidense de Yoga. Hacer el ejercicio de respiración completa (vea la página 155) todos los días también puede reducir el estrés, el cual es un contribuyente importante de la cardiopatía, dice ella.

CASPA

Usted ha probado lavarse el cabello y ha probado no lavárselo. Ha probado secárselo con el secador eléctrico y ha probado no hacerlo. Ha probado todos los champúes, acondicionadores, aceites de tratamiento, peines, cepillos y todas las pomadas (ungüentos) habidas y por haber. Sin embargo, no puede ponerse ropa negra por culpa de la maldita caspa.

Pareciera ser un problema tan fácil de resolver. Después de todo, la caspa es tan sólo un grupo de células de la piel descamándose de su cuero cabelludo. Pero aun así, le ha sido muy difícil a la medicina conquistarla. Los investigadores piensan que la caspa puede ser causada por un hongo en su cuero cabelludo, aunque no han descubierto una manera de combatirlo. Por ahora, la mayoría de los expertos recomiendan champúes que contengan piritiona de cinc o sulfuro de selenio. Y los remedios naturales en este capítulo, usados con la aprobación de su médico, pueden ayudar a prevenir o aliviar la caspa, de acuerdo con algunos profesionales de salud.

- Tenga caspa fuerte a pesar de usar champú para ésta.
- Tenga parches rojos en el cuero cabelludo, especialmente en la línea del cuello.
- Note costras amarillentas en la cabeza.

AROMATERAPIA

En su libro *Aromatherapy: Applications and Inhalations* (Aromaterapia: Aplicaciones e inhalaciones), la herbolaria de San Francisco Jeanne Rose, presidenta de la Asociación Nacional para Aromaterapia Holística, sugiere una fórmula aromática para tratar la caspa. Después de usar un champú para la caspa, dice, deje secar el cabello completamente y vierta una pocas gotas de aceites esenciales de romero y de limón en la palma de sus manos. Masajee ambos aceites en el cuero cabelludo y cepille el cabello con un cepillo suave, dice ella.

Para información sobre cómo preparar y administrar aceites esenciales, y precauciones sobr su uso, vea la página 11. Para información sobre la compra de aceites esenciales, consulte la lista de recursos en la página 613.

HOMEOPATÍA

Muchos remedios homeopáticos pueden ayudar a eliminar la caspa, de acuerdo al Dr. Andrew Lockie, autor de *The Family Guide to Homeopathy* (Guía de homeopatía para la familia). En su libro, el Dr. Lockie sugiere que se tome uno de los siguientes remedios de 6C tres veces al día por hasta dos semanas. Si su caspa es gruesa y si usted se rasca la cabeza mucho por la noche, más le arde el cuero cabelludo y lavarse el cabello hace que su cuero cabelludo se le ponga aún más seco, él dice que usted debe pruebe *Sulphur*. Si tiene puntos húmedos y con olor detrás de las orejas, si su picazón empeora con la temperatura y si se siente como si tuviera picaduras de insectos en la línea del cabello sobre la frente, Lockie dice que *Oleander* puede ser el remedio más apropiado. También dice que *Sepia* puede ayudar a suavizar un cuero cabelludo húmedo, grasoso y sensible cerca de las raíces del cabello.

Sulphur, *Oleander* y *Sepia* se pueden adquirir en muchas tiendas de productos naturales. Para comprar remedios homeopáticos por correspondencia, consulte la lista de recursos en la página 613.

Terapia de alimentos

"La caspa no es algo que se deba tratar con champú. Usted debería tratarla con la dieta", dice el Dr. Michael A. Klaper, especialista en medicina nutritiva en Pompano Beach, Florida, y director del Instituto de Educación e Investigación de la Nutrición, una organización con sede en Manhattan Beach, California, que enseña a los médicos sobre la nutrición y su relación con distintas enfermedades. "Parte de las razones por las cuales se produce la caspa es que los aceites de la piel en el cuero cabelludo son gruesos y ácidos, en gran parte como resultado de una dieta de grasa saturada", explica el Dr. Klaper. "La caspa consta de las secreciones gruesas de la piel y el aceite seco que se descaman. Pero si usted hace que una persona cambie y mejore su dieta al eliminar las comidas inapropiadas de ésta, como por ejemplo las grasas de animales y los aceites vegetales pesados como el de palma y coco, y si esa persona consume más de las grasas "buenas" que se encuentran en las frutas secas y las semillas, la caspa mejora notablemente o se desaparece."

Terapia de vitaminas y minerales

Para ayudar a detener la caspa, pruebe suplementar su dieta con aceite de semilla de lino (*flaxseed oil*), dice el Dr. Michael A. Klaper, especialista de medicina nutritiva en Pompano Beach, Florida, y director del Instituto de Educación e Investigación de la Nutrición, una organización con sede en Manhattan Beach, California, que enseña a médicos sobre la nutrición y su relación con distintas enfermedades. Agregar aceite de semilla de lino a su dieta puede disminuir las secreciones de aceite de la piel, las cuales se descaman y causan caspa, dice. Él recomienda tomar una o dos cucharaditas al día de aceite de semilla de lino. Este aceite también se vende en forma de cápsula, y alrededor de tres cápsulas equivalen a una cucharadita del líquido. Ambas formas se pueden adquirir en la mayoría de las tiendas de productos naturales.

CATARATAS

Usted ya no conduce por la noche porque el reflejo de las luces altas le hace difícil ver. Necesita una luz más fuerte para leer o coser, pero no importa cuán brillante sea la luz, su visión parece tenue, como una pantalla de televisión que necesite reajustarse.

Desafortunadamente, no hay un botón mágico que pueda apretar para hacer brillar más las cosas si usted tiene cataratas, un problema de la visión que afecta a la mitad de todos los estadounidenses de entre 65 y 74 años de edad. Con cataratas, las lentes del ojo se vuelven gradualmente amarillentas y pierden su transparencia, causando una visión tenue o borrosa.

Aunque las cataratas coinciden con el envejecimiento, los investigadores creen que la causa más común es la exposición acumulada a la luz ultravioleta.

Algunas cataratas son lo suficientemente severas como para causar ceguera y se deben tratar con cirugía. Otras son más leves y usar anteojos (gafas, espejuelos) más fuertes es suficiente. Si usted sospecha que tiene cataratas, vea a su médico para un diagnóstico. Pero los remedios naturales en este capítulo —usados en conjunción con cuidado médico y la aprobación de su doctor— pueden ayudar a prevenir o desacelerar el desarrollo de cataratas, de acuerdo con algunos profesionales de salud.

VEA A SU MÉDICO CUANDO...

- Su visión se vuelva nublada o borrosa.
- Tenga problemas para conducir un vehículo de noche porque las luces altas parecen demasiado brillantes.
- Note que el reflejo del sol le molesta.
- Note cambios en la forma en que ve los colores.

IMAGINERÍA

Imagínese que está parado debajo de una cascada grande y que puede sacar la lente de su ojo y verla en su mano, sugiere el Dr. Gerald Epstein, psiquiatra de la ciudad Nueva York y autor de *Healing Visualizations* (Visualizaciones curativas). Fíjese de lo borroso que parece la lente, entonces lávela bien en el agua limpia y clara.

Vea y sienta que la catarata se está disolviendo. Respire y exhale una vez. Antes de reemplazar la lente, deje a una persona santa (si usted es religioso) o a una persona que usted ama que ponga saliva en la lente y en el espacio vacío donde estaba la lente, de manera que quede claro y limpio. Ahora reemplace la lente, sabiendo que se ha aclarado. Abra los ojos.

El Dr. Epstein recomienda practicar esta imaginería cada dos horas mientras esté despierto, tres minutos por sesión, durante 21 días. Descanse 7 días, luego repita por otros 21 días, seguido por otro período de descanso de 7 días y un ciclo más de 21 días.

REFLEXOLOGÍA

Concéntrese en estos reflejos en sus pies, recomienda la reflexóloga de Nueva York Laura Norman, autora de *Feet First: A Guide to Foot Reflexology* (Los pies primero: Una guía para la reflexología del pie): ojo, oído, cuello, espina cervical, riñón y todos los puntos en las partes superior e inferior de los dedos del pie, con énfasis en las glándulas pituitaria y de la tiroides. (Para trabajar en los dedos del pie, use la técnica que encuentre más cómoda.)

Para ayuda en localizar estos puntos, consulte la tabla de reflejos en los pies en la página 570. Para instrucciones sobre cómo trabajar con estos puntos, vea "Reflexología para principiantes" en la página 68.

TERAPIA DE ALIMENTOS

Los vegetales ricos en los nutrientes antioxidantes betacaroteno y en las vitaminas C y E —cualquier verdura de hojas de color amarillo, anaranjado o verde oscuro— ayudan a prevenir el proceso de oxidación que puede contribuir o empeorar las cataratas, dice Jay Cohen, O.D., profesor asociado en la Escuela de Optometría de la Universidad del Estado de Nueva York en la ciudad de Nueva York. (Para más fuentes de la vitamina C y la vitamina E, vea "Lo que usted necesita" en la página 144.)

TERAPIA DE JUGOS

Los jugos ricos en betacaroteno y vitamina C pueden ayudar a desacelerar el desarrollo de cataratas, de acuerdo con Cherie Calbom, M.S., nutricionista certificada en Kirkland, Washington, y coautora de *Juicing for Life* (Exprimir jugos para toda la vida). "Estos nutrientes protegen el ojo de daños radicales causados por la exposición al sol", dice Calbom. Para preparar su jugo Expreso de Terapia para los Ojos, Calbom sugiere tomar dos hojas de endibia y un puñado de perejil, y luego hacerlos jugo con dos tallos de apio y cuatro o cinco zanahorias. Beber este jugo todos los días no curará las cataratas, pero protegerá sus ojos de más daños en el futuro, de acuerdo a Calbom.

Para información sobre técnicas de hacer jugos, vea la página 116.

TERAPIA DE VITAMINAS Y MINERALES

Jay Cohen, O.D., profesor asociado en el Colegio de Optometría de la Universidad del Estado de Nueva York en la ciudad de Nueva York, recomienda antioxidantes como un medio para minimizar el daño de oxidación que los expertos dicen es responsable de las cataratas. Él dice que hay que asegurarse de tomar 500 miligramos de la vitamina C, hasta 400 unidades internacionales de la vitamina E y hasta 15 miligramos (25,000 unidades internacionales) de betacaroteno todos los días, a través de suplementos multivitamínicos/minerales o de pastillas adicionales.

VEA TAMBIÉN Problemas de la vista

CEGUERA NOCTURNA

Antes usted no tenía problemas de la visión a cualquier hora del día. Ahora, las caminatas nocturnas y los paseos en automóvil a la luz de la luna han perdido su encanto porque le es más difícil ver después de que pasa un vehículo por el carril opuesto de la carretera.

Generalmente asociada con la edad, la ceguera nocturna puede ser causada por la falta de rodopsina, un pigmento presente en la retina que les permite a los impulsos nerviosos dirigirse de los ojos al cerebro. La rodopsina se encuentra en la vitamina A, de manera que los problemas con la visión nocturna pueden significar que usted no está incorporando a su sistema cantidades suficientes de este nutriente.

Dado que la ceguera nocturna también puede ser causada por la glaucoma o una circulación inadecuada de sangre a los ojos, usted debería ver a su médico en cualquier momento que note un cambio en su visión por la noche. Los remedios naturales en este capítulo —usados en conjunción con cuidado médico y la aprobación de su doctor— pueden ayudar a mejorar su visión nocturna, de acuerdo con algunos profesionales de salud.

VEA A SU MÉDICO CUANDO...

- Note un cambio en su visión nocturna.
- Tenga dificultad conduciendo un vehículo a la noche.
- No vea las estrellas en el cielo cuando otros sí las ven.

TERAPIA DE ALIMENTOS

Ya que la ceguera nocturna puede ser causada por deficiencia de vitamina A, usted debe comer más vegetales amarillos-anaranjados como zanahorias, calabaza y squash, dice el Dr. Julian Whitaker, fundador y presidente del Whitaker Wellness Center, un centro de bienestar en Newport Beach, California. "Los vegetales con hojas de color verde oscuro como la espinaca también son buenos." (Para más fuentes de vitamina A, vea "Lo que usted necesita," en la página 144.)

TERAPIA DE JUGOS

Las *billberries*, un tipo de arándano conocido en Europa, son un remedio popular para la mala visión nocturna, de acuerdo al médico naturópata Michael Murray, N.D., autor de *The Complete Book of Juicing* (El libro completo de jugos). Convencidos de que mejoraría su visión nocturna, los pilotos de la Fuerza Aérea de la Corona Británica comían conservas de estas frutas en preparación para sus vuelos nocturnos.

Más recientemente, los estudios han demostrado que extractos del arándano estadounidense común (*common American blueberry*) también puede mejorar la visión nocturna, dice el Dr. Murray. Para un efecto terapéutico máximo, él sugiere beber por lo menos 16 onzas (480 ml) de jugo fresco de arándanos al día, solo o mezclado con otros jugos frescos como pera o piña (ananá) para agregarle gusto y variedad.

Para información sobre técnicas de hacer jugos, vea la página 116.

VEA TAMBIÉN Problemas de la vista

CERUMEN

El cerumen no es nada agradable y a pesar de que nunca le va a caer bien, es en realidad un aliado de nuestro cuerpo porque impide que el polvo, la infección y las bacterias penetren sus oídos y los lastimen.

El problema ocurre cuando el cerumen no existe. El cerumen puede atascarse, lo cual puede ser enojoso, incómodo y traer picazón, y puede bloquear completamente el canal auditivo produciendo una pérdida notable de la audición. La acumulación de cerumen es generalmente el resultado de meterse en

CIÁTICA

los oídos tapones de algodón, dedos y otras cosas, lo cual empuja el cerumen más profundamente dentro del canal auditivo. Algunas personas sufren esta acumulación porque sus canales auditivos tienen curvas suaves que hacen más difícil que el cerumen fluya hacia afuera. El remedio natural en este capítulo —usado con cuidado médico y la aprobación de su doctor— puede ayudar a aliviar el exceso de cerumen, de acuerdo con un profesional de salud.

VEA A SU MÉDICO CUANDO...

• Experimente picazón, dolor y pérdida de la audición.
• Tenga secreciones del oído.

HOMEOPATÍA

Tomar una dosis de 6C de *Causticum* cuatro veces diarias por hasta siete días puede ayudar a reducir la producción del cerumen y a aliviar la pérdida intermitente de la audición, escribe el Dr. Andrew Lockie en su libro *The Family Guide to Homeopathy* (Guía de homeopatía para la familia).

El *Causticum* se puede adquirir en muchas tiendas de productos naturales. Para comprar remedios homeopáticos por correspondencia, consulte la lista de recursos en la página 613.

CIÁTICA

El nervio más grande del cuerpo puede literalmente enfermarlo de los nervios y caerle pesado hasta cuando esté sentado. La ciática es un dolor en el nervio ciático que se extiende desde las asentaderas hasta las rodillas o hasta el dedo grande del pie. Generalmente un lado de la cadera duele más que el otro.

La ciática se puede provocar cuando se aprieta un nervio al sentarse en un banco duro, cuando se usa un cinturón muy ajustado o hasta cuando se lleva una billetera en el bolsillo de atrás. Generalmente se trata con una serie de ejercicios supervisados por un fisioterapeuta. Los remedios naturales en este capítulo —usados en conjunción con cuidado médico y la aprobación de su doctor— pueden ayudar a prevenir o aliviar la ciática, de acuerdo con algunos profesionales de salud.

CIÁTICA

• Sienta un dolor inexplicable, debilidad y entumecimiento en las asentaderas, a un lado de las caderas o en la parte de atrás de la pierna.
• Experimente una pérdida de control de la vejiga o el intestino.

HIDROTERAPIA

Un baño poco profundo proporciona alivio efectivo para el dolor de ciática, dice la Dra. Agatha Thrash, médica patóloga, cofundadora y codirectora del Instituto Uchee Pines, un centro de curación natural en Seale, Alabama. Llene su bañera (tina, bañadera) con suficiente agua tibia, aproximadamente a temperatura del cuerpo, para que lo cubra hasta la cintura, y luego remójese por un período de 20 minutos a dos horas. Termine cada baño con una ducha tibia al principio y fría al final. Si el dolor es demasiado intenso para sentarse en la bañera, la Dra. Thrash recomienda una ducha caliente. Permanezca en ella por 20 minutos aproximadamente, manteniendo el agua en la bañera, ya que calienta la sangre retornando de los pies.

MASAJE

Aquí hay un masaje para la ciática recomendado por Elaine Stillerman, L.M.T., masajista en la ciudad de Nueva York: primero, siéntese cómodamente en una silla, una cama o en una superficie acolchada en el suelo. Apoye la parte inferior de la espalda en almohadas o almohadones (cojines). Frote crema de masaje entre sus manos, y con las palmas abiertas use la técnica *effleurage* (página 548) para masajear desde atrás de la rodilla hasta la cadera por dos o tres minutos. Segundo, masajee desde la cadera hasta la parte de atrás de la rodilla, moviendo las yemas de los dedos hacia atrás y adelante para aplicar fricción. Siga el curso del nervio ciático mientras baja por la pierna, frotando a lo largo del nervio. Haga esto tres veces, seguidos por tres movimientos *effleurage*. Tercero, usando un puño flojo para aplicar *tapotement* (página 549), golpee ligera y suavemente en la parte de atrás del muslo desde la cadera hasta la rodilla y viceversa. Siga haciendo esto por 10 ó 30 segundos. Termine la secuencia con tres movimientos *effleurage*.

Si cualquiera de estos movimientos es particularmente cómodo, Stillerman sugiere que lo repita varias veces antes de continuar con la secuencia. Cuando haya terminado, dice, frote un cubo de hielo o coloque un paquete de hielo cubierto al área dolorida para calmar el nervio. Usted puede hacer este masaje todos los días, dice. Además de ayudar a aliviar el dolor existente, el masaje también puede prevenir otros brotes de ciática, explica Stillerman.

CIÁTICA

No haga este masaje si el nervio ciático está inflamado, dice Stillerman. Ella agrega que las mujeres embarazadas deben usar una presión extremadamente suave cuando practican la técnica *tapotement*, ya que demasiada presión puede estimular el nervio safeno, que va al área pélvica y causa contracciones uterinas.

REFLEXOLOGÍA

Trabaje con los puntos reflejos del nervio ciático y el hombro en la parte inferior de sus pies, dice el reflexólogo Dwight Byers, de St. Petersburg, Florida, autor de *Better Health with Foot Reflexology* (Mejor salud con la reflexología de pies). Él también sugiere trabajar con los puntos de la cadera/nervio ciático cerca de los tobillos.

Para ayuda en localizar estos puntos, consulte la tabla de reflejos en los pies en la página 570. Para instrucciones sobre cómo trabajar con estos puntos, vea "Reflexología para principiantes" en la página 68.

TERAPIA DE ALIMENTOS

"Yo no sé por qué da buenos resultados, pero los estudios demuestran que algunas personas con ciática se han aliviado al consumir grandes cantidades de potasio", dice el Dr. Julian Whitaker, fundador y presidente del Whitaker Wellness Center, un centro de bienestar en Newport Beach, California. "Yo recomendaría comer tantas comidas ricas en potasio como sea posible —por ejemplo plátanos amarillos (guineos), naranjas y papas." (Para más fuentes de potasio, vea "Lo que usted necesita" en la página 144.)

YOGA

Si su médico dice que su ciática es causada por una hernia de disco o un disco muy hinchado, usted puede necesitar cirugía, dice la Dra. Mary Pullig Schatz, médica, profesora de yoga y autora de *Back Care Basics* (Cuidados básicos para la espalda). Pero si el problema es diagnosticado como un disco un poco hinchado o un músculo con piriformis, la Dra. Schatz dice que el mejor remedio puede ser una práctica diaria de los siguientes estiramientos de yoga: la pose fácil de puente (página 597), el ejercicio de la pierna arriba y afuera (página 604) y el estiramiento del piriformis (página 605). Estos ejercicios también pueden servir como una buena prevención contra el dolor de ciática, dice la Dra. Schatz. *Nota:* No haga la pose fácil del puente durante la segunda mitad del embarazo.

Una práctica diaria de la pose de bebé (página 596) también puede ayudar a aliviar o prevenir ataques de ciática, dice el Dr. Stephen A. Nezezon, profesor de yoga y médico en el Instituto Himalayo Internacional de Filosofía y Ciencia del Yoga en Honesdale, Pensilvania.

VEA TAMBIÉN Dolor de espalda

CICATRICES

Generalmente, el único propósito de una cicatriz es recordarle algún incidente que usted preferiría olvidar —una herida, enfermedad, vacuna o cirugía.

Pero estas marcas, que generalmente no son muy agradables a la vista, no tienen que estar permanentemente adheridas a la piel. Con frecuencia usted puede ayudar a que las cicatrices se borren más rápidamente o incluso evitarlas si trata bien la piel durante el proceso de curación. No toque una herida mientras se está curando, ya que eso puede aumentar sus chances de formar una cicatriz. Y debe proteger a las cicatrices nuevas de los rayos ultravioletas del sol. Las cicatrices tienen menos pigmentos que el resto de su piel, de manera que son especialmente vulnerables a las quemaduras del sol y la rojez prolongada, haciéndolas aún más prominentes. Los remedios naturales en este capítulo, usados con la aprobación de su médico, pueden ayudar a minimizar las cicatrices, de acuerdo con algunos profesionales de salud.

VEA A SU MÉDICO CUANDO...

- Su herida siga inflamada o decolorada o produzca pus después de varios días.
- Su herida aumente en tamaño y gravedad.
- Tenga una cortada o un tajo que no se cura en un mes.

AROMATERAPIA

Mientras trataba las cicatrices de varicela de su hija, la aromaterapeuta Victoria Edwards, de Fair Oaks, California, descubrió el poder curativo sobre la piel del aceite de semilla de rosa (*rose hip seed oil*). Su receta consiste en 1 onza (30 ml) de semilla de rosa, 1 gota de aceite esencial de rosa y 2 de aceite esencial de *everlast* (también conocido como *immortelle* o *helichrysum*). Edwards recomienda guardar la mezcla en una botella de vidrio oscuro y aplicarla a las cicatrices una vez al día después de bañarse. "Es un poco caro por el aceite de rosa, pero la verdad es que no hay nada mejor para minimizar las cicatrices", dice. Ella también recomienda esta mezcla para prevenir los queloides, que son cicatrices agrandadas y elevadas que a veces son el resultado de cortadas, quemaduras e incisiones quirúrgicas.

Para información sobre cómo preparar y administrar aceites esenciales, y precauciones sobre su uso, vea la página 11. Para información sobre la compra de aceites esenciales, consulte la lista de recursos en la página 613.

HOMEOPATÍA

Una pomada (ungüento) de 10 por ciento o de fuerza de 1X de *Thiosinaminum*, que es el aceite de semilla de mostaza, es un remedio efectivo para cicatrices dolorosas si se aplica dos o tres veces al día por varias semanas, dice el Dr. Mitchell Fleisher, médico de medicina familiar y homeópata en Colleen, Virginia. Aunque generalmente no está disponible, algunas farmacias homeopáticas le prepararán la pomada si usted lo pide.

MASAJE

Una técnica llamada ondulación lo puede ayudar a aflojar y romper el tejido tenso de una cicatriz, dice Elliot Greene, ex presidente de la Asociación Estadounidense de Terapia de Masaje. Haga esto solamente en cicatrices bien curadas, advierte. Empiece en un extremo de la cicatriz y apriete suavemente entre sus dedos índice y pulgar. Moviéndose longitudinalmente, ruede continuamente la cicatriz entre los dedos hasta llegar al otro extremo de la cicatriz. Trabaje en una cicatriz fresca por uno o dos minutos. Si la cicatriz es más vieja, trabaje con ella durante tres o cuatro minutos. Deténgase si siente molestias o dolor. Una vez que haya finalizado, puede frotar aceite de vitamina E para suavizar la piel. (Usted puede comprar el aceite, que está disponible en la mayoría de las tiendas de productos naturales, o abrir una cápsula de la vitamina E.) Greene recomienda hacer esto una vez al día a menos que note dolor o color rojo. Si usted empieza a presentar estos síntomas, interrumpa hasta que desaparezcan.

TERAPIA DE HIERBAS

Las flores naranjas brillantes de la caléndula ayudan a reducir inflamaciones y promueven la curación de heridas, dice Varro E. Tyler, Ph.D., profesor de farmacognosia (el estudio de las drogas derivadas de fuentes naturales) en la Universidad de Purdue en West Lafayette, Indiana. Busque gel o crema de caléndula (disponible en la mayoría de las tiendas de productos naturales), dice, y siga las instrucciones de la etiqueta para aplicar.

COLESTEROL ALTO

Muchos de nosotros conocemos nuestros niveles de colesterol tan bien como conocemos nuestro número de teléfono, y por buenas razones: el colesterol alto es un factor de riesgo para los ataques cardíacos que matan a más de medio millón de estadounidenses al año.

El colesterol en sí mismo no es perjudicial. Producido en el hígado, es necesario para ciertas funciones metabólicas. Pero demasiado colesterol en el torrente sanguíneo resulta en la formación de placa, una sustancia pegajosa que se acumula y obstruye las arterias, lo cual puede llevar a un ataque cardíaco.

Los expertos coinciden en que un nivel total de colesterol deseable es por debajo de 200 mg/dl (miligramos por decilitro de sangre). Sin embargo, es más importante la proporción de la lipoproteína de alta densidad, que es el colesterol "bueno" (*HDL*, por sus siglas en inglés) y de la lipoproteína de baja densidad, que es el tipo "malo" que obstruye las arterias (*LDL*, por sus siglas en inglés). El HDL ayuda a sacar el LDL de su cuerpo. No fumar, hacer ejercicios y seguir una dieta alta en fibras y baja en colesterol y grasa puede mejorar su nivel de colesterol. Y los remedios naturales en este capítulo —usados en conjunción con cuidado médico y la aprobación de su doctor— pueden ayudar a bajar el colesterol, de acuerdo con algunos profesionales de salud.

VEA A SU MÉDICO CUANDO...

- Experimente un lapsus repentino en la atención, parálisis, debilidad o pérdida de la consciencia, la visión o la capacidad de hablar.
- Experimente dolor o presión en el pecho, especialmente después de hacer ejercicio o de estrés emocional.
- Tenga calambres, dolor o molestias en sus piernas cuando camina, especialmente si está caminando cuesta arriba o cargando objetos pesados.

IMAGINERÍA

En *Rituals of Healing: Using Imagery for Health and Wellness* (Rituales de curación: Uso de la imaginería para la salud y el bienestar), Barbara Dossey, R.N., directora del grupo de consultores de la enfermería holística, Holistic Nursing Consultants, en Santa Fe, Nuevo México, y sus coautores sugieren que se imagine a usted mismo siguiendo un rayo de luz que penetra uno de sus vasos sanguíneos. Mientras se acerca a la pared del vaso, fíjese del colesterol pegajoso en forma de cúpula que se ha acumulado sobre una herida vieja que sufrió el vaso. Ahora véase pelando suavemente las capas de material grasoso y dándoselas a células especiales que pasan. Como pequeños camiones recolectores de basura, estas células transportan el colesterol al intestino, donde inicia su viaje fuera del cuerpo.

Luego, viaje y diríjase hacia el hígado, donde se fabrica el colesterol. Imagínese hablando con el supervisor de la producción de colesterol y sugiriendo que se reduzca la producción, de manera que se haga menos colesterol. Él acepta y promete que su colesterol se mantendrá a un nivel más bajo y saludable.

Dossey recomienda que se haga este ejercicio dos veces al día, durante 15 ó 20 minutos cada sesión.

REFLEXOLOGÍA

Para ayudar a su cuerpo a liberarse del colesterol en forma más eficiente, Dwight Byers, reflexólogo de St. Petersburg, Florida, autor de *Better Health with Foot Reflexology* (Mejor salud con la reflexología de pies), dice que usted debería trabajar en los reflejos, en sus pies y manos, correspondientes a la glándula tiroides y al hígado.

Para ayuda en localizar estos puntos, consulte las tablas de reflejos de pies y manos que comienzan en la página 560. Para instrucciones sobre cómo trabajar con estos puntos, vea "Reflexología para principiantes" en la página 68.

RELAJAMIENTO Y MEDITACIÓN

Los estudios sugieren que la meditación puede ayudar a reducir los niveles de colesterol en la sangre, dice el Dr. Roger Walsh, Ph.D., profesor de psiquiatría, filosofía y antropología en la Escuela de Medicina de la Universidad de California en Irvine, California. Para probar la meditación, vea la página 76. Practique esta técnica por 20 minutos una o dos veces al día, sugiere el Dr. Walsh.

TERAPIA DE ALIMENTOS

Además de evitar carnes, productos lácteos y otras comidas que tienen alto contenido de colesterol dietético y grasa, otra manera de bajar el colesterol es comer más uvas, dice el Dr. Elson Haas, director del Centro de Medicina Preventiva de Marín, en San Rafael, California, y autor de *Staying Healthy with Nutrition* (Cómo mantenerse sano con la nutrición). "Hay un compuesto en la piel y las semillas de las uvas que ayuda a bajar el colesterol." Él dice que esta es una de las razones por las cuales el vino hecho de las uvas ha demostrado bajar el colesterol. "En realidad, el aceite de semilla de uva ha demostrado en varios estudios que ayuda a bajar el colesterol más que los otros aceites", dice. Él dice que su dieta de desintoxicación (vea "Cómo desintoxicarse" en la página 90) también puede ayudar significativamente a bajar el colesterol.

El ajo es otro alimento que ha demostrado poder bajar el colesterol, dice el Dr. Haas. Y él señala que las toronjas (pomelos), las zanahorias y las manzanas tienen alto contenido de pectina, que reduce los niveles de colesterol al unirse tanto con la grasa dietética como con el colesterol y después sacar a ambos del cuerpo a través del intestino antes de que sean absorbidos por medio del torrente sanguíneo.

TERAPIA DE HIERBAS

Estudios científicos indican que un diente de ajo o su equivalente, diariamente, es efectivo para reducir los niveles de colesterol, de acuerdo con Varro E. Tyler, Ph.D., profesor de farmacognosia (el estudio de las drogas derivadas de fuentes naturales) en la Universidad de Purdue en West Lafayette, Indiana. Él dice que una manera de obtener el equivalente es con suplementos de ajo, una forma procesada de la hierba que está disponible en la mayoría de las tiendas de productos naturales (y en muchas farmacias también). Estos suplementos tienen dos ventajas, dice el Dr. Tyler. La alicina, el ingrediente activo en el ajo, se absorbe mejor en forma de suplemento. Y tomar suplementos le permite escaparse de ese mal aliento que lo va a perseguir si se come el ajo fresco.

El Dr. Tyler dice que la forma más efectiva de un suplemento de ajo es la cápsula enteramente recubierta, la cual pasa por el estómago y se disuelve en el intestino delgado. Pero sin importar la forma que elija, él sugiere que se sigan las dosis recomendadas en la etiqueta.

TERAPIA DE VITAMINAS Y MINERALES

El primer paso para reducir el colesterol es aumentar la ingestión de fibras y comer más ajo, cebollas, salvado de avena y productos de soja, dice el Dr. David Edelberg, internista y director médico del Centro Holístico Estadounidense en Chicago. Él también dice que las personas con colesterol alto pueden usar el siguiente régimen de vitaminas, minerales y hierbas para ayudar a controlar la condición: 100 miligramos de niacina dos veces al día; 200 microgramos de cromo dos veces al día; 400 miligramos de aspartato de magnesio dos veces al día; 1,200 miligramos de lecitina tres veces al día; 500 miligramos de metasitosterol dos veces al día; una cápsula de aceite de pescado tres veces al día; 2,000 miligramos de la vitamina C dos veces al día; una cápsula de *ginseng* dos veces al día; y una cápsula de *guggulipid* dos veces al día (*guggulipid* es una hierba india). Todos estos suplementos están disponibles en la mayoría de las tiendas de salud. Las cápsulas de *guggulipid* se pueden comprar por correspondencia (consulte la lista de recursos en la página 613).

Yoga

El colesterol se puede elevar con su nivel de estrés, dice el Dr. Stephen A. Nezezon, profesor de yoga y médico en el Instituto Himalayo Internacional de Filosofía y Ciencia del Yoga en Honesdale, Pensilvania.

Para reducir el estrés, usted puede hacer una rutina diaria de ejercicios de respiración, meditación y poses, dice Alice Christensen, fundadora y directora ejecutiva de la Asociación Estadounidense de Yoga.

El ejercicio de respiración completa (vea la página 155) se puede hacer cada vez que usted se sienta estresado, esté en la oficina, en el auto o en su casa, de acuerdo con Christensen. Ella agrega que una meditación diaria (vea la página 155) ayuda a aclarar la mente y le enseña a relajarse a voluntad.

Y elija tres o cuatro poses de yoga de la Rutina Diaria, que comienza en la página 584. Asegúrese de variar las poses de un día a otro para mantener su interés alto y fortalecer distintas partes del cuerpo, dice Christensen. El Dr. Nezezon agrega que usted debería incluir en su rutina diaria de yoga por lo menos una pose de relajamiento, tal como la de cadáver (página 590), presión de rodillas (página 590) o de bebé (página 596).

Conjuntivitis

Es una parte normal de la niñez igual a los dientes de bebé que se pierden. Pero aunque un brote de conjuntivitis puede extenderse como un reguero de pólvora por una clase de niños del segundo grado, los niños no son los únicos que caen víctimas de este malestar.

La conjuntivitis es una inflamación de la delicada membrana que cubre el párpado y el globo ocular, causando enrojecimiento e irritación. Aunque síntomas similares pueden ser provocados por una alergia o una herida en el ojo, la mayoría de los casos son causados por una infección bacterial o viral, la cual es altamente contagiosa.

La conjuntivitis generalmente desaparece por sí sola en aproximadamente una semana, pero lo que es difícil es evitar pasarla de un miembro de la familia a otro. Lávese las manos frecuentemente con un jabón antibacterial y manténgalas alejadas de los ojos. Y si usa lentes de contacto, asegúrese de no usarlos durante un brote de conjuntivitis. Los remedios naturales en este capítulo —usados en conjunción con cuidado médico y la aprobación de su doctor— pueden ayudar a aliviar los síntomas de la conjuntivitis, de acuerdo con algunos profesionales de salud.

- Su ojo se le haya sido lastimado y esté rojo.
- Su visión cambie.
- Sus ojos despidan una secreción verdosa o amarillenta.
- No experimente ninguna mejoría en cinco días.

HIDROTERAPIA

Enjuáguese los ojos con un lavaojos hecho con 1 cucharadita de sal y 1 pinta (473 ml) de agua hervida, enfriada antes de ponérsela en los ojos, escribe Charles Thomas, Ph.D., coautor de *Hydrotherapy: Simple Treatments for Common Ailments* (Hidroterapia: Tratamientos simples para dolencias comunes) y fisioterapeuta en el Centro de Terapia Desert Springs en Desert Hot Springs, California. Él sugiera que se repita este tratamiento cada pocas horas.

El Dr. Thomas también recomienda otro tratamiento: alternar compresas frías y calientes en el área del ojo, con tres o cuatro minutos de la aplicación caliente, seguida de 20 ó 30 segundos de frío. Dice que usted puede usar las compresas de una a tres veces al día solas o como parte de un programa de tratamiento que incluya lavaojos.

HOMEOPATÍA

Pruebe *Apis*, un extracto de veneno de abeja que es particularmente bueno para ojos hinchados que pican y arden, dice Judyth Reichenberg-Ullman, N.D., médica naturópata en Edmonds, Washington, y coautora de *The Patient's Guide to Homeopathic Medicine* (La guía del paciente para la medicina homeopática). Ella recomienda tomar una dosis de 30C una o dos veces al día hasta que empiece a sentirse mejor. También dice que sostener una toallita fría sobre los ojos por diez minutos después de tomar Apis puede ayudar a reducir la hinchazón.

Usted puede conseguir *Apis* en muchas tiendas de productos naturales. Para comprar remedios homeopáticos por correspondencia, consulte la lista de recursos en la página 613.

IMAGINERÍA

Cierre los ojos, respire tres veces e imagínese parado en un campo grande y abierto de pasto verde en un día hermoso, escribe el psiquiatra de la ciudad de Nueva York, Gerald Epstein, en su libro *Healing Visualizations* (Visualizaciones curativas). Imagínese estirándose hacia arriba en dirección al sol. Fíjese de cómo sus brazos se le vuelven muy largos mientras alcanza el cielo con las palmas hacia arriba. Los rayos del sol rezumen en las palmas de sus manos y se circulan por ellas y por los dedos y más allá de las yemas de los dedos de manera que hay un rayo más allá de la yema de cada dedo. Si usted es diestro, vea una mano pequeña al final de cada rayo en las yemas de sus dedos de la mano derecha y cinco pequeños ojos al final de cada rayo de las yemas de los dedos de su mano izquierda (si usted usa en general la mano izquierda, revierta el orden).

Vuelva estos ojos y manos pequeñas hacia sus párpados. Use los ojos pequeños para ayudarse a ver lo que las manos pequeñas están haciendo. Tome una pluma dorada en una de sus manos pequeñas y limpie toda la marca rojiza y la inflamación desde la conjuntiva, la delicada membrana que cubre el párpado. Con otra mano pequeña, haga brillar una luz azul de láser a lo largo de la conjuntiva que acaba de limpiar. Imagine la conjuntiva curándose. Abra los ojos y respire.

Haga este ejercicio tres veces al día, uno o dos minutos por sesión, por 21 días, dice el Dr. Epstein.

REFLEXOLOGÍA

Trabaje los reflejos del ojo, el cuello y el riñón en sus manos o sus pies, dice el reflexólogo de St. Petersburg, Florida, Dwight Byers, autor de *Better Health with Foot Reflexology* (Mejor salud con la reflexología de pies). Byers también recomienda trabajar todos los puntos en los lados y partes inferiores de los dedos en ambos pies, usando la técnica que le resulte más cómoda.

Para ayuda en localizar estos puntos, consulte las tablas de reflejos de pies y manos que comienzan en la página 560. Para instrucciones sobre cómo trabajar con estos puntos, vea "Reflexología para principiantes" en la página 68.

CORTADAS Y RASGUÑOS

Si usted es como muchas personas, sus rodillas están llenas de cicatrices, pequeños recuerdos de una niñez normal de aventuras y accidentes, como caídas de árboles o choques con la bicicleta.

Afortunadamente, por lo general la mayoría de nosotros superamos este hábito peligroso de caernos de rodillas o sobre nuestros codos y caras. Pero con la madurez, también tenemos acceso a todo tipo de objetos filosos, desde afeitadoras hasta cuchillos. Por lo tanto, al no ser que usted sea super coordinado y cuidadoso, es muy probable que tenga que lidiar con alguna herida superficial de vez en cuando. Los remedios naturales en este capítulo, usados con la aprobación de su médico, pueden aliviar el dolor y ayudar a que una herida se cure más rápidamente, de acuerdo con algunos profesionales de salud.

VEA A SU MÉDICO CUANDO...

- La cortada esté muy sucia y tenga problemas para limpiarla.
- La sangre salga de la herida a chorros. Usted se puede haber cortado una arteria.
- La herida sea en la cara o en cualquier otro lugar donde usted quiera evitar una cicatriz permanente.
- La cortada sea grande y abierta. Usted puede necesitar punzadas.
- Vea que se está formando pus en o alrededor de la herida.
- La herida forme rayas rojas o un área roja que se extiende más de un dedo del borde de la cortadura.

AROMATERAPIA

La lavanda (espliego, alhucema), un aceite de primeros auxilios con múltiples propósitos, ayuda a curar prácticamente cualquier herida superficial, dice el aromaterapeuta de Los Ángeles, Michael Scholes, de Aromatherapy Seminars, una organización que entrena a profesionales y otros en el uso de aceites esenciales. Él recomienda aplicar una o dos gotas de lavanda directamente sobre la piel después de que se haya limpiado la herida.

Para información sobre cómo preparar y administrar aceites esenciales, y precauciones sobre su uso, vea la página 11. Para información sobre la compra de aceites esenciales, consulte la lista de recursos en la página 613.

HOMEOPATÍA

Limpie la herida con agua y jabón, luego aplique pomada de Caléndula, dice el Dr. Mitchell Fleischer, médico de medicina familiar y homeópata en Colleen, Virginia. "Si es una cortada o rasguño doloroso, lo que yo encuentro que funciona en forma excelente es lavar bien la herida con una mezcla de 20 gotas de tintura de Caléndula y 20 gotas de tintura de *Hypericum* diluidas en 4 onzas (120 ml) de agua", dice. Luego aplique un vendaje estéril humedecido con esta mezcla dos o tres veces al día hasta que la herida se haya curado, dice el Dr. Fleischer. Estos remedios homeopáticos se pueden adquirir en muchas tiendas de productos naturales. Para comprar remedios homeopáticos por correspondencia, consulte la lista de recursos en la página 613.

TERAPIA DE ALIMENTOS

"Para un alivio más rápido de cortadas y rasguños menores, póngales un poco de pimienta de cayena —pero no lo haga en las heridas abiertas", aconseja el Dr. Julian Whitaker, fundador y presidente del Whitaker Wellness Center, un centro de bienestar en Newport Beach, California. De acuerdo al Dr. Whitaker, la cayena contiene capsaicina, el ingrediente activo que hace que el pimiento (chile, ají) picante sea picante y que ayuda a acelerar la curación mientras bloquea mensajes de dolor para que no lleguen al cerebro. Él recomienda dar toquecitos suaves sobre la cortada con un poco de pimienta de cayena y luego quitarla y limpiarla cuando el dolor haya disminuido. Whitaker advierte que la pimienta de cayena puede causar dolor en heridas abiertas.

Para heridas abiertas o ulceraciones, el Dr. Whitaker sugiere rociar azúcar granulada para ayudar a matar las bacterias y acelerar la curación. Él recomienda untar un anillo de vaselina alrededor de los bordes de la herida para mantener el azúcar en su lugar, y luego poner un poco de azúcar directamente en la herida. Cubra el área con una venda, dice, y asegúrese de cambiar la venda una o dos veces al día.

TERAPIA DE HIERBAS

Mantenga una planta de áloe vera (zábila, sábila, acíbar) en su alféizar —es un botiquín viviente de primeros auxilios, dice Varro E. Tyler, Ph.D., profesor de farmacognosia (el estudio de las drogas derivadas de fuentes naturales) en la Universidad de Purdue en West Lafayette, Indiana. Cuando tenga una cortada o un rasguño, el Dr. Tyler sugiere simplemente romper una de las hojas carnosas de la planta, sacarle un poco del gel fresco y sin color del centro de la hoja y aplicar este gel directamente al área afectada. Vuelva a hacer la aplicación tres o cuatro veces al día para una curación máxima, dice. Él agrega que el áloe vera cierra la herida, alivia el dolor y ayuda a que las cortadas y los rasguños se curen más rápidamente.

DEPRESIÓN

Hay una gran diferencia entre la tristeza y la depresión. Todos nos sentimos tristes en algún momento, por ejemplo cuando muere el perro de la familia o cuando una relación romántica se termina.

Pero la depresión es mucho más seria. Es una condición psicológica clínica marcada por sentimientos extremos de desánimo, melancolía y falta de confianza. A diferencia de la tristeza o a sentimientos temporales de dolor, la depresión persiste. La depresión también tiene un costo financiero, ya que cuesta 44 mil millones de dólares por año en tratamientos y pérdida de productividad.

Los expertos creen que uno de cada diez hombres y una de cada cuatro mujeres sufrirán de una fuerte depresión en algún momento de sus vidas. Drogas y psicoterapia pueden ser los tratamientos con los cuales usted está más familiarizado. Pero los remedios naturales en este capítulo —usados en conjunción con cuidado médico y la aprobación de su doctor— pueden ayudar a aliviar algunos de los síntomas de la depresión, de acuerdo con algunos profesionales de salud.

VEA A SU MÉDICO CUANDO...

• Experimente al menos cuatro de estos síntomas por al menos dos semanas.

Sentimientos de culpa, falta de valor y/o impotencia

Pensamientos de muerte o suicidio

Irritabilidad y dificultad para descansar

Dificultad para concentrarse, recordar o tomar decisiones

Fatiga y disminución de energía

Pérdida de interés en actividades comunes, entre ellas el sexo

Tristeza, ansiedad y vacío persistentes

Problemas para dormir: insomnio, dormir de más o despertarse muy temprano

Cambios en el apetito, pérdida o aumento de peso

Sentimientos de pesimismo y falta de esperanza

DEPRESIÓN

AROMATERAPIA

Inhalar un aroma que levante el ánimo es una terapia maravillosa, dice el consultor de aromaterapia de Los Ángeles, John Steele. Él recomienda aceites florales como los de rosa, jazmín, nerolí, toronjil (melisa) y *ylang ylang* y aceites cítricos como los de toronja (pomelo), limón verde, mandarina y bergamota. "Elija uno que le guste", dice Steele. "Si usted tiene una mala asociación con una fragancia en particular, ésta solamente á empeorar las cosas." Él sugiere inhalar la fragancia directamente de la botella, agregando tres o cuatro gotas de su favorita a un pañuelo un o *Kleenex* e inhalar o agregar de seis a diez gotas a un baño tibio. Para un masaje, dice, use diez gotas de cualquiera de estos aceites.

Para información sobre cómo preparar y administrar aceites esenciales, y precauciones sobre su uso, vea la página 11. Para información sobre la compra de aceites esenciales, consulte la lista de recursos en la página 613.

DÍGITOPUNTURA

La dígitopuntura puede ayudar a calmar y equilibrar sus emociones en tiempos difíciles, dice Michael Reed Gach, Ph.D., director del Instituto de Dígitopuntura en Berkeley, California, y autor de *Acupressure's Potent Points* (Los puntos potentes de la dígitopuntura). Él aconseja presionar los puntos V 38, ubicados entre los omóplatos y la columna, al nivel del corazón. (Para ayuda en localizar estos puntos, consulte la ilustración en la página 543.) Para aplicar presión en estos puntos, el Dr. Gach sugiere acostarse boca arriba y colocar dos pelotas de tenis en el piso debajo de la parte superior de la espalda entre los omóplatos. (Si lo desea, coloque una toalla gruesa, doblada por la mitad, sobre las pelotas de tenis, dice.) Luego cierre los ojos y respire profundamente por unos minutos.

HOMEOPATÍA

En su libro *The Family Guide to Homeopathy* (Guía de homeopatía para la familia), el Dr. Andrew Lockie sugiere que se tome una dosis de 6C de uno de los siguientes remedios tres veces al día por hasta 14 días para tratar una depresión leve.

Si se siente cansado, exhausto y con escalofríos y si usted es obsesivamente limpio y ordenado, pruebe *Arsenicum*, dice el Dr. Lockie. Él aconseja tomar *Pulsatilla* si usted llora con la más mínima provocación o si necesita mucha atención y confianza. Si se siente irritable y culpa a todos a su alrededor, el Dr. Lockie sugiere probar *Nux vomica*. Si se siente irritable, con frío y propenso a llorar, y si su deseo sexual ha desaparecido, tome *Sepia*, dice él.

DEPRESIÓN

Todos estos remedios se pueden adquirir en muchas tiendas de productos naturales. Para comprar remedios homeopáticos por correspondencia, consulte la lista de recursos en la página 613.

IMAGINERÍA

Si usted está deprimido sólo un poquito, hacer un ejercicio de imaginería llamado trapecio de la esperanza puede ayudar a iluminar su perspectiva, dice Elizabeth Ann Barrett, R.N., Ph.D., profesora y coordinadora del Centro para la Investigación de Enfermería en el Colegio Hunter de la Universidad de la Ciudad de Nueva York en Nueva York.

Imagínese usted que es un trapecista parado bien arriba en el aire sobre una plataforma. Ahora véase balanceándose desde la izquierda en una barra del trapecio. Desde la derecha, vea otra barra del trapecio moviéndose hacia usted. Siga balanceándose y construyendo su momento. Cuando esté listo, suelte la barra anterior, y alcance y tome la nueva. Véase aterrizando seguramente en la otra plataforma. Tome una soga dorada y baje hasta el piso. Ate la soga dorada a su alrededor y alrededor de alguien que ama. Ahora vea a ambos parados en una luz dorada.

La Dra. Barrett sugiere practicar esta imaginería la mañana antes de hacer cualquier otra cosa, luego hasta dos veces más a cualquier hora del día, como resulte necesario. Haga esto durante 21 días seguidos, dice, luego interrumpa la imaginería por una semana. Luego repita el ciclo, si es necesario.

REFLEXOLOGÍA

Para enfrentar la depresión, la reflexóloga neoyorquina Laura Norman, autora de *Feet First: A Guide to Foot Reflexology* (Los pies primero: Una guía para la reflexología del pie), recomienda una sesión de dos partes para sus manos o sus pies. Durante un día, dice ella, usted debe trabajar en los puntos reflejos del plexo solar, diafragma, pecho, pulmón, hombro, brazo, cuello, corazón, páncreas y tiroides y glándulas suprarrenal y paratiroideal, así como todos los puntos en las partes superiores e inferiores de los dedos del pie, prestando atención especial a las glándulas pituitaria y la del cerebro. (Para trabajar con los dedos del pie, use la técnica que le resulte más cómoda.) También trabaje en los puntos del hipotálamo en el pie. Al otro día, dice ella, cambie y trabaje en los puntos de hombro/brazo, cuello y garganta. También trabaje en los puntos de busto/pecho y timo en el pie.

Para ayuda en localizar estos puntos, consulte las tablas de reflejos de pies y manos que comienzan en la página 560. Para instrucciones sobre cómo trabajar con estos puntos, vea "Reflexología para principiantes" en la página 68.

RELAJAMIENTO Y MEDITACIÓN

Para superar la melancolía, pruebe una sesión diaria de diez minutos de biorretroalimentación (*biofeedback*) térmica, sugiere Steven Fahrion, Ph.D., director de investigación del Instituto de Ciencias de Vida de la Salud de la Mente y el Cuerpo en Topeka, Kansas.

"Para combatir la depresión, usted necesita hacer algo que sea activo y que le proporcione un sentido de control", dice el Dr. Fahrion. "Usar la técnica térmica es algo concreto. Usted se puede ver a si mismo progresando, y obtiene un sentido de logro." Para aprender más sobre esta técnica, vea la página 81.

TERAPIA DE ALIMENTOS

El primer paso es eliminar el azúcar, las comidas procesadas, los alimentos con cafeína y el alcohol. Todos ellos pueden empeorar la depresión por sus efectos en la bioquímica del cuerpo, dice el Dr. David Edelberg, internista y director médico del Centro Holístico Estadounidense en Chicago. Él también sugiere usar la dieta de sensibilidad a las comidas (vea "Sensibilidad a las comidas: Cómo saber cuáles comidas 'sanas' pueden enfermar" en la página 96) para eliminar todo alimento que pueda tener un rol en la causa de su depresión. También recomienda un suplemento de hierbas: una cápsula de corazoncillo (hipérico), tres veces al día, que puede ayudar a levantarle el ánimo. El corazoncillo se puede adquirir en la mayoría de las tiendas de productos naturales.

"Yo sugeriría comer más comidas que sean ricas en proteínas —por ejemplo pavo (guajolote), pollo y pescado", dice Allan Magaziner, D.O., especialista en medicina nutritiva y presidente del Centro Médico Magaziner en Cherry Hill, New Jersey. "Estas comidas contienen niveles altos de compuestos que pueden ayudar a producir neurotransmisores, los cuales pueden levantar el ánimo y aumentar la energía."

TERAPIA DE FLORES Y ESENCIAS

Los remedios florales son útiles para tratar una variedad de condiciones frecuentemente asociadas con depresión leve, dice el herbolario Leslie J. Kaslof, autor de *The Traditional Flower Remedies of Dr. Edward Bach* (Los remedios florales tradicionales del Dr. Edward Bach). "La mostaza es maravillosa cuando se experimenta melancolía y desesperación", dice Kaslof. "La Rosa Salvaje es más beneficiosa para personas que han perdido interés en la vida, que se han vuelto apáticas y a las que ya no les importa nada —algo que muchas personas levemente deprimidas experimentan."

DEPRESIÓN

Para depresiones que son causadas por dificultades en adaptarse a los cambios, pruebe el remedio floral de Bach llamado Nuez (*Walnut*), sugiere Eve Campanelli, Ph.D., médica holística de medicina familiar en Beverly Hills, California. "Los Ángeles está lleno de escritores de guiones (libretos) cómicos que están muy deprimidos, y ellos encuentran que el Nuez es especialmente beneficioso."

Los remedios florales se pueden adquirir en algunas tiendas de productos naturales y por correspondencia. Para información sobre cómo preparar y administrar los remedios florales, vea la página 100.

TERAPIA DE HIERBAS

El corazoncillo (hipérico) se usa ampliamente en Europa como una alternativa natural de las drogas antidepresivas, dice Varro E. Tyler, Ph.D., profesor de farmacognosia (el estudio de las drogas derivadas de fuentes naturales) en la Universidad de Purdue en West Lafayette, Indiana. (Estudios científicos en animales demuestran que los ingredientes en la hierba pueden estimular células del cerebro.) Para hacer un té medicinal usando corazoncillo (que usted puede adquirir en la mayoría de las tiendas de productos naturales), el Dr. Tyler sugiere verter una taza de agua hirviendo sobre una o dos cucharaditas de la hierba seca. Deje la mezcla en infusión por diez minutos, cuele para que salga la hierba secada, deje que el té se enfríe y luego beba una taza o dos al día, sugiere.

Los resultados son graduales, dice el Dr. Tyler; puede llevar de cuatro a seis semanas antes de que note un cambio positivo en su ánimo. Y él agrega esta nota de precaución: algunas personas de piel muy blanca se vuelven sensibles a los rayos ultravioletas del sol cuando usan este remedio, dice, y si tienen que estar expuestos al sol deben asegurarse de usar una locion antisolar en todas las áreas al descubierto.

TERAPIA DE SONIDO

La música lenta y relajante ayuda a algunas personas a enfrentar las causas profundas de su depresión, entre ellas ira, frustración, tristeza o ansiedad, dice Janalea Hoffman, R.M.T., compositora y terapeuta de música en Kansas City, Misurí. Escuchar música por al menos 20 minutos al día puede ayudar a desacelerar las palpitaciones cardíacas y otras funciones del cuerpo y puede ayudarlo a concentrarse en sus sentimientos, dice. Hoffman dice que usted puede probar su casete, llamada *Deep Daydreams*. Para otras selecciones, vea "Canciones que pueden calmar" en la página 129. Muchas de estas selecciones se pueden encontrar en tiendas de música.

YOGA

Las poses de meditación y yoga pueden ayudar a atacar la fuente principal de depresión: el sentimiento de que usted no puede manejar las exigencias de su vida, dice Alice Christensen, fundadora y directora ejecutiva de la Asociación Estadounidense de Yoga. Ella recomienda una rutina diaria de yoga que incluye 30 minutos de meditación (vea la página 155) y por lo menos 20 minutos de poses, concentrándose en estas cuatro: pose de bailarín (página 587), pose de molino de viento (página 588), presión de rodillas (página 590) y pose de león (página 601). Estas poses ayudan a mejorar la circulación de la sangre, explica, y hacen más fácil el proceso de romper el letargo que generalmente acompaña a la depresión.

VEA TAMBIÉN Pena

DERMATITIS Y ECZEMA

No todos podemos tener la piel de una supermodelo como Cindy Crawford, pero ¡caramba! ¿Es mucho pedir un poco de alivio de las llagas escamosas, la rojez y especialmente toda esa picazón?

Dermatitis es un término general que se refiere a cualquier inflamación de la piel. El zumaque venenoso y otros sarpullidos se conocen como dermatitis de contacto, causados por tocar algo que irrita una parte de la piel. Las reacciones a medicaciones internas pueden causar piel roja y escamosa y a veces pérdida del cabello.

Pero la categoría más amplia es conocida como dermatitis atópica, o eczema. Es una condición crónica que puede ser provocada por reacciones alérgicas a comidas, polen, aire seco o una variedad de otros factores. El problema puede surgir en cualquier momento, sin aviso, y las causas pueden ser difíciles de determinar. Los remedios naturales en este capítulo —usados en conjunción con cuidado médico y la aprobación de su doctor— pueden ayudar a aliviar algunos de los síntomas de dermatitis y eczema, de acuerdo con algunos profesionales de salud.

VEA A SU MÉDICO CUANDO...

- Su dermatitis o eczema sean persistentes.
- Su dermatitis o eczema se desparramen ampliamente.
- Su piel esté supurando, áspera y con olor, indicando una infección.

DERMATITIS Y ECZEMA

AROMATERAPIA

Para suavizar la piel inflamada y con picazón, pruebe el aceite esencial de manzanilla romana, sugiere la aromaterapeuta de Fair Oaks, California, Victoria Edwards. Ella recomienda agregar cinco gotas a un baño tibio (no caliente), remojarse por diez minutos y aplicarse un aceite de los que se pueden untar por todo el cuerpo (*body oil*) que sea relajante. Para hacer este aceite, Edwards sugiere una mezcla de 5 gotas de aceite esencial de manzanilla romana, 5 de nerolí, 10 de lavanda (espliego, alhucema) y 5 de bergamota en 2 onzas (60 ml) de un aceite portador tal como el de oliva o almendra. (Los aceites portadores se pueden adquirir en la mayoría de las tiendas de productos naturales.)

Para información sobre cómo preparar y administrar aceites esenciales, y precauciones sobre su uso, vea la página 11. Para información sobre la compra de aceites esenciales, consulte la lista de recursos en la página 613.

DÍGITOPUNTURA

Estimular los puntos de provocación Mar de Vitalidad puede fortalecer el sistema entero del cuerpo y mejorar condiciones de la piel, dice Michael Reed Gach, Ph.D., director del Instituto de Dígitopuntura en Berkeley, California, y autor de *Acupressure's Potent Points* (Los puntos potentes de la dígitopuntura). Él sugiere presionar y frotar vigorosamente los puntos V 23 y V 47, ubicados en la parte inferior de la espalda a los lados izquierdo y derecho de la columna, en línea con el ombligo. Los puntos V 47 se pueden encontrar a cuatro dedos de distancia de la espina dorsal a la altura de la cintura. Para localizar los puntos V 23, córrase dos dedos más cerca de la columna. (Para ayuda en localizar estos puntos, consulte la ilustración en la página 543.) El Dr. Gach recomienda trabajar sobre todos estos puntos simultáneamente con puños flojos y frotando los puntos con la parte de atrás de las manos por un minuto. Repita este tratamiento varias veces al día, agrega.

"Presionar estos puntos puede ayudar cuando se hace en combinación con otras terapias, especialmente una dieta sana, ejercicios de respiración profunda y estiramiento", dice el Dr. Gach. Si usted tiene una espalda débil, agrega, presione estos puntos levemente, y asegúrese de no presionar directamente en los discos o las vértebras.

HIDROTERAPIA

Un baño de bicarbonato de sodio suaviza la picazón de la dermatitis y el eczema, de acuerdo con la médica patóloga Dra. Agatha Thrash, cofundadora y codirectora del Instituto Uchee Pines, un centro de curación natural en Seale, Alabama. Agregue una taza de bicarbonato de sodio a una bañera (tina, bañadera) llena de agua tibia (94°F/35°C a 98°F/37°C —use un termómetro regular para medir) y remójese por 30 ó 60 minutos, usando una taza para verter agua sobre cualquier parte del cuerpo que no esté sumergida. Séquese suavemente con palmaditas. La Dra. Thrash recomienda usar este tratamiento una o dos veces al día mientras la picazón sea un problema.

HOMEOPATÍA

La homeopatía puede proporcionar alivio con los síntomas de dermatitis y eczema, dice Chris Meletis, N.D., médico naturópata y director de la Escuela Nacional de Medicina Naturopática en Portland, Oregón. Él recomienda tomar uno de los siguientes remedios dos veces al día durante 30 días.

Si su piel está irritada, especialmente en los pliegues de los codos y las rodillas, pruebe *Psorinum 12C*, de acuerdo con el Dr. Meletis. Él dice que la *Calcarea carbonica 30C* puede ser beneficioso cuando usted tiene costras de eczema con picazón que parecen curarse lentamente y que mejoran con el clima seco y empeoran con el frío y si las llagas están en el cuero cabelludo y la cara. Si las erupciones están detrás de las orejas y en el cuero cabelludo, *Graphites 12C* generalmente ayuda, dice, especialmente si usted también tiene una secreción de color miel y una picazón moderada. Si no nota ninguna mejoría en 30 días, el Dr. Meletis recomienda que vea a su médico u homeópata.

Todos estos remedios se pueden adquirir en muchas tiendas de productos naturales. Para comprar remedios homeopáticos por correspondencia, consulte la lista de recursos en la página 613.

TERAPIA DE ALIMENTOS

"Como con otras condiciones de la piel, la causa puede ser una deficiencia nutritiva, si usted no está recibiendo suficiente de las vitaminas, minerales y ácidos grasos esenciales que son necesarios", dice el Dr. Elson Haas, director del Centro de Medicina Preventiva de Marín, en San Rafael, California, y autor de *Staying Healthy with Nutrition* (Cómo mantenerse sano con la nutrición). Para curar la dermatitis o el eczema, él recomienda seguir su dieta de desintoxicación de tres semanas (vea "Cómo desintoxicarse" en la página 90).

TERAPIA DE JUGOS

"Dermatitis y eczema son síntomas que muestran que el cuerpo no está eliminando toxinas eficientemente", dice Elaine Gillaspie, N.D., médica naturópata en Portland, Oregón. "Estas toxinas terminan saliendo por la piel." Para volver a poner la eliminación bajo control, la Dra. Gillaspie recomienda estimular el hígado diariamente con una mezcla de 8 onzas (240 ml) de una parte de jugo de remolacha (betabel), una parte de agua y dos de jugo de zanahoria.

Para información sobre técnicas de hacer jugos, vea la página 116.

TERAPIA DE VITAMINAS Y MINERALES

Use la dieta de sensibilidad a las comidas (vea "Sensibilidad a las comidas: Cómo saber cuáles comidas 'sanas' pueden enfermar" en la página 96) para eliminar cualquier alimento que pueda tener un rol en la causa del eczema, sugiere el Dr. David Edelberg, internista y director médico del Centro Holístico Estadounidense en Chicago. Él también dice que las personas con eczema pueden usar el siguiente régimen nutritivo para ayudar a controlar brotes: 50,000 unidades internacionales (*IU* por sus siglas en inglés) de la vitamina A al día durante tres semanas, luego una dosis reducida de 10,000 IU al día; una cucharada de aceite de semilla de lino (*flaxseed oil*) al día; 400 IU de la vitamina E al día; y un miligramo de cobre al día. El aceite de semilla de lino está disponible en la mayoría de las tiendas de productos naturales.

YOGA

El eczema puede brotar cuando usted está bajo mucho estrés, dice el Dr. Stephen A. Nezezon, profesor de yoga y médico en el Instituto Himalayo Internacional de Filosofía y Ciencia del Yoga en Honesdale, Pensilvania. Para disminuir el estrés, el Dr. Nezezon recomienda probar una rutina diaria de ejercicios de respiración, meditación y poses de yoga.

Haga el ejercicio de respiración completa (vea la página 155) cada vez que se sienta estresado, esté en la oficina, en el automóvil o en su casa, recomienda Alice Christensen, fundadora y directora ejecutiva de la Asociación Estadounidense de Yoga. La meditación diaria (vea la página 155) ayuda a aclarar la mente y le enseña a relajarse a voluntad, dice. Para las poses de yoga, elija tres o cuatro de la Rutina Diaria, la cual comienza en la página 584. Christensen sugiere variar las poses todos los días para mantener alto el interés y fortalecer distintas partes del cuerpo. El Dr. Nezezon recomienda incluir al menos una pose de relajamiento, tal como la de cadáver (página 590), presión de rodillas (página 590) o de bebé (página 596), en su rutina diaria de yoga.

Vea también Psoriasis

DESEO SEXUAL INHIBIDO

Pasión perdida. Suena como el título de una telenovela, ¿no? Desafortunadamente, no es puro teatro. Es un problema serio que afecta a muchas personas. Se llama deseo sexual inhibido. Los médicos lo definen como una falta de interés en el sexo o una incapacidad para excitarse sexualmente. Las causas posibles varían mucho. A veces hay una razón obvia, como deficiencia hormonal o depresión. Pero con más frecuencia hay un problema oculto: estrés excesivo, problemas en su relación actual o abuso del pasado. la terapia, solo o con su pareja, frecuentemente ayudan a recuperar el deseo sexual. Los remedios naturales en este capítulo —usados en conjunción con cuidado médico y la aprobación de su doctor— pueden ayudar a recuperar el deseo sexual, de acuerdo con algunos profesionales de salud.

VEA A SU MÉDICO CUANDO...

- Note una caída en su deseo de tener relaciones sexuales y no pueda hablar del problema con su pareja.
- Pierda interés en otras actividades que alguna vez disfrutó mucho.

HOMEOPATÍA

Use una dosis de 30C de uno de los siguientes remedios una vez al día hasta que note una mejoría, dice Chris Meletis, N.D., médico naturópata y director de la Escuela Nacional de Medicina Naturopática en Portland, Oregón. Si llora con facilidad, es tímido, tiene una personalidad pasiva y no tolera bien el calor, el Dr. Meletis recomienda usar *Pulsatilla. Ignatia* es un buen remedio, dice, si su inhibición se debe principalmente a miedo y ansiedad, con síntomas que son peores por la mañana y mejores cuando come. Si tiene miedo y ansiedad, no se puede relajar y se siente peor con música y calor y mejor al aire libre, en habitaciones aireadas y con presión contra la espalda, *Natrum muriaticum* puede ser útil, dice.

Todos estos remedios están disponibles en muchas tiendas de productos naturales. Para comprar remedios homeopáticos por correspondencia, consulte la lista de recursos en la página 613.

IMAGINERÍA

Véase a sí mismo en un bote en el océano con una tripulación compuesta enteramente por miembros del sexo opuesto, dice Elizabeth Ann Barrett,

R.N., Ph.D., profesora y coordinadora del Centro para la Investigación de Enfermería en el Colegio Hunter de la Universidad de la Ciudad de Nueva York. Imagínese acostado en una mesa de masajes, boca abajo, desnudo o usando muy poca ropa. Sienta la tibieza del sol en su piel desnuda mientras que una brisa suave y fresca corre sobre su cuerpo. Un hombre o una mujer espectacular se acerca y empieza a hacerle masajes con lo que se sienten como manos de terciopelo. Mientras esta persona frota aceites perfumados en su piel, usted siente vibraciones sexuales estremecedoras en todo su cuerpo. La persona que lo está masajeando se inclina y le susurra un mensaje sexual hermoso en el oído que usted ha estado esperando escuchar toda su vida. Cuando escuche este mensaje, abra los ojos y guárdeselo.

La Dra. Barrett sugiere que se use esta imaginería todas las noches antes de acostarse, cuando esté lo más relajado posible. Continúe la imaginería mientras conserve las imágenes y la sensación de bienestar. Si no obtiene resultados con la imaginería, dice la Dra. Barrett, dele un descanso e intente de nuevo la noche siguiente.

TERAPIA DE ALIMENTOS

Los frijoles (habichuelas) *fava* y los frijoles de soja son fuentes excelentes de dopamina, que puede aumentar el deseo sexual, dice el Dr. Julian Whitaker, fundador y presidente del Whitaker Wellness Center, un centro de bienestar en Newport Beach, California. Él recomienda aumentar el consumo de estos alimentos ricos en fibras para mejorar su libido. Advertencia: un número muy pequeño de personas de ascendencia mediterránea puede tener una reacción a los frijoles *fava*. Si la piel y los ojos se vuelven amarillos como consecuencia de ictericia dentro de los tres días de comer estos frijoles, vea a su médico.

Otros alimentos magros pueden resultar útiles, pero de una manera diferente, de acuerdo con el Dr. Whitaker. Él explica que los alimentos grasosos pueden frenar la producción de testosterona, que es la hormona que controla el deseo sexual en hombres y mujeres. Si disminuye la grasa en su dieta, dice, usted puede aumentar la producción de testosterona y aumentar el deseo sexual.

TERAPIA DE FLORES Y ESENCIAS

El remedio de Bach *Crab Apple* es generalmente útil, de acuerdo con Susan Lange, O.M.D., del Centro Meridiano de Salud Personal y del Medio Ambiente en Santa Mónica, California. "*Crab Apple* es bueno para las mujeres que sienten molestias o vergüenza acerca de su sexualidad o que simplemente se sienten 'muertas' por dentro", dice. "*Crab Apple* puede ayudar a hacer circular la energía otra vez."

Ella también recomienda la esencia *Sticky Monkey Flower*, la cual ayuda a equilibrar los impulsos sexuales. "Este remedio es bueno para hombres y mujeres que no tienen ningún deseo sexual o sienten demasiado deseo sexual. Los ayuda a lograr un equilibrio", dice la Dra. Lange.

Los remedios florales/esencias se pueden adquirir en algunas tiendas de productos naturales y por correspondencia (consulte la lista de recursos en la página 613). Para información sobre cómo preparar y administrar los remedios florales, vea la página 100.

DIABETES

El tanque está lleno y su carrito recién lavado brilla como un diamante. Por dentro está impecable y huele riquísimo gracias al arbolito que puso sobre el retrovisor. Registra sus cassettes, y escoge uno de Marc Anthony. Se acomoda detrás del volante, preparado para dar un paseo placentero por la ciudad. Pero hay un pequeño problema. Se le olvidaron las llaves.

Lo mismo sucede con la diabetes. Su cuerpo, una máquina increíble, usa una forma de azúcar llamada glucosa para encender su motor. Su cuerpo hace glucosa de las comidas, luego la envía al torrente sanguíneo, donde está disponible para el uso por parte de cada célula.

Pero sin la llave apropiada —insulina— ninguna célula se puede abrir y tomar la energía. A resultado de esto, se aumentan los niveles de glucosa en el torrente sanguíneo con consecuencias peligrosas. Pocas personas con diabetes necesitan inyecciones diarias de insulina.

Las personas con diabetes de Tipo II o el tipo no dependiente de la insulina, tienen mayores riesgos de problemas de visión y riñón, cardiopatías y daños nerviosos. En más del 90 por ciento de los casos, cambios en el estilo de vida, como bajar de peso, comer menos grasa y hacer ejercicio diariamente, pueden ayudar a mantener bajo control los niveles de azúcar en la sangre. Si usted tiene diabetes, siga el consejo de su médico. Pero los remedios naturales en este capítulo —usados con cuidado médico y la aprobación de su doctor— pueden ayudar a estabilizar los niveles de azúcar en la sangre, de acuerdo con algunos profesionales de salud.

VEA A SU MÉDICO CUANDO...

- Note que orina con frecuencia.
- Tenga hambre y/o sed en extremo.

- Pierda peso en forma anormal.
- Sufra de fatiga extrema.
- Esté más irritable que de costumbre.
- Tenga la vista borrosa.
- Sus cortadas y cardenales tardan en curarse.
- Tenga picazón y entumecimiento en las manos o en los pies.
- Tenga infecciones recurrentes de piel, encías o vejiga.

REFLEXOLOGÍA

Asegúrese de trabajar sobre los puntos reflejos en las manos y los pies para el hígado, páncreas y las glándulas pituitaria y suprarrenal, dice el reflexólogo de St. Petersburg, Florida, Dwight Byers, autor de *Better Health with Foot Reflexology* (Mejor salud con la reflexología de pies).

Para ayuda en localizar estos puntos, consulte las tablas de reflejos de pies y manos que comienzan en la página 560. Para instrucciones sobre cómo trabajar con estos puntos, vea "Reflexología para principiantes" en la página 68.

RELAJAMIENTO Y MEDITACIÓN

La biorretroalimentación (*biofeedback*) térmica puede aumentar la circulación sanguínea y reducir su necesidad de insulina, dice Steven Fahrion, Ph.D., director de investigación del Instituto de Ciencias de Vida de la Salud de la Mente y el Cuerpo en Topeka, Kansas. Para aprender más sobre esta técnica, vea la página 81. Practíquela por lo menos una vez al día durante diez minutos, sugiere el Dr. Fahrion.

TERAPIA DE ALIMENTOS

Limite o elimine las carnes, los quesos y otras comidas de fuentes de animales, dice el Dr. Neal Barnard, presidente de la Comisión de Médicos para Medicina Responsable en Washington, D.C., y autor de *Food for Life* (Alimentos para la vida) y otros libros sobre los aspectos curativos de la comida. La razón: tienden a ser altos en grasa, lo cual el Dr. Barnard dice puede interferir con la acción de la insulina y aumentar el peso del cuerpo, el colesterol y la presión arterial —todos factores adicionales de riesgo para aquellos con diabetes de Tipo I y de Tipo II.

TERAPIA DE VITAMINAS Y MINERALES

Una persona con diabetes puede usar el siguiente régimen de vitaminas y minerales para ayudar a controlar la enfermedad, dice el Dr. David Edelberg, internista y director médico del Centro Holístico Estadounidense en Chicago: 1,000 miligramos de la vitamina C tres veces al día; 400 unidades internacionales de la vitamina E dos veces al día; 200 microgramos de cromo dos veces al día; 50 miligramos de vitamina B_6 dos veces al día; 30 miligramos de niacina tres veces al día; y 250 miligramos de niacinamida una vez al día. La niacidamida se puede adquirir en la mayoría de las tiendas de productos naturales.

YOGA

Los ejercicios de yoga pueden ayudar con la diabetes, dicen los Dres. Robin Monro, R. Nagarathna y H. R. Nagendra en su libro *Yoga for Common Ailments* (Yoga para dolencias comunes). Cuando se practican como parte de una rutina diaria de ejercicios de respiración de yoga (vea la página 154), meditación (vea la página 155) y poses (vea la Rutina Diaria que comienza en la página 584), estos ejercicios mejoran la digestión y ayudan al páncreas y al hígado a funcionar más normalmente, regulando los niveles de azúcar en la sangre, de acuerdo con los autores.

Estas son las instrucciones para realizar estos dos ejercicios: párese con los pies separados por una distancia similar al ancho de sus hombros. Inclínese hacia adelante, con las manos en las rodillas. Luego exhale por la boca. Cuando haya despedido el aire, cierre la garganta de manera que no le entre más aire a los pulmones. Ahora expanda el pecho, como si estuviera respirando, y meta para adentro sus músculos abdominales y apriételos, formando un espacio vacío. Mientras lo hace, trate de relajarse e inhale lentamente. Ahora haga bombeo abdominal. Libere los músculos de manera que su estómago vuelva a su posición normal, luego meta los músculos abdominales para adentro de nuevo. Bombee su estómago hacia adentro y hacia afuera hasta que necesite respirar. Libere lentamente y respire con normalidad. Repita el ejercicio completo tres veces, dicen los autores.

Por el impacto de estos ejercicios en el sistema circulatorio, los autores recomiendan no hacerlos durante períodos menstruales o durante el embarazo, después de alguna cirugía, si está sangrando o si tiene una enfermedad cardíaca o la presión arterial alta.

DIARREA

Siendo una persona de buen comer, quiso aprovechar sus vacaciones y gozar de todos esos platos exóticos y picantes. Aunque le aconsejaron que sería mejor moderarse, usted siguió con su intención de probar de todo un poco. Y ahora ha terminado en el baño, donde tiene que atenerse a las consecuencias. La diarrea puede arruinar sus vacaciones, pero no se crea que el peligro sólo está en el extranjero —también puede presentarse en su propia casa. Más de 50 cosas la pueden causar, y las más comunes de las cuales son los parásitos y las infecciones virales y bacteriales. Los viajes constantes al baño son la manera que su cuerpo tiene de hacer salir los infractores fuera de su sistema. Los ataques de diarrea también pueden ocurrir si usted come más frutas, vegetales u otras fibras de lo que su sistema digestivo está acostumbrado o si tiene una enfermedad crónico del intestino o del colon. Los remedios naturales en este capítulo —usados con cuidado médico y la aprobación de su doctor— pueden ayudar a acortar un ataque de diarrea y aliviar algunos de sus síntomas, de acuerdo con algunos profesionales de salud.

VEA A SU MÉDICO CUANDO...

- Su ataque dure más de dos días.
- Vea sangre en su deposición.
- Tenga fiebre, náuseas o vómitos.
- Sufra de deshidratación, cuyos síntomas incluyen sed excesiva, labios secos y poca orina.
- No pueda retener líquidos.

HIDROTERAPIA

"Yo le digo a la gente que nunca viaje sin carbón activado. Esto les ha salvado las vacaciones a muchos", dice la Dra. Agatha Thrash, médica patóloga, cofundadora y codirectora del Instituto Uchee Pines, un centro de curación natural en Seale, Alabama. Por supuesto, usted también puede usar este remedio en su casa. Estas son las instrucciones de la Dra. Thrash: ponga dos o tres cucharadas de polvo de carbón activado en el fondo de un vaso grande y agregue una cantidad pequeña de agua (si está viajando, tal vez le convendría usar agua en botella). Revuelva lentamente con una cuchara larga para evitar que el polvo fino se vuele, sugiere la Dra. Thrash. Llene el resto del vaso con agua y beba con una paja. La Dra. Thrash aconseja tomar este remedio con cada deposición poco compacta y cada vez que tenga náuseas. "Es el mejor tratamiento para la diarrea y el más seguro y simple que hay", dice. El carbón activado se puede adquirir en la mayoría de las tiendas de productos naturales y en algunas farmacias.

Homeopatía

"El *Podophyllum* puede ser un remedio muy beneficioso para la diarrea de aquellos que viajan", dice Judyth Reichenberg-Ullman, N.D., médica naturópata en Edmonds, Washington, y coautora de *The Patient's Guide to Homeopathic Medicine* (La guía del paciente para medicina homeopática). Ella sugiere tomar *Podophyllum* en una dosis de 30C una o dos veces al día si tiene calambres o gases además de diarrea. *Arsenicum 30C* es otro remedio común, el cual ella dice es bueno para la diarrea que también causa cansancio, dificultad para descansar y escalofríos. Si tiene náuseas, vómitos y deposiciones verdes, ella recomienda una dosis de 30C de *Ipecacuanha* una o dos veces al día. Si no se siente mejor en 48 horas, la Dra. Reichenberg-Ullman recomienda dejar el remedio y ver a un profesional de salud.

Podophyllum, Arsenicum e *Ipecacuanha* se pueden adquirir en muchas tiendas de productos naturales. Para comprar remedios homeopáticos por correspondencia, consulte la lista de recursos en la página 613.

Reflexología

Trate de trabajar sobre estos puntos en el pie, dice el reflexólogo de St. Petersburg, Florida, Dwight Byers, autor de *Better Health with Foot Reflexology* (Mejor salud con la reflexología de pies): colon ascendente, colon transversal, diafragma, hígado y glándula suprarrenal.

Para ayuda en localizar estos puntos, consulte la tabla de reflejos en los pies en la página 570. Para instrucciones sobre cómo trabajar con estos puntos, vea "Reflexología para principiantes" en la página 68.

Relajamiento y meditación

Autogenics puede ayudar a aliviar la diarrea causada por ansiedad, de acuerdo con Martha Davis, Ph.D., Elizabeth Robbins Eshelman y Matthew McKay, Ph.D., en *The Relaxation and Stress Reduction Workbook* (Libro de trabajo del relajamiento y la reducción del estrés). Entonces cuando tenga diarrea, haga diez sesiones de dos minutos de esta técnica todos los días hasta que se sienta mejor, sugiere Martin Shaffer, Ph.D., director ejecutivo del Instituto de Manejo del Estrés en San Francisco y autor de *Life after Stress* (La vida después del estrés).

Para aprender cómo se hace, vea la página 80. Si los síntomas persisten, vea a su médico.

TERAPIA DE ALIMENTOS

"Yo le aconsejo a la gente que coma arroz moreno con plátanos amarillos (guineos) pero que mezclen el arroz con más agua de lo normal", dice el Dr. Elson Haas, director del Centro de Medicina Preventiva de Marín, en San Rafael, California, y autor de *Staying Healthy with Nutrition* (Cómo mantenerse sano con la nutrición). Su receta: cocine una taza de arroz en tres tazas de agua, luego mezcle con un plátano. "El arroz actúa como un agente de volumen y es lo suficientemente suave en su sistema. Coma algunos tazones llenos por un día, y la diarrea debe mejorar."

TERAPIA DE HIERBAS

El té de zarzamora debería ayudar a eliminar a la diarrea, dice Varro E. Tyler, Ph.D., profesor de farmacognosia (el estudio de las drogas derivadas de fuentes naturales) en la Universidad de Purdue en West Lafayette, Indiana. Las hojas de zarzamora contienen taninos, compuestos químicos que reducen la inflamación intestinal, de acuerdo con el Dr. Tyler. Él recomienda preparar el té remojando una o dos cucharaditas de la hierba seca (disponible en la mayoría de las tiendas de productos naturales) en una taza durante diez minutos.

Usted también puede comprar té de zarzamora empaquetado en la mayoría de las tiendas de productos naturales. Si compra el té, el Dr. Tyler sugiere que se asegure de que esté preparado con hojas de zarzamora. Hay muchos tés negros con sabor a zarzamora en el mercado; lea cuidadosamente la etiqueta.

Beba hasta seis tazas de té de zarzamora al día para controlar la diarrea, sugiere el Dr. Tyler. Si el problema dura más de dos días, vea a su médico, agrega.

DIENTES RECHINADOS

Cuando tenemos problemas en la vida, es natural que rechinemos un poco. Pero cuando estamos rechinando los dientes, nos causamos aún más problemas —empezando por el sabotaje que le hacemos a nuestra sonrisa. Este sabotaje empieza porque el rechinar los dientes puede hacer que se desgasten y hasta aflojarlos. Esto también puede producir dolor en la mandíbula, especialmente al despertar. Además, puede hacer que las muelas sean más sensibles a comidas y bebidas calientes y frías. Si el rechinado continúa, usted se puede dislocar la mandíbula o dañar la articulación de la mandíbula, la cuales puede causar dolores de cabeza, dolor en el cuello y los hombros más zumbido en los oídos. Los remedios naturales en este capítulo —en conjunción con cuidado médico y usados con la aprobación de su dentista— pueden ayudar a aliviar o prevenir los dientes rechinados, de acuerdo con algunos profesionales de salud.

VEA A SU MÉDICO CUANDO...

- Su compañero/a le diga que usted rechina los dientes cuando duerme.
- Note que usted rechina sus dientes habitualmente o aprieta el músculo de la mandíbula como si estuviera masticando o mordiendo algo.
- Se despierte con dolor en la quijada, dolor de cabeza, cuello u hombros.

RELAJAMIENTO Y MEDITACIÓN

Cada vez que sienta tensión acumularse en la mandíbula, haga el ejercicio de relajamiento progresivo descrito en la página 82, sugiere Deena Margetis, hipnoterapeuta clínica certificada en Annandale, Virginia, especializada en cuidado dental. Cuando haya completado el ejercicio y su cuerpo se sienta relajado, imagínese todo el resto de la tensión saliendo de la mandíbula, por el hombro y el brazo hasta la mano. Apriete y deje de apretar el puño hasta que sienta que la tensión se disipa suavemente.

TERAPIA DE SONIDO

Trate de escuchar música con un ritmo lento y relajante justo antes de irse a la cama, dice Janalea Hoffman, R.M.T., compositora y terapeuta de música en Kansas City, Misurí. Muchas personas piensan que la música los calma y los hace menos propensos a rechinar los dientes cuando duermen, de acuerdo a Hoffman. Pruebe escuchar música por 20 ó 30 minutos; está bien si se queda dormido mientras la escucha.

Asegúrese de que la música que escuche tenga un ritmo de 60 compases por minuto o que sea aún más lenta, dice Hoffman. Ella recomienda su cassette *Musical Massage*. Para otras piezas relajantes, vea "Canciones que pueden calmar" en la página 129. Muchas de estas piezas están disponibles en las tiendas de música. Para información sobre compra por correspondencia, consulte la lista de recursos en la página 613.

TERAPIA DE VITAMINAS Y MINERALES

"Los dientes rechinados pueden ser el resultado de una deficiencia de calcio y magnesio", dice Richard D. Fischer, D.D.S., dentista y homeópata en Annandale, Virginia, y presidente de la Academia Internacional de Toxicología y Medicina Oral. "Mucha gente se alivia al tomar un suplemento de 500 miligramos de calcio al día, junto a 200 ó 300 miligramos de magnesio. Si el problema continúa, aumente las cantidades a 1,000 miligramos de calcio y a 400 ó 600 miligramos de magnesio."

VEA TAMBIÉN Afección de la articulación temporomandibular

DOLOR DE CABEZA

Tome una porción de tensión, mezclada con un cuello rígido, niños que gritan y tráfico en la autopista. Mezcle bien con un vaso de vino tinto. ¿El resultado? Un dolor de cabeza instantáneo.

Los dolores de cabeza vienen de todo tamaño y forma. Los dolores de cabeza por tensión son los más comunes. Comienzan cuando los músculos se tensionan en la cabeza y el cuello, y luego presionan los vasos sanguíneos en el cuero cabelludo. Usted también puede tener dolores de cabeza de ramo, los cuales son extremadamente dolorosos y están aislados en una parte de la cabeza. Las migrañas son los titanes entre todos los tipos de dolores de cabeza, porque pueden durar por horas y horas y ser el resultado de cualquier cosa desde reacciones a comidas hasta cambios en la presión barométrica. Los remedios naturales en este capítulo —usados en conjunción con cuidado médico y la aprobación de su doctor— pueden ayudar a prevenir un dolor de cabeza o aliviar sus síntomas, de acuerdo con algunos profesionales de salud.

DOLOR DE CABEZA

- Sus dolores de cabeza se vuelvan más fuertes y frecuentes.
- También note entumecimiento, visión borrosa, pérdida de la memoria y mareos.
- Tenga un dolor de cabeza después de una herida grave en la cabeza.
- Sus dolores de cabeza sean causados por el ejercicio.
- Sus dolores de cabeza empiecen a interferir con su vida —por ejemplo, empiece a perder días de trabajo a causa de dolores de cabeza recurrentes.

AROMATERAPIA

El aroma fresco de la menta (hierbabuena) puede proporcionar alivio al dolor de cabeza, dice el aromaterapeuta de Los Ángeles, Michael Scholes, de Aromatherapy Seminars, una organización que entrena a profesionales y otros en el uso de aceites esenciales. Él aconseja agregar una gota de aceite esencial de menta a cualquier loción facial sin aroma y aplicar la loción debajo de la nariz y detrás de las orejas. Inhalar de la botella la fragancia de la menta también puede aliviar un dolor de cabeza, dice él.

Para información sobre cómo preparar y administrar aceites esenciales, y precauciones sobre su uso, vea la página 11. Para información sobre la compra de aceites esenciales, consulte la lista de recursos en la página 613.

DÍGITOPUNTURA

Los puntos Puertas de la Conciencia, VB 20, pueden aliviar los dolores de cabeza por tensión así como el dolor en el cuello, dice Michael Reed Gach, Ph.D., director del Instituto de Dígitopuntura en Berkeley, California, y autor de *Acupressure's Potent Points* (Los puntos potentes de la dígitopuntura). El Dr. Gach sugiere usar los pulgares de ambas manos para presionar los puntos VB 20, que están ubicados 2 pulgadas (5 cm) de la mitad de su cuello, debajo de la base del cráneo. (Para ayuda en localizar estos puntos, consulte la ilustración en la página 543.) Él sugiere sentarse en una silla e inclinarse con los codos en una mesa o escritorio para que sostener estos puntos resulte más cómodo. Respire profundamente y presione con firmeza durante uno o dos minutos.

El punto IG 4 es especialmente útil para los dolores de cabeza frontales, de acuerdo al Dr. Gach. Él explica que el punto está localizado en la piel interdigital entre los dedos pulgar e índice, cerca del hueso en la base del dedo índice. (Para ayuda en localizar este punto, consulte la ilustración en la página 543.) Mientras sostenga el punto con el pulgar en la piel interdigital y el dedo índice

DOLOR DE CABEZA

debajo, presione haciendo ángulo hacia el hueso que conecta el dedo índice con la mano, dice el Dr. Gach. Sostenga por un minuto, luego repita en la otra mano. Este proceso no se recomienda a mujeres embarazadas, dice el Dr. Gach, porque presionar los puntos IG 4 puede causar contracciones uterinas.

HIDROTERAPIA

Los tratamientos de agua para dolores de cabeza usan una combinación de frío y calor para alejar la sangre de la zona afectada. Pruebe poner en remojo los pies y los tobillos en un baño de agua caliente mientras se aplica un paquete de hielo o un trapo frío en la frente y las sienes, dice Tori Hudson, N.D., médica naturópata y profesora en la Escuela Nacional de Medicina Naturopática en Portland, Oregón. Cuando use un paquete de hielo, muchos expertos sugieren envolverlo en una bolsa de plástico y colocarlo sobre una toalla en la piel. También aconsejan limitar su tratamiento frío a 20 minutos, ya que una exposición prolongada podría dañar la piel. Este tratamiento es muy efectivo para los dolores de cabeza por tensión y por sinusitis y se puede usar como resulte necesario, dice la Dra. Hudson.

HOMEOPATÍA

Si tiene un dolor de cabeza leve y ocasional, el Dr. Andrew Lockie recomienda los siguientes remedios en su libro *The Family Guide to Homeopathy* (Guía de homeopatía para la familia). Él sugiere tomar el remedio apropiado para sus síntomas cada 10 ó 15 minutos por hasta diez dosis.

Si el dolor de cabeza comienza repentinamente, se siente como una banda apretada envuelta alrededor de su cabeza, es peor en el aire frío y usted se siente aprehensivo, el Dr. Lockie sugiere probar una dosis de 30C de *Aconite*. Tome una dosis de 30C de *Apis*, dice, si su cuerpo se siente dañado y tierno y si tiene un dolor de cabeza punzante, ardiente y con escozor que empeora en el aire caliente. Si tiene la cara ruborizada, los ojos dilatados y un dolor de cabeza punzante que empeora en el sol caliente, él recomienda una dosis de 30C de *Belladonna*. Y para un dolor de cabeza que se siente como si estuvieran clavándole una puntilla en el cráneo, él sugiere tomar una dosis de 6C de *Ignatia*.

Todos estos remedios se pueden adquirir en muchas tiendas de productos naturales. Para comprar remedios homeopáticos por correspondencia, consulte la lista de recursos en la página 613.

IMAGINERÍA

Imagine que todos los músculos en su cabeza y el cuello son como resortes espirales apretados. Ahora imagine que todos esos resortes se empiezan a aflojar. Mientras lo hacen, los músculos se vuelven más relajados, y sus molestias disminuyen, dice el Dr. Dennis Gersten, psiquiatra de San Diego y editor de *Atlantis*, una hoja informativa bimensual sobre la imaginería. Él agrega que si usted hace esto por 30 segundos cada hora, logrará relajarse dramáticamente y su dolor de cabeza disminuirá.

MASAJE

Aquí hay un masaje con las yemas de los dedos que inventó Elliot Greene, ex presidente de la Asociación Estadounidense de Terapia de Masaje, que debería ayudar a aliviar el dolor de cabeza causado por tensiones.

Empiece ubicando las yemas de los dedos en el cuero cabelludo, con la mano izquierda en el lado izquierdo de la cabeza y su mano derecha en el lado derecho. Presione suavemente, y mueva el cuero cabelludo hacia atrás y adelante aproximadamente un centímetro. "Sus dedos no deberían deslizarse por la piel", dice Greene. "Deberían estar moviendo el cuero cabelludo en sí mismo." Después de algunos segundos, mueva las yemas de sus dedos más hacia atrás en el cuero cabelludo y repita. Haga esto hasta que haya masajeado el cuero cabelludo entero desde el frente hasta la parte de atrás. Asegúrese de masajear los lados de su cabeza arriba y alrededor de las orejas.

Después, tome una pequeña cantidad de su cabello con una mano. Suavemente levante el cabello del cuero cabelludo y tuérsalo. Esto estimulará el cuero cabelludo, dice Greene, y debería ayudar a aliviar la tensión. Repita hasta que haya cubierto todo el cuero cabelludo.

Ahora use las yemas de los dedos para masajearse las sienes y la frente. Haga círculos pequeños mientras masajea. Haga esto por varios minutos o hasta que sienta que el dolor de cabeza está disminuyendo. También puede frotar la parte de atrás de su cuello, especialmente en la base del cráneo.

Para terminar, usted puede hacerse un masaje en los hombros. Use su mano derecha para tomar el músculo del hombro izquierdo y apriete levemente por varios minutos. Libere y apriete varias veces. Luego cambie de lado, con su mano izquierda tomando su hombro derecho. Greene aconseja respirar profundamente y en forma regular durante el masaje completo, de manera que no genere más tensión.

En su libro *Self-Massage* (Automasaje), Monika Struna recomienda otros dos remedios para el dolor de cabeza: los masajes para dolores de cabeza (página 552) y el truco de toalla para dolores de cabeza (página 557).

REFLEXOLOGÍA

La capacidad de la reflexología para relajar el cuerpo la hace una opción perfecta para tratar los dolores de cabeza, dicen Kevin y Barbara Kunz, investigadores de reflexología en Santa Fe, Nuevo México, y autores de *Hand and Foot Reflexology* (Reflexología de pies y manos). Ellos aconsejan usar la correspondiente técnica de la pelota de golf (página 566) para trabajar sobre los puntos en sus manos del plexo solar, ojo, oído y cabeza. También sugieren trabajar sobre los puntos de la cara en sus manos y los puntos de la parte inferior de la espalda en sus pies.

Para ayuda en localizar estos puntos, consulte las tablas de reflejos de pies y manos que comienzan en la página 560. Para instrucciones sobre cómo trabajar con estos puntos, vea "Reflexología para principiantes" en la página 68.

RELAJAMIENTO Y MEDITACIÓN

"Nosotros hemos tenido éxito usando el relajamiento en base a estiramiento para ayudar a personas con dolores de cabeza por tensiones", dice Charles Carlson, Ph.D., profesor de psicología de la Universidad de Kentucky en Lexington. Vea la página 580 para un ejemplo de una técnica de relajamiento basada en estiramiento. Practique esta secuencia de ejercicios cada vez que comience a sentir un dolor de cabeza.

Para algunas personas, otras técnicas de relajamiento, entre ellas las de respiración, meditación, *autogenics*, biorretroalimentación (*biofeedback*) térmica y relajamiento progresivo, también son efectivas, de acuerdo al Dr. Carlson. Para descripciones breves de cada una de esas técnicas, vea la página 72.

TERAPIA DE ALIMENTOS

Pruebe beber una taza de café, aconseja el Dr. Fred Sheftell, cofundador y codirector del Centro New England para Dolores de Cabeza en Stamford, Connecticut. Él dice que la cafeína comprime los vasos sanguíneos y constituye un ingrediente de muchos analgésicos. De hecho, los estudios demuestran que beber una taza de café o de té puede aumentar en aproximadamente un tercio los poderes analgésicos de la aspirina y otros productos similares.

TERAPIA DE HIERBAS

Para un dolor de cabeza causado por estrés, pruebe una taza tranquilizante de este té recomendado por Mary Bove, L.M., N.D., médica naturópata y directora de la Clínica Naturopática de Brattleboro en Vermont: mezcle una parte de cada una de las hierbas secas de gaulteria, corteza de sauce y ulmaria (disponibles en la mayoría de las tiendas de productos naturales). Vierta agua hirviendo sobre una cucharada de esta mezcla, deje en infusión por diez minutos, cuele, deje enfriar y bébala a la temperatura deseada.

DOLOR DE CABEZA

TERAPIA DE JUGOS

"Las causas más comunes de los dolores de cabeza son estreñimiento y mal funcionamiento del hígado", dice Eve Campanelli, Ph.D., médica holística de medicina familiar en Beverly Hills, California. Para aquellos propensos a dolores de cabeza, la Dra. Campanelli recomienda dos dosis diarias de jugo de manzana-espinaca por sus suaves cualidades laxantes. "Mezcle 1 onza (30 ml) de jugo de espinaca en 8 onzas (240 ml) de jugo de manzana, y nunca sentirá el gusto de la espinaca", promete.

Una vez que se haya eliminado el estreñimiento, la Dra. Campanelli aconseja mejorar el hígado con una mezcla de 8 onzas de jugo de zanahoria, 1 onza de jugo de remolacha (betabel), 4 onzas (120 ml) de jugo de apio y de ½ (15 ml) a 1 onza de jugo de perejil. "Beber este jugo una o dos veces al día ayuda al hígado a filtrar y eliminar las toxinas más efectivamente con el resultado de menos dolores de cabeza", explica la Dra. Campanelli. Vea a su médico si los dolores de cabeza persisten, agrega.

Para información sobre técnicas de hacer jugos, vea la página 116.

YOGA

Un ejercicio de yoga llamado rotación de cuello (página 605) puede ayudar, dicen los doctores. Robin Monro, R. Nagarathna y H. R. Nagendra en su libro *Yoga for Common Ailments* (Yoga para dolencias comunes). Ellos recomiendan hacer este ejercicio tres veces al día para aliviar los dolores de cabeza pero advierten que no deben hacerlo aquellos que tienen problemas o dolor en el cuello.

VEA TAMBIÉN Migrañas

DOLOR DE CUELLO

Sea como resultado de dormir todo jorobado o por estar encogido frente a la computadora el día entero, uno puede estar hasta el cuello con este tipo de dolor.

Aunque una herida muscular o una ruptura de disco pueden causar dolor de cuello, una causa menos obvia es la mala postura. Mírese al espejo. Si sus hombros están doblados sobre su espalda y su cuello está inclinado hacia adelante, el peso de la cabeza —de aproximadamente 18 libras (8 kg)— no está adecuadamente equilibrado sobre sus hombros, de la forma como se supone que tiene que ser naturalmente. Los músculos y ligamentos del cuello hacen todo lo que pueden para compensar, pero no están muy conformes que digamos con la situación. Por lo tanto, se lo están haciendo saber. Los remedios naturales en este capítulo —usados en conjunción con cuidado médico y la aprobación de su doctor— pueden ayudar a aliviar el dolor de cuello, de acuerdo con algunos profesionales de salud.

VEA A SU MÉDICO CUANDO...

- Tenga un dolor de cuello recurrente o un dolor que dure más de tres días.
- Tenga dolor de cuello después de una caída o un accidente.
- Su dolor de cuello se corra hacia sus brazos o piernas.

DÍGITOPUNTURA

Para liberarse del dolor de cuello, presione los puntos VB 20, que están a 2 pulgadas (5 cm) del centro del cuello, debajo de la base del cráneo, dice Michael Reed Gach, Ph.D., director del Instituto de Dígitopuntura en Berkeley, California, y autor de *Acupressure's Potent Points* (Los puntos potentes de la dígitopuntura). (Para ayuda en localizar estos puntos, vea la ilustración en la página 543.) Él aconseja cerrar los ojos y presionar los dos puntos VB 20 por al menos un minuto, usando los pulgares de ambas manos. Para que el sostener estos puntos le sea más cómodo, el Dr. Gach sugiere sentarse en una silla e inclinarse, con los codos en una mesa o escritorio.

HIDROTERAPIA

Alivie el dolor de cuello con un masaje de hielo, sugiere Charles Thomas, Ph.D., coautor de *Hydrotherapy: Simple Treatments for Common Ailments*

(Hidroterapia: Tratamientos simples para dolencias comunes) y fisioterapeuta en el Centro de Terapia Desert Springs en Desert Hot Springs, California. Sus instrucciones: congele agua en una taza de plástico, saque el hielo, y después de frotarse el cuello con la mano para preparar el área, use el hielo para frotar el cuello por un período de 5 a 15 minutos. (Use un guante para proteger sus manos del frío.)

IMAGINERÍA

Imagínese a su dolor de cuello como una pelota que tiene su propia medida, forma, color y textura. Puede ser tan pequeña como una bolita o tan grande como una pelota de baloncesto. Permita que la pelota crezca y se vuelva más y más grande. Mientras esto ocurre, el dolor puede aumentar momentáneamente. Ahora deje que la pelota se encoja y se vuelva más pequeña que su medida original, pero no la deje desaparecer. Mientras la intensidad del dolor cambia, permita que la pelota también cambie de color. Ahora imagine que la pelota se convierte en un líquido que corre por su brazo entero, gotea por el piso, y después se vuelve a convertirse en una pelota otra vez. Ahora patalee o lance la pelota lo más lejos posible. La mayor parte del dolor debería desaparecer, dice el Dr. Dennis Gersten, psiquiatra de San Diego y editor de *Atlantis*, una hoja informativa bimensual sobre la imaginería. Él sugiere que se practique esta imaginería por diez minutos dos veces al día y cada vez que le da el dolor.

MASAJE

Dos ejercicios con una toalla enrollada pueden ayudar a aliviar la tensión y el dolor en el cuello, escribe Monika Struna en *Self-Massage* (Automasaje). Para instrucciones, vea las técnicas con toalla para el dolor de cuello en la página 588.

REFLEXOLOGÍA

Trabaje con los siguientes puntos reflejos en el pie, sugiere la reflexóloga neoyorquina Laura Norman, autora de *Feet First: A Guide to Foot Reflexology* (Los pies primero: Una guía para la reflexología del pie): glándula suprarrenal, plexo solar, diafragma, hombros, cuello y columna, con énfasis especial en la espina cervical. También trabaje sobre todos los puntos en las partes superiores y en la base de los dedos del pie, usando la técnica que le resulte más cómoda.

Para ayuda en localizar estos puntos, consulte la tabla de reflejos en los pies en la página 570. Para instrucciones sobre cómo trabajar con estos puntos, vea "Reflexología para principiantes" en la página 68.

RELAJAMIENTO Y MEDITACIÓN

Estudios han demostrado que las técnicas de relajamiento basadas en estiramiento son excelentes para reducir el dolor de cuello, dice Charles Carlson, Ph.D., profesor de psicología de la Universidad de Kentucky en Lexington. Vea las ilustraciones en la página 580 para aprender una de esas técnicas. El Dr. Carlson sugiere usarla cada vez le empiece a doler el cuello. También es una buena medida preventiva si la practica por 20 minutos dos veces al día, agrega.

DOLOR DE ESPALDA

P uede surgir en cualquier momento, sea cuando se agacha para abrocharse el zapato o para levantar una caja. Siente ese dolor inmediato, y exclama "ay, ¡mi espalda me está matando!"

Afortunadamente, hasta ahora nadie se ha muerto por esos achaques bastante comunes. Sin embargo, tanto como la muerte o los impuestos del gobierno, el dolor de espalda es inevitable. Inevitable sí, pero invencible no —del 70 al 90 por ciento de los dolores de espalda desaparecen por sí solos o con tratamientos caseros. Los remedios naturales en este capítulo —en conjunción con cuidado médico y usados con la aprobación de su doctor— pueden ayudar a aliviar el dolor de espalda, de acuerdo con algunos profesionales de salud.

VEA A SU MÉDICO CUANDO...

- Su dolor de espalda dure más de tres días.
- Su dolor baje y se extienda a su pierna, su rodilla o su pie.
- Sienta las piernas acalambradas.
- Tenga fiebre, calambres en el estómago o dolor de pecho además del dolor de espalda.

AROMATERAPIA

Para dolores de espalda fuertes, el consultor de aromaterapia de Los Ángeles, John Steele, ofrece el siguiente aceite relajante que es bueno para los masajes: mezcle 4 gotas de aceites esenciales de manzanilla azul, 4 gotas de abedul, cuatro de romero, cilantro y eucalipto, 4 gotas de jengibre o pimiento negro y 14 gotas de lavanda (espliego, alhucema). Luego agregue esta solución a ½ onza (15 ml) de cualquier aceite portador, que se puede conseguir en la mayoría de las tiendas de productos naturales.

Para un dolor menor, Steele sugiere usar la siguiente mezcla: dos gotas de aceite esencial de manzanilla azul, dos de abedul, dos gotas de romero, cilantro y eucalipto, dos de jengibre o pimiento negro y dos gotas de lavanda en ½ onza de aceite portador.

Steele sugiere que se use cualquiera de estas dos mezclas diariamente y como sea necesario, frotando el área afectada después de un baño caliente cuando los músculos están relajados y los poros abiertos.

Para información sobre cómo preparar y administrar aceites esenciales, y precauciones sobre su uso, vea la página 11. Para información sobre la compra de aceites esenciales, consulte la lista de recursos en la página 613.

DÍGITOPUNTURA

Presionar los puntos de dígitopuntura V 54, que están detrás de las rodillas, puede ayudar a quitar el dolor y la presión de la espalda, de acuerdo a Michael Reed Gach, Ph.D., director del Instituto de Dígitopuntura en Berkeley, California, y autor de *Acupressure's Potent Points* (Los puntos potentes de la dígitopuntura). "Estos puntos abren un camino para que la energía circule y salga de la espalda", explica él. Para presionar estos puntos (para ayudarse a localizarlos, vea la ilustración en la página 543), el Dr. Gach sugiere acostarse boca arriba con las piernas elevadas y las rodillas flexionadas. Coloque las yemas de sus dedos en el centro del pliegue detrás de cada rodilla. Mientras sostenga estos puntos, meza suavemente las piernas hacia adelante y atrás por un minuto y respire profundamente. Cuando termine, dice el Dr. Gach, deje sus pies descansar en el suelo, con las rodillas flexionadas, y relájese. Repita este ejercicio tres veces al día, agrega él.

HIDROTERAPIA

Aquellos que son propensos a dolores de espalda crónicos se pueden beneficiar si alternan duchas frías y calientes, de acuerdo a la Dra. Agatha Thrash, médica patóloga, cofundadora y codirectora del Instituto Uchee Pines, un centro de curación natural en Seale, Alabama. Ella recomienda empezar con un rocío caliente o un rocío fuerte apuntando la espalda por espacio de uno a cuatro minutos, seguido de un rocío frío o un rocío fuerte porun espacio de 5 a 30 segundos. De acuerdo a cuanto tiempo tenga disponible, usted puede repetir este tratamiento tan frecuentemente como una vez por hora, dice la Dra. Thrash.

HOMEOPATÍA

Para reducir el dolor de espalda, pruebe uno de los siguientes remedios 6C o 12C tres o cuatro veces al día hasta que empiece a notar una mejoría, dice Chris Meletis, N.D., médico naturópata y director de medicina de la Escuela Nacional de Medicina Naturopática en Portland, Oregón. Si se siente dolorido y magullado y no quiere que lo toquen, y si el dolor es más leve cuando se acuesta, el Dr. Meletis recomienda *Arnica*. Otro remedio, *Aesculus*, dice, puede ayudar si la parte inferior de su espalda se le falla y esto va acompañado por un dolor que es peor después de caminar o agacharse. Para un cuello rígido y dolorido que empeora con el movimiento, el frío y los cambios de clima y mejora con descanso, el Dr. Meletis sugiere probar *Bryonia*. *Rhus toxicodendron* puede ayudar si sus síntomas en la espalda le impiden descansar y si no puede estar cómodo en ninguna posición, especialmente si tiene rigidez en la región lumbar que es peor con el movimiento, dice él.

Todos estos remedios se pueden adquirir en muchas tiendas de productos naturales. Para comprar remedios homeopáticos por correspondencia, consulte la lista de recursos en la página 613.

IMAGINERÍA

Imagínese que está cargando una bolsa de 220 kilos en su espalda. Deje caer la bolsa, ábrala y examine su contenido. Puede haber un montón de cosas en la bolsa —ira, frustración, depresión, recuerdos dolorosos— que usted puede sacar de la bolsa y botar para aligerar su carga, dice el Dr. Dennis Gersten, psiquiatra de San Diego y editor de *Atlantis*, una hoja informativa bimensual sobre la imaginería. Gersten recomienda hacer este ejercicio una vez al día durante varios minutos cada vez que tenga dolores de espalda.

MASAJE

Ya que es difícil hacerse un masaje en su propia espalda, pruebe usar pelotas de tenis para hacerlo, dice Ed Moore, masajista certificado que ha trabajado con el equipo ciclista olímpico de los Estados Unidos.

Primero, dice Moore, dese un baño o una ducha con agua caliente, después estírese suavemente. Entonces, antes de empezar el masaje, meta dos pelotas de tenis en un calcetín (media), atando al extremo abierto del calcetín de manera que las pelotas se toquen, dice Moore. Ahora acuéstese boca arriba en el suelo. Tenga los calcetines a mano y colóquelos debajo de la región lumbar de su espalda, una pelota en cada lado de su columna. Moore dice que hay que tomar una respiración profunda y dejar que el cuerpo se relaje en las pelotas. Mece sus caderas suavemente de lado a lado. Luego ajuste su cuerpo levemente de manera que las pelotas se corran algunos centímetros hacia arriba en su espalda. Sostenga la posición brevemente, y luego tome una respiración profunda. Espere hasta que sienta que las pelotas se están suavizando o aplanándose antes de moverlas más arriba en su espalda, dice Moore.

Moore recomienda que se tomen de 10 a 15 minutos para trabajar con las pelotas hacia arriba y abajo de la espalda. Si tiene un área particularmente dolorida, dice que usted puede dedicar más tiempo con las pelotas tocando esa área.

REFLEXOLOGÍA

Concéntrese en estos reflejos cuando trabaje en sus manos y sus pies, sugiere la reflexóloga neoyorquina Laura Norman, autora de *Feet First: A Guide to Foot Reflexology* (Los pies primero: Una guía para la reflexología del pie): plexo solar, diafragma, columna, hombro, brazo, cuello, cadera, rodilla, pierna y nervio ciático.

Para ayuda en localizar estos puntos, consulte las tablas de reflejos de pies y manos que comienzan en la página 560. Para instrucciones sobre cómo trabajar con estos puntos, vea "Reflexología para principiantes" en la página 68.

RELAJAMIENTO Y MEDITACIÓN

Una sesión de diez minutos de biorretroalimentación (*biofeedback*) térmica puede ayudar a aliviar el dolor de espalda, dice Steven Fahrion, Ph.D., director de investigación del Instituto de Ciencias de Vida de la Salud de la Mente y el Cuerpo en Topeka, Kansas. Para aprender cómo hacerlo, vea la página 81.

TERAPIA DE JUGOS

Beba de ½ a 1 taza de jugo fresco de uvas al día aparte de las comidas, sugiere el Dr. John Peterson, profesional ayurvédico en Muncie, Indiana. Él dice que el jugo de uvas hecho de uvas oscuras es el más efectivo. Mantenga el jugo a temperatura ambiente, dice, y no lo mezcle con ningún otro jugo. O, si es muy dulce para su gusto, simplemente mézclelo con agua. Él recomienda beber el jugo una vez al día, preferiblemente antes de una comida, como medida preventiva.

Para información sobre técnicas de hacer jugos, vea la página 116.

YOGA

Para fortalecer la espalda, la Asociación Estadounidense de Yoga recomienda hacer la pose fácil de puente como parte de la Rutina Diaria de yoga. De acuerdo a la Asociación, esta pose (página 597) ayuda a que su espalda se vuelva gradualmente más flexible haciéndola menos propensa a dañarse en el futuro. Advertencia para las mujeres: no haga la pose de puente fácil durante la segunda etapa del embarazo.

Hacer la pose de cadáver todos los días, con las piernas estiradas o flexionadas, es otro remedio efectivo del yoga para dolores menores de espalda, de acuerdo al terapeuta de yoga de Los Ángeles Larry Payne, Ph.D., creador del audiovisual *Healthy Back, Healthy Mind* (Espalda sana, mente sana). Relájese en la pose (página 590) por alrededor de cinco o diez minutos, y enfóquese en su exhalación mientras se concentra en su respiración. Dado que es excelente para el relajamiento, la pose de cadáver puede ayudar a calmar músculos doloridos, dice el Dr. Payne.

Usted también debería practicar meditación mientras está acostado boca arriba, dice Alice Christensen, fundadora y directora ejecutiva de la Asociación Estadounidense de Yoga. Coloque almohadas debajo de las rodillas y los muslos para quitar presión de su espalda. Para información sobre cómo meditar, vea la página 155.

VEA TAMBIÉN Ciática

DOLOR DE ESTÓMAGO

Bueno, ¿y qué esperaba después de haberse hartado de hamburguesas, comido chile con carne y pellizcado pizza el día entero? Ahora se ha formado una batalla en su barriga, y usted busca una manera de domar el dolor.

Comer demasiado muy rápidamente e ingerir montones de comidas ricas, picantes y grasosas son causas comunes del dolor de estómago. Pero la acidez, los retortijones, las náuseas, las flatulencias y otros síntomas típicamente asociados con un estómago descompuesto también pueden ser causados por demasiado estrés, un programa alimenticio irregular, envenenamiento por los alimentos o la gripe. Si el dolor persiste o vuelve, puede ser un signo de apendicitis, úlcera o cálculos biliares, por lo tanto vea a su médico inmediatamente. Los remedios naturales en este capítulo, usados con la aprobación de su doctor, pueden ayudar a aliviar un dolor de estómago, de acuerdo con algunos profesionales de salud.

DOLOR DE ESTÓMAGO

AROMATERAPIA

El aceite esencial de menta (hierbabuena) es excelente para aliviar las molestias gástricas, dice el aromaterapeuta de Los Ángeles Michael Scholes, de Aromatherapy Seminars, una organización que entrena a profesionales y otros en el uso de aceites esenciales. "El aceite de menta se usó durante muchos años para dar sabor a las mentas después de cenar, porque es un digestivo muy efectivo", dice Scholes. Sin embargo, agrega, la mayoría de los caramelos de menta no contienen el aceite esencial y probablemente no ayuden a aliviar los dolores de estómago. Él sugiere chupar un terrón de azúcar con una gota de aceite de menta cada vez que el estómago se sienta un poco descompuesto.

Para información sobre cómo preparar y administrar aceites esenciales, y precauciones sobre su uso, vea la página 11. Para información sobre la compra de aceites esenciales, consulte la lista de recursos en la página 613.

DÍGITOPUNTURA

Presione los dos puntos B 16, ubicados debajo del borde de la caja de las costillas, aproximadamente un centímetro adentro de la línea del pezón, dice Michael Reed Gach, Ph.D., director del Instituto de Dígitopuntura en Berkeley, California, y autor de *Acupressure's Potent Points* (Los puntos potentes de la dígitopuntura). (Para ayuda en localizar estos puntos, consulte la ilustración en la página 542.) "Estos son puntos instintivos para presionar", explica el Dr. Gach. "Usted está presionando estos puntos cuando se agacha y sostiene el estómago." Él recomienda sostener los puntos por un minuto mientras se respira profundamente.

HIDROTERAPIA

"Yo no creo que haya un problema gástrico que no responda al carbón activado", dice la Dra. Agatha Thrash, médica patóloga, cofundadora y codirectora del Instituto Uchee Pines, un centro de curación natural en Seale, Alabama. Para aliviar rápidamente un dolor de estómago, mezcle de dos a tres cucharadas de polvo de carbón activado (disponible en la mayoría de las tiendas de productos naturales y en algunas farmacias) con un poco de agua en el fondo de un vaso alto. "Revuelva suavemente, o el polvo se regará por todas partes", dice. Siga revolviendo y agregue agua poquito a poco hasta que el vaso esté lleno, luego bébalo con una paja.

IMAGINERÍA

La imaginería puede ser un arma poderosa contra los dolores de estómago, de acuerdo con Barbara Dossey, R.N., directora del grupo de consultores de la enfermería holística, Holistic Nursing Consultants, en Santa Fe, Nuevo México, y coautora de *Rituals of Healing: Using Imagery for Health and Wellness* (Rituales de curación: Uso de la imaginería para la salud y el bienestar). Imagínese una luz brillante que es poderosa y penetrante y se proyecta dentro de su cuerpo. Ahora imagínese un rayo que se extiende de esta luz, que es suave y tiene un color curativo. Permita que el color curativo de este rayo llene su estómago con calma y tranquilidad. Ahora imagínese al color saliendo de su estómago e ingresando a su intestino delgado como un pequeño velero navegando en olas suaves. Sígalo abajo hacia el intestino grueso y el recto, curando y suavizando lentamente su sistema digestivo mientras avanza. Dossey recomienda usar esta imaginería por 15 ó 20 minutos dos veces al día.

TERAPIA DE ALIMENTOS

"Corte un pedazo de jengibre y chúpelo", aconseja Allan Magaziner, D.O., especialista en medicina nutritiva y presidente del Centro Médico Magaziner en Cherry Hill, New Jersey. Él dice que el jengibre ayuda a calmar la actividad en el estómago. Una taza de té de jengibre también puede ayudar, agrega. El té de jengibre se puede adquirir en forma de bolsa en la mayoría de las tiendas de productos naturales.

TERAPIA DE FLORES Y ESENCIAS

"Las personas con dolor de estómago responden realmente bien a *Crab Apple*, que es un remedio limpiador", dice Eve Campanelli, Ph.D., médica holística de medicina familiar en Beverly Hills, California. "Es especialmente bueno para dolores de estómago causados por mala comida o una sobrecarga de fermento o parásitos."

Los remedios florales están disponibles en algunas tiendas de productos naturales y por correspondencia (consulte la lista de recursos en la página 635). Para información sobre cómo preparar y administrar los remedios florales, vea la página 100.

TERAPIA DE HIERBAS

La menta (hierbabuena) y la manzanilla son dos remedios tradicionales de hierbas para el dolor de estómago, de acuerdo a Mary Bove, L.M., N.D., médica naturópata y directora de la Clínica Naturopática de Brattleboro en Vermont. Ella dice que ambas actúan suavemente para calmar un estómago descompuesto, detener los espasmos y reducir los gases. Ella recomienda beber tres o cuatro tazas de té de menta o manzanilla al día para tratar problemas digestivos menores. Usted también puede beber cualquiera de estos tés después de las comidas para ayudar la digestión, agrega. Los tés de menta y manzanilla se pueden adquirir en forma de bolsa en la mayoría de las tiendas de productos naturales.

TERAPIA DE JUGOS

En *The Complete Book of Juicing* (El libro completo de jugos), el médico naturópata Michael Murray, N.D., sugiere un cóctel de jugo de manzana con jengibre, menta e hinojo. Todos estos son potentes carminativos, sustancias naturales que ayudan a disipar gases y facilitan la digestión, de acuerdo con el Dr. Murray. Para prepararlo, haga jugo con una rodaja de jengibre fresco de aproximadamente ¼ de pulgada (6.35 mm) de espesor envuelta en medio puñado de hojas de menta, seguido de medio bulbo pequeña de hinojo y dos manzanas cortadas en rebanadas.

Para información sobre técnicas de hacer jugos, vea la página 116.

DOLOR DE GARGANTA

Lo mismo afecta a profesionales como Pavarotti que a los aficionados como usted que sólo cantan en el baño. La sensación ardiente de un dolor de garganta es un síntoma extremadamente común que generalmente significa que usted tiene una inflamación en algún lugar entre la parte de atrás de la lengua y su laringe.

Con frecuencia es el primer síntoma de un resfriado (catarro), la gripe o una infección viral o bacterial como la mononucleosis. En otros casos, ese cosquilleo en la garganta puede ser causado por aire interior seco, alergias o exposición a humos, productos químicos o polución. En la mayoría de los casos, un dolor de garganta cede por sí solo en unos pocos días. Los remedios naturales en este capítulo, usados con la aprobación de su médico, pueden ayudar a disminuir los síntomas de un dolor de garganta y acelerar su curación, de acuerdo con algunos profesionales de salud.

DOLOR DE GARGANTA

VEA A SU MÉDICO CUANDO...

- El dolor dure más de dos o tres días.
- También tenga una fiebre de 101°F (39°C) o más, dificultad para tragar, glándulas hinchadas en el cuello y manchas blancas en las amígdalas o donde solían estar las amígdalas.
- Tenga marcas de picaduras color rojo en el tronco.
- Tenga una historia de fiebre reumática.
- Haya estado expuesto a la mononucleosis o haya un brote comunitario.
- Tenga dolores de garganta con frecuencia y no haya ido al médico.

AROMATERAPIA

Para acelerar la curación de un dolor de garganta, el consultor de aromaterapia de Los Ángeles, John Steele, recomienda aplicar externamente una capa fina de aceite portador sobre el área de la garganta. Entre las opciones más populares de los aceites portadores, se encuentran canola, girasol, semilla de uva (*grapeseed*) y alazor. Todos estos aceites se pueden adquirir en la mayoría de las tiendas de productos naturales. Aplique siete gotas de aceite esencial de sándalo sobre cualquiera de los aceites portadores que hemos mencionado y frótelo suavemente en la piel, sugiere Steele. "Este tratamiento es calmante y huele muy bien, y el aceite portador previene la irritación de la piel", explica. O, dice, agregue dos gotas de aceite esencial de árbol de té (*tea tree oil*), jengibre, sándalo o geranio a ½ onza (15 ml) de agua tibia y haga gárgaras. Cualquiera de estos aceites esenciales se puede tomar con una cucharada de miel para recubrir la garganta, dice Steele.

Para información sobre cómo preparar y administrar aceites esenciales, y precauciones sobre su uso, vea la página 11. Para información sobre la compra de aceites esenciales, consulte la lista de recursos en la página 613.

HIDROTERAPIA

"El carbón ha demostrado adherirse a ciertos gérmenes patógenos que causan dolores de garganta", dice la Dra. Agatha Thrash, médica patóloga, cofundadora y codirectora del Instituto Uchee Pines, un centro de curación natural en Seale, Alabama. Con polvo de carbón activado (disponible en la mayoría de las tiendas de productos naturales y en algunas farmacias) y agua fría, haga una pasta lo suficientemente espesa como para formar una pelota. Para curar un dolor de garganta rápidamente, la Dra. Thrash sugiere chupar la pelota por el tiempo que dure.

HOMEOPATÍA

Para tratar un dolor de garganta roja que surge repentinamente en el lado derecho de la garganta, duele al tocarlo y viene acompañado con fiebre alta y sed, tome una dosis de 6C o 12C de *Belladonna* y consulte a su médico, dice el Dr. Mitchell Fleisher, médico de medicina familiar y homeópata en Colleen, Virginia.

Si se siente irritable y el dolor empieza en el lado derecho y luego se corre hacia la izquierda, y si se siente mejor después de tomar bebidas calientes, el Dr. Fleisher sugiere una dosis de 6C o 12C de *Lycopodium*. Si el dolor empieza en el lado izquierdo y se mueve hacia la derecha y empeora cuando traga saliva pero mejora cuando come, él recomienda probar una dosis de 6C o 12C de *Lachesis*. Tome uno de estos remedios hasta cuatro veces diarias, dice el Dr. Fleisher, y si no se siente mejor dentro de las 48 horas, vea a su médico u homeópata.

Todos estos remedios están disponibles en muchas tiendas de productos naturales. Para comprar remedios homeopáticos por correspondencia, consulte la lista de recursos en la página 613.

REFLEXOLOGÍA

Trabaje en sus pies con el punto reflejo de la garganta, dicen Kevin y Barbara Kunz, investigadores de reflexología en Santa Fe, Nuevo México, y autores de *Hand and Foot Reflexology* (Reflexología de pies y manos). Ellos también recomiendan usar la técnica correspondiente de la pelota de golf (página 566) para trabajar sobre los puntos de la garganta y la glándula suprarrenal en ambas manos.

Para ayuda en localizar estos puntos, consulte las tablas de reflejos de pies y manos que comienzan en la página 560. Para instrucciones sobre cómo trabajar con estos puntos, vea "Reflexología para principiantes" en la página 68.

TERAPIA DE ALIMENTOS

La alicina, que es el compuesto que le da el olor fuerte al ajo, tiene propiedades antibióticas y contra los hongos que pueden curar muchos tipos de dolores de garganta, dice el farmacéutico titulado Earl Mindell, R.Ph., Ph.D., profesor de la nutrición en la Universidad Pacific Western en Los Ángeles y autor de *Earl Mindell's Food as Medicine* (Los alimentos como medicina por Earl Mindell) y otros libros sobre la nutrición. Coma dos o más dientes, machacados o enteros, al primer síntoma de un dolor de garganta y siga comiendo dos dientes al día hasta que los síntomas desaparezcan, dice él.

El ajo crudo es lo más eficaz, dice el Dr. Mindell, pero puede causar malestar gastrointestinal. Él sugiere el hornear y el freír revolviendo constantemente al estilo asiático como otras formas de incorporar el ajo en su dieta. Como alternativa, él también recomienda que se tome suplementos de ajo para disfrutar de todos los beneficios sin tener que sufrir el malestar digestivo. Los suplementos de ajo se pueden obtener en la mayoría de las tiendas de víveres así como en muchas farmacias; el Dr. Mindell recomienda que se tomen tres cápsulas dos veces al día hasta que hayan desaparecido sus síntomas.

DOLOR DE GARGANTA

TERAPIA DE HIERBAS

Pruebe hacer gárgaras con té de hidraste (sello de oro, sello dorado), dice Varro E. Tyler, Ph.D., profesor de farmacognosia (el estudio de las drogas derivadas de fuentes naturales) en la Universidad de Purdue en West Lafayette, Indiana. Para hacer el té, el Dr. Tyler sugiere verter agua hirviendo en una o dos cucharaditas de hierbas secas, que se pueden adquirir en la mayoría de las tiendas de productos naturales. Deje en infusión por diez minutos, cuele para quitar la hierba y deje enfriar antes de usarlo para lavarse la boca, dice.

La salvia es otra buena opción para el dolor de garganta, de acuerdo con el Dr. Tyler. Él sugiere picar dos cucharaditas de hojas frescas (disponibles en la mayoría de las tiendas de productos naturales), luego verter sobre ellas agua hirviendo y dejar en infusión por diez minutos. Cuele el té para quitar las hojas y enfríe antes de usar la mezcla para lavarse la boca, dice él.

El Dr. Tyler recomienda repetir las gárgaras como sea necesario por un máximo de dos o tres días.

TERAPIA DE JUGOS

El jengibre y la piña (ananá) contienen ambos agentes antiinflamatorios naturales que pueden acelerar la curación de un dolor de garganta, de acuerdo con Cherie Calbom, M.S., nutricionista certificada en Kirkland, Washington, y coautora de *Juicing for Life* (Exprimir jugos para toda la vida). Ella sugiere que se haga jugo con tres rueditas de piña y una rebanada de ¼ de pulgada (6.35 mm) de espesor de jengibre fresco para un cóctel curativo delicioso.

Para información sobre técnicas de hacer jugos, vea la página 116.

TERAPIA DE VITAMINAS Y MINERALES

Sea que fue causado por un virus, por contaminantes o simplemente por el mal uso de la voz, un dolor de garganta generalmente significa que una infección más seria está en camino. La vitamina C puede prevenir una infección y acelerar el proceso de curación, dice Richard Gerson, Ph.D., autor de *The Right Vitamins* (Las vitaminas apropiadas). Él dice que en forma segura usted puede tomar hasta 10,000 miligramos de la vitamina C al primer signo de un problema, siempre y cuando beba suficiente agua para eliminar las cantidades excesivas del nutriente.

VEA TAMBIÉN Laringitis

DOLOR DE MUELAS

Aunque parezca que le estamos hablando con los dientes para afuera, es cierto: ese dolor agonizante que usted tiene en la muela fue provocado tan sólo por un tantito de la bacteria que invadió el tejido del diente y le inflamó la pulpa. Al sufrir este dolor, posiblemente le dé por criticarse por no haberse lavado los dientes suficientemente. Pero también debe mirar a ver si tiene una tapadura (empaste, calza) rota o floja. Otros sospechosos comunes cuando le duelen las muelas son un golpe recibido en la boca o una muela partida, los cuales pueden causar una inflamación. El dolor de muelas puede ser profundo y causar una sensibilidad extrema. Los remedios naturales en este capítulo —en conjunción con cuidado médico y usados con la aprobación de su dentista— pueden ayudar a aliviar el dolor de muelas, de acuerdo con algunos profesionales de salud.

VEA A SU MÉDICO CUANDO...

- Sienta un dolor agudo o recurrente en una muela o más.
- Tenga una muela que le ha estado doliendo y que repentinamente no le duele más.
- Le duelan las muelas al comer o beber algo caliente.

DÍGITOPUNTURA

Para evitar dolores punzantes, presione el punto IG 4 en la mano del mismo lado donde tiene la molestia, dice Michael Reed Gach, Ph.D., director del Instituto de Dígitopuntura en Berkeley, California, y autor de *Acupressure's Potent Points* (Los puntos potentes de la dígitopuntura). El punto IG 4 está ubicado entre los dedos pulgar e índice, cerca del hueso en la base del dedo índice. (Para ayuda en localizar este punto, consulte la ilustración en la página 543.) El punto está en el meridiano del intestino grueso, que es un sendero tradicional de la dígitopuntura para aliviar dolores de muelas, de acuerdo con el Dr. Gach. Él explica que el meridiano se dirige desde las mano hacia los brazos hasta que alcanza los dientes y las encías.

Para presionar el punto IG 4, dice el Dr. Gach, sosténgalo con el pulgar arriba del dedo índice abajo, luego apriete el tejido haciendo ángulo con la presión hacia el hueso que conecta el dedo índice con la mano. Él sugiere sostener el punto por un minuto como se necesite para aliviar el dolor. Él advierte que presionar este punto puede causar contracciones uterinas y por lo tanto no se recomienda para mujeres embarazadas.

DOLOR DE MUELAS

HIDROTERAPIA

Para un alivio rápido del dolor de muelas, pruebe una compresa de carbón, dice la Dra. Agatha Trash, médica patóloga, cofundadora y codirectora del Instituto Uchee Pines, un centro de curación natural en Seale, Alabama. Mezcle una cuchara llena de polvo de carbón activado (que se vende en la mayoría de las tiendas de productos naturales y en algunas farmacias) con suficiente agua como para formar una pasta, aplíquela a una tira de gasa y muerda la gasa "de manera que la pasta se envuelva alrededor de la muela afectada", dice la Dra. Thrash. "La muela debería sentirse mejor en diez minutos."

HOMEOPATÍA

Para aliviar un dolor agudo de muela que aparece de repente, pruebe una dosis de 30X de *Belladonna* cada 30 ó 60 minutos hasta que el dolor comience a desaparecer, dice Richard D. Fischer, D.D.S., presidente de la Academia Internacional de Toxicología y Medicina Oral y dentista y homeópata en Annandale, Virginia. Si el clima frío o las comidas empeoran el dolor y la presión tibia y liviana en la mandíbula lo mejoran, él sugiere una dosis de 30X de *Magnesia phosphorica* cada 30 ó 60 minutos.

Belladonna y *Magnesia phosphorica* se pueden adquirir en muchas tiendas de productos naturales. Para comprar remedios homeopáticos por correspondencia, consulte la lista de recursos en la página 613.

IMAGINERÍA

Recuerde cuando nadó en agua helada o jugó en la nieve. Imagine las sensaciones de aquel momento. Sienta el frío del agua o de la nieve penetrar sus manos y sus pies de manera que se entumezcan. Ahora imagínese esa sensación de entumecimiento rodeando su muela, calmándola como si usted la estuviera frotando con nieve hasta que el dolor desaparezca, dice Deena Margetis, hipnoterapeuta clínica certificada que se especializa en cuidado dental en Annandale, Virginia. Esta imaginería no debe durar más de cinco minutos y se puede repetir tantas veces como sea necesario, agrega.

REFLEXOLOGÍA

Trabaje en todos los puntos en los lados y las bases de los dedos del pie y preste atención especial al medio de los dedos grandes, dice Dwight Byers, reflexólogo de St. Petersburg, Florida, y autor de *Better Health with Foot Reflexology* (Mejor salud con la reflexología de pies). Para trabajar con estos puntos, use la técnica que le resulte más cómoda.

DOLOR DE MUELAS

Para ayuda en localizar estos puntos, consulte la tabla de reflejos en los pies en la página 570. Para instrucciones sobre cómo trabajar con estos puntos, vea "Reflexología para principiantes" en la página 68.

RELAJAMIENTO Y MEDITACIÓN

Concéntrese en el dolor y dele una puntuación en una escala de cero a diez, con diez siendo el dolor más grande que haya experimentado y cero siendo ningún dolor. Ahora concéntrese en las partes de su cuerpo que están calmadas y no sienten ningún dolor, por ejemplo su pie izquierdo o su oído derecho. Siga buscando más profundamente en su cuerpo y piense en los puntos sin dolor. Mientras vuelve a concentrar su atención en las partes calmas de su cuerpo, el dolor en la muela desaparecerá y quedará atrás, dice Neil Fiore, Ph.D., psicólogo en Berkeley, California, y autor de *The Road Back to Health: Coping with the Emotional Aspects of Cancer* (El camino de vuelta a la salud: Cómo sobrellevar los aspectos emocionales del cáncer). Use esta técnica cada vez que tenga dolor o se preocupe por el dolor. Si el dolor aumenta, llame a su médico.

TERAPIA DE ALIMENTOS

"Tome un par de clavos del estante de las especias y colóquelos entre la muela dolorida y la mejilla, como lo haría si masticara tabaco", dice Richard D. Fischer, D.D.S., presidente de la Academia Internacional de Toxicología y Medicina Oral y dentista y homeópata en Annandale, Virginia. "Este remedio se ha conocido por décadas por su capacidad para aliviar muchos tipos de dolores de muelas." El Dr. Fischer sugiere masticar los clavos un poco para liberar su jugo, luego dejarlos donde están por media hora o hasta que el dolor pase. Él recomienda seguir el tratamiento hasta que pueda ver a un dentista.

TERAPIA DE HIERBAS

Pruebe aceite de clavo de especia (*oil of clove*) para calmar el dolor hasta que pueda ver al dentista, dice Varro E. Tyler, Ph.D., profesor de farmacognosia (el estudio de las drogas derivadas de fuentes naturales) en la Universidad de Purdue en West Lafayette, Indiana. Pero no lo use en todo su potencial, advierte. Es tan fuerte que puede dañar el nervio de la muela. Pídale al farmacéutico que le recomiende una preparación de venta libre que contenga el aceite de clavo de especia (a veces llamado *eugenol*), como por ejemplo *Orajel*, y siga las recomendaciones de la etiqueta, dice él.

TERAPIA DE VITAMINAS Y MINERALES

Una manera de calmar el dolor de muela es aumentar la ingestión de calcio y magnesio, dice Richard D. Fischer, D.D.S., presidente de la Academia Internacional de Toxicología y Medicina Oral y dentista y homeópata en Annandale, Virginia. Él recomienda tomar 500 miligramos de calcio y de 200 a 300 miligramos de magnesio a la primera señal de dolor de muelas: "Es calmante para el nervio de las muelas."

DOLOR DE OÍDOS

Un dolor de oídos es con frecuencia un síntoma del resfriado (catarro), la gripe u otra infección. Generalmente ocurre cuando la trompa de Eustaquio, que va desde la parte de atrás de la garganta hasta el oído medio, se obstruye con microbios. Un dolor de oídos también puede ocurrir cuando pelo u otros objetos quedan encajados en el oído. Los remedios naturales en este capítulo —usados con cuidado médico y la aprobación de su doctor— pueden ayudar a aliviar el dolor de oídos, de acuerdo con algunos profesionales de salud.

VEA A SU MÉDICO CUANDO...

- Su dolor de oídos dure más de una semana o siga doliendo tres días después de estar tomando antibióticos.
- Le duela el oído al masticar.
- Tenga un dolor de oídos repentino y fuerte sin resfriado ni dolor de garganta.

HIDROTERAPIA

Las compresas calientes en los oídos, en combinación con baños calientes de pies, son el tratamiento más indicado para el dolor de oídos, de acuerdo con Charles Thomas, Ph.D., coautor de *Hydrotherapy: Simple Treatments for Common Ailments* (Hidroterapia: Tratamientos simples para dolencias comunes) y fisioterapeuta en el Centro de Terapia Desert Springs en Desert Hot Springs, California. Remoje sus pies en una bañera (tina, bañadera) con agua caliente por un período de 10 a 30 minutos, agregando agua como sea necesario para mantenerla confortablemente caliente. Mientras esté remojándose, aplique una compresa caliente de oído a oído, cubriendo la garganta. Déjela allí por aproximadamente cinco minutos. Aplique otra compresa caliente por cinco minutos y continúe con una nueva compresa cada tres a cinco minutos hasta que el dolor se alivie o por un máximo de 30 minutos. Si el dolor continúa, repita el procedimiento entero dos o tres veces al día.

Homeopatía

Si usted tiene un dolor de oídos acompañado por una secreción cremosa y verde-amarillenta después de haber tenido un resfriado (catarro) por muchos días, no tiene sed y quiere compañía y comprensión, pruebe tomar una dosis de 6C o 12C de *Pulsatilla*, dice el Dr. Mitchell Fleisher, médico de medicina familiar y homeópata en Colleen, Virginia. Él recomienda una dosis similar de *Mercurius* si tiene un dolor de oído acompañado por fiebre alta, una secreción nasal y del oído por la noche que es gruesa y verdosa, salivación, mal aliento e irritabilidad. Si tiene un dolor muy agudo de oído durante la noche, el oído está muy sensible al tacto y al frío y siente escalofríos, el Dr. Fleisher recomienda una dosis de 6C o 12C de *Hepar sulphuris*. Si el dolor aparece repentinamente con una fiebre y un oído rojo y caliente, él sugiere que pruebe una dosis de *Belladonna 30C*. Si no hay reacción después de cuatro dosis del remedio indicado en 24 horas, el Dr. Fleisher recomienda que se comunique con su médico u homeópata.

Todos estos remedios se pueden adquirir en muchas tiendas de productos naturales. Para comprar remedios homeopáticos por correspondencia, consulte la lista de recursos en la página 613.

Reflexología

Preste atención especial en sus pies a los reflejos del oído, la garganta y el cuello, dice el reflexólogo de St. Petersburg, Florida, Dwight Byers, y autor de *Better Health with Foot Reflexology* (Mejor salud con la reflexología de pies). Él también recomienda trabajar con todos los puntos a los lados y en las bases de los dedos de ambos pies, usando la técnica que le resulte más cómoda.

Para ayuda en localizar estos puntos, consulte la tabla de reflejos en los pies en la página 570. Para instrucciones sobre cómo trabajar con estos puntos, vea "Reflexología para principiantes" en la página 68.

Terapia de Alimentos

"Comer uno o dos dientes de ajo crudo cada día puede ayudar a eliminar a los episodios crónicos de dolor de oídos", dice el Dr. Julian Whitaker, fundador y presidente del Whitaker Wellness Center, un centro de bienestar en

Newport Beach, California. "Tiene cualidades naturales contra virus y bacterias que matan muchos de los gérmenes que causan el dolor de oídos."

Pero tenga cuidado: comer ajo crudo puede causar molestias gastrointestinales, dice el farmacéutico titulado Earl Mindell, R.Ph., Ph.D., profesor de nutrición en la Universidad Pacific Western en Los Ángeles y autor de *Earl Mindell's Food as Medicine* (Los alimentos como medicina por Earl Mindell) y otros libros sobre la nutrición. Si usted tiene dificultades en tolerar el ajo crudo, pruebe tomar suplementos de ajo. El Dr. Mindell sugiere tomar una cápsula con cada comida. Los suplementos de ajo se pueden adquirir en la mayoría de las tiendas de productos naturales y en muchas farmacias.

DOLOR DE PIE

Uno puede nacer de pie, empezar un trabajo con pie firme y seguir las instrucciones del jefe al pie de la letra. Sin embargo, puede ser que tenga que andar con pies de plomo. ¿Por qué? Por el dolor en los pies. El dolor de pie es una de las quejas de salud más comunes y afecta a casi nueve de cada diez personas. Con frecuencia, este dolor no está relacionado con ninguna condición específica. Usar zapatos que calcen correctamente puede ayudar mucho a resolver el problema. Y los remedios naturales en este capítulo —usados en conjunción con cuidado médico y la aprobación de su doctor— pueden ayudar a prevenir o aliviar el dolor de pie, de acuerdo con algunos profesionales de salud.

VEA A SU MÉDICO CUANDO...

- Su pie dolorido no se cure después de una semana.
- Sus pies se sientan consistentemente calientes o fríos y tengan un color rojo creciente.
- Sienta permanente picazón o debilidad o un cambio de sensación en el pie.

AROMATERAPIA

Para aliviar pies cansados y doloridos, la aromaterapeuta de Greenwich, Connecticut, Judith Jackson, autora de *Scentual Touch: A Personal Guide to Aromatherapy* (Toque perfumado: Guía personal para la aromaterapia), recomienda un buen "remojo": agregue diez gotas de aceites esenciales de enebro (nebrina, tascate) y lavanda (espliego, alhucema) a medio galón (1.9 l) de agua tibia, luego remoje sus pies durante diez minutos.

Para información sobre cómo preparar y administrar aceites esenciales, y precauciones sobre su uso, vea la página 11. Para información sobre la compra de aceites esenciales, consulte la lista de recursos en la página 613.

DÍGITOPUNTURA

Para el dolor en el dedo mayor del pie, presione el punto H 3, ubicado en la parte superior del pie en la zona entre el dedo mayor y el segundo, dice Michael Reed Gach, Ph.D., director del Instituto de Dígitopuntura en Berkeley, California, y autor de *Acupressure's Potent Points* (Los puntos potentes de la dígitopuntura). Él recomienda sostener el punto por un minuto. Para aliviar calambres en los pies, presione el punto B 4, en el arco superior del pie, a un dedo de la pelota del pie, dice el Dr. Gach. Presione el punto B 4 por un minuto. (Para ayuda en localizar estos puntos, consulte las ilustraciones que empiezan en la página 542.)

HOMEOPATÍA

Si tiene pies hinchados que arden o pican, el Dr. Andrew Lockie, en su libro *The Family Guide to Homeopathy* (Guía de homeopatía para la familia), sugiere tomar una dosis de 6C de *Apis* tres veces al día. Él dice que una dosis similar de *Sulphur* ayuda si usted tiende a sentirse acalorado la mayor parte del tiempo y tiene ardor en los pies que está peor por la noche. Si tiene una sensación de ardor en los pies que empeora cuando camina, el Dr. Lockie recomienda 6C de *Graphite* tres veces al día. Tome estos remedios por hasta tres semanas, dice. Si no hay mejoría, vea a un médico u homeópata.

Apis, *Sulphur* y *Graphite* están disponibles en muchas tiendas de productos naturales. Para comprar remedios homeopáticos por correspondencia, consulte la lista de recursos en la página 613.

MASAJE

Si sus pies le duelen como consecuencia de mucha actividad, un masaje suave puede ayudarlo a aliviar la molestia, dice Elliot Greene, ex presidente de la Asociación Estadounidense de Terapia de Masaje. Siéntese en una silla cómoda y cruce su pie izquierdo sobre su pierna derecha. Lubrique sus dedos con un poco de aceite vegetal o de masaje. Pase suavemente la yema del pulgar hacia arriba por el medio de la planta del pie, empezando en la parte de atrás del talón hasta la base de los dedos del pie. Repita esto en el lado derecho e izquierdo de la planta. Este procedimiento debería llevar aproximadamente dos minutos por pie.

Luego vuelva a rastrear las tres líneas —media, derecha e izquierda— pero *presionando* con la yema de su dedo pulgar. Haga esto hasta que alcance la base de los dedos del pie. Luego frote suavemente y apriete los dedos del pie con la yemas de sus dedos de la mano, concentrándose en particular en a las yemas de los dedos del pie. Repita con el otro pie. Debería dedicar de tres a cuatro minutos a cada pie.

TERAPIA DE VITAMINAS

Si sus pies le duelen porque tiene juanetes, usted puede encontrar alivio si toma una dosis de 25,000 unidades internacionales (*IU*, por sus siglas en inglés) de la vitamina A al día, dice el Dr. Julian Whitaker, fundador y presidente del Whitaker Wellness Center, un centro de bienestar en Newport Beach, California. Interrumpa su uso después de una semana si los síntomas no desaparecen, dice, porque la vitamina A puede causar daño nervioso cuando se toma por períodos largos.

VEA TAMBIÉN Callos; Gota; Uñas del pie encarnadas

DOLOR DURANTE EL SEXO

Hacer el amor no debería doler. Entonces cuando tener relaciones sexuales con su pareja empieza a ser doloroso, es tiempo de hacer algo al respecto.

Sequedad en la vagina es una de las causas más comunes de dolor durante el sexo para las mujeres. El problema se puede volver más pronunciado mientras la mujer se acerca a la etapa de la menopausia, cuando las secreciones disminuyen como consecuencia de un deterioro de las hormonas. Además de esta sequedad, las paredes de la vagina pueden disminuir de grosor; en combinación, estos cambios pueden hacer que el sexo sea muy doloroso. Las infecciones de vejiga también pueden causar dolor en las mujeres, y los brotes de herpes pueden afectar tanto a los hombres como a las mujeres. El remedio natural en este capítulo —usado en conjunción con cuidado médico y la aprobación de su doctor— puede ayudar a aliviar el dolor durante las relaciones sexuales, de acuerdo con un profesional de salud.

• Tenga tanto dolor que ni usted ni su pareja pueden disfrutar del sexo.
• Sienta una sensación ardiente al orinar.
• Tenga un dolor fuerte bien adentro de la pelvis.

TERAPIA DE FLORES Y ESENCIAS

El dolor durante el coito puede ser síntoma de problemas tanto emocionales como físicos, dice la Dra. Cynthia Mervis Watson, médica familiar en Santa Mónica, California, que se especializa en terapias de hierbas y terapias homeopáticas. "Las mujeres que experimentan dolor pueden estar avergonzadas de su cuerpo o pueden pensar que el sexo es sucio y contaminado", explica. Los hombres y mujeres con una imagen pobre de sus cuerpos pueden beneficiarse si usan el remedio floral de Bach *Crab Apple*, de acuerdo con la Dra. Watson, mientras que la esencia californiana *Easter Lily* puede ayudar a hombres y mujeres con sentimientos negativos acerca del sexo.

Los remedios florales/esencias están disponibles en algunas tiendas de productos naturales y por correspondencia (consulte la lista de recursos en la página 613). Para información sobre cómo preparar y administrar los remedios florales/las esencias, vea la página 100.

DOLOR EN LAS ARTICULACIONES

U sted no se explica el porqué de esta transformación. Ayer ayudó a su amigo a mudarse, y cargó con sillones y guardarropas como si nada. Más tarde cargó con las compras y finalmente jugó béisbol con su hijo mayor. Su *fastball* todavía echa su chispita, y al acostarse, se sentía como Tarzán.

Pero esta mañana, Tarzán fue reemplazado por Matusalén. Le dolían los hombros, las rodillas y hasta los tobillos. ¿Será que está envejeciendo prematuramente? ¿Cómo es que actividades físicas tan fáciles pueden provocar tanto dolor?

A buen entendedor, he aquí unas pocas palabras: mal uso. Si usted sabe que no tiene artritis, bursitis ó tendinitis, entonces la causa del dolor puede ser simplemente que le esté exigiendo mucho a sus articulaciones. Quizá no se esté estirándose lo suficiente antes de hacer ejercicio. A largo plazo, este tipo de es-

DOLOR EN LAS ARTICULACIONES

trés puede causar inflamaciones y puede romper el cartílago, el absorbente natural de golpes que tiene toda articulación. Los remedios naturales en este capítulo —usados en conjunción con cuidado médico y la aprobación de su doctor— pueden ayudar a aliviar el dolor de articulaciones, de acuerdo con algunos profesionales de salud.

VEA A SU MÉDICO CUANDO...

- Su dolor de articulación o la tensión duren más de una semana.
- Su dolor sea fuerte o no tenga explicación.
- Su articulación esté caliente, roja o hinchada y dolorida.
- No obtenga alivio con el uso de aspirinas, hielo o calor.
- Se haya herido la articulación recientemente, particularmente con un golpe agudo.

DÍGITOPUNTURA

Para el dolor de articulaciones en cualquier parte del cuerpo, presione los puntos E 36, situados cuatro dedos debajo de cada rótula, hacia adentro frente a la tibia, dice Michael Reed Gach, Ph.D., director del Instituto de Dígitopuntura en Berkeley, California, y autor de *Acupressure's Potent Points* (Los puntos potentes de la dígitopuntura). Él sugiere que se sostengan estos puntos un minuto tres veces al día. Presionar estos puntos tonifica todos los músculos en el cuerpo, de acuerdo con el Dr. Gach, siendo especialmente efectivo para aliviar el dolor de articulaciones.

Para el dolor de articulación y la tensión en el tobillo, el Dr. Gach aconseja presionar los dos puntos VB 40, ubicados en el hueco grande directamente frente a cada hueso del tobillo. Estimule estos puntos durante tres o cinco minutos tres veces al día, dice él.

Los siguientes puntos de alivio del dolor se deben sostener por un minuto tres veces diarias cada vez que sienta dolor en el área indicada, de acuerdo con el Dr. Gach.

Para dolor de articulación en la rodilla, el Dr. Gach recomienda los puntos B 9, ubicados en la parte de adentro de cada pierna, justo debajo de la rodilla y de la cabeza de la tibia.

Para dolor de la muñeca, presione los puntos P 7, ubicados en la parte interior de cada brazo a la mitad del pliegue de la muñeca, y TW 4, en el lado exterior de cada brazo en la concavidad que está en el centro del pliegue de la muñeca, dice el Dr. Gach. Estos puntos se pueden estimular simultáneamente. Entonces si usted está experimentando dolor en la muñeca izquierda, por ejemplo, el Dr. Gach recomienda presionar el punto TW 4 en la muñeca izquierda con el pulgar derecho mientras estimula el punto P 7 en la muñeca izquierda con los dedos de su mano derecha. Luego cambie y aplique presión en los mismos puntos en su muñeca derecha.

Para el dolor de hombros, el Dr. Gach dice, "enganche" sus dedos en los dos puntos TW 15, ubicados sobre la parte superior de los hombros, intermedios entre la base del cuello y los bordes exteriores de los hombros. Sienta las áreas de mayor tensión y presione en esas áreas, explica. Él también recomienda usar pelotas de tenis para aplicar presión en estos puntos. Sus instrucciones: acuéstese con las rodillas flexionadas. Si lo desea, coloque una almohada debajo de la cabeza para estar más cómodo. Extienda sus manos a su espalda y ponga las pelotas de tenis en los puntos TW de su espalda. Luego cruce los brazos sobre el pecho y respire profundamente.

Para ayuda en localizar cualquiera de estos puntos de dígitopuntura, consulte las ilustraciones que comienzan en la página 542.

HIDROTERAPIA

Los tratamientos simples de agua fría o caliente son formas fáciles de suavizar el dolor de articulaciones, dice el Dr. John Abruzzo, profesor de medicina y director del Centro de Reumatología y Osteoporosis del Hospital de la Universidad Thomas Jefferson en Filadelfia. Para aliviar tensiones y dolor penetrante, él recomienda una compresa tibia (no caliente) aplicada directamente al área afectada. Para dolores más agudos e intensos, él sugiere probar una compresa fría o un paquete de hielo envuelto en una bolsa de plástico colocada sobre una toalla en la piel. Mantenga en el lugar por 10 ó 20 minutos, dice Abruzzo, y repita cada cuatro horas, como sea necesario. No aplique un tratamiento frío durante más de 20 minutos a la vez, o podrá dañar su piel, agrega.

MASAJE

Frote suavemente los músculos directamente arriba y abajo de la articulación dolorida, dice Vincent Iuppo, N.D., masajista, médico naturópata y director del Instituto Morris de Terapias Naturales, un centro de educación de salud holística en Denville, New Jersey. Use la técnica de fricción (página 548) para masajear por aproximadamente diez minutos, y repita diariamente hasta que el dolor haya cedido. No frote directamente en la articulación afectada.

REFLEXOLOGÍA

Para ayudar a aliviar dolor en una articulación, trabaje con los puntos reflejos correspondientes en sus pies o sus manos, dice Dwight Byers, reflexólogo de St.

Petersburg, Florida, y autor de *Better Health with Foot Reflexology* (Mejor salud con la reflexología de pies). Si usted tiene dolor de rodillas, por ejemplo, él dice que hay que concentrase especialmente en los puntos reflejos de la rodilla.

Para ayuda en localizar estos puntos, consulte las tablas de reflejos de pies y manos que comienzan en la página 560. Para instrucciones sobre cómo trabajar con estos puntos, vea "Reflexología para principiantes" en la página 68.

TERAPIA DE ALIMENTOS

Pruebe la dieta de desintoxicación (vea "Cómo desintoxicarse" en la página 90) para ayudar a corregir el desequilibrio nutritivo que puede estar provocando el dolor en la articulación, sugiere el Dr. Elson Haas, director del Centro de Medicina Preventiva de Marín, en San Rafael, California, y autor de *Staying Healthy with Nutrition* (Cómo mantenerse sano con la nutrición).

O trate de comer como un vegetariano, dice el Dr. Neal Barnard, presidente de la Comisión de Médicos para Medicina Responsable en Washington, D.C., y autor de *Food for Life* (Alimentos para la vida) y otros libros sobre los aspectos curativos de la comida. Se ha comprobado que las proteínas animales provocan el dolor de articulaciones asociado con la artritis y otras enfermedades inflamatorias, dice él.

TERAPIA DE VITAMINAS Y MINERALES

Las personas con dolor en las articulaciones pueden aliviarse si toman diariamente los siguientes nutrientes, dice Richard Gerson, Ph.D., autor de *The Right Vitamins* (Las vitaminas apropiadas): 5,000 miligramos de la vitamina C, de 800 a 1,400 miligramos de calcio y suplementos de complejo B que contengan las seis vitaminas B importantes (tiamina, riboflavina, niacina, la vitamina B_6, la vitamina B_{12} y el ácido pantoténico). Él explica que la vitamina C ayuda a promover la curación, el calcio construye huesos más fuertes y las vitaminas B equilibran el sistema nervioso y reducen el dolor.

VEA TAMBIÉN Artritis; Gota

ENDOMETRIOSIS

Para muchas mujeres, la menstruación es simplemente algo que ocurre mensualmente. Pero cuando usted tiene endometriosis, los calambres mensuales no sólo le traen un poco de incomodidad a su vida: su período está marcado por un dolor fuerte en la parte inferior de la espalda y ternura e hinchazón en el abdomen. Usted tambien puede experimentar molestias durante las relaciones sexuales o cuando va al baño, y a veces, hasta puede tener dificultades para concebir.

Cada mes, el tejido que rodea el útero se espesa con sangre para formar un nido de alimento en preparación para un feto. Cuando la concepción no ocurre, este forro, llamado endometrión, se desprende y sale por la vagina, y usted menstrúa. Pero con endometriosis, este tejido está fuera del útero —pegado a los ovarios, las trompas de Falopio, la vejiga y el colon— causando dolor y molestias porque está en el lugar equivocado.

Los médicos no están seguros de qué es lo que causa la endometriosis, pero el embarazo (cuando es posible) y el amamantamiento pueden eliminar los síntomas temporalmente. Y los remedios naturales en este capítulo —usados con cuidado médico y la aprobación de su doctor— pueden aliviar los síntomas de endometriosis, de acuerdo con algunos profesionales de salud.

VEA A SU MÉDICO CUANDO...

- Tenga un dolor agudo repentino en el área pélvica alrededor del tiempo de su período menstrual que dure más de dos días.
- Sienta dolor o ardor mientras hace de vientre.
- Tenga sangre en su orina o deposiciones.
- Tenga dolor durante relaciones sexuales.
- Tenga problemas para concebir.

HIDROTERAPIA

Si se toma tres veces por semana, el baño *sitz* de contraste es muy efectivo para aliviar las molestias de la endometriosis, dice Tori Hudson, N.D., médica naturópata y profesora en la Escuela Nacional de Medicina Naturopática en Portland, Oregón. "Esto mejora la circulación en la pelvis y reduce el dolor y la irritación", dice la Dra. Hudson. Para instrucciones en cómo preparar un baño *sitz* de contraste, vea "Hidroterapia casera" en la página 30.

HOMEOPATÍA

Si usted está ansiosa y llorosa y tiene un dolor de ovarios que se extiende hacia los muslos, pruebe una dosis de 6X de *Lilium tigrum* tres veces al día o una dosis de 30C una o dos veces al día hasta que se sienta mejor, sugiere la Dra. Cynthia Mervis Watson, médica de medicina familiar especializada en terapias de hierbas y de homeopatía en Santa Mónica, California. Ella dice que la misma dosis de *Sepia* puede ayudar a otras mujeres, particularmente a las morenas de piel clara que tienen síndrome premenstrual, con brotes de ira y dolor durante el coito o la menstruación. Una dosis de 6X de *Belladonna* tres veces al día o 30C una o dos veces diarias puede aliviar la endometriosis, dice la Dra. Watson, especialmente si se siente acalorada y enrojecida, inquieta y ansiosa y si desarrolla un dolor repentino durante la menstruación que se extiende hasta las piernas y tiene un flujo de sangre que es rojo brillante y profuso.

Lilium tigrum, *Sepia* y *Belladonna* se pueden adquirir en muchas tiendas de productos naturales. Para comprar remedios homeopáticos por correspondencia, consulte la lista de recursos en la página 613.

TERAPIA DE ALIMENTOS

Los pescados que son ricos en ácidos grasos omega-3 —caballa, salmón, anchoas, atún, pescado blanco, arenque y sardinas— ayudan a suprimir la producción de prostaglandinas, las hormonas que causan los calambres que pueden acompañar la endometriosis, de acuerdo a la Dra. Camran Nezhat, directora del Centro de Fertilidad y Endoscopía y del Centro para Cirugía Especial de Pelvis en Atlanta.

La dieta de desintoxicación de tres semanas (vea "Cómo desintoxicarse" en la página 90) también puede beneficiar a algunas mujeres con endometriosis, dice el Dr. Elson Haas, director del Centro de Medicina Preventiva de Marín, en San Rafael, California, y autor de *Staying Healthy with Nutrition* (Cómo mantenerse sano con la nutrición).

TERAPIA DE FLORES Y ESENCIAS

"Muchas mujeres con endometriosis tienen la tendencia de acumular emociones destructivas como la ira", dice Susan Lange, O.M.D., del Centro Meridiano para Salud Personal y del Medio Ambiente en Santa Mónica, California. "La esencia *Sticky Monkey Flower* las ayuda a liberar esos sentimientos, lo cual es muy terapéutico." La *California Pitcher Plant* también tiene un efecto desbloqueador y puede ayudar a algunas mujeres con endometriosis, de acuerdo con la Dra. Lange.

Las esencias florales se pueden adquirir en algunas tiendas de productos naturales y por correspondencia. Para información sobre cómo preparar y administrar los remedios florales, vea la página 100.

TERAPIA DE JUGOS

Pruebe cualquier jugo fresco de fruta, pero los de uvas oscuras, mango, papaya (fruta bomba, lechosa) y piña (ananá) son los mejores, dice el Dr. John Peterson, profesional ayurvédico en Muncie, Indiana. Él recomienda beber el jugo que elija tanto como quiera todos los días, aparte de las comidas. Él dice que se debe beber el jugo a temperatura ambiente y no lo mezcle con otro jugo de frutas o de vegetales.

Para información sobre técnicas de hacer jugos, vea la página 116.

TERAPIA DE VITAMINAS Y MINERALES

Los ácidos grasos omega 3 suprimen la producción de prostaglandinas, las hormonas que causan los calambres, dice el Dr. Elson Haas, director del Centro de Medicina Preventiva de Marín, en San Rafael, California, y autor de *Staying Healthy with Nutrition* (Cómo mantenerse sano con la nutrición). Para obtener estos ácidos, él recomienda cápsulas de aceite de pescado, tomadas de acuerdo con las dosis indicadas en la etiqueta. Estas cápsulas se pueden adquirir en la mayoría de las tiendas de productos naturales.

El aceite de semilla de lino (*flaxseed oil*) contiene otro ácido graso esencial que puede ayudar, dice el Dr. Haas. Este aceite se puede adquirir en forma de líquido o de cápsula en la mayoría de las tiendas de productos naturales; el Dr. Haas recomienda tomar una dosis todos los días de una cucharada del líquido o dos o tres cápsulas.

Algunas mujeres se benefician con el siguiente régimen diario de suplementos, según la Dra. Susan Lark, autora de *Fibroid Tumors and Endometriosis* (Tumores fibrosos y endometriosis): entre 400 y 2,000 unidades internacionales (*IU* por sus siglas en inglés) de la vitamina E (mujeres con diabetes o presión arterial alta deberían tomar solamente 100 IU); 3 miligramos (5,000 IU) de betacaroteno; 300 miligramos de vitamina B_6 y 50 miligramos de complejo de las vitaminas B; hasta 4,000 miligramos de la vitamina C; y 800 miligramos de bioflavonoides. Las dosis recomendadas para las vitaminas E, C, B_6 y complejo de las vitaminas B son más altas que las Asignaciones Dietéticas Recomendadas (las *RDA* por sus siglas en inglés), dice la Dra. Lark, y no deberían tomarse por más de tres meses sin el consejo de un médico.

ENFERMEDAD FIBROQUÍSTICA DEL SENO

Usted se da cuenta que tiene un bulto en el seno. Eso es todo lo que necesita saber. Después de todo, todas las mujeres saben lo que eso significa, ¿verdad?

No necesariamente. Aunque todos los bultos son causa de preocupación —y de una visita al médico— no es necesariamente cáncer. El término *enfermedad fibroquística del seno* ha sido usado para describir problemas que incluyen displasia mamaria, mastopatía fibroquística, mastitis quística crónica y otras condiciones que hacen doler los pechos y los hacen bultosos, tiernos o hinchados. Los remedios naturales en este capítulo —usados con cuidado médico y con la aprobación de su doctor— pueden ayudar a prevenir o aliviar la enfermedad fibroquística del seno y sus síntomas, de acuerdo con algunos profesionales de salud.

VEA A SU MÉDICO CUANDO...

- Encuentre bultos, hinchazón, protuberancias u hoyuelos que no son normales en uno o ambos senos.
- Su dolor en el pecho sea fuerte o dure más de dos meses.
- Sus pechos estén tiernos cuando está haciendo terapia de reemplazo de hormonas.

HIDROTERAPIA

Tratamientos frecuentes de agua pueden suavizar los senos tiernos y con bultos, dice la Dra. Agatha Thrash, médica patóloga, cofundadora y codirectora del Instituto Uchee Pines, un centro de curación natural en Seale, Alabama. Ella recomienda aplicar una compresa caliente y húmeda en cada seno por tres o cinco minutos cada vez que se dé una ducha. Después de cada aplicación caliente, frótese suavemente con una esponja fría, dice ella.

TERAPIA DE ALIMENTOS

La comida puede no aliviar el dolor de la enfermedad fibroquística del seno, pero ciertamente lo puede intensificar. "El café es especialmente malo, no solamente por la cafeína sino también por los aceites que contiene", dice el Dr. Julian Whitaker, fundador y presidente del Whitaker Wellness Center, un centro de bienestar en Newport Beach, California.

Cortar la grasa dietética también puede reducir el dolor y la inflamación, de acuerdo con el Dr. Whitaker. Él puntualiza que algunas mujeres notan una mejoría después de cambiar de dieta y seguir una muy baja en grasa que obtiene no más del 20 por ciento de sus calorías de la grasa. Whitaker dice que la mejor manera de reducir la grasa es reducir o eliminar las carnes grasosas, los aceites y los productos lácteos.

TERAPIA DE HIERBAS

En *Herbal Healing For Women* (Curación con hierbas para mujeres), una herbolaria en Barre, Vermont, Rosemary Gladstar, autora de varios otros libros sobre hierbas, ofrece esta receta para el Té Limpiador del Sistema Inmunológico, que ella recomienda como parte de un programa general de cuidado de salud para tratar senos fibroquísticos. Usted puede encontrar todos los ingredientes (hierbas acabadas de secar o hierbas en forma polvo) en la mayoría de las tiendas de productos naturales o por correspondencia (consulte la lista de recursos en la página 613).

Gladstar recomienda mezclar los ingredientes en estas proporciones: una parte de *yellow dock root*, tres partes de raíz de diente de león, dos partes de raíz de bardana, una parte de polvo de jengibre, una parte de *dong quai*, una parte de *astralagus*, una parte de regaliz, una de baya casta (*chaste berry*), cuatro partes de *pau d'arco*. Para hacer el té, dice Gladstar, use de cuatro a seis cucharadas de esta combinación por ¼ de galón (.95 l) de agua. Hierva a fuego lento en una olla bien tapada por 20 minutos, luego apague el fuego y deje las hierbas en infusión en la olla cubierta por otros 20 minutos. Cuele el té de manera que no queden hierbas secas y déjelo enfriar para beberlo a una temperatura adecuada.

Gladstar sugiere beber tres o cuatro tazas de té al día durante cinco días, y luego interrumpir por dos días. Siga este tratamiento por un máximo de tres meses, dice ella.

TERAPIA DE VITAMINAS Y MINERALES

"Algunos estudios demuestran que tomar 800 unidades internacionales de la vitamina E cada día puede ser útil para algunas mujeres", dice el Dr. Julian Whitaker, fundador y presidente del Whitaker Wellness Center, un centro de bienestar en Newport Beach, California. Otros nutrientes que han demostrado ayudar a reducir la ternura de los senos, de acuerdo con el Dr. Whitaker, incluyen la vitamina A, el complejo de las vitaminas B (tiamina, riboflavina, niacina, vitamina B_6, vitamina B_{12} y ácido pantoténico), yodo y selenio. Él sugiere buscar un suplemento multivitamínico/mineral que contenga todos estos nutrientes.

ENVENENAMIENTO POR LOS ALIMENTOS

S u estómago rugía como un león, y para callarlo lo llenó de comida. Pero en vez de estar tranquilo, ahora ha empezado otra campaña de protesta con los siguientes manifestantes: náuseas, vómitos, diarrea, calambres y otros malestares que causarán disturbios en su cuerpo por varios días.

Generalmente, el envenenamiento por los alimentos no es un problema grave —es simplemente el resultado de haber comido alimentos o bebido agua que han sido contaminados con bacterias infecciosas. Dentro de las 24 y 48 horas de haber consumido la comida culpable, usted tendrá una reacción, la cual también puede incluir sudor, picazón o incluso una fiebre leve. Después se le quita. Si el ataque dura más, vea al médico. Pero los remedios naturales en este capítulo —usados en conjunción con cuidado médico y la aprobación de su doctor— pueden ayudar a aliviar los síntomas de envenenamiento por alimentos, de acuerdo con algunos profesionales de salud.

VEA A SU MÉDICO CUANDO...

- Su condición no mejore después de 24 ó 48 horas.
- Sus síntomas también incluyan fiebre alta, peores dolores (calambres) estomacales, diarrea con sangre o incapacidad prolongada para retener líquidos.

HIDROTERAPIA

El carbón activado es el remedio más apropiado según la Dra. Agatha Thrash, médica patóloga, cofundadora y codirectora del Instituto Uchee Pines, un centro de curación natural en Seale, Alabama. "Empiece con ½ taza (59 ml) de polvo de carbón mezclado con un vaso de agua", sugiere. "Si no se siente mejor en media hora, hágalo de nuevo." Ella recomienda seguir este régimen hasta que los síntomas desaparezcan.

Dado que el polvo de carbón es muy fino, ella recomienda mezclarlo con un poco de agua en el fondo de un vaso alto para humedecerlo, luego agregarle agua poco a poco y revolverlo hasta que el vaso esté lleno. Usted puede adquirir el carbón activado en la mayoría de las tiendas de productos naturales y en algunas farmacias.

ESTERILIDAD

HOMEOPATÍA

Si usted sospecha que sufre de envenenamiento por los alimentos y se siente ansioso, inquieto y con escalofríos y tiene simultáneamente náuseas, vómitos y diarrea, pruebe una dosis de 6C o 12C de *Arsenicum album* cada dos o tres horas hasta que se sienta mejor, dice el Dr. Mitchell Fleisher, médico de medicina familiar y homeópata en Colleen, Virginia. Sin embargo, si tiene síntomas similares pero también sufre de sudor frío y tiene antojo de bebidas heladas, el Dr. Fleisher recomienda probar una dosis de 6C o 12C de *Veratrum album* cada dos o tres horas. Si se siente hinchado, sudado y débil, y tiene flatulencia y diarrea y se siente mejor después de eructar, él sugiere tomar una dosis de 6C o 12C de *Carbo vegetabilis* cada dos o tres horas.

Arsenicum album, *Veratrum album* y *Carbo vegetabilis* se pueden adquirir en muchas tiendas de productos naturales. Para comprar remedios homeopáticos por correspondencia, consulte la lista de recursos en la página 613.

TERAPIA DE ALIMENTOS

"Cuando sufra de envenenamiento por los alimentos, coma pan", dice el Dr. Julian Whitaker, fundador y presidente del Whitaker Wellness Center, un centro de bienestar en Newport Beach, California. "Tiene la tendencia de absorber el veneno para un alivio más rápido." El Dr. Whitaker dice que unas pocas rebanadas deben ser suficientes, pero advierte que no les unte ni mantequilla ni mermelada, porque éstas lo pueden hacer sentirse aún más enfermo.

ESTERILIDAD

Ustedes han estado tratando durante meses, y aun así no hay bebé en camino. Se está empezando a preguntar si usted y su compañero/a son estériles.

La mayoría de los médicos ni siquiera diagnosticarán esterilidad hasta después de que la pareja haya tratado de concebir durante un año. Sin embargo, ellos aconsejan que las mujeres mayores de 35 años de edad busquen ayuda médica después de seis meses, en razón de los deterioros naturales en la fertilidad de la mujer.

La esterilidad masculina es el problema alrededor del 35 por ciento de las veces. Ésta puede incluir no tener suficientes espermas o espermas que son demasiado débiles para nadar la distancia hasta la trompa de Falopio. Otro 35 por ciento de casos de esterilidad involucra el sistema reproductor de la mujer, con problemas tales como la trompa de Falopio obstruida o dañada y falta de ovulación. Estas condiciones tienen muchas causas, entre ellas endometriosis, deficiencias hormonales, infecciones, quistes y enfermedades transmitidas sexualmente. En el 30 por ciento de los casos, hay una combinación de problemas, o la causa es desconocida. Los remedios naturales en este capítulo —usados en conjunción con cuidado médico y la aprobación de su doctor— pueden ayudar a mejorar la posibilidad de concepción, de acuerdo con algunos profesionales de salud.

VEA A SU MÉDICO CUANDO...

- Sea una mujer menor de 35 años de edad y no haya podido concebir en un año de relaciones sexuales sin protección.
- Sea una mujer de 35 años de edad o mayor y no haya podido concebir después de seis meses de relaciones sexuales sin protección.
- Sus períodos menstruales sean escasos o irregulares y la mucosa cervical no cambie.
- Su historia médica incluya infecciones pélvicas, endometriosis, quistes de ovario, cirugía del sistema abdominal o urinario, fiebre excesivamente alta o paperas o sarampión.
- Haya usado un dispositivo intrauterino.
- Usted o su pareja hayan sufrido chlamydia.
- Usted sea una mujer y esté produciendo leche o tiene un crecimiento de vello del patrón masculino en los senos, la parte superior del labio o el mentón.

HOMEOPATÍA

La esterilidad se debería tratar individualmente por parte de un homeópata o un especialista en esterilidad, escriben el Dr. Andrew Lockie y la Dra. Nicola Geddes en *The Women's Guide to Homeopathy* (Guía de homeopatía para mujeres). Pero ambos agregan que hay varios remedios homeopáticos que usted puede probar mientras espera el cuidado profesional. Sugieren tomar una dosis 30C de uno de los siguientes remedios cada 12 horas por hasta siete días.

Si usted es una mujer cuyos senos se sienten tiernos, con áreas de hinchazones duras, y su deseo sexual está disminuyendo, pruebe *Conium*, dicen Lockie y Geddes. Dicen que *Lycopodium* puede ayudar si usted tiene la vagina seca y el abdomen inferior está tierno sobre el ovario derecho. Si se siente llorosa, con escalofríos e irritable, ha perdido el deseo sexual y tiene períodos irregulares acompañados por una sensación de que el vientre se le va a salir por la vagina, ellos sugieren que pruebe *Sepia*. Y si usted en un embarazo ha perdido involuntariamente al bebé antes de 12 semanas, pruebe *Sabina*, dicen.

Todos estos remedios están disponibles en muchas tiendas de productos naturales. Para comprar remedios homeopáticos por correspondencia, consulte la lista de recursos en la página 613.

IMAGINERÍA

En su libro *Healing Visualizations* (Visualizaciones curativas), el psiquiatra neoyorquino Gerald Epstein sugiere esta visualización para ayudar a las mujeres a superar la esterilidad. Cierre los ojos, exhale tres veces e imagínese caminando hacia un jardín hermoso. Allí usted encuentra un árbol y una corriente de agua. Báñese en el agua, permitiéndole entrar y limpiar todos los ovarios, o huevos. Luego siéntese debajo del árbol y disfrute del sol y del cielo azul que se reflejan a través de las hojas. Mire hacia arriba a su derecha y haga una oración por lo que quiera. Haga esto rápidamente. Luego pídale a su pareja que lo acompañe en el jardín. Acuéstense bajo el árbol tomados de la mano. Imagínese una luz azul formando una cúpula sobre ustedes. Ahora salgan del jardín tomados de la mano, acunando a un niño entre los dos.

Haga este ejercicio de imaginería por dos a tres minutos una vez al día por siete días, empezando durante el medio de su ciclo.

REFLEXOLOGÍA

En sus manos y sus pies, trabaje con los puntos reflejos del sistema reproductivo, diafragma, columna y glándulas pituitaria, paratiroides, tiroides y suprarrenal, dice el reflexólogo Dwight Byers, de St. Petersburg, Florida, autor de *Better Health with Foot Reflexology* (Mejor salud con la reflexología de pies).

Para ayuda en localizar estos puntos, consulte las tablas de reflejos de pies y manos que comienzan en la página 560. Para instrucciones sobre cómo trabajar con estos puntos, vea "Reflexología para principiantes" en la página 68.

TERAPIA DE ALIMENTOS

Coma más ostras (ostiones), aconseja el Dr. Julian Whitaker, fundador y presidente del Whitaker Wellness Center, un centro de bienestar en Newport Beach, California. Aunque no hay evidencia de que este "afrodisíaco" pueda incrementar la libido, hay pruebas de que el alto contenido de cinc en las ostras puede fortalecer el número y la acción de los espermas, aumentando las probabilidades de concepción, de acuerdo con el Dr. Whitaker. Él dice que usted obtendrá casi toda de la Asignación Dietética Recomendada de cinc con tan sólo una ostra. Él sugiere carnes rojas magras y cangrejo como otras buenas fuentes de cinc.

"También es bueno comer más frutas y verduras, que son ricas en la vitamina C y otros antioxidantes", dice el Dr. Whitaker. "Mucha de la esterilidad masculina se debe a la oxidación, que puede debilitar o matar a los espermas."

Para otras fuentes de cinc y de la vitamina C, vea "Lo que usted necesita" en la página 144.

TERAPIA DE FLORES Y ESENCIAS

"En culturas antiguas, la granada era un símbolo de fertilidad", dice la Dra. Cynthia Mervis Watson, médica de medicina familiar en Santa Mónica, California, especializada en la terapia de hierbas y la homeopatía. Ella recomienda la esencia *Pomegranate* (granado) para las mujeres que están tratando de concebir. "Tiene un efecto equilibrante en el sistema reproductivo femenino y también es bueno para las cuestiones emocionales que rodean la sexualidad y maternidad", dice la Dra. Watson.

Las esencias florales están disponibles en algunas tiendas de productos naturales y por correspondencia. Para información sobre cómo preparar y administrar esencias florales, vea la página 100.

TERAPIA DE VITAMINAS Y MINERALES

El antioxidante betacaroteno y las vitaminas C y E pueden aumentar tanto el número de espermas como su habilidad para nadar hacia los ovarios, dice el Dr. Julian Whitaker, fundador y presidente del Whitaker Wellness Center, un centro de bienestar en Newport Beach, California. En realidad, dice él, los estudios demuestran que grandes dosis de la vitamina C suplementaria pueden en realidad revertir algunos casos de esterilidad masculina. Él recomienda tomar por lo menos 1,000 miligramos de la vitamina C al día, y además 400 a 800 unidades internacionales (*IU*, por sus siglas en inglés) de la vitamina E y 15 miligramos (25,000 IU) de betacaroteno.

Y pruebe tomar de 30 a 60 miligramos de cinc al día, lo cual también puede aumentar el número de espermas, dice el Dr. Whitaker.

Estreñimiento

Ajuzgar por la cantidad de comerciales de laxantes que hay en la televisión, parece que estamos al borde de una epidemia.

Nadie necesita decirle lo que es el estreñimiento. Además de lo obvio, se sufren dolores de cabeza, dolores abdominales y una sensación de hinchazón. Aunque muchas personas no hacen de vientre todos los días, hacerlo menos de tres veces por semana o tener deposiciones pequeñas y duras generalmente es signo de un problema.

Aunque el estreñimiento rara vez es serio, generalmente significa que usted ha estado privando a su cuerpo de elementos esenciales tales como agua, fibra dietética y ejercicio adecuado. Una solución a largo plazo para el estreñimiento puede ser tan sencilla como una caminata diaria y unos pocos cambios en la dieta. Los remedios naturales en este capítulo, usados con la aprobación de su médico, pueden ayudar a prevenir o aliviar el estreñimiento, de acuerdo con algunos profesionales de salud.

VEA A SU MÉDICO CUANDO...

- Sus síntomas duren más de tres semanas a pesar de más fibras, líquidos y ejercicios.
- Observe sangre en sus deposiciones.
- Su estreñimiento esté acompañado de un dolor abdominal muy fuerte.

AROMATERAPIA

Pruebe un masaje abdominal suave para estimular la eliminación, dice la aromaterapeuta de Greenwich, Connecticut, Judith Jackson, en su libro *Scentual Touch: A Personal Guide to Aromatherapy* (Toque perfumado: Guía personal para la aromaterapia). Jackson recomienda agregar seis gotas de aceites esenciales de romero y seis de tomillo a 1 onza (30 ml) de un aceite portador como los de oliva o almendra. (Los aceites portadores se pueden adquirir en la mayoría de las tiendas de productos naturales.) Masajee el área del estómago hacia arriba y la derecha, hacia la parte superior y hacia abajo y la izquierda en una moción circular, sugiere.

Para información sobre cómo preparar y administrar aceites esenciales, y precauciones sobre su uso, vea la página 11. Para información sobre la compra de aceites esenciales, consulte la lista de recursos en la página 613.

DÍGITOPUNTURA

Cuando el ejercicio y una alimentación adecuada no logran aliviar el estreñimiento, pruebe estos puntos de dígitopuntura para relajar el abdomen, reducir la molestia y promover movimientos intestinales regulares, dice Michael Reed Gach, Ph.D., director del Instituto de Dígitopuntura en Berkeley, California, y autor de *Acupressure's Potent Points* (Los puntos potentes de la dígitopuntura). Mientras esté acostado cómodamente, presione VC 6, el punto Mar de Energía, que se encuentra tres dedos debajo del ombligo. Cierre los ojos y respire profundamente mientras usa todas las yemas de los dedos para aplicar presión gradualmente. El Dr. Gach sugiere presionar el punto durante dos minutos.

Usted también puede presionar cada punto IG 11, situados en el borde exterior del pliegue del codo, dice el Dr. Gach. Él recomienda sostener un punto IG 11 por medio minuto, luego cambiar al otro lado. Repita este remedio tres veces al día, agrega.

Para ayuda en localizar los puntos VC 6 y IG 11, consulte las ilustraciones que empiezan en la página 542.

HIDROTERAPIA

El estreñimiento es con frecuencia un signo de que usted no está bebiendo suficiente agua, dice la Dra. Agatha Thrash, médica patóloga, cofundadora y codirectora del Instituto Uchee Pines, un centro de curación natural en Seale, Alabama. En combinación con una dieta apropiada y ejercicio, en muchos casos el beber entre 8 a 12 vasos de 8 onzas (240 ml) de agua al día basta para curar el estreñimiento para siempre, según dice la Dra. Thrash.

Para los que padecen del estreñimiento, la Dra. Thrash frecuentemente recomienda un enema caliente para estimular el reflejo del intestino. (Para instrucciones, vea "Cómo preparar un enema" en la página 28.) Ella advierte que a los niños menores de diez años de edad no se les debe dar más de un enema al día, ya que el agua se puede absorber y puede hacer que el sodio de la sangre disminuya a niveles peligrosamente bajos (una condición llamada hiponatremia).

HOMEOPATÍA

Si usted tiene hemorroides y le da estreñimiento más una sensación como si su estómago estuviera lleno o dolores abdominales que se alivian temporalmente al usted eliminar los gases, pruebe *Graphites*, sugiere la Dra. Cynthia Mervis Watson, médica familiar especializada en terapias de hierbas y en la homeopatía en Santa Mónica, California. Si usted experimenta diarrea unas veces y otras se

ESTREÑIMIENTO

siente estreñido y sospecha que esto se debe a la ansiedad o los medicamentos que está tomando, la Dra. Watson le recomienda el remedio homeopático *Nux vomica*. Y si su estómago está hinchado, sus deposiciones son duras y secas, le duele el ano después de defecar y se siente cansado y deprimido, pruebe *Natrum muriaticum*, dice. Para cada uno de estos remedios, la Dra. Watson sugiere tomar una dosis de 6X tres o cuatro veces al día o una dosis de 30C una vez al día. *Graphites, Nux vomica* y *Natrum muriaticum* se pueden conseguir en muchas tiendas de productos naturales. Para comprar remedios homeopáticos por correspondencia, consulte la lista de recursos en la página 613.

MASAJE

En su libro *The Magic of Massage* (La magia del masaje), la terapeuta de masajes Ouida West recomienda la frotación de piernas (página 556) para aliviar el estreñimiento. West recomienda hacer el masaje antes de intentar hacer de vientre y también una vez por la mañana y otra por la noche. Asegúrese de masajear el muslo, desde la rodilla hasta la cadera.

Usted también puede usar el masaje sueco, dice Elliot Greene, ex presidente de la Asociación Estadounidense de Terapia de Masaje. Lubrique sus manos con un poco de aceite vegetal. Luego acuéstese boca arriba y empiece a masajear su área abdominal. Usando las palmas o las yemas de los dedos, presione suavemente y masajee hacia abajo por la parte izquierda de su abdomen (hacia los pies). Luego mueva las manos hacia el lado derecho de su abdomen, justo abajo de las costillas, y masajee a través de su abdomen hacia la izquierda. Finalmente, empezando en el lado derecho justo debajo del nivel del ombligo, masajee hacia arriba por el abdomen (hacia la cabeza). Haga esto por cinco o diez minutos.

REFLEXOLOGÍA

Use la técnica correspondiente de la pelota de golf (página 566) para trabajar con los puntos de la glándula suprarrenal y del sistema digestivo en ambas manos, dicen Kevin y Barbara Kunz, investigadores de reflexología en Santa Fe, Nuevo México, y autores de *Hand and Foot Reflexology* (Reflexología de pies y manos). Ya que el estreñimiento puede ser provocado por la tensión y el estrés en la parte inferior de la espalda, también sugieren trabajar con los puntos de la parte inferior de la espalda y el cóccix en ambos pies y los puntos del plexo solar en ambas manos.

Para ayuda en localizar estos puntos, consulte las tablas de reflejos de pies y manos que comienzan en la página 560. Para instrucciones sobre cómo trabajar con estos puntos, vea "Reflexología para principiantes" en la página 68.

RELAJAMIENTO Y MEDITACIÓN

Cuando se sienta estreñido, trate de hacer *autogenics* por 15 minutos dos o tres veces al día, sugiere Martin Shaffer, Ph.D., director ejecutivo del Instituto de Manejo del Estrés en San Francisco y autor de *Life after Stress* (La vida después del estrés). Practicar esta técnica de relajamiento por más tiempo pero con menos frecuencia que lo normalmente recomendado (dos minutos, diez veces al día) tiene un efecto fisiológico poderoso en el sistema digestivo y puede ayudarlo a hacer de vientre rápidamente, explica. Para aprender a hacer *autogenics*, vea la página 80.

TERAPIA DE ALIMENTOS

"Una dieta rica en fibras es el remedio para el estreñimiento", dice el Dr. Julian Whitaker, fundador y presidente del Whitaker Wellness Center, un centro de bienestar en Newport Beach, California. La mayoría de los estadounidenses comen solamente entre 11 y 18 gramos de fibra al día, explica, pero los expertos dicen que si usted sufre de estreñimiento, debería comer más de 35 gramos, la cantidad que obtendría si comiera cinco porciones de frutas y vegetales frescos así como una porción grande de cereales ricos en fibras, tales como avena y salvado de trigo, diariamente. La mayoría de las frutas son ricas en fibra, como las ciruelas pasas, los granos integrales como el arroz, las copas de avena y las legumbres como las lentejas y los garbanzos.

El estreñimiento crónico puede ser causado por congestión en el sistema de eliminación, dice el Dr. Elson Haas, director del Centro de Medicina Preventiva de Marín, en San Rafael, California, y autor de *Staying Healthy with Nutrition* (Cómo mantenerse sano con la nutrición). Él recomienda liberar al sistema de su obstrucción con su dieta de desintoxicación de tres semanas (vea "Cómo desintoxicarse" en la página 90).

TERAPIA DE HIERBAS

La cáscara sagrada, preparada de la corteza de un pequeño árbol nativo del Noroeste Pacífico de los Estados Unidos, es el mejor remedio de hierbas para el estreñimiento, dice Varro E. Tyler, Ph.D., profesor de farmacognosia (el estudio de las drogas derivadas de fuentes naturales) en la Universidad de Purdue en West Lafayette, Indiana. Usted puede encontrar la forma más efectiva de la hierba, la cual es el extracto del fluido aromático cáscara (*cascara aromatic fluid extract*), en la mayoría de las tiendas de productos naturales. La dosis promedio es un gramo (alrededor de media cucharadita) diariamente, dice el Dr. Tyler. Él sugiere seguir la dosis recomendada en la etiqueta.

ESTREÑIMIENTO

TERAPIA DE JUGOS

Empiece el día con una mezcla de 8 a 10 onzas (240 a 300 ml) de partes iguales de jugos de manzana, jengibre fresco, remolacha (betabel) y zanahoria o una mezcla de 8 onzas de partes iguales de jugos de manzana y pera (diluidos con un poco de agua si es muy dulce), dice Cherie Calbom, M.S., nutricionista certificada en Kirkland, Washington, y coautora de *Juicing for Life* (Exprimir jugos para toda la vida). "El jugo de manzana contiene sorbitol, un azúcar natural con propiedades laxantes", explica Calbom.

Dado que la deficiencia de folato puede agravar el estreñimiento, Calbom también recomienda comer o hacer jugo con vegetales de hojas de color verde oscuro como el perejil, la espinaca y los espárragos, todos fuentes excelentes de este nutriente.

Para información sobre técnicas de hacer jugos, vea la página 116.

TERAPIA DE SONIDO

Algunas personas encuentran alivio para el estreñimiento al escuchar música relajante, dice Janalea Hoffman, R.M.T., compositora y terapeuta de música en Kansas City, Misurí. La música lenta y regular ayuda a aliviar la tensión que puede llevar inconscientemente al estreñimiento, de acuerdo a Hoffman. Ella recomienda su propio casete, llamado *Musical Acupuncture*. Para otras selecciones, vea "Canciones que pueden calmar" en la página 129. Muchas de estas piezas se pueden conseguir en tiendas de música. Para información sobre cómo comprar por correspondencia, consulte la lista de recursos en la página 613.

TERAPIA DE VITAMINAS Y MINERALES

Los nutrientes vitamina C y magnesio pueden ayudarlo a hacer de vientre con regularidad, dice el Dr. Julian Whitaker, fundador y presidente del Whitaker Wellness Center, un centro de bienestar en Newport Beach, California. "En realidad, en Alemania venden la vitamina C en polvo como laxante", dice. Su consejo: tome por lo menos 500 miligramos de la vitamina C y 400 miligramos de magnesio en forma de suplemento todos los días para prevenir el estreñimiento. Cuando el estreñimiento ocurra, él aconseja aumentar las dosis de los dos nutrientes en incrementos de 100 miligramos al día hasta que logre aliviarse, hasta un máximo de 5,000 miligramos de la vitamina C y 1,000 miligramos de magnesio. Vuelva a las dosis preventivas en cuanto el problema se haya solucionado, dice él. Si tiene diarrea, agrega, disminuya la cantidad de la vitamina C a 500 miligramos.

YOGA

El giro de columna (página 592) puede ayudar con el estreñimiento, dice el Dr. Stephen A. Nezezon, profesor de yoga y médico en el Instituto Himalayo Internacional de Filosofía y Ciencia del Yoga en Honesdale, Pensilvania. Él sugiere practicar la pose todos los días si usted tiene problemas de estreñimiento con frecuencia.

ESTRÉS

Usted se despierta tarde, corre a darse una ducha, tantea la ropa para ponerse, escoge algo rápido de comer en la cocina, se dispara hacia su carro, sale de la casa a toda velocidad y se encuentra estancado en el medio de un embotellamiento (tapón) de tráfico. En la oficina, lo están esperando muy impacientes su jefe y dos clientes.

Bienvenido al mundo del estrés, una realidad inevitable de la vida moderna que ha sido vinculada a muchos desórdenes, entre ellos las alergias, el asma, los problemas de estómago y las enfermedades cardíacas. En realidad, algunos médicos estiman que por lo menos un 80 por ciento de sus pacientes tiene síntomas vinculados al estrés. Los remedios naturales en este capítulo, usados con la aprobación de su médico, pueden aliviar el estrés, de acuerdo con algunos profesionales de salud.

VEA A SU MÉDICO CUANDO...

- Sienta una ira incontrolable y no sepa por qué.
- Sufra insomnio.
- Experimente dificultad para mantener relaciones personales.
- Tenga sentimientos persistentes de culpa.
- Repita incidentes en su mente consistentemente.

AROMATERAPIA

Para neutralizar el estrés al final del día y suavizar la transición entre el trabajo y el hogar, la aromaterapeuta Victoria Edwards, de Fair Oaks, California, recomienda salvia de *clary* y lavanda (espliego, alhucema), dos aceites esenciales que relajan. "Si usted tiene que manejar una gran distancia hasta el trabajo, ponga una o dos gotas del aceite en un pañuelo de papel o una servilleta y deje que se caliente en el tablero del automóvil", dice Edwards. "La temperatura difunde la fragancia y lo ayuda a calmarse. Es como el tradicional y viejo martini después del trabajo, pero sin el alcohol."

Para información sobre cómo preparar y administrar aceites esenciales, y precauciones sobre su uso, vea la página 11. Para información sobre la compra de aceites esenciales, consulte la lista de recursos en la página 613.

IMAGINERÍA

Imagínese que usted es una pluma flotando en el aire. Se vuelve más y más relajado a medida que baja y se acerca al suelo. Finalmente usted aterriza suavemente. Mientras yace allí, todo el estrés ha salido de su cuerpo y usted se siente total y completamente relajado, dice el Dr. Dennis Gersten, psiquiatra y editor de *Atlantis*, una hoja informativa bimensual sobre la imaginería. Él recomienda usar esta imaginería por dos o cinco minutos tres veces al día.

Si usted está estresado por el trabajo, el Dr. Gersten recomienda probar esta imaginería mientras sale del trabajo al final del día: imagínese que su estrés se está convirtiendo en líquido y está saliendo de su cuerpo de manera que con cada paso usted deja en el suelo una huella o impresión de dolor que representa su estrés. Mientras camina y se aleja del trabajo, las huellas empiezan a borrarse y todo el estrés que sentía cuando salió del trabajo desaparece.

MASAJE

El estrés trae como consecuencia tensión en los músculos del cuello y los hombros, lo cual lleva a rigidez y dolores de cabeza e incluso a más estrés, dice Dan Bienenfeld, profesional certificado de *Hellerwork*, masajista y director del Centro de Artes Curativas de Los Ángeles. Usted puede detener el círculo con un automasaje *Hellerwork* de 15 minutos (página 553). Haga el masaje todos los días, aun si no se siente estresado, dice Bienenfeld. "De esa forma, usted puede detener los músculos anudados incluso antes de que empiecen", dice.

REFLEXOLOGÍA

Una sesión completa de reflexología, tocando todos los puntos principales de las manos y los pies, lo ayudará a relajarse y aliviar el estrés, dice el reflexólogo de St. Petersburg, Florida, Dwight Byers, autor de *Better Health with Foot Reflexology* (Mejor salud con la la reflexología de pies). Byers sugiere que se enfoque particularmente a los reflejos del diafragma, la columna y las glándulas pituitaria, paratiroides, tiroides y suprarrenal.

Para ayuda en localizar estos puntos, consulte las tablas de reflejos de pies y manos que comienzan en la página 560. Para instrucciones sobre cómo trabajar con estos puntos, vea "Reflexología para principiantes" en la página 68.

RELAJAMIENTO Y MEDITACIÓN

Cualquiera de las técnicas de relajamiento y meditación, como la meditación de atención total, los *autogenics*, el relajamiento progresivo y el estiramiento, aliviarán el estrés, de acuerdo con Steven Fahrion, Ph.D., director de investigación del Instituto de Ciencias de Vida de la Salud de la Mente y el Cuerpo en Topeka, Kansas. Es cuestión de encontrar el que le da mejores resultados para usted. Vea la página 72 para una descripción breve de cada una de estas técnicas y cómo usarlas.

TERAPIA DE FLORES Y ESENCIAS

"Mucho del estrés en nuestras vidas es causado por la adaptación al cambio", dice Eve Campanelli, Ph.D., médica holística de medicina familiar en Beverly Hills, California. Para cualquier persona cuya situación se ha modificado radicalmente por un cambio de estilo de vida (mudanza, cambio de carrera o un bebé, por ejemplo), la Dra. Campanelli recomienda dosis diarias del remedio floral *Walnut*.

Los remedios florales se pueden adquirir en la mayoría de las tiendas de productos naturales y por correspondencia. Para información sobre cómo preparar y administrar los remedios florales, vea la página 100.

TERAPIA DE HIERBAS

El *ginseng* siberiano tonifica el sistema nervioso y aumenta su resistencia al estrés, dice Mary Bove, L.M., N.D., médica naturópata y directora de la Clínica Naturopática de Brattleboro en Vermont. Ella sugiere tomar esta hierba en forma de tintura o cápsula, siguiendo las recomendaciones de dosis de la etiqueta. Los suplementos de *ginseng* siberiano se pueden conseguir en la mayoría de las tiendas de productos naturales.

TERAPIA DE SONIDO

Para quitarse el estrés de encima, pruebe tomar un "baño de sonido" de 20 minutos, dice Steven Halpern, Ph.D., compositor, investigador y autor de *Sound Health: The Music and Sounds That Make Us Whole* (Salud de sonidos: La música y los sonidos que nos sanan). Ponga música relajante en su estéreo, luego acuéstese en una posición cómoda en el sillón o en el piso cerca de los parlantes. Para una experiencia más profunda, puede usar auriculares para concentrar su atención y evitar distracciones. El Dr. Halpern recomienda flexionar las rodillas levemente y apoyar el cuello sobre una toalla doblada.

Mientras suena la música, dice el Dr. Halpern, permítale que lo bañe enteramente, enjuagando y quitando el estrés del día. Concéntrese en su respiración, permitiéndole que se profundice y se vuelva lenta y regular. Concéntrese en el silencio entre las notas de la música; esto le permitirá no analizar la música y hará el relajamiento más completo.

Las siguientes son algunas piezas recomendadas: *Seapeace* por Georgia Kelly; *Spectrum Suite*, *Inner Peace* y *Comfort Zone*, por Dr. Halpern; y cualquier grabación de cantos gregorianos. Para información sobre compras por correspondencia, consulte la lista de recursos en la página 613.

El Dr. Halpern también dice que escuchar los sonidos de la naturaleza —olas del océano o la calma de un bosque profundo, por ejemplo— puede reducir el estrés. Trate de caminar de 15 a 20 minutos al día si está cerca de la playa o en una zona tranquila del bosque. Si no, puede comprar grabaciones de estos sonidos en muchas tiendas de música. Para información sobre la compra por correspondencia, consulte la lista de recursos en la página 613.

Para otra experiencia de reducción del estrés, pruebe el ejercicio simple de tonificación descrito en "El tararear para sanar" en la página 126. El sonido de su propia voz puede traerle un sentimiento increíble de relajamiento que puede eliminar el estrés en unos pocos minutos, dice Don G. Campbell, director del Instituto para Música, Salud y Educación en Boulder, Colorado, y autor de *Music: Physician for Times to Come* (Música: La doctora del futuro).

TERAPIA DE VITAMINAS Y MINERALES

Para ayudar a combatir algo del daño causado por el estrés, pruebe uno de estos suplementos diarios, dice el Dr. Alan Gaby, médico especialista en medicina preventiva y nutricional en Baltimore y presidente de la Asociación Estadounidense de Medicina Holística: de 200 a 400 miligramos de magnesio, de 10 a 100 miligramos del complejo de las vitaminas B y de 500 a 3,000 miligramos de la vitamina C. "El magnesio bloquea los efectos perjudiciales del exceso de adrenalina", dice el Dr. Gaby. "No está exactamente claro cómo el complejo de las vitaminas B y la vitamina C protege el cuerpo, pero estudios efectuados en animales demuestran que estas vitaminas minimizan el daño físico causado por el estrés."

YOGA

El yoga realmente puede ayudar, de acuerdo con Alice Christensen, fundadora y directora ejecutiva de la Asociación Estadounidense de Yoga. Si usted quiere un combatiente del estrés portátil, Christensen recomienda el ejercicio de respiración completa (vea la página 155), que usted lo puede hacer en su escritorio, el auto o dondequiera que esté cuando empiece a sentirse estresado. La meditación (vea la página 155) ayuda a tranquilizar su mente, dice, y le enseña a relajarse a voluntad y a darse unas vacaciones mentales cada vez que las necesite. Y una práctica diaria de tres o cuatro poses de yoga, elegidas de la Rutina Diaria, que comienza en la página 584, ayudará a combatir los músculos anudados, de acuerdo a Christensen. Ella recomienda variar las poses diariamente para no perder el interés y fortalecer distintas partes del cuerpo.

FATIGA

Está cansado. De nuevo. Y no se le quita este cansancio por más que trate de vigorizarse.

Se llama fatiga, y todos la hemos sufrido en algún momento.

Si usted ha descansado y se ha relajado lo suficiente y todavía se siente cansado, probablemente su fatiga tenga algún otro origen. La fatiga puede ser un signo temprano de una variedad de enfermedades, así que debe tener esto en cuenta y ver a su médico. Los remedios naturales en este capítulo —usados con cuidado médico y la aprobación de su doctor— pueden aliviar la fatiga, de acuerdo con algunos profesionales de salud.

VEA A SU MÉDICO CUANDO...

- Sienta letargo y falta de energía que duran más de dos semanas sin razón aparente.
- La fatiga esté acompañada de dolores musculares, náusea, fiebre, depresión y cambios de ánimo.

AROMATERAPIA

Ponga una gota de aceite esencial de romero (o geranio) y una gota de albahaca en un pañuelo de papel e inhale cada vez que necesite un aumento de energía, sugiere la aromaterapeuta de Fair Oaks, California, Victoria Edwards.

Para información sobre cómo preparar y administrar aceites esenciales, y precauciones sobre su uso, vea la página 11. Para información sobre la compra de aceites esenciales, consulte la lista de recursos en la página 613.

FATIGA

HIDROTERAPIA

La fricción fría con manoplas es un remedio hidroterapéutico clásico para la fatiga, el letargo o la debilidad en general, de acuerdo a la Dra. Agatha Thrash, médica patóloga, cofundadora y codirectora del Instituto Uchee Pines, un centro de curación natural en Seale, Alabama. Sumerja una toallita en agua fría (de 50°F/10°C a 60°F/16°C), haga con una mano un puño y envuélvalo con la toalla alrededor. Use el puño para frotar el otro brazo con una moción circular y vigorosa, empezando con los dedos y terminando en el hombro. Remoje la toalla en agua fría nuevamente y hágalo de nuevo. Su piel debería estar rosada. Séquese el brazo con una toalla usando los mismos movimientos circulares vigorosos, luego repita el proceso en el otro brazo y en las piernas, los pies, el pecho y el abdomen. La Dra. Thrash recomienda hacer esta frotación una o dos veces al día hasta que deje de sentirse fatigado, y luego como sea necesario.

IMAGINERÍA

Imagínese una máquina de energía suspendida sobre su cabeza. Dele a la máquina la forma y el color que le gusten. Esta máquina tiene un cable fuerte y grueso que se conecta con la parte de arriba de su cabeza. Muy cerca de donde el cable se conecta a su cabeza, usted encontrará un botón que enciende y apaga. Cuando se sienta cómodo, apriete el botón y sienta la energía entrar por su cabeza y luego por el resto de su cuerpo, dice el Dr. Dennis Gersten, psiquiatra de San Diego y editor de *Atlantis*, una hoja informativa bimensual sobre la imaginería. Él recomienda practicar esta imaginería por cinco minutos dos veces al día.

MASAJE

Un masaje vigoroso de diez minutos en todo el cuerpo le puede dar un buen "arranque" de energía, dice Vincent Iuppo, N.D., masajista, médico naturópata y director del Instituto Morris de Terapias Naturales, un centro de educación de salud holística en Denville, New Jersey. Obviamente, usted no puede alcanzar todas las partes de su cuerpo, pero algo es algo.

Empiece por lubricar levemente sus manos con aceite de masaje o aceite vegetal. Puede frotar sus piernas y brazos con los movimientos de *effleurage* (página 548), *tapotement* (página 549) y de vibración (página 549). Trabaje desde los pies hasta las caderas. Luego frote su abdomen y el pecho con movimientos planos y circulares. Trabaje en cada brazo corriendo su mano vigorosamente desde la muñeca hasta el codo, luego del codo hasta el hombro. También tómese el tiempo para frotar vigorosamente los músculos de los hombros y el cuello.

REFLEXOLOGÍA

Trabajar con los siguientes puntos reflejos en los pies puede darle un poco de energía adicional, dice el reflexólogo de St. Petersburg, Florida, Dwight Byers, autor de *Better Health with Foot Reflexology* (Mejor salud con la la reflexología de pies): diafragma, columna completa y glándulas suprarrenal, pituitaria y tiroides.

Para ayuda en localizar estos puntos, consulte la tabla de reflejos en los pies en la página 570. Para instrucciones sobre cómo trabajar con estos puntos, vea "Reflexología para principiantes" en la página 68.

RELAJAMIENTO Y MEDITACIÓN

La meditación es bastante vigorizante y puede acabar con la fatiga, aun si se practica por solamente unos pocos minutos al día, dice Sundar Ramaswami, Ph.D., psicólogo clínico en el Centro Comunitario de Salud Mental F.S. Dubois en Stamford, Connecticut. Para probar una técnica simple de meditación, vea la página 76.

Empiece meditando por 20 minutos dos veces al día, sugiere el Dr. Ramaswami. A medida que adquiere más experiencia y sea más consciente de las sensaciones de su cuerpo, dice, usted puede descubrir que puede meditar menos y todavía lograr el mismo efecto.

Respiración profunda (vea la página 76), *autogenics* (vea la página 80) y relajamiento progresivo (vea la página 82) también le pueden dar energía, de acuerdo a Martha Davis, Ph.D., Elizabeth Robbins Eshelman y Matthew McKay, Ph.D., en *The Relaxation and Stress Reduction Workbook* (Libro de trabajo del relajamiento y la reducción del estrés).

TERAPIA DE SONIDO

Escuchar música alegre y optimista puede ser una muy buena manera de encontrar un poco de energía adicional, escribe Barbara Anne Scarantino en *Music Power: Creative Living through the Joys of Music* (El poder de la música: Vivir con creatividad con las alegrías de la música). Aquí hay algunas piezas recomendadas: música de *jazz* por Scott Joplin; *Best of the Beach Boys* por los Beach Boys; música de bandas gigantes (*big band music*) por Glenn Miller, Benny Goodman, Duke Ellington y los hermanos Dorsey; y *Black Swan Pas De Deux* por Tchaikovsky.

Scarantino no aconseja escuchar demasiada música *pop* o de *rock* fuerte, porque lo puede poner nervioso en lugar de darle energía. Asegúrese de variar la música que escucha. Puede probar música clásica un día, *pop* al día siguiente y *jazz* el tercer día.

Muchas de estas selecciones se pueden adquirir en tiendas de música.

YOGA

Una práctica de yoga por la mañana le dará la energía extra que necesita para sobrevivir en días pesados y difíciles, dice Alice Christensen, fundadora y directora ejecutiva de la Asociación Estadounidense de Yoga. Ella recomienda hacer por lo menos seis poses de yoga al día de la Rutina Diaria, que comienza en la página 584, entre ellas la pose parada de sol (página 585), la pose sentada de sol (página 594) y de cobra (página 600). Estas, combinadas con 30 minutos de meditación (página 155), le proporcionarán extra energía, dice Christensen.

VEA TAMBIÉN Soñolencia

FIEBRE

La fiebre sí que pone la cosa caliente, y de muchas maneras. Además de elevar la temperatura del cuerpo hasta el punto de causar sentimientos de molestia y dolor, la fiebre frecuentemente trae consigo escalofríos, dolores de cabeza, sudor, sed, piel enrojecida y hasta respiración rápida. También puede incluir dolor de garganta, dolores de cuerpo y tos.

En realidad, la fiebre no es una enfermedad. Es una reacción a una infección o a ciertos medicamentos. Cuando usted tiene un resfriado (catarro), por ejemplo, su sistema inmunológico le dice al cerebro que necesita más temperatura del cuerpo para atacar las células infecciosas, y la temperatura del cuerpo aumenta. Los remedios naturales en este capítulo —usados con cuidado médico y la aprobación de su doctor— pueden aliviar las molestias de la fiebre, de acuerdo con algunos profesionales de salud.

VEA A SU MÉDICO CUANDO...

- Tenga 103°F (40°C) de fiebre, o más.
- Su fiebre dure más de 72 horas.
- Su fiebre esté acompañada de rigidez en el cuello, dolor de cabeza intenso o dolores fuertes de espalda o estómago, tenga tos con flema incolora o dolor al orinar.
- Tenga antecedentes de enfermedades cardíacas, diabetes y otras enfermedades crónicas.

FIEBRE

▰ HOMEOPATÍA

Si desarrolla una fiebre y flojedad sin síntomas visibles, tales como dolor de cabeza, dolor de oído, gripe o dolor de estómago, uno de los primeros remedios para probar es una dosis de 6C o 12C de *Ferrum phosphoricum*, dice el Dr. Mitchell Fleisher, médico de medicina familiar y homeópata en Colleen, Virginia. "A veces una dosis de *Ferrum phosphoricum* es suficiente para eliminar la fiebre", dice. Tome no más de cuatro dosis en 24 horas. Si no hay mejoría, el Dr. Fleisher aconseja que consulte a su médico u homeópata.

El *Ferrum phosphoricum* se puede adquirir en muchas tiendas de productos naturales. Para comprar remedios homeopáticos por correspondencia, consulte la lista de recursos en la página 613.

▰ REFLEXOLOGÍA

Trabajar con los reflejos de la glándula pituitaria en ambos pies puede ayudar a combatir la fiebre, dice el reflexólogo de St. Petersburg, Florida, Dwight Byers, autor de *Better Health with Foot Reflexology* (Mejor salud con la reflexología de pies).

Para ayuda en localizar estos puntos, consulte la tabla de reflejos en los pies en la página 570. Para instrucciones sobre cómo trabajar con estos puntos, vea "Reflexología para principiantes" en la página 68.

▰ TERAPIA DE HIERBAS

Las fiebres pueden en realidad ser beneficiosas, porque "las bacterias, los parásitos y los virus se duplican más lentamente a temperaturas altas", dice Jane Guiltinan, N.D., médica naturópata y jefa médica de la Clínica de Salud Natural de la Universidad de Bastyr en Seattle. Pero cuando su temperatura se eleva a más de 101°F (39°C) y no baja por más de 24 horas, la Dra. Guiltinan sugiere tomar té de saúco (*elder tea*). Ella recomienda tomar una o dos tazas cada 15 ó 20 minutos hasta que empiece a sudar y su temperatura empieza a bajar. Usted puede comprar bolsas de té de saúco en la mayoría de las tiendas de productos naturales, o puede hacer su propio té si remoja una cucharadita o cucharada de flores secas de saúco (también disponibles en la mayoría de las tiendas de productos naturales) en una taza de agua hirviendo por 15 minutos, cuela la mezcla para quitar la hierba seca y luego deja enfriar el té para beberlo a una temperatura adecuada.

FLATULENCIA

Puede que provoque mucha risa entre los niños, pero para los adultos la flatulencia más bien suele hacernos pasar vergüenza, especialmente si ocurre en un lugar público. Pero la verdad es que todos lo hacemos, generalmente de 8 a 20 veces al día. La flatulencia significa simplemente que usted tiene gases excesivos en el estómago o el intestino, lo cual puede ocurrir como consecuencia de ser sedentario, tragar aire mientras se mastica o tener problemas para digerir carbohidratos (aunque otras comidas pueden producir gases, tales como productos lácteos, *sauerkraut* y edulcorantes artificiales). Aquellos con dietas de alto contenido de fibra o que siguen una dieta rica en frutas y vegetales son especialmente propensos a flatulencias.

Lo que es malo, por supuesto, es el olor, porque frecuentemente se liberan cantidades de gas de metano. En conclusión: a menos que sienta dolor con su flatulencia, trate de no preocuparse y siga adelante. Pero los remedios naturales en este capítulo, usados con la aprobación de su médico, pueden ayudar a aliviar la flatulencia excesiva, de acuerdo con algunos profesionales de salud.

VEA A SU MÉDICO CUANDO...

- Su flatulencia esté acompañada de dolor estomacal o abdominal por más de tres días.
- Tenga una pérdida inexplicable de peso con el gas.
- Su dolor sea más fuerte de lo que haya tenido antes.

AROMATERAPIA

Este remedio, de *Aromatherapy: Applications and Inhalations* (Aromaterapia: Aplicaciones e inhalaciones) por la herbolaria de San Francisco, Jeanne Rose, presidenta de la Asociación Nacional para Aromaterapia Holística, no eliminará la flatulencia, pero hará más agradable estar cerca de usted cuando el problema ocurra. Beba 4 onzas (120 ml) de agua a las que le haya agregado una gota de aceite esencial de menta (hierbabuena). Rose dice que en poco tiempo sus gases tendrán la fragancia a menta de una pasta dentífrica.

Para información sobre cómo preparar y administrar aceites esenciales, y precauciones sobre su uso, vea la página 11. Para información sobre la compra de aceites esenciales, consulte la lista de recursos en la página 613.

FLATULENCIA

HIDROTERAPIA

El carbón activado es muy bueno para aliviar el gas intestinal, de acuerdo con la Dra. Agatha Thrash, médica patóloga, cofundadora y codirectora del Instituto Uchee Pines, un centro de curación natural en Seale, Alabama. Sus instrucciones: ponga dos o tres cucharadas de polvo de carbón activado en el fondo de un vaso grande y agregue una pequeña cantidad de agua (una botella sería mejor si usted está viajando). Revuelva lentamente con una cuchara larga para prevenir que el polvo fino se vuele, sugiere la Dra. Thrash. Termine de llenar el vaso con agua y beba el líquido con una paja. La Dra. Thrash aconseja usar este remedio cada vez que tenga gases, bebiendo un vaso cada día hasta que el problema desaparezca. El carbón activado está disponible en la mayoría de las tiendas de productos naturales y en algunas farmacias.

HOMEOPATÍA

Una dosis de 30C de *Carbo vegetabilis*, una o dos veces al día, puede detener un ataque repentino y agudo de flatulencia, particularmente si viene acompañado de vómitos o eructos, dice Judyth Reichenberg-Ullman, N.D., médica naturópata en Edmonds, Washington, y coautora de *The Patient's Guide to Homeopathic Medicine* (La guía del paciente para la medicina homeopática). Si la flatulencia no disminuye en 24 horas o dos dosis del remedio, ella sugiere que consulte a su médico u homeópata.

Carbo vegetabilis se puede adquirir en muchas tiendas de productos naturales. Para comprar remedios homeopáticos por correspondencia, consulte la lista de recursos en la página 613.

REFLEXOLOGÍA

Trabaje con los reflejos en sus manos y pies para el intestino, estómago, hígado, vesícula biliar y páncreas, dice el reflexólogo de St. Petersburg, Florida, Dwight Byers, autor de *Better Health with Foot Reflexology* (Mejor salud con la reflexología de pies).

Para ayuda en localizar estos puntos, consulte las tablas de reflejos de pies y manos que comienzan en la página 560. Para instrucciones sobre cómo trabajar con estos puntos, vea "Reflexología para principiantes" en la página 68.

TERAPIA DE ALIMENTOS

El *kombu*, un vegetal que se puede adquirir en la mayoría de las tiendas asiáticas de comestibles y algunas tiendas de productos naturales, puede ayudar a neutralizar las comidas que generalmente provocan flatulencia, dice Allan Magaziner, D.O., especialista en medicina nutritiva y presidente del Centro Médico Magaziner en Cherry Hill, New Jersey. "Supongamos que usted está hirviendo brócoli, un alimento que puede causar flatulencia en mucha gente. Simplemente ponga un pedazo pequeño de *kombu* en la olla mientras esté cocinando. Ayuda a neutralizar el gas del brócoli, de manera que pueda evitar flatulencia más tarde."

TERAPIA DE JUGOS

El hinojo, una planta con sabor a regaliz (orozuz), se ha usado durante mucho tiempo para aliviar o eliminar gases, de acuerdo con Michael Murray, N.D., médico naturópata y autor de *The Complete Book of Juicing* (El libro completo de jugos). Dado que el hinojo fresco tiene un sabor muy fuerte, el Dr. Murray recomienda hacer un jugo con unas pocas ramitas de la hierba y manzanas, peras, zanahorias y apio, y beber 8 onzas (240 ml) de la mezcla.

YOGA

Usted puede aliviar los gases si prueba la presión de rodillas (página 590), dice el Dr. Stephen A. Nezezon, profesor de yoga y médico en el Instituto Himalayo Internacional de Filosofía y Ciencia del Yoga en Honesdale, Pensilvania. Practique esta pose cada vez que sea necesario. El Dr. Nezezon también sugiere masticar comida conscientemente, concentrándose en cada bocado, para ayudar la digestión.

FLEBITIS

La flebitis es el gran problema de las venas. Es una condición marcada por la inflamación de los vasos sanguíneos, generalmente en las piernas. Cuando la flebitis ataca las venas cercanas a la superficie de la piel, duele como loco pero generalmente no es peligroso. Pero cuando la inflamación ocurre profundamente en la pierna, puede ser seria; si se la deja sin tratar, se puede producir una infección. En raras ocasiones se puede formar un coágulo que puede liberarse y alojarse en un lugar peligroso como la cabeza o los pulmones.

Las personas excedidas de peso son más propensas a desarrollar la flebitis, como lo son las mujeres que acaban de tener un hijo y aquellos que han sufrido una herida en una pierna o han sido operados recientemente. Todos aquellos con flebitis recurrente deberían estar bajo el cuidado de un médico. Los remedios naturales en este capítulo —usados en conjunción con cuidado médico y la aprobación de su doctor— pueden ayudar a prevenir la flebitis o aliviar sus síntomas, de acuerdo con algunos profesionales de salud.

VEA A SU MÉDICO CUANDO...

- Tenga dolor en una pierna, junto a hinchazón, color rojizo, picazón, ternura o una formación parecida a una cuerda debajo de la piel.
- Sus síntomas no desaparezcan en una semana y estén acompañados por fiebre.

REFLEXOLOGÍA

Trabaje en sus manos o sus pies con los reflejos de la glándula suprarrenal, el colon y el hígado, dice el reflexólogo Dwight Byers, de St. Petersburg, Florida, el autor de *Better Health with Foot Reflexology* (Mejor salud con la reflexología de pies).

Para ayuda en localizar estos puntos, consulte las tablas de reflejos de pies y manos que comienzan en la página 560. Para instrucciones sobre cómo trabajar con estos puntos, vea "Reflexología para principiantes" en la página 68.

TERAPIA DE ALIMENTOS

"Las frutas cítricas son ricas en la vitamina C y en los bioflavonoides, que son muy útiles para fortalecer las paredes de los vasos sanguíneos, y eso puede ayudar a los que padecen de la flebitis", dice el Dr. Julian Whitaker, fundador y presidente del Whitaker Wellness Center, un centro de bienestar en Newport Beach, California. Él recomienda comer varias porciones de naranjas, toronjas (pomelos) y fresas (frutillas) todos los días tanto para la prevención como para el tratamiento. (Para más fuentes de la vitamina C, vea "Lo que usted necesita" en la página 144.)

FOBIAS

Tal vez empezó durante su niñez, cuando sus hermanos mayores jugaban a tirarlo en la parte más profunda de la piscina (alberca) para ver cómo gritaba porque no sabía nadar. De todos modos, ahora le entra un pánico si está en agua que le llega a más de las rodillas, mientras que sus hijos pequeños nadan como peces y no entienden por qué usted no nada con ellos.

Parece que usted tiene una fobia, que es un miedo no realista a algo, un miedo que usted sabe no es racional. Las fobias pueden llegar al extremo en que interfieren con nuestra vida diaria. Las fobias comunes incluyen miedo al agua, los animales, los insectos, los truenos, las alturas y lugares cerrados como los ascensores (elevadores). Afortunadamente, el 90 por ciento de las fobias responden bien a terapias tales como las de relajamiento y de exposición gradual a lo que la persona tiene miedo. Los remedios naturales en este capítulo —usados en conjunción con cuidado médico y la aprobación de su doctor— pueden ayudar a vencer una fobia, de acuerdo con algunos profesionales de salud.

VEA A SU MÉDICO CUANDO...

• Desarrolle un miedo no realista a algo y esto empiece a interferir con el curso normal de su vida.

TERAPIA DE FLORES Y ESENCIAS

El remedio floral *Mimulus* es útil para las personas tratando de vencer los miedos específicos, tales como miedo a la oscuridad o miedo a volar, dice Leslie J. Kaslof, herbolario y autor de *The Traditional Flower Remedies of Dr. Edward Bach* (Los remedios florales tradicionales del Dr. Edward Bach).

Los remedios florales se pueden adquirir en algunas tiendas de productos naturales y por correspondencia. Para información sobre cómo preparar y administrar los remedios florales, vea la página 100.

VEA TAMBIÉN Ansiedad

FORÚNCULOS

Causados por la fricción, estos granos grandotes pueden causarle fricción en su vida diaria, ya que son sumamente dolorosos. Por lo general se producen cuando hay fricción entre su piel y ropa apretada o cuando un rasguño deja penetrar bacterias debajo de la piel.

Las bacterias, *Staphylococcus aureus*, se instalan en un folículo de pelo o en una glándula de aceite, donde son atacadas por su sistema inmunológico. El resultado es un nódulo rojo, lleno de pus. A su tiempo, el forúnculo será absorbido por su cuerpo o hará erupción y se vaciará.

Los forúnculos son generalmente inofensivos, pero apretarlos no es una buena idea. Los remedios naturales en este capítulo, usados con la aprobación de su médico, pueden proporcionarle alivio, de acuerdo con algunos profesionales de salud.

VEA A SU MÉDICO CUANDO...

- Desarrolle forúnculos recurrentes.
- Tenga fiebre, escalofríos o glándulas o protuberancias linfáticas hinchadas.

AROMATERAPIA

El aceite esencial de árbol de té (*tea tree oil*) es un antiséptico natural que acelera la curación de casi cualquier tipo de irritación de la piel, dice la herbolaria de San Francisco Jeanne Rose, presidenta de la Asociación Nacional para Aromaterapia Holística y autora de *Aromatherapy: Applications and Inhalations* (Aromaterapia: Aplicaciones e inhalaciones). Ella sugiere que se aplique una sola gota de aceite de árbol de té directamente en el forúnculo después de bañarse hasta que el forúnculo desaparezca.

Para información sobre cómo preparar y administrar aceites esenciales, y precauciones sobre su uso, vea la página 11. Para información sobre la compra de aceites esenciales, consulte la lista de recursos en la página 613.

HIDROTERAPIA

Alternar compresas calientes y frías acelera la curación de un forúnculo al aumentar la circulación de sangre al área afectada, dice la Dra. Agatha Thrash, médica patóloga, cofundadora y codirectora del Instituto Uchee Pines, un centro de curación natural en Seale, Alabama. Sus instrucciones: remoje una toallita en agua que esté calientita pero soportable y sosténgala contra el forúnculo. Si la toalla se empieza a enfriar, póngala de nuevo en el agua para mantenerla caliente. Después de tres o cinco minutos, aplique una compresa fría durante 30 ó 60 segundos. La Dra. Thrash recomienda repetir este tratamiento tres veces al día hasta que el forúnculo ceda o desaparezca.

HOMEOPATÍA

"Si usted tiene un forúnculo que le aparece en forma bastante repentina, es de color rojo muy brillante, está inflamado y caliente y es muy doloroso cuando se lo toca, entonces *Belladonna* es un buen remedio para usted", dice el Dr. Mitchell Fleisher, médico de medicina familiar y homeópata en Colleen, Virginia. "Si es un forúnculo que aparece más lentamente, de color azul oscuro más que rojo y extremadamente doloroso al tacto y usted se siente enfriado, entonces pruebe *Hepar sulphuris*. Tome una dosis de 6C o 12C del remedio indicado cada tres o cuatro horas como se necesite hasta que sienta alivio." Si la hinchazón y la inflamación disminuyen dentro de las 12 y 24 horas, entonces va en buen camino; de lo contrario, busque cuidado médico profesional, dice John G. Collins, N.D., médico naturópata y profesor asociado en el Colegio Nacional de Medicina Naturopática en Portland, Oregón.

Belladonna y *Hepar sulphuris* se pueden adquirir en muchas tiendas de productos naturales. Para comprar remedios homeopáticos por correspondencia, consulte la lista de recursos en la página 613.

TERAPIA DE ALIMENTOS

"Coma alimentos que sean ricos en la vitamina A y el cinc, porque estos nutrientes ayudan a la curación y reparación de la piel y pueden ayudar a aliviar forúnculos", dice Allan Magaziner, D.O., especialista de medicina nutritiva y presidente del Centro Médico Magaziner en Cherry Hill, New Jersey. "Las buenas fuentes de vitamina A incluyen cualquier fruta o verdura de color amarillo o anaranjado —*squash*, camotes (batatas dulces, *sweet potatoes*) y zanahorias. El cinc está presente en las ostras (ostiones), semillas de girasol y de calabaza. La vitamina A se encuentra también en verduras de hojas de color verde oscuro como espinaca y col rizada." (Para otras fuentes de la vitamina A y el cinc, vea "Lo que usted necesita" en la página 144.)

TERAPIA DE JUGOS

Como muchos otros malestares de la piel, los forúnculos son el resultado de la acumulación de toxinas en el sistema, de acuerdo a Eve Campanelli, Ph.D., médica holística de medicina familiar en Beverly Hills, California. Para estimular el hígado y acelerar la eliminación de desperdicios, la Dra. Campanelli recomienda beber una mezcla de 8 onzas (240 ml) de jugo de zanahorias, 1 onza (30 ml) de jugo de remolacha (betabel) , 4 onzas (120 ml) de jugo de apio y de ½ a 1 onza (15 a 30 ml) de jugo de perejil. "Un vaso grande todas las mañanas y un vaso más pequeño por la tarde es una forma efectiva y muy nutritiva de poner el hígado en acción", dice la Dra. Campanelli.

Para información sobre técnicas de hacer jugos, vea la página 116.

TERAPIA DE VITAMINAS Y MINERALES

Para aliviar un forúnculo, tome 10,000 unidades internacionales de la vitamina A y de 15 a 20 miligramos de cinc, aconseja Allan Magaziner, D.O., especialista de medicina nutritiva y presidente del Centro Médico Magaziner en Cherry Hill, New Jersey. Si usted es propenso a los forúnculos, siga tomando estos nutrientes pero reduzca la dosis por la mitad después de que el forúnculo desaparezca, dice él. Y si los forúnculos no son un problema crónico para usted, él aconseja que deje de tomar los suplementos después de que haya desaparecido el forúnculo.

FUMAR

Es como el estribillo de una canción popular que no escapa de su mente. Deje de fumar porque lo va a matar. De tanto oírlo mencionar en las noticias, ya sabe que este vicio está vinculado al cáncer, la enfermedad del corazón, la presión arterial alta y otros problemas de salud. Lo único que no sabe es cómo va a quitarse este dichoso vicio. Lo sentimos, pero no hay una solución milagrosa al problema; sólo hay que ver a los 50 millones de residentes de los Estados Unidos que siguen fumando a pesar del peligro. La nicotina, el ingrediente activo en el tabaco, crea adicción tanto como hace la heroína. Pero solamente porque dejar de fumar es difícil no quiere decir que no se pueda hacer. Los remedios naturales en este capítulo —usados en conjunción con cuidado médico y la aprobación de su doctor— pueden ayudarlo a dejar de fumar, de acuerdo con algunos profesionales de salud.

VEA A SU MÉDICO CUANDO...

• Quiera dejar de fumar y los esfuerzos previos no hayan dado resultado.

FUMAR

AROMATERAPIA

Para ayudarlo a salir de la necesidad de fumar, la aromaterapeuta Victoria Edwards, de Fair Oaks, California, sugiere mezclar tres aceites esenciales —tres partes de limón, dos partes de geranio y una de *everlast* (también conocido como *immortelle* o *helichrysum*)— en una botella pequeña que usted habrá de mantener en el bolsillo, el maletín o la cartera. Cada vez que tenga necesidad de un cigarrillo, dice, inhale directamente de esta botella. "El limón es un agente desintoxicante, y el geranio ayuda a equilibrar el sistema adrenal", explica Edwards. "*Everlast* es un poderoso rejuvenecedor celular y ayudará a su cuerpo a curar el daño ocasionado por el cigarrillo." Esta mezcla también es buena cuando se usa en un difusor, dice Edwards.

Para información sobre cómo preparar y administrar aceites esenciales, y precauciones sobre su uso, vea la página 11. Para información sobre la compra de aceites esenciales, consulte la lista de recursos en la página 613.

HIDROTERAPIA

La envoltura del cuerpo o el paquete de sábana mojada pueden ayudar a desintoxicar su sistema si está tratando de dejar de fumar, de acuerdo con Charles Thomas, Ph.D., coautor de *Hydrotherapy: Simple Treatments for Common Ailments* (Hidroterapia: Tratamientos simples para dolencias comunes) y fisioterapeuta en el Centro de Terapia Desert Springs en Desert Hot Springs, California. Este tratamiento se puede hacer en el hogar pero probablemente requiera ayuda de un compañero.

Después de una ducha caliente, acuéstese en una cama con su cuerpo entero envuelto en una sábana escurrida en agua fría. Luego envuélvase en una o más frazadas (cobijas) de lana. Aunque el paquete se siente frío al principio, la temperatura de su cuerpo secará gradualmente la sábana, y usted empezará a sudar. Quédese envuelto en la sabana y frazada(s) por una o dos horas después de que haya empezado a sudar. El Dr. Thomas sugiere que se use este tratamiento una vez al día hasta que ya no sienta una necesidad tan intensa de fumar.

IMAGINERÍA

Véase a sí mismo fumando. Mientras lo hace, ¿se percibe a sí mismo como un fumador? En su mente, siga viéndose a sí mismo fumando, pero dígase "En este momento, tengo el hábito de fumar, pero no soy un fumador", dice el Dr. Dennis Gersten, psiquiatra de San Diego y editor de *Atlantis*, una hoja informativa bimensual sobre la imaginería. Eso lo ayudará a ajustar y mantener su imagen de sí mismo mientras empieza a hacer la transición de fumador a no fumador.

Ahora imagínese algo que es bueno para usted y que usted desea enormemente. Puede ser salud, verse mejor o tener más control de su vida. Concéntrese en su deseo. Véase a sí mismo como un no fumador increíblemente sano, bien parecido y en control. Deje que esa imagen se sobreponga a cualquier deseo que tenga de fumar. El Dr. Gersten recomienda usar esta imaginería por 10 ó 20 minutos dos veces al día.

Además, antes de hacer esta imaginería, puede ayudar si escribe o anota cómo y cuándo usted fuma, dice el Dr. Gersten. Entonces si usted fuma después de la comida, por ejemplo, anote cada paso del proceso, inclusive levantarse de la mesa, encontrar fósforos (cerillos), tomar su paquete de cigarrillos, darle golpecitos sobre la mesada de la cocina, sacar un cigarrillo, ponérselo en la boca y encenderlo. Hacer esto lo ayudará a entender y romper los rituales de su hábito, lo cual es un paso importante en su esfuerzo de dejar de fumar.

RELAJAMIENTO Y MEDITACIÓN

Las técnicas de meditación pueden ayudar a sobreponerse a la urgencia de fumar, dice Sundar Ramaswami, Ph.D., psicólogo clínico en el Centro Comunitario de Salud Mental F. S. Dubois en Stamford, Connecticut.

"Algunos estudios han demostrado que muchos fumadores usan tabaco para ayudarse a reducir ansiedad y tensión. Si medita, su mente aprende otra forma de contrarrestar esa ansiedad, entonces usted puede volverse menos dependiente de los cigarrillos", dice el Dr. Ramaswami, profesional de meditación por más de 20 años.

Para probar una técnica simple de meditación, vea la página 76. Medite por 20 minutos dos veces al día o por unos pocos minutos cada vez que sienta la urgencia de fumar, sugiere el Dr. Ramaswami.

TERAPIA DE ALIMENTOS

Coma muchas frutas cítricas y otros alimentos ricos en la vitamina C, sugiere John Pinto, Ph.D., profesor asociado de bioquímica en el Colegio Médico de la Universidad Cornell y director del laboratorio de investigación de la nutrición en el Centro de Cáncer Memorial Sloan-Kettering, ambos en la ciudad de Nueva York. "No hay duda de que los fumadores se pueden beneficiar con más vitamina C , ya que protege contra el daño oxidante causado por el cigarrillo", dice. "Usted puede obtener más vitamina C a través de la comida si come suficientes frutas frescas y vegetales." Él recomienda consumir más de la Asignación Dietética Recomendada de la vitamina C, la cual es de 60 miligramos, que es la cantidad que encontraría en una naranja. (Para más fuentes de la vitamina C, vea "Lo que usted necesita" en la página 144.)

Si está tratando de dejar de fumar de una sola vez, tome mucho jugo de naranja, agrega Thomas Cooper, D.D.S., profesor de ciencias de salud oral en la Universidad de Kentucky en Lexington y experto en dependencia de nicotina. Pero si está dejando de fumar con la ayuda de un parche de nicotina, debería evitar el jugo de naranja, dice el Dr. Cooper. Aquí está la explicación: al hacer su orina más ácida, el jugo limpiará su cuerpo de nicotina más rápidamente. Pero el propósito del parche es el de mantener algo de nicotina en el cuerpo mientras usted trata de dejar el hábito.

TERAPIA DE VITAMINAS Y MINERALES

"Estudios demuestran que los fumadores que toman más vitamina C en forma de suplemento obtienen una protección adicional contra los efectos perjudiciales del cigarrillo", dice Judith S. Stern, R.D., Sc.D., profesora de nutrición y medicina interna en la Universidad de California, Davis. "Aun así, yo no le recomendaría a los fumadores que dependan de esto. La protección extra no va a lograr mucho en comparación con el daño general que usted le está haciendo a su cuerpo cuando fuma."

FUMAR PASIVAMENTE

Usted nunca ha fumado en su vida y no le interesa empezar. No obstante eso no quiere decir que esté libre de todos los peligros de salud que el tabaco le puede presentar. Esto es así porque cada vez que va a casa de tía Chucha y sus *Marlboro* o se sienta en un restaurante junto a Francisco Fumador y sus mentol, usted es un fumador pasivo, respirando un peligroso "humo de segunda mano".

El vínculo entre fumar pasivamente y el cáncer de pulmón se hace más claro cada día. Por ejemplo, los estudios demuestran que los niños y adolescentes son más propensos a desarrollar cáncer de pulmón en algún momento de sus vidas si crecen en hogares con fumadores. Lo mejor, por supuesto, es evitar este humo que viene "de segunda mano". Pero no es siempre posible. Los remedios naturales en este capítulo, usados con la aprobación de su médico, pueden ayudar a disminuir los efectos perjudiciales de fumar pasivamente, de acuerdo con algunos profesionales de salud.

VEA A SU MÉDICO CUANDO...

- Tenga una tos persistente, especialmente si está acompañada por un esputo espeso y amarillento o con sangre.
- Esté respirando con dificultad, tenga problemas como los de asma o le falte el aire.

TERAPIA DE ALIMENTOS

Así como los estudios demuestran que comer más comidas ricas en antioxidantes puede ayudar a los fumadores a reducir por lo menos algo del daño causado por el cigarrillo, estas comidas también pueden beneficiar a las personas a su alrededor, dice el Dr. Julian Whitaker, fundador y presidente del Whitaker Wellness Center, un centro de bienestar en Newport Beach, California. Él dice que las personas que están generalmente expuestas al "humo de segunda mano" deberían consumir más comidas ricas en betacaroteno, entre ellas zanahorias, *squash*, batatas dulces (camotes, *sweet potatoes*) y otros vegetales amarillos-anaranjados, así como las comidas ricas en la vitamina C (las frutas cítricas, los chiles/ajíes y el brócoli) más la vitamina E (germen de trigo y frutas secas). Para más fuentes de la vitamina C y la vitamina E, vea "Lo que usted necesita" en la página 144.

TERAPIA DE VITAMINAS Y MINERALES

"Si está con alguien que fuma mucho, usted necesita dosis altas de la vitamina C para contrarrestar el daño oxidante hecho por fumar pasivamente", dice el Dr. Michael Janson, director del Centro de Medicina Preventiva en Barnstable, Massachusetts, y funcionario del Colegio Estadounidense para el Avance de la Medicina. Él recomienda tomar un mínimo de 3,000 miligramos de la vitamina C al día.

YOGA

Después de estar expuesto al humo de segunda mano, usted puede sacar ese aire contaminado de sus pulmones con un ejercicio de respiración llamado *kapalabhati*, dice el Dr. Stephen A. Nezezon, profesor de yoga y médico en el Instituto Himalayo Internacional de Filosofía y Ciencia del Yoga en Honesdale, Pensilvania. Sus instrucciones: siéntese derecho en una silla o en el suelo, con las piernas en una posición cómoda. Practique por unos minutos el ejercicio de respiración completa (vea la página 155) para asegurarse de que esté respirando con la ayuda de su diafragma. Para iniciar el *kapalabhati*, exhale el aire con fuerza sirviéndose de los músculos del estómago y del diafragma. Luego relaje los músculos y permita que el aire fluya suavemente hacia los pulmones; la inhalación debe ser cómodamente profunda. Repita esto siete o diez veces, luego vuelva a respirar normalmente.

GINGIVITIS

Como si las canas, las arrugas, y esos kilos de más fueran pocos, al llegar a las décadas de los 30 y los 40 años de edad, tenemos otro problema del envejecimiento que sobrellevar: la enfermedad de las encías, o gingivitis. El problema puede ser causado por cualquiera de los aproximadamente 300 tipos distintos de bacterias que actualmente viven en nuestra boca. Si no nos cepillamos ni nos limpiamos los dientes con hilo dental, algunas de estas bacterias se amadrigan en nuestras encías y como resultado se forma una placa conocida como gingivitis, lo cual hace que las encías se hinchen, se enrojezcan y sangren con facilidad. Aunque no es dolorosa, la gingivitis puede llevar a una periodontitis más seria y dolorosa y también a la pérdida de dientes. Los remedios naturales en este capítulo —usados en conjunción con cuidado médico y la aprobación de su doctor— pueden ayudar a controlar la gingivitis, de acuerdo con algunos profesionales de salud.

VEA A SU MÉDICO CUANDO...

- Tenga mal aliento que dure más de 24 horas.
- Sus dientes se vean más largos, como resultado del encogimiento de las encías.
- Sus dientes estén flojos, caídos o se rompan cerca de la línea de la encía.
- Note un cambio en el alineamiento de sus dientes, en la forma como se siente cuando muerde.
- Su dentadura postiza encaje en forma distinta.
- Se formen bolsas de pus entre sus dientes y encías.
- Sus encías estén todavía hinchadas, doloridas o sangrando a pesar de una buena higiene oral.

AROMATERAPIA

Cuando las encías se vean inflamadas e irritadas, agregue una gota de aceite esencial de árbol de té (*tea tree oil*) a su cepillo de dientes arriba de la pasta den-

GINGIVITIS

tífrica antes de cepillarse, dice la aromaterapeuta de Fair Oaks, California, Victoria Edwards. Esta es también una medicina preventiva muy buena, dice Edwards. "El árbol de té es un antiséptico natural y ayuda a prevenir la enfermedad de las encías antes de que comience."

Para información sobre cómo preparar y administrar aceites esenciales, y precauciones sobre su uso, vea la página 11. Para información sobre la compra de aceites esenciales, consulte la lista de recursos en la página 613.

HOMEOPATÍA

Si usted piensa que tiene gingivitis, puede probar uno de los siguientes remedios 30C dos o tres veces al día hasta que vea a su dentista, dice Chris Meletis, N.D., médico naturópata y director de medicina de la Escuela Nacional de Medicina Naturopática en Portland, Oregón. Si tiene un sabor amargo persistente en la boca, encías que sangran y mal aliento, especialmente si siente ardor en la punta de la lengua y los síntomas empeoran con el frío, el Dr. Meletis sugiere probar *Calcarea carbonica*. El *Carbo vegetabilis* puede ayudar, dice, si usted tiene encías retraídas que sangran fácilmente, especialmente después de cepillarse por la noche. Si sus encías sangran y están esponjosas e hinchadas, *Lachesis* es el remedio indicado, dice él.

Todos estos remedios están disponibles en muchas tiendas de productos naturales. Para comprar remedios homeopáticos por correspondencia, consulte la lista de recursos en la página 613.

TERAPIA DE ALIMENTOS

"Una ingestión alta de vitamina C ha demostrado ser tan efectiva en controlar la gingivitis como el cepillado y la limpieza con hilo dental", dice Richard D. Fischer, D.D.S., dentista en Annandale, Virginia, y presidente de la Academia Internacional de Toxicología y Medicina Oral. Aunque esto no quiere decir que usted no deba cepillarse y limpiarse los dientes con hilo dental, la vitamina C hace que las encías sean menos propensas a sangrar y fomenta el proceso de curación, dice el Dr. Fischer. También señala que la vitamina C ayuda a fortalecer el tejido de la encía para hacerla menos vulnerable a las bacterias y otros irritantes. Él recomienda tratar de comer por lo menos cinco porciones de frutas y vegetales al día, inclusive aquellos ricos en vitamina C como brócoli, frutas cítricas, pimientos (chiles, ajíes), fresas (frutillas) y tomates (jitomates). (Para otras fuentes de vitamina C, vea "Lo que usted necesita" en la página 144.)

TERAPIA DE HIERBAS

Busque pastas dentífricas y de enjuagues bucales que contengan *bloodroot*, como la pasta *Viadent*, dice Varro E. Tyler, Ph.D., profesor de farmacognosia (el estudio de las drogas derivadas de fuentes naturales) en la Universidad de Purdue en West Lafayette, Indiana. Estudios científicos demuestran que la *bloodroot* puede prevenir la formación de la placa y el desarrollo de la enfermedad de encías.

TERAPIA DE VITAMINAS Y MINERALES

Para ayudar a curar la gingivitis, tome 1,500 miligramos de la vitamina C con bioflavonoides cada día, aconseja Richard D. Fischer, D.D.S., dentista en Annandale, Virginia, y presidente de la Academia Internacional de Toxicología y Medicina Oral. "Idealmente, usted debería dividir la dosis uniformemente y tomarla con cada comida."

GLAUCOMA

Al principio, la glaucoma no tiene síntomas obvios —no es dolorosa y no hay efectos a la vista. Al momento de notar que su vista ya no es lo que solía ser, la glaucoma ya ha hecho su daño.

Así es cómo ocurre: un ojo normal se llena con líquido, y ese líquido se drena a través del tejido entre el iris y la córnea. Con la glaucoma, el drenaje se detiene —nadie sabe por qué— y el líquido fluye hacia afuera lentamente o deja de fluir por completo. La detención del drenaje causa presión en todo el ojo y daña los vasos sanguíneos que alimentan la retina y el nervio óptico. Sin nutrientes, el nervio óptico empieza a morirse, y con él su visión. Una de cada siete personas legalmente ciegas en los Estados Unidos perdió la vista a causa de la glaucoma. Una vez que la glaucoma es diagnosticada a través de un examen rutinario de los ojos, la mayoría de las personas usan medicación para evitar que empeore. Los remedios naturales en este capítulo —usados en conjunción con cuidado médico y la aprobación de su doctor— pueden ayudar a prevenir la glaucoma o desacelerar su desarrollo, de acuerdo con algunos profesionales de salud.

VEA A SU MÉDICO CUANDO...

• Note cualquier pérdida de la vista, sin importar cuán pequeña sea.

REFLEXOLOGÍA

Preste atención especial a los reflejos en sus pies del ojo, la garganta, el cuello, el riñón y el diafragma, y asegúrese de trabajar meticulosamente en todos los puntos a los lados y en la base de los dedos del pie también, dice el reflexólogo de St. Petersburg, Florida, Dwight Byers, autor de *Better Health with Foot Reflexology* (Mejor salud con la reflexología de pies).

Para ayuda en localizar estos puntos, consulte la tabla de reflejos en los pies en la página 570. Para instrucciones sobre cómo trabajar con estos puntos, vea "Reflexología para principiantes" en la página 68.

TERAPIA DE SONIDO

Para algunas personas, escuchar música lenta y relajante por 20 ó 40 minutos cada día puede ayudarlas a reducir la presión en los ojos que caracteriza la glaucoma, dice Janalea Hoffman, R.M.T., compositora y terapeuta de música en Kansas City, Misurí. Hoffman sugiere sus cassettes *Musical Acupuncture* y *Musical Biofeedback*. Para otras selecciones, vea "Canciones que pueden calmar" en la página 129. Muchas de éstas están disponibles en tiendas de música.

TERAPIA DE VITAMINAS Y MINERALES

Tome la vitamina C, agrega Jay Cohen, O.D., profesor asociado en la Escuela de Optometría de la Universidad del Estado de Nueva York en la ciudad de Nueva York. "Los estudios demuestran que dosis altas ayudan a sacar el líquido de los ojos de alguna manera", dice. "Yo aconsejo a mis pacientes que tomen suplementos de entre 1,000 y 2,000 miligramos al día, cantidades que serían difíciles de obtener sólo de los alimentos."

VEA TAMBIÉN Problemas de la vista

GOTA

Es difícil seguir un buen camino o inclusive andar bien cuando el dedo grande del pie se le ha hinchado hasta estar tan grande y rojo como una remolacha (betabel). Pero eso mismo es lo que ocurre con esta forma de artritis, antes conocida como la enfermedad de los reyes porque generalmente ocurría como resultado de demasiada buena vida.

Actualmente, sabemos que hasta nosotros los plebeyos podemos tener la gota si producimos demasiado una sustancia química llamada ácido úrico o si nuestros riñones no nos sacan las cantidades excesivas de este ácido a través de la orina. Cuando tenemos esas cantidades excesivas de ese ácido, entonces éste forma pequeños cristales y eventualmente se aloja en las articulaciones —el dedo gordo del pie es particularmente vulnerable— y causa un gran dolor que deja el área afectada roja, hinchada y extremadamente tierna. El dolor es particularmente fuerte por la noche y lo puede despertar de un sueño profundo, según dicen los médicos.

La gota tiende a ocurrir en familias, pero generalmente ataca a los hombres de mediana edad que están excedidos de peso, beben alcohol y comen muchas carnes de órganos, salsas y otros alimentos ricos en purinas, una sustancia que causa el ácido úrico excesivo. Los remedios naturales en este capítulo —usados en conjunción con cuidado médico y la aprobación de su doctor— pueden ayudar a prevenir ataques de gota o aliviar sus síntomas, de acuerdo con algunos profesionales de salud.

VEA A SU MÉDICO CUANDO...

- Haya repetido ataques de gota o no mejoren después de tres o cuatro días.
- Repentinamente pierda mucho peso.
- Sufra de deshidratación, algunos de cuyos síntomas son sed excesiva, labios secos, y orine menos de lo normal.
- Haya tenido diarrea por 24 horas o más.
- Sea propenso a la gota y también tome medicamentos tales como salicilatos, diuréticos o algunos antibióticos o drogas para el cáncer.
- Sea propenso a la gota y beba alcohol frecuentemente.

AROMATERAPIA

Para aliviar el dolor de gota, haga un aceite de masaje con 1 onza (30 ml) de aceite de oliva (disponible en la mayoría de las tiendas de productos naturales) y cinco gotas de aceite de enebro (nebrina, tascate), luego masajee en la articulación varias veces al día, sugiere la herbolaria Jeanne Rose, de San Francisco, presidenta de la Asociación Nacional para Aromaterapia Holística, en su libro *Aromatherapy: Applications and Inhalations* (Aromaterapia: Aplicaciones e inhalaciones).

Para suavizar el dolor de gota en los pies, pruebe un baño frío de pies con aceites esenciales de enebro y romero, sugiere la aromaterapeuta Judith Jackson, de Greenwich, Connecticut, autora de *Scentual Touch: A Personal Guide to Aromatherapy* (Toque perfumado: Guía personal para la aromaterapia). Ella sugiere agregar diez gotas de cada aceite a ½ galón (1.9 l) de agua fría.

Para información sobre cómo preparar y administrar aceites esenciales, y precauciones sobre su uso, vea la página 11. Para información sobre la compra de aceites esenciales, consulte la lista de recursos en la página 613.

HIDROTERAPIA

Los tratamientos de hielo y agua fría son muy buenos primeros auxilios para los ataques dolorosos de gota, dice el Dr. John Abruzzo, profesor de medicina y director del Centro de Reumatología y Osteoporosis del Hospital de la Universidad Thomas Jefferson en Filadelfia. Aplique una compresa fría y mojada directamente en el área afectada por 20 minutos, o envuelva un paquete de hielo en una bolsa de plástico y colóquela sobre una toalla en la piel, sugiere el Dr. Abruzzo. "Nunca deje un tratamiento frío sobre la piel por más de 20 minutos, porque puede dañar la piel", agrega él.

Aunque los tratamientos fríos alivian el dolor, vea a su médico inmediatamente si una sola aplicación no ayuda. "La gota es comparablemente fácil de tratar si se detecta temprano. Si usted la deja sin tratar por mucho tiempo, es mucho más difícil de controlar", dice el Dr. Abruzzo.

HOMEOPATÍA

La gota frecuentemente requiere cuidado médico, pero usted puede usar uno de los siguientes tratamientos hasta que vea a su médico u homeópata o como un tratamiento complementario hasta que se alivie, dice Chris Meletis, N.D., médico naturópata y director de medicina de la Escuela Nacional de Medicina Naturopática en Portland, Oregón.

Si sus articulaciones están rojas, calientes e hinchadas y empeoran con el movimiento o con el toque más suave, el Dr. Meletis sugiere probar una dosis 12C de *Belladonna* cada dos horas. Él dice que *Aconite 12C*, si se toma cada pocas horas, es lo adecuado si usted tiene una articulación roja y dolorida. *Colchicum 12C*, también cada pocas horas, es muy útil cuando la hinchazón está en su dedo grande del pie, si éste está rojo y tierno, especialmente si usted también se siente irritado y débil, dice. Para ardor, picazón e hinchazón en el área con gota, él sugiere *Urtica urens 12C*, cada pocas horas.

Todos estos remedios están disponibles en muchas tiendas de productos naturales. Para comprar remedios homeopáticos por correspondencia, consulte la lista de recursos en la página 613.

REFLEXOLOGÍA

Trabaje en los puntos reflejos del riñón en ambos pies, recomienda Dwight Byers, reflexólogo de St. Petersburg, Florida, y autor de *Better Health with Foot Reflexology* (Mejor salud con la reflexología de pies).

Para ayuda en localizar estos puntos, consulte la tabla de reflejos en los pies en la página 570. Para instrucciones sobre cómo trabajar con estos puntos, vea "Reflexología para principiantes" en la página 68.

Gota

Terapia de alimentos

Coma más arándanos y cerezas, porque son ricos en sustancias que contra-rrestan las purinas, las cuales causan gota, dice el Dr. Julian Whitaker, fundador y presidente del Whitaker Wellness Center, un centro de bienestar en Newport Beach, California. Él dice que algunos pacientes de gota dicen encontrar alivio al comer desde un puñado hasta ½ libra (227 g) de cerezas cada día. Él también aconseja a los enfermos de gota que eviten anchoas, espárragos, champiñones y carnes de órganos tales como hígado y riñón, porque son ricos en purinas.

Terapia de jugos

Hacer un jugo con cuatro puñados de fresas picadas y ½ taza de frambuesas puede neutralizar el exceso de ácido úrico y ayudar a prevenir los ataques de gota, dice Cherie Calbom, M.S., nutricionista certificada en Kirkland, Wash-ington, y coautora de *Juicing for Life* (Exprimir jugos para toda la vida). Ella dice que las personas propensas a ataques de gota deben beber este jugo todos los días como medida preventiva.

Para información sobre técnicas de hacer jugos, vea la página 116.

VEA TAMBIÉN Artritis, Dolor de pie; Dolor en las articulaciones

GOTEO POSTNASAL

E s como una tortura china en los senos nasales. Goteo. Goteo. Goteo. El constante drenaje de mucosidad desde la nariz hacia la parte posterior de la garganta puede ser extremadamente molesto —y también puede ser un signo de alergias, sinusitis u otros problemas.

En realidad, las sienes drenan mucosidad a la garganta todo el tiempo. Lo que pasa es que usted no lo nota a menos que haya un flujo inusualmente pesado o la mucosidad se vuelva más espesa de lo normal. Los remedios naturales en este capítulo, usados con la aprobación de su médico, pueden ayudar a prevenir o aliviar el goteo postnasal, de acuerdo con algunos profesionales de la salud.

VEA A SU MÉDICO CUANDO...

- Su goteo postnasal sea espeso, tenga color y dure siete días o más.
- Tenga fiebre y dolor en la cara además del goteo postnasal o esté tosiendo mucosa desde el fondo del pecho.
- El goteo postnasal crónico le produce dolor de garganta, ronquera o "aclaración" (carraspera) repetitiva de la voz.

TERAPIA DE ALIMENTOS

"Elimine los lácteos de su dieta", aconseja el Dr. Michael A. Klaper, especialista en medicina nutritiva en Pompano Beach, Florida, y director del Instituto de Educación e Investigación de la Nutrición, una organización con sede en Manhattan Beach, California, que enseña a los médicos sobre la nutrición y su relación con distintas enfermedades. La leche, los quesos y otros alimentos lácteos tienden a promover la producción de mucosidad, lo cual puede provocar o agravar el goteo postnasal, de acuerdo con el Dr. Klaper.

TERAPIA DE JUGOS

Las personas con goteo postnasal se pueden aliviar si beben jugo de manzana o de uva oscura, dice el Dr. John Peterson, profesional ayurvédico en Muncie, Indiana. Él sugiere beber un vaso de 8 onzas (240 ml) cada día, preferentemente antes de una comida. Si el jugo parece demasiado fuerte, se puede diluir con agua, dice. El jugo de arándano agrio (*cranberry*) también puede ser bueno, agrega.

Para información sobre técnicas de hacer jugos, vea la página 116.

GRIPE

YOGA

Para aliviar el goteo postnasal, pruebe *neti*, un lavado nasal yógico, sugiere el Dr. Stephen A. Nezezon, profesor de yoga y médico en el Instituto Himalayo Internacional de Filosofía y Ciencia del Yoga en Honesdale, Pensilvania. El lavado puede ayudar a reducir el flujo excesivo de los senos nasales, dice él.

Sus instrucciones: para empezar, llene una taza de papel de 4 onzas (120 ml) hasta la mitad con agua tibia y luego agréguele ½ cucharadita de sal. Ponga un pliegue pequeño en la taza de manera que forme un pico. Incline levemente la cabeza hacia atrás y hacia la izquierda. Luego vierta el agua lentamente en la ventana derecha de la nariz. El agua saldrá de la ventana izquierda o por la parte de atrás de la garganta si la ventana izquierda está obstruida. Escupa el agua si se va a la garganta, o quítese el agua de la cara con una toalla de mano si sale de la ventana izquierda de la nariz. Llene la taza otra vez, luego repita el procedimiento en el otro lado, vertiendo el agua en la ventana izquierda e inclinando la cabeza hacia atrás y hacia la derecha de manera que el agua salga de la ventana derecha de la nariz.

El Dr. Nezezon recomienda usar este tratamiento diariamente para aliviar el goteo postnasal y para mantener los senos nasales limpios y sanos.

VEA TAMBIÉN Problemas de sinusitis

GRIPE

Ha vuelto como un perro fiel. De nuevo nos invade esa fatiga que nos pone como unos *zombies*, más ese dolor de cabeza que nos hace sentir como si tuviéramos hombres pequeños en la cabeza martillándonos el cerebro.

Sin duda, estamos en la temporada de la gripe otra vez. Tiempo para vomitar, tener fiebre, sudar y sufrir escalofríos. Tiempo para unos pocos días de agonía y más de unas pocas maldiciones por no habernos puesto la vacuna contra la gripe. Como los resfriados (catarros) y los otros virus, la gripe se transmite de persona a persona, generalmente en el invierno y al principio de la primavera, y vacunarse es la mejor forma de evitarla. La otra forma, desgraciadamente, es evitar a otras personas, especialmente en espacios cerrados. Ya que ésta última no es una opción muy realista, es probable que usted termine pescándose una gripe —al menos ocasionalmente. Pero los remedios naturales en este capítulo

—usados con cuidado médico y la aprobación de su doctor— pueden ayudar a aliviar los síntomas de la gripe, de acuerdo con algunos profesionales de salud.

VEA A SU MÉDICO CUANDO...

- Quiera una inyección contra la gripe, que debería ponerse antes de que empiece la temporada de la gripe.
- Tenga la gripe y sea mayor de 65 años de edad.
- Tenga la gripe y experimente ronquera, dolor en el pecho o dificultad para respirar.

AROMATERAPIA

Cuando todos a su alrededor parezcan caer con la gripe, mezcle algunos aceites esenciales para usar en un difusor, sugiere John Steele, consultor de aromaterapia de Los Ángeles. "Aromatizar una habitación con las esencias adecuadas puede evitar que los virus se expandan por el aire", explica.

En una botella de cinco mililitros, dice Steele, mezcle tres partes de *ravensare*, una parte de *naiouli* o eucalipto, una parte de limón, una de palisandro y una parte de lavanda (espliego, alhucema). *Ravensare* y *naiouli* tienen propiedades antivirales, de acuerdo con Steele, mientras que los otros aceites esenciales actúan como antisépticos y le dan a la mezcla un aroma maravilloso. Agregue alrededor de 50 gotas de esta mezcla a su difusor por vez.

Para una inhalación de vapor, Steele sugiere agregar de seis a ocho gotas de esta mezcla a un tazón de agua recién hervida. Colóquese una toalla sobre la cabeza e inhale. Repita este tratamiento dos o tres veces al día, si es necesario, dice él.

Para los escalofríos, Steele sugiere tres gotas de aceites esenciales de romero y tres de jengibre o pimiento negro agregados a su baño. O, dice, haga un aceite vigorizante de masaje usando cinco gotas de *ravensare* y 15 gotas de palisandro en ½ onza (15 ml) de un aceite portador como el de oliva o el de almendra. Los aceites portadores se pueden adquirir en la mayoría de las tiendas de productos naturales.

Para información sobre cómo preparar y administrar aceites esenciales, y precauciones sobre su uso, vea la página 11. Para información sobre la compra de aceites esenciales, consulte la lista de recursos en la página 613.

HIDROTERAPIA

Un baño caliente seguido de una fricción fría con manoplas de dos a cuatro veces al día, alivia la congestión, mejora la circulación y fortalece el sistema inmunológico, acelerando la curación de la gripe. El consejo es de Charles Thomas, Ph.D., coautor de *Hydrotherapy: Simple Treatments for Common*

GRIPE

Ailments (Hidroterapia: Tratamientos simples para dolencias comunes) y fisioterapeuta en el Centro de Terapia Desert Springs en Desert Hot Springs, California.

Para hacer una fricción fría con manoplas, siga estas instrucciones de la Dra. Agatha Thrash, médica patóloga, cofundadora y codirectora del Instituto Uchee Pines, un centro de curación natural en Seale, Alabama: remoje una toallita en agua fría (de 50°F/10°C a 60°F/16°C), haga con su mano un puño y envuélvalo con un trapo alrededor. Use el puño para frotar el otro brazo con un movimiento circular vigoroso, empezando con los dedos y terminando en la espalda. Introduzca la toalla otra vez en el agua fría y repita. Su piel debería estar rosada. Seque su brazo con una toalla usando el mismo movimiento circular vigoroso, luego repita el proceso en el brazo y en las piernas, los pies, el pecho y el abdomen.

HOMEOPATÍA

Oscillococcinum, Flu Solution y otras combinaciones de remedios comerciales que contienen extractos de hígado y corazón de pato son excelentes para combatir la gripe, dice el Dr. Mitchell Fleisher, médico de medicina familiar y homeópata en Colleen, Virginia. "Los remedios combinados para la gripe son buenos para muchas personas, particularmente si se toma uno en las primeras cuatro o doce horas después de empezar a tener síntomas", dice el Dr. Fleisher. Él sugiere seguir las dosis recomendadas en la etiqueta del remedio que elija. Si va a funcionar, usted debería sentir alivio con una sola dosis, agrega.

Sin embargo, si la gripe persiste el Dr. Fleisher dice que usted probablemente necesite un remedio más específico, tal como *Eupatorium perfoliatum* en dosis de 12C o 30C, que es bueno para la gripe que causa escalofríos y dolores en la espalda y los huesos, fatiga, sed y dolores de cabeza. Si se siente mareado, soñoliento y débil pero momentáneamente mejor después de orinar, él sugiere probar una dosis de 12C o 30C de *Gelsemium*. Tome hasta cuatro dosis de uno de estos remedios para la gripe en 24 horas. Luego si no se siente mejor, vea a su médico u homeópata, dice el Dr. Fleisher.

Todos estos remedios se pueden adquirir en muchas tiendas de productos naturales. Para comprar remedios homeopáticos por correspondencia, consulte la lista de recursos en la página 613.

REFLEXOLOGÍA

Preste atención especial a los siguientes reflejos en sus pies y manos, dice el reflexólogo de St. Petersburg, Florida, Dwight Byers, autor de *Better Health with Foot Reflexology* (Mejor salud con la reflexología de pies): pecho y pulmón, diafragma, intestino, sistema linfático y glándulas pituitaria y suprarrenal.

Para ayuda en localizar estos puntos, consulte las tablas de reflejos de pies y manos que comienzan en la página 560. Para instrucciones sobre cómo trabajar con estos puntos, vea "Reflexología para principiantes" en la página 68.

TERAPIA DE ALIMENTOS

Alimente su gripe con líquidos para reemplazar lo que pierde a causa de sudor y vómitos, sugiere el Dr. Julian Whitaker, fundador y presidente del Whitaker Wellness Center, un centro de bienestar en Newport Beach, California. Además de agua, que se debe beber regularmente aun cuando no tenga sed, el Dr. Whitaker recomienda bebidas ricas en vitaminas como los jugos de manzana y de vegetales, y también sopas. Una vez que su estómago lo pueda tolerar, aliméntese con comidas fáciles de digerir y ricas en nutrientes como pan tostado, plátanos amarillos (guineos) y arroz, dice él.

TERAPIA DE HIERBAS

Para eliminar la gripe ante la primera aparición de síntomas, tome equinacia (equiseto), una hierba con efectos antivirales poderosos y con la propiedad de fortalecer el sistema inmunológico, dice la herbolaria Rosemary Gladstar, de Barre, Vermont, autora de *Herbal Healing for Women* (Curación con hierbas para mujeres) y otros libros sobre hierbas. La equinacia está disponible en la mayoría de las tiendas de productos naturales en forma de suplemento, como tintura y como té, de acuerdo con la Dra. Gladstar; ella recomienda seguir las dosis recomendadas en la etiqueta del producto que elija. La equinacia funciona bien a corto plazo, dice, pero no es efectiva para fortalecer el sistema inmunológico si se toma por mucho tiempo. Ella recomienda no usar la hierba por más de una semana.

TERAPIA DE JUGOS

Los jugos de manzana y de uvas oscuras son ambos buenos para aquellos que están combatiendo la gripe, dice el Dr. John Peterson, profesional ayurvédico en Muncie, Indiana. Estos jugos tienen propiedades que funcionan contra la congestión y el resfriado (catarro), de acuerdo con el Dr. Peterson. Y, dice, el jugo de uvas oscuras es rico en taninas, sustancias que han demostrado matar virus bajo condiciones de laboratorio.

No mezcle los jugos, dice el Dr. Peterson, pero dilúyalos si son muy dulces. Él aconseja beberlos a temperatura ambiente a cualquier hora fuera de las comidas. Peterson también dice que los jugos de pera, arándano rojo (*cranberry*) y granada pueden ser buenos.

Para información sobre técnicas de hacer jugos, vea la página 116.

HEMORROIDES

Lo más probable es que las hemorroides sean uno de los problemas médicos sobre los cuales más se hacen bromas, pero a la misma vez, están entre los malestares más comunes. En este momento, casi la mitad de los hombres, mujeres y niños en los Estados Unidos tienen hemorroides.

Y es casi seguro que ninguno de ellos piensa que es gracioso.

Las hemorroides son venas varicosas que se forman dentro del recto o alrededor de la apertura del ano. Son causadas por una presión creciente en las venas al sentarse, por sufrir estreñimiento o hacer demasiado esfuerzo para defecar. Las hemorroides pueden ser extremadamente dolorosas o causar picazón y pueden romperse y sangrar cuando están irritadas. Los remedios naturales en este capítulo —usados en conjunción con cuidado médico y la aprobación de su doctor— pueden ayudar a aliviar los síntomas de las hemorroides y prevenir su reaparición, de acuerdo con algunos profesionales de salud.

VEA A SU MÉDICO CUANDO...

• Note que está sangrando del recto.

AROMATERAPIA

Suavice las dolorosas hemorroides con un buen "remojo", sugiere la aromaterapeuta de Greenwich, Connecticut, Judith Jackson, autora de *Scentual Touch: A Personal Guide to Aromatherapy* (Toque perfumado: Guía personal para la aromaterapia). Ella recomienda agregar 20 gotas de cada cual de los aceites esenciales lavanda (espliego, alhucema) y enebro (nebrina, tascate) a un baño caliente con un nivel de agua poco profundo, mezclando el agua del baño con su mano para asegurarse de que los aceites estén bien esparcidos. Luego remójese por diez minutos, dice ella.

Usted también puede tratar las hemorroides con una pomada (ungüento) externa después de cada baño o evacuación de intestino, agrega Jackson. Ella sugiere probar 2 gotas de aceite esencial de lavanda y 1 gota de geranio mezclados con 1 onza (30 ml) de aceite portador. Los aceites portadores se pueden adquirir en la mayoría de las tiendas de productos naturales.

Para información sobre cómo preparar y administrar aceites esenciales, y precauciones sobre su uso, vea la página 11. Para información sobre la compra de aceites esenciales, consulte la lista de recursos en la página 613.

HIDROTERAPIA

Una compresa empapada en un té negro fuerte y frío es muy calmante para las hemorroides, dice la Dra. Agatha Thrash, médica patóloga, cofundadora y codirectora del Instituto Uchee Pines, un centro de curación natural en Seale, Alabama. Ella sugiere sostener la compresa contra las hemorroides durante varios minutos.

HOMEOPATÍA

Tómese un baño de *sitz* con agua tibia durante 10 ó 15 minutos dos veces al día, luego aplíquese cremas de *Aesculus* y *Hamamelis* después de cada baño, dice la Dra. Maesimund Panos, médica homeópata en Tipp City, Ohio, y coautora con Jane Heimlich de *Homeopathic Medicine at Home* (Medicina homeopática en casa). (Para instrucciones en cómo usar un baño de *sitz*, vea "Hidroterapia casera" en la página 30.) La Dra. Panos dice que esta crema ayuda a aliviar el dolor y la hinchazón y puede acelerar la curación. Tomar dos tabletas de *Aesculus 6X* tres o cuatro veces diarias también puede ser útil para acelerar la curación, dice.

Estos remedios se pueden adquirir en muchas tiendas de productos naturales. Para comprar remedios homeopáticos por correspondencia, consulte la lista de recursos en la página 613.

IMAGINERÍA

En su libro *Healing Visualizations* (Visualizaciones curativas), el psiquiatra neoyorquino Gerald Epstein sugiere cerrar los ojos, respirar tres veces e imaginarse que sus hemorroides se están arrugando como una cartera vieja. Imagíneselas encogiéndose y desapareciendo mientras las paredes del ano se vuelven rosadas y suaves. El Dr. Epstein sugiere practicar esta imaginería durante uno o dos minutos por hora durante el día, por hasta 21 días, hasta que las hemorroides desaparezcan.

REFLEXOLOGÍA

Concéntrese especialmente en los reflejos del diafragma, de la glándula suprarrenal, del recto, del colon sigmoide, y de la columna inferior en ambos pies, sugiere Dwight Byers, reflexólogo de St. Petersburg, Florida, y autor de *Better Health with Foot Reflexology* (Mejor salud con la reflexología de pies). Para ayuda en localizar estos puntos, consulte la tabla de reflejos en los pies en la página 570. Para instrucciones sobre cómo trabajar con estos puntos, vea "Reflexología para principiantes" en la página 68.

HEMORROIDES

TERAPIA DE ALIMENTOS

Una dieta alta en fibras es la clave para prevenir o tratar hemorroides, dice el Dr. Michael A. Klaper, especialista en medicina nutritiva en Pompano Beach, Florida, y director del Instituto de Educación e Investigación de la Nutrición, una organización con sede en Manhattan Beach, California, que enseña a los médicos sobre la nutrición y su relación con distintas enfermedades. Una deposición dura y estreñida significa que usted necesita empujar más fuertemente para defecar, explica, y cuando usted empuja fuertemente, sus venas con hemorroides se hinchan y se vuelven varicosas, que es lo que las hemorroides son —venas varicosas. La fibra hace sus deposiciones suaves y por ende pone menos presión en las venas. El Dr. Klaper sugiere probar por lo menos 30 gramos de fibra al día comiendo por lo menos cinco porciones de frutas y vegetales frescos y más granos integrales, frijoles (habichuelas) y productos de salvado.

TERAPIA DE HIERBAS

El corazoncillo (hipérico) puede ayudar a aliviar la picazón y el ardor de las hemorroides, dice la herbolaria de Barre, Vermont, Rosemary Gladstar, autora de *Herbal Healing for Women* (Curación con hierbas para mujeres) y varios otros libros sobre hierbas. La mayoría de las tiendas de productos naturales tienen bálsamos hechos con esta hierba; Gladstar sugiere seguir las instrucciones en la etiqueta del producto que elija.

El hamamelis (hamamélide de Virginia), generalmente destilada en alcohol, también ayuda, según Gladstar. Ella sugiere humedecer trapos de algodón con extracto de agua de hamamelis y aplicar los trapos como compresas, dejándolos actuar por 15 ó 20 minutos dos veces al día. Mantenga el bálsamo y el extracto de hamamelis en el refrigerador, sugiere Gladstar; retendrán su frescura y resultarán eficaces cuando los use.

TERAPIA DE JUGOS

Además de agregarle fibra a la dieta, lo cual suaviza las deposiciones, varios jugos de frutas contienen sustancias que pueden ayudar a aliviar las hemorroides, dice Cherie Calbom, M.S., nutricionista certificada en Kirkland, Washington, y coautora de *Juicing for Life* (Exprimir jugos para toda la vida). Las bayas (moras) de color oscuro como las cerezas, las zarzamoras y los arándanos, contienen antocianina y proantocianidinas, pigmentos que, de acuerdo con Calbom, tonifican y fortifican las paredes de las venas hemorroides, lo cual puede minimizar el dolor y la hinchazón.

Para maximizar los beneficios terapéuticos de estos pigmentos, Calbom sugiere beber 4 onzas (120 ml) de jugo de bayas oscuras diluido con 4 onzas de jugo de manzana al menos una vez al día.

Para información sobre técnicas de hacer jugos, vea la página 116.

HERIDA DE ESTIRAMIENTO REPETITIVO Y SÍNDROME DEL TÚNEL CARPO

La edad de la computarización ha revolucionado casi todas las facetas de la vida moderna, desde pagar los impuestos hasta hacer reservaciones de hotel o encontrar un libro en la biblioteca. Pero también nos ha traído la herida de estiramiento repetitivo, un dolor incapacitante del cuello, los hombros, la muñeca o las manos que generalmente afecta a aquellos que se pasan días trabajando frente a una computadora.

La herida de estiramiento repetitivo es causada por el uso excesivo de los tendones, lo cual resulta en dolor, hinchazón y presión en los nervios cercanos. La forma más conocida de la herida de estiramiento repetitivo es el síndrome del túnel carpo, un dolor debilitante en la muñeca causado por presión en el nervio mediano donde pasa a través del túnel carpo óseo en la muñeca.

Los síntomas comunes de la herida de estiramiento repetitivo incluyen comezón persistente, y dolor o entumecimiento en las muñecas, las manos o los antebrazos. Algunas personas también experimentan hinchazón en las manos o empiezan a dejar caer cosas porque tienen dificultad para controlar sus dedos. Si usted está experimentando cualquiera de estos síntomas, vea a su médico para una evaluación, ya que una intervención temprana puede evitar que esta condición empeore. Los remedios naturales en este capítulo —usados en conjunción con cuidado médico y la aprobación de su doctor— pueden ayudar a aquellos con herida de estiramiento repetitivo o síndrome de túnel carpo, de acuerdo con algunos profesionales de la salud.

VEA A SU MÉDICO CUANDO...

• Sus manos, muñecas y antebrazos se entumezcan o sufran picazón cuando usted está desarrollando actividades repetitivas.

- Tenga dolor en el cuello, los hombros, las muñecas o las manos que limiten sus actividades usuales.
- Sus manos estén hinchadas y doloridas.

DÍGITOPUNTURA

Siéntese cómodamente y presione los puntos P 7, ubicados en el lado de adentro de cada brazo al medio del pliegue de la muñeca, y TW 4, en el lado de afuera del brazo en el hueco al centro del pliegue de la muñeca, dice Michael Reed Gach, Ph.D., director del Instituto de Dígitopuntura en Berkeley, California, y autor de *Acupressure's Potent Points* (Los puntos potentes de la dígitopuntura). (Para ayuda en localizar estos puntos, consulte las ilustraciones que comienzan en la página 542.) Usted puede trabajar en los dos puntos simultáneamente, dice el Dr. Gach, si coloca su pulgar izquierdo en el punto TW 4 de la muñeca derecha y sus dedos izquierdos en el punto P 7 de la muñeca derecha. Él recomienda presionar estos puntos durante algunos minutos y luego cambiar de lado. Repita este tratamiento a lo largo del día, agrega.

Usted también puede usar una técnica *shiatsu* para presionar puntos en una línea en el antebrazo, desde la muñeca hasta el codo, de acuerdo con el Dr. Gach. Él sugiere usar todos los dedos para presionar el lado de afuera del antebrazo y el pulgar para aplicar más presión en el lado de adentro del antebrazo. Presione los músculos en ambos lados de la estructura ósea, empezando aproximadamente a 3 pulgadas (7.6 cm) por sobre el pliegue de la muñeca. "Apriete por diez segundos y suelte. Luego suba los dedos ½ pulgada (1.25 cm), apriete y sostenga de nuevo por diez segundos. Repita por media pulgadas (o por centímetros) hasta llegar al codo. Haga este ejercicio en ambos brazos cada que vez que lo piense, tan frecuentemente como sea posible a lo largo del día", dice el Dr. Gach.

HIDROTERAPIA

Pruebe tratamientos de agua nocturnos para el síndrome de túnel carpo, sugiere la Dra. Agatha Thrash, patóloga, cofundadora y codirectora del Instituto Uchee Pines, un centro de curación natural en Seale, Alabama. Ella recomienda remojar la mano y la muñeca en agua de una temperatura que esté entre tibia y caliente por 12 a 15 minutos, moviendo los dedos para aumentar la circulación. Termine con una salpicadura de agua fría.

"Las heridas de estiramiento repetitivo de los músicos y trabajadores de oficina generalmente se tratan mejor con agua helada que con calor", dice la Dra. Thrash. Ella ha descubierto que algunas personas responden mejor a un remojo de 12 a 15 minutos en agua helada por la noche. Ella sugiere poner cubos de hielo en agua suficientemente fría para sumergir la mano y el brazo hasta arriba del codo.

■
HOMEOPATÍA

Si usted tiene articulaciones doloridas y tensas que están calientes e hinchadas y que empeoran con el movimiento, tome una dosis de 30C de *Bryonia* una vez al día o de 12C dos veces al día hasta que empiece a sentirse mejor, dice la Dra. Cynthia Mervis Watson, médica de medicina familiar en Santa Mónica, California, especializada en terapia de hierbas y homeopatía. Ella dice que una dosis similar de *Rhus toxicodendron* aliviará articulaciones doloridas acompañadas por tensión en el cuello y la región lumbar que empeoran con el frío y mejoran con el calor, los días secos o después de hacer ejercicio.

Una dosis de 30C de *Cimicifuga*, tomada una vez al día hasta que se sienta mejor, es un buen remedio para síntomas tales como sensación de inquietud y músculos doloridos que empeoran con el frío y durante la mañana, dice la Dra. Watson. Ella sugiere tomar una dosis similar de *Ruta graveolens* si tiene una herida de tendón o quistes de ganglios junto a dolor y tensión, especialmente en tiempo frío y húmedo.

Todos estos remedios se pueden adquirir en muchas tiendas de productos naturales. Para comprar remedios homeopáticos por correspondencia, consulte la lista de recursos en la página 613.

■
RELAJAMIENTO Y MEDITACIÓN

El relajamiento progresivo es excelente para aliviar la tensión de manos y muñecas, dice Glenda L. Key, P.T., fisioterapeuta en Minneapolis que usa la técnica para sobrellevar su propio síndrome de túnel carpo.

"La muñeca es un área que usted tensiona muy fácilmente de manera inconsciente. Yo creo que el relajamiento progresivo es una manera excelente de relajar esa área", dice Key. Para probar el relajamiento progresivo, vea la página 82. Para mejores resultados, practique esta técnica antes de empezar a trabajar y luego después de cada descanso.

■
TERAPIA DE VITAMINAS Y MINERALES

"La investigación muestra que tomar 50 miligramos de la vitamina B_6 todos los días puede ayudar a aquellos con síndrome de túnel carpo", dice el Dr. Alan Gaby, médico especialista en medicina preventiva y nutritiva en Baltimore y presidente de la Asociación Estadounidense de Medicina Holística. En realidad, dice, la investigación indica que las personas que son deficientes en las vitaminas B son más propensas a desarrollar el problema que aquellos que no.

HERNIA

Aparentemente, ser un hombre "de verdad" conlleva ciertas cosas. Por ejemplo, ningún hombre "de verdad" admite estar perdido, llora mientras ve una de esas películas tristes y lacrimógenas, y por supuesto nunca pide ayuda para levantar algo, sin importar cuán grande sea la caja o pesado el sillón.

Hasta que el supuesto Hércules sufra una hernia.

Una hernia ocurre cuando un pedazo de su cuerpo se pasa por la pared de un músculo y se traba. A los hombres les dan hernias más que a las mujeres, y la mayoría de las hernias son causadas por levantamiento de objetos pesados. Con estas llamadas hernias inguinales, un pedazo de intestino se pasa por el músculo abdominal hacia la ingle o el área superior del muslo. Vea a su médico, ya que generalmente se requiere cirugía para reparar una hernia. Los remedios naturales en este capítulo —usados en conjunción con cuidado médico y la aprobación de su doctor— pueden ayudar a aliviar el dolor de una hernia o prevenir su reaparición, de acuerdo con algunos profesionales de salud.

VEA A SU MÉDICO CUANDO...

• Note cualquier protuberancia en la ingle o el área superior del muslo.

REFLEXOLOGÍA

Trabaje en ambos pies con los reflejos de la ingle, el colon y la glándula suprarrenal, dice Dwight Byers, reflexólogo de St. Petersburg, Florida, y autor de *Better Health with Foot Reflexology* (Mejor salud con la reflexología de pies). Para ayuda en localizar estos puntos, consulte la tabla de reflejos en los pies en la página 570. Para instrucciones sobre cómo trabajar con estos puntos, vea "Reflexología para principiantes" en la página 68.

TERAPIA DE ALIMENTOS

Una hernia puede ser el resultado de la pared de un músculo abdominal que es deficiente en proteínas, dice el Dr. Elson Haas, director del Centro de Medicina Preventiva de Marín, en San Rafael, California, y autor de *Staying Healthy with Nutrition* (Cómo mantenerse sano con la nutrición). Él sugiere comer más fuentes de proteínas bajas en grasa, entre ellas pechuga de pollo, atún, leche descremada y el requesón al 1 por ciento. Aunque esta terapia no curará una condición existente, dice el Dr. Haas, puede ayudar a prevenir problemas futuros.

HERPES GENITAL

Las relaciones amorosas nos pueden causar mucho dolor. Simplemente pregúntele a alguien con herpes genital, también conocido como herpes simple de tipo 2. (El tipo 1 generalmente resulta en llagas en la boca y las manos.) Y la forma en que se transmite no es demasiado compleja: si tiene relaciones sexuales con una persona infectada que está en una etapa contagiosa —es decir, con llagas de herpes en el cuerpo— usted podría ser una de las 500,000 personas que cada año contraen herpes genital, una condición que se queda con usted por el resto de su vida.

El virus puede permanecer latente por años, que es la razón por la cual tres de cada cuatro personas con herpes genital no saben que lo tienen. Pero durante un brote, la verdad es que no tendrá muchas ganas de hacer el amor. Una o más llagas abiertas pueden aparecer en los genitales, creando una sensación dolorosa de ardor. La forma de evitar el herpes genital es no tener relaciones sexuales con alguien que está infectado, y la droga de receta *acyclovir* es la mejor manera de controlar los brotes. Y los remedios naturales en este capítulo —usados en conjunción con cuidado médico y la aprobación de su doctor— pueden ayudar a prevenir brotes, aliviar los síntomas de las lesiones de herpes y acelerar su curación, de acuerdo con algunos profesionales de salud.

VEA A SU MÉDICO CUANDO...

• Note una ampolla o una llaga que repentinamente aparece en sus genitales, sea o no doloroso.
• Su dolor o picazón sean de tanta intensidad que quiera medicación para aliviarse.

AROMATERAPIA

Aplique una sola gota de aceite esencial de árbol de té (*tea tree oil*) directamente en las lesiones de herpes una vez al día después de darse una ducha, recomienda la herbolaria de San Francisco, Jeanne Rose, presidenta de la Asociación Nacional para Aromaterapia Holística y autora de *Aromatherapy: Applications and Inhalations* (Aromaterapia: Aplicaciones e inhalaciones). "El aceite de árbol de té es suave en la piel y ayuda a curar cualquier tipo de llaga externa", dice Rose.

Para información sobre cómo preparar y administrar aceites esenciales, y precauciones sobre su uso, vea la página 11. Para información sobre la compra de aceites esenciales, consulte la lista de recursos en la página 613.

TERAPIA DE ALIMENTOS

"Para algunas personas, cambiar la dieta para hacerla más alcalina puede contribuir a prevenir brotes y ayudarlos a recuperarse más rápidamente", dice el Dr. Elson Haas, director del Centro de Medicina Preventiva de Marín, en San Rafael, California, y autor de *Staying Healthy with Nutrition* (Cómo mantenerse sano con la nutrición). Para lograr este cambio, usted debe comer más frutas (con excepción de las frutas cítricas, que son muy ácidas), vegetales, vegetales de mar tales como kelp y algas, millo (mijo), semillas y hierbas y menos carnes, pescado, huevos, productos lácteos, panes y productos cocidos, nueces y alcohol, de acuerdo con el Dr. Haas.

TERAPIA DE HIERBAS

Pruebe un lavado hecho de toronjil (melisa), dice Varro E. Tyler, Ph.D., profesor de farmacognosia (el estudio de las drogas derivadas de fuentes naturales) en la Universidad de Purdue en West Lafayette, Indiana. Las hojas fragantes y las superficies florales de la planta de toronjil tienen propiedades antivirales, explica él.

Para hacer el lavado, el Dr. Tyler dice que usted debería verter ½ taza (113 ml) de agua hirviendo en dos o tres cucharadas de hojas finamente picadas, disponibles en la mayoría de las tiendas de productos naturales. Déjelo en infusión por 20 ó 30 minutos, luego cuélelo. Después, remoje un trapo limpio de algodón en el lavado. El Dr. Tyler aconseja aplicarse el lavado a las lesiones de herpes tres o cuatro veces al día.

TERAPIA DE VITAMINAS Y MINERALES

Use la dieta de sensibilidad a las comidas (vea "Sensibilidad a las comidas: Cómo saber cuáles comidas 'sanas' pueden enfermar" en la página 96) para eliminar cualquier alimento que pueda agravar los ataques de herpes, sugiere el Dr. David Edelberg, internista y director médico del Centro Holístico Estadounidense en Chicago. Él también dice que las personas con herpes genital pueden usar el siguiente régimen nutritivo para controlar reapariciones: 2,000 miligramos de la vitamina C dos veces al día; un gramo de bioflavonoides cítricos al día; y 500 miligramos de licina al día, aumentando la cantidad a 3,000 miligramos durante un brote. Los bioflavonoides cítricos están disponibles en la mayoría de las tiendas de productos naturales.

HERPES LABIAL

S on más bien llamativos que dolorosos. A no ser que sea capaz de crecerse un bigote instantáneo o ande con un pañuelo cubriéndole la cara como el Llanero Solitario, en realidad no hay forma de ocultar el herpes labial (boquera, fuego) que le ha salido en la boca.

Los herpes labiales son pequeñas lesiones rojas que aparecen en los labios, las ventanas nasales y a veces en las encías o el paladar. El herpes labial es causado por el virus de herpes simple conocido como tipo 1 (a diferencia del virus de tipo 2, que causa herpes genital). El virus es tan contagioso que aproximadamente el 90 por ciento de todos los estadounidenses está expuesto a él a los cinco años de edad. Una vez que usted esté infectado, el virus yace latente en su cuerpo hasta que un resfriado (catarro) o una fiebre provoca un brote.

El sol y las temperaturas extremas también pueden causar el herpes labial, de manera que es conveniente usar un bálsamo labial que contenga loción antisolar, y proteger su nariz y su boca del frío con una bufanda. Los remedios naturales en este capítulo —usados en conjunción con cuidado médico y la aprobación de su doctor— pueden prevenir el herpes labial o acelerar su curación, de acuerdo con algunos profesionales de salud.

VEA A SU MÉDICO CUANDO...

- Tenga cuatro o más herpes labiales por año.
- Tenga fiebre, glándulas hinchadas o síntomas como los de la gripe con un herpes labial.
- Su herpes labial sea tan doloroso que tenga problemas para comer o realizar actividades normales.

AROMATERAPIA

Para ayudar a acelerar la curación de herpes labiales, el aromaterapeuta de Los Ángeles, Michael Scholes, de Aromatherapy Seminars, una organización que entrena a profesionales y otros en el uso de aceites esenciales, sugiere que se usen los siguientes aceites esenciales: árbol de té (*tea tree*), bergamota, geranio, rosa y toronjil (melisa). Recomienda que se aplique una gota de cualquiera de estos aceites por la mañana y otra vez por la noche, antes de acostarse.

Para información sobre cómo preparar y administrar aceites esenciales, y precauciones para su uso, vea la página 11. Para información sobre la compra de aceites esenciales, consulte la lista de recursos en la página 613.

HIDROTERAPIA

Tan pronto como sienta salir un herpes labial, frote un pedazo de hielo en el área por diez minutos tres veces al día, dice la Dra. Agatha Thrash, médica patóloga, cofundadora y codirectora del Instituto Uchee Pines, un centro de curación natural en Seale, Alabama. Si trata el herpes labial temprano, usted puede prevenir que haga erupción, de acuerdo con la Dra. Thrash.

HOMEOPATÍA

Use un tapón húmedo de algodón para aplicar dos o tres gotas de un 10 por ciento de tintura de Caléndula en el herpes como resulte necesario, dice el Dr. Mitchell Fleisher, médico de medicina familiar y homeópata en Colleen, Virginia.

La Caléndula se puede adquirir en muchas tiendas de productos naturales. Para comprar remedios homeopáticos por correspondencia, consulte la lista de recursos en la página 613.

IMAGINERÍA

Usted puede acelerar la curación de un herpes labial si imagina que una luz balsámica penetra en el herpes y lo cura desde abajo hacia arriba (así es como los herpes se curan naturalmente), dice el Dr. Dennis Gersten, psiquiatra de San Diego y editor de *Atlantis*, una hoja informativa bimensual sobre la imaginería. Él recomienda hacer esto durante cinco minutos dos veces al día hasta que el herpes se cure.

TERAPIA DE ALIMENTOS

Coma más yogur, recomienda el farmacéutico titulado Earl Mindell, R.Ph., Ph.D., profesor de nutrición en la Universidad Pacific Western en Los Ángeles y autor de *Earl Mindell's Food as Medicine* (Los alimentos como medicina por Earl Mindell) y otros libros sobre la nutrición. "El acidófilo en las culturas vivas actúa como un antibiótico natural con el virus que causa el herpes labial", dice.

El Dr. Mindell también señala que ciertos alimentos pueden provocar el herpes labial porque contienen arginina, un aminoácido que el virus del herpes necesita para desarrollarse. Los alimentos ricos en arginina incluyen *cola*, chocolate, cacahuate (maní) y anacardos, gelatina, cerveza y chícharos (guisantes). Por lo tanto, si usted es propenso a herpes labiales, el Dr. Mindell recomienda que limite su consumo de estos alimentos —y que los elimine completamente durante un brote.

Terapia de hierbas

Los europeos dependen de la pomada (ungüento) de toronjil (melisa) para tratar el herpes labial causado por el virus de herpes simple, dice Varro E. Tyler, Ph.D., profesor de farmacognosia (el estudio de las drogas derivadas de fuentes naturales) en la Universidad de Purdue en West Lafayette, Indiana. Las hojas y las flores de esta planta tienen propiedades contra bacterias y virus, de acuerdo con el Dr. Tyler. Usted no puede comprar en los Estados Unidos la pomada que usan los europeos, explica, pero puede obtener resultados similares si trata al herpes labial con un baño hecho de un té fuerte de toronjil.

Para hacer el té, dice el Dr. Tyler, mezcle ½ taza (118 ml) de agua hirviendo con dos o tres cucharaditas de hojas secas picadas finamente, que se pueden conseguir en la mayoría de las tiendas de productos naturales. Deje la mezcla en infusión por 20 ó 30 minutos, dice, luego cuele la solución de manera que no quede ninguna hierba seca en el té y deje que éste se enfríe. Para aplicarlo, el Dr. Tyler sugiere mojar un trapo limpio de algodón en el té y retocar con él el herpes labial tres o cuatro veces al día.

Terapia de sonido

Dado que el estrés puede causar el herpes labial, pruebe escuchar música tranquilizante por 20 ó 30 minutos cada día, dice Steven Halpern, Ph.D., compositor, investigador y autor de *Sound Health: The Music and Sounds That Make Us Whole* (Salud de sonidos: La música y los sonidos que nos sanan). Para empezar, dice, ponga la música, luego siéntese o acuéstese cómodamente, cierre los ojos y respire profundamente. El Dr. Halpern recomienda que use auriculares para concentrar su atención completa y evitar distracciones. Sin embargo, también sugiere dejar los parlantes encendidos de manera que su cuerpo absorba la energía del sonido. Mientras la música suena, deje que su respiración disminuya y se vuelva estable y regular. Escuche no solamente las notas pero el silencio entre las notas. Esto lo ayudará a no analizar la música, lo cual le permitirá relajarse.

Para piezas sugeridas que pueden relajarlo, vea "Canciones que pueden calmar" en la página 129. El Dr. Halpern especialmente recomienda *Spectrum Suite* porque, dice, ayuda a activar la capacidad natural del cuerpo para equilibrarse y curarse a sí mismo. Muchas de las piezas se pueden adquirir en tiendas de música.

Terapia de vitaminas y minerales

Si usted tiene tres o más herpes labiales por año, se puede beneficiar si toma diariamente un suplemento de lisina, un aminoácido que contrarresta la arginina, un aminoácido que el virus del herpes necesita para prosperar, dice Richard D. Fischer, D.D.S., presidente de la Academia Internacional de Toxicología y Medicina Oral y dentista en Annandale, Virginia. "Yo recomiendo tomar dos tabletas de 500 miligramos con cada comida durante un brote y luego reducir la dosis a una tableta de 500 miligramos por comida como medida preventiva después de que el herpes se haya curado", dice el Dr. Fischer.

YOGA

Los herpes labiales generalmente ocurren durante tiempos de estrés, dice el Dr. Stephen A. Nezezon, profesor de yoga y médico en el Instituto Himalayo Internacional de Filosofía y Ciencia del Yoga en Honesdale, Pensilvania. Para disminuir el estrés, usted puede efectuar una rutina diaria de ejercicios de respiración, meditación y poses, sugiere el Dr. Nezezon.

Haga el ejercicio de respiración completa (vea la página 155) cada vez que se sienta estresado, sea en la oficina, en el auto o en el hogar, sugiere Alice Christensen, fundadora y directora ejecutiva de la Asociación Estadounidense del Yoga. La meditación diaria (vea la página 155) ayuda a limpiar la mente y le enseña a relajarse, dice. Para las poses, elija tres o cuatro de la Rutina Diaria, que empieza en la página 584. Asegúrese de variar las poses todos los días en lugar de hacer las mismas tres o cuatro día tras día; esto mantendrá alto su interés y fortalecerá distintas partes de su cuerpo, de acuerdo con Christensen. El Dr. Nezezon dice que usted debería incluir en su rutina por lo menos una pose de relajamiento, como la de cadáver (página 590), presión de rodillas (página 590) o la de bebé (página 596).

HERPES ZOSTER

De nuevo lo está atacando. Después de haber vencido la maldita varicela de niño, no pensaba que iba a tener que sufrir esa picazón que vuelve loco a cualquiera, el sarpullido, sin mencionar esos granitos encantadores.

Resulta que la enfermedad que usted tiene, el herpes zoster (culebrilla), es causado por el mismo virus que la varicela, y este virus puede permanecer latente por décadas. Vuelve a aparecer cuando su sistema inmunológico se debilita con la edad, a causa de una enfermedad o de estrés sin controlar. Usted necesita ver a su médico para determinar si tiene herpes zoster. Los remedios naturales en este capítulo —usados en conjunción con cuidado médico y la aprobación de su doctor— pueden ayudar a aliviar el herpes zoster, de acuerdo con algunos profesionales de salud.

VEA A SU MÉDICO CUANDO...

- Su piel tenga picazón, ardor y ampollas o muestre marcas como las de la varicela, especialmente cerca de los ojos.
- Su dolor sea más de lo que puede soportar.

HOMEOPATÍA

"El mejor remedio homeopático para el herpes zoster es *Ranunculus bulbosus*, especialmente cuando el herpes zoster está en el tronco del cuerpo", dice Stephen Messer, N.D., decano de la escuela de verano del Centro Nacional para la Homeopatía y médico naturópata en Eugene, Oregón. Él recomienda tomar una dosis de 6C hasta cuatro veces al día como sea necesario para el dolor. Usted debe notar una mejoría en un par de días, dice el Dr. Messer. Si no, vea a su médico u homeópata.

Ranunculus bulbosus se puede adquirir en muchas tiendas de productos naturales. Para comprar remedios homeopáticos por correspondencia, consulte la lista de recursos en la página 613.

REFLEXOLOGÍA

Trate de trabajar en sus pies o manos sobre los puntos reflejos correspondientes al diafragma, columna, ovario/testículo, páncreas y glándulas pituitaria, paratiroideal, tiroideal y suprarrenal, sugiere el reflexólogo Dwight Byers, de St. Petersburg, Florida, autor de *Better Health with Foot Reflexology* (Mejor salud con la reflexología de pies).

Para ayuda en localizar estos puntos, consulte las tablas de reflejos de pies y manos que comienzan en la página 560. Para instrucciones sobre cómo trabajar con estos puntos, vea "Reflexología para principiantes" en la página 68.

TERAPIA DE ALIMENTOS

Aunque una dieta rica en pimienta de cayena no puede prevenir el herpes zoster (culebrilla), ésta sí puede traer alivio rápido para el dolor, dice Allan Magaziner, D.O., especialista en medicina nutritiva y presidente del Centro Médico Magaziner en Cherry Hill, New Jersey. En realidad, dice él, el medicamento que generalmente se receta para el herpes zoster, el cual se llama *Zostrix*, está hecho de capsaicina, un derivado de los pimientos (chiles, ajíes) picantes que ayuda indirectamente a prevenir que los mensajes de dolor lleguen al cerebro.

TERAPIA DE VITAMINAS Y MINERALES

Una persona con herpes zoster (culebrilla) puede usar el siguiente régimen suplementario para ayudar a controlar la condición, dice el Dr. David Edelberg, internista y director médico del Centro Holístico Estadounidense en Chicago: 2,000 miligramos de la vitamina C dos veces al día; 400 unidades internacionales (*IU*, por sus siglas en inglés) de la vitamina E dos veces al día; y un gramo de bioflavonoides cítricos dos veces al día. Estos se pueden adquirir en la mayoría de las tiendas de productos naturales.

YOGA

Reduzca el estrés, y probablemente reducirá la incidencia del herpes zoster (culebrilla), además de disminuir posiblemente su severidad, dice el Dr. Stephen A. Nezezon, profesor de yoga y médico en el Instituto Himalayo Internacional de Filosofía y Ciencia del Yoga en Honesdale, Pensilvania. Para disminuir el estrés, el Dr. Nezezon sugiere probar una rutina diaria de ejercicios de respiración, meditación y poses de yoga.

Haga el ejercicio de respiración completa (vea la página 155) cada vez que esté estresado, sugiere Alice Christensen, fundadora y directora ejecutiva de la Asociación Estadounidense de Yoga. La meditación (vea la página 155) lo ayuda a aclarar la mente y le enseña a relajarse cada vez que quiera, dice. Y para las poses, elija tres o cuatro de la Rutina Diaria, que comienza en la página 584. Christensen sugiere variar las poses diariamente para no perder el interés y fortalecer distintas partes del cuerpo. El Dr. Nezezon dice que usted debería incluir en su rutina diaria de yoga por lo menos una pose de relajamiento, tal como la de cadáver (página 590), presión de rodillas (página 590) o de bebé (página 596).

HIPERVENTILACIÓN

L a hiperventilación es una prueba de que uno puede tener demasiado de algo bueno —incluso la respiración.

Cuando se siente demasiado estresado o ansioso, su cuerpo puede reaccionar respirando más rápidamente de lo normal. Esto lo puede dejar sintiéndose desmayado o débil. En algunos casos, la hiperventilación puede hacer su corazón latir más fuertemente, causar dolor en el estómago o dejarlo con una sensación de lleno en la garganta.

Un remedio viejo de primeros auxilios para la hiperventilación es respirar dentro de una bolsa de papel. Esto ayuda a ajustar la mezcla de dióxido de carbono y oxígeno en su sistema. Los remedios naturales en este capítulo —usados en conjunción con cuidado médico y la aprobación de su doctor— pueden ayudar a prevenir o aliviar la hiperventilación, de acuerdo con algunos profesionales de salud.

VEA A SU MÉDICO CUANDO...

• Hiperventile por primera vez.

TERAPIA DE FLORES Y ESENCIAS

"Toda persona que esté hiperventilando debe desacelerar su ritmo tanto física como emocionalmente", dice Eve Campanelli, Ph.D., médica holística de medicina familiar en Beverly Hills, California. Unas pocas gotas de la fórmula de emergencia para alivio del estrés (que se vende bajo nombres comerciales tales como *Calming Essence*, *Rescue Remedy* y *Five-Flower Formula*) colocadas debajo de la lengua ayudarán a restaurar el equilibrio emocional y hacer que la persona sea más receptiva a otro tratamiento, de acuerdo con la Dra. Campanelli.

La fórmula de emergencia de alivio del estrés está disponible en la mayoría de las tiendas de productos naturales y por correspondencia. Para más información sobre cómo preparar y administrar la fórmula, vea la página 103.

YOGA

Aprender respiración profunda y practicarla regularmente ayudará a prevenir ataques de hiperventilación, de acuerdo con el Dr. Stephen A. Nezezon, profesor de yoga y médico en el Instituto Himalayo Internacional de Filosofía y Ciencia del Yoga en Honesdale, Pensilvania. Para instrucciones en respiración profunda, vea la página 154.

HIPO

El hipo sigue siendo uno de los grandes misterios de la vida, tanto como las pirámides o cómo programar su VCR para que grabe su programa favorito cuando tenga que salir de casa.

Hasta ahora, los científicos no han descubierto un propósito biológico para el hipo. Simplemente consiste en unos pequeños espasmos molestos en el diafragma, que es el músculo fino debajo de los pulmones que ayuda a la respiración. Y aunque en general no es serio, el hipo puede permanecer por minutos e incluso horas. Los remedios naturales en este capítulo, usados con la aprobación de su médico, pueden ayudar a liberarse del hipo, de acuerdo con algunos profesionales de salud.

VEA A SU MÉDICO CUANDO...

- Tenga hipo por varios días o más.
- Tenga casos repetidos de hipo.

DÍGITOPUNTURA

Una combinación de dígitopuntura y de respiración profunda y relajante puede ser todo lo que necesita para liberarse del hipo, dice Michael Reed Gach, Ph.D., director del Instituto de Dígitopuntura en Berkeley, California, y autor de *Acupressure's Potent Points* (Los puntos potentes de la dígitopuntura). Primero, encuentre los puntos B 16, ubicados en la base de las costillas, ½ pulgada (1.25 cm) hacia adentro de cada línea del pezón. (Para ayuda en localizar estos puntos, consulte la ilustración en la página 542.) Luego con las yemas de los dedos de ambas manos, sostenga firmemente los puntos en los lados izquierdo y derecho del cuerpo, dice el Dr. Gach. Cierre los ojos y respire profundamente mientras sostiene estos puntos por varios minutos, agrega.

HOMEOPATÍA

Si tiene hipo violento, ruidoso y con eructos, pruebe una dosis de 6C de *Cicuta* cada 15 minutos por hasta seis dosis, escribe el Dr. Andrew Lockie en *The Family Guide to Homeopathy* (Guía de homeopatía para la familia). Dosis similares de los siguientes remedios también pueden ayudar, dice él.

Si su hipo comienza una o dos horas después de comer una comida grande y rica y viene acompañado de eructos y náuseas o vómitos, el Dr. Lockie recomienda *Nux vomica*. *Ignatia* es un buen remedio, dice, si su hipo ocurre inmediatamente después de un malestar emocional o después de comer, beber o fumar. El hipo persistente con dolor en el pecho y náuseas se puede aliviar con *Magnesia phosphoricum*, dice. Y si usted se siente afiebrado y con escalofríos y las bebidas frías empeoran el hipo, él sugiere probar *Arsenicum*.

Todos estos remedios están disponibles en muchas tiendas de productos naturales. Para comprar remedios homeopáticos por correspondencia, consulte la lista de recursos en la página 613.

IMAGINERÍA

Cierre los ojos e imagínese un cartel de neón, como el de un teatro, con la palabra "Piense" brillando intermitentemente. Concéntrese en el cartel y hágalo brillar tan intensamente como sea posible, y su hipo puede desaparecer, dice el Dr. Dennis Gersten, psiquiatra de San Diego y editor de *Atlantis*, una hoja informativa bimensual sobre la imaginería, quien usó este remedio por primera vez cuando era niño. "Esta técnica nunca me ha fallado en mi vida", dice.

REFLEXOLOGÍA

Relaje su diafragma y para ello trabaje las áreas de reflejos en sus pies correspondientes al diafragma y el estómago, dice Dwight Byers, reflexólogo de St. Petersburg, Florida, autor de *Better Health with Foot Reflexology* (Mejor salud con la reflexología de pies). Para ayuda en localizar estos puntos, consulte la tabla de reflejos en los pies en la página 570. Para instrucciones sobre cómo trabajar con estos puntos, vea "Reflexología para principiantes" en la página 68.

RELAJAMIENTO Y MEDITACIÓN

Detenga el hipo con ejercicios de respiración profunda, tal como el que está descrito en la página 76, dice Steven Fahrion, Ph.D., director de investigación del Instituto de Ciencias de Vida de la Salud de la Mente y el Cuerpo en Topeka, Kansas.

IMPOTENCIA

O lvídese del gran mito de la impotencia. No es sólo un problema psicológico. Hay aproximadamente 15 millones de hombres en los Estados Unidos que son consistentemente incapaces de lograr o mantener erecciones, y en realidad en el 80 al 90 por ciento de los casos, la verdadera causa es un problema *físico*.

Investigadores egipcios, por ejemplo, creen que usar ropa interior de poliester puede causar una acumulación de electricidad estática que puede inhibir las erecciones. Pero más frecuentemente la impotencia es causada por algo realmente serio: enfermedad vascular. Las arterias obstruidas, causadas por una dieta alta en grasas, la falta de ejercicio y otras razones, pueden bloquear la corriente sanguínea que causa las erecciones. La impotencia también puede ser el efecto secundario de alguna medicación. Los remedios naturales en este capítulo —usados en conjunción con cuidado médico y la aprobación de su doctor— pueden ayudar a prevenir o aliviar la impotencia, de acuerdo con algunos profesionales de salud.

VEA A SU MÉDICO CUANDO...

- Tenga diabetes o arterioesclerosis y no pueda mantener una erección tan frecuentemente como siempre.
- Su impotencia sea persistente o empeore.

AROMATERAPIA

El jazmín es frecuentemente inhalado por sus cualidades afrodisíacas, escribe la herbolaria de San Francisco, Jeanne Rose, presidenta de la Asociación Nacional para Aromaterapia Holística, en su libro *Aromatherapy: Applications and Inhalations* (Aromaterapia: Aplicaciones e inhalaciones). Dado que el aceite es caro, Rose sugiere que se use en un difusor de velas para hacerlo durar más. También se puede inhalar de un pañuelo o se puede aplicar directamente al cuerpo, dice.

Para información sobre cómo preparar y administrar aceites esenciales, y precauciones sobre su uso, vea la página 11. Para información sobre la compra de aceites esenciales, consulte la lista de recursos en la página 613.

DÍGITOPUNTURA

"La dígitopuntura en los puntos del Mar de Vitalidad, V 23 y V 47, puede fortalecer el cuerpo y, con uso repetido en un período largo, puede hacer a un hombre más fuerte sexualmente", dice Michael Reed Gach, Ph.D., director del Instituto de Dígitopuntura en Berkeley, California, y autor de *Acupressure's Potent Points* (Los puntos potentes de la dígitopuntura). Para encontrar los puntos V 47, mida cuatro dedos desde la columna al nivel de la cintura. Los puntos están localizados en la parte inferior de la espalda en los lados izquierdo y derecho de la columna, alineados con el ombligo. Desde V 47, usted se puede mover dos dedos más cerca de la columna para encontrar los puntos V 23. (Para ayuda en localizar estos puntos, consulte la ilustración en la página 543.)

El Dr. Gach dice que usted puede usar sus pulgares u otros dedos para trabajar con los puntos, presionando uno o los dos puntos V 47 por un minuto, luego uno o los dos puntos V 23 por un minuto. Él recomienda usar este remedio tres veces al día. Él agrega que si tiene una espalda débil, debe apretar estos puntos suavemente y asegurarse de no presionar directamente en los discos o las vértebras.

HOMEOPATÍA

Después de un examen médico completo y un diagnóstico, pruebe a tomar uno de estos remedios 6C dos o tres veces al día hasta que haya una mejoría, dice Chris Meletis, N.D., médico naturópata y director de medicina de la Escuela Nacional de Medicina Naturopática en Portland, Oregón. *Agnus castus* puede ser útil para síntomas de un pene frío y relajado y para la falta de deseo sexual, especialmente si estos síntomas están acompañados por miedo a la muerte y pupilas dilatadas, dice el Dr. Meletis. Si es aprehensivo y no puede tener una erección, o si las erecciones llevan a una emisión prematura, él recomienda *Lycopodium*. Pruebe *Argentum nitricum*, dice, si su erección fracasa cuando está intentando el coito, si el coito es doloroso y si los síntomas empeoran a la noche, con la temperatura y cuando come dulces.

Todos estos remedios se pueden adquirir en muchas tiendas de productos naturales. Para comprar remedios homeopáticos por correspondencia, consulte la lista de recursos en la página 613.

IMAGINERÍA

Vencer la impotencia puede ser tan fácil como matar un ogro, escribe el Dr. Gerald Epstein, psiquiatra de la ciudad de Nueva York y autor de *Healing Visualizations* (Visualizaciones curativas). He aquí cómo se hace: imagínese a usted mismo descendiendo a un valle. Allí lo confronta un monstruo o un ogro. Por suerte, usted tiene todo lo que necesita para vencer a esta bestia. Pelee con el monstruo, y cuando haya triunfado y el monstruo esté muerto, despelléjelo. Lleve la piel con usted y trepe a la parte superior del valle. Allí usted encuentra a su amada. Tome su mano, camine con ella hacia un árbol y acuéstese detrás de él. Imagínese a los dos abrazados y rodeados por un capullo de luz azul.

El Dr. Epstein sugiere practicar esta técnica por cinco o siete minutos una vez a la semana, en la misma mañana cada semana, por tres semanas.

REFLEXOLOGÍA

Concéntrese especialmente en los reflejos en sus pies del diafragma, y además los de la columna, el sistema reproductivo y las glándulas pituitaria, paratoideal, tiroideal y suprarrenal, dice Dwight Byers, reflexólogo de St. Petersburg, Florida, y autor de *Better Health with Foot Reflexology* (Mejor salud con la reflexología de pies).

Para ayuda en localizar estos puntos, consulte la tabla de reflejos en los pies en la página 570. Para instrucciones sobre cómo trabajar con estos puntos, vea "Reflexología para principiantes" en la página 68.

RELAJAMIENTO Y MEDITACIÓN

Una práctica diaria de biorretroalimentación (*biofeedback*) térmica puede frecuentemente ayudar a superar la impotencia porque reduce la ansiedad y mantiene nuestros vasos sanguíneos abiertos, dice Steven Fahrion, Ph.D., director de investigación del Instituto de Ciencias de Vida de la Salud de la Mente y el Cuerpo en Topeka, Kansas. Para probar esta simple técnica de diez minutos, vea la página 81.

TERAPIA DE ALIMENTOS

"Usted debe mantener abiertas las arterias que van a los genitales, y la manera de hacer esto es a través de una dieta baja en grasas y en colesterol", dice el Dr. Michael A. Klaper, especialista en medicina nutritiva en Pompano Beach, Florida, y director del Instituto de Educación e Investigación de la Nutrición, una organización con sede en Manhattan Beach, California, que enseña a los médicos sobre la nutrición y su relación con distintas enfermedades. "La clave para revertir la impotencia es comer como lo haría para revertir una cardiopatía." Eso quiere decir una dieta centrada en grandes cantidades de frutas y verduras frescas y altas en fibras, legumbres y otras comidas con poca grasa, dice él.

TERAPIA DE FLORES Y ESENCIAS

Si una visita al médico ha eliminado causas físicas de su impotencia como efectos secundarios de medicamentos y enfermedad vascular, considere que su impotencia tenga una causa emocional, dice la Dra. Cynthia Mervis Watson, médica de medicina familiar en Santa Mónica, California, especializada en terapias de hierbas y homeopatía. Si lo está impidiendo una falta de confianza y seguridad sexual, la Dra. Watson recomienda la esencia *Pink Monkey Flower*. Si usted está molesto por episodios pasados de impotencia, la esencia *Sticky Monkey Flower* puede ser útil, dice ella.

"La impotencia es siempre traumática para un hombre, sea causada por factores físicos o emocionales", de acuerdo con la Dra. Watson. Ella dice que los hombres que están recibiendo tratamiento médico por impotencia causada por factores físicos pueden tomar el remedio floral de Bach denominado *Star-of-Bethlehem*, el cual los ayudará a mantenerse emocionalmente equilibrados.

Los remedios florales y las esencias se pueden adquirir en algunas tiendas de productos naturales y por correspondencia. Para información sobre cómo preparar y administrar los remedios florales y esencias, vea la página 100.

TERAPIA DE HIERBAS

Los suplementos de la hierba *ginkgo* (biznaga), que se encuentran en la mayoría de las tiendas de productos naturales, pueden mejorar la circulación de sangre a las arterias y venas del pene, lo cual puede ayudar a revertir la impotencia, dice el herbolario James Green, director de la Escuela de Estudios Herbarios de California en Forestville. Él advierte que este remedio a base de hierbas no actúa rápidamente; usted necesitará tomar los suplementos diariamente por seis u ocho semanas antes de ver algún resultado. Green sugiere tomar las dosis recomendadas en la etiqueta del producto.

TERAPIA DE VITAMINAS Y MINERALES

"Deficiencia de la vitamina A ha sido la causa de impotencia para algunos hombres", dice el Dr. Elson Haas, director del Centro de Medicina Preventiva de Marín, en San Rafael, California, y autor de *Staying Healthy with Nutrition* (Cómo mantenerse sano con la nutrición). Aunque la vitamina A puede ser tóxica en dosis grandes, el Dr. Haas dice que la mayoría de los hombres puede tomar sin temor diariamente entre 10,000 y 25,000 unidades internacionales (*IU*, por sus siglas en inglés) sin efectos secundarios peligrosos. Sin embargo, él recomienda que hable con su médico sobre posibles suplementos antes de iniciar un tratamiento por su cuenta.

YOGA

Una pose de yoga llamada presión de rodillas (página 590) puede ayudar a combatir la impotencia, de acuerdo con Alice Christensen, fundadora y directora ejecutiva de la Asociación Estadounidense de Yoga. Ella recomienda combinar este ejercicio con dos poses invertidas de yoga, la pose fácil de puente (página 597) y la pose de cobra (página 600), en una rutina diaria que también debería incluir ejercicios de respiración (vea la página 154) y meditación (página 155). Ella también recomienda varios recreos de meditación a lo largo del día, de no más de cinco o diez minutos cada uno.

INCONTINENCIA

Hay condiciones más serias, más dolorosas y más notables. Pero para la mayoría de la gente, hay pocas condiciones más vergonzantes que la incontinencia urinaria.

Para decirlo simplemente, incontinencia es la incapacidad para controlar la vejiga.

Muchas cosas causan incontinencia: infecciones de las vías urinarias, envejecimiento, obesidad, daño en los nervios, heridas en la médula espinal, problemas de próstata y otras. Los remedios naturales en este capítulo —usados en conjunción con cuidado médico y la aprobación de su doctor— pueden ayudar a controlar la incontinencia, de acuerdo con algunos profesionales de salud.

VEA A SU MÉDICO CUANDO...

• Orine cuando no debería o cuando no está tratando de orinar.
• No tenga sensación alguna de que su vejiga está llena.

HIDROTERAPIA

"Muchas personas con incontinencia también experimentan irritación de la vejiga, lo cual agrava el problema", dice la Dra. Agatha Thrash, médica patóloga, cofundadora y codirectora del Instituto Uchee Pines, un centro de curación natural en Seale, Alabama. "Nosotros descubrimos que beber más agua alivia la irritación al diluir los irritantes en la orina." De 8 a 10 vasos de 8 onzas (240 ml) de agua al día, más ejercicios *Kegel*, frecuentemente mejoran la capacidad de los pacientes de controlar la orina, de acuerdo con la Dra. Thrash.

Los ejercicios *Kegel* están diseñados para fortalecer los músculos pubococcígeos, un grupo de músculos que se extienden desde el hueso púbico hasta el cóccix, de acuerdo con Charles Kuntzleman, Ed.D., profesor asociado de cinesiología en la Universidad de Michigan en Ann Arbor. Estos músculos ayudan tanto a los hombres como a las mujeres a detener la corriente de orina y reprimir la salida de gases, y les permite a las mujeres apretar la vagina, dice.

Para aprender a hacer los ejercicios *Kegel*, el Dr. Kuntzleman sugiere que la próxima vez que esté orinando, trate de detener la corriente cuando esté en la mitad sin tensionar los músculos en sus piernas, glúteos o abdomen. Si puede detener la corriente, usted está usando los músculos adecuados, explica. Una vez que los haya localizado, dice, usted puede contraer estos músculos en cualquier momento, en cualquier lugar.

Para controlar la incontinencia urinaria, el Dr. Kuntzleman recomienda que haga ejercicios *Kegel* tan frecuentemente como sea posible durante el día, aumentando lentamente el tiempo en que sostiene el movimiento de apretar.

HOMEOPATÍA

Un remedio que vale la pena probar es *Causticum*, dice Stephen Messer, N.D., decano del colegio de verano del Centro Nacional para la Homeopatía y médico naturópata en Eugene, Oregón. Él sugiere tomar una dosis de 6C después de cada episodio de incontinencia por tres o cuatro días. Si no ayuda, él aconseja que se busque consejo médico.

Causticum se puede adquirir en muchas tiendas de productos naturales. Para comprar remedios homeopáticos por correspondencia, consulte la lista de recursos en la página 613.

IMAGINERÍA

En *Rituals of Healing: Using Imagery for Health and Wellness* (Rituales de curación: Uso de la imaginería para la salud y el bienestar), Barbara Dossey, R.N., directora del grupo de consultores de enfermería holística Holistic Nursing Consultants en Santa Fe, Nuevo México, y sus coautores recomiendan el siguiente ejercicio de visualización para ayudar a superar la incontinencia. Imagínese que en algún lugar dentro suyo hay una luz brillante y resplandeciente que es penetrante y poderosa. Desde esta luz, un rayo se dispara en su área pélvica y de la vejiga que cura y calma sus vías urinarias.

Ahora imagínese que el rayo se transforma en un pequeño bote que viaja en un río dorado desde los riñones hasta la vejiga. En la vejiga, el pequeño bote de luz deriva en un pequeño lago interno. Mientras navega, usted nota las capas suaves del tejido muscular en la vejiga. Mientras la vejiga se llena, usted ve a los músculos relajarse en respuesta a la creciente presión. Cuando sea momento, observe las bandas musculares que han estado sosteniendo la uretra cerrada relajarse lentamente. Sienta las paredes de la vejiga contraerse para ayudar a vaciar la orina. Finalmente, imagínese los músculos del esfínter cerrándose después de las últimas gotas.

Dossey recomienda practicar esta imaginería dos veces al día durante 15 ó 20 minutos cada sesión.

REFLEXOLOGÍA

Para ayudarlo con el control de la vejiga, la reflexóloga neoyorquina Laura Norman, autora de *Feet First: A Guide to Foot Reflexology* (Los pies primero: Una guía para la reflexología del pie), recomienda trabajar con estos puntos reflejos en sus pies: plexo solar, diafragma, pecho, pulmón, tubo bronquial, columna inferior, vejiga, riñón y glándula suprarrenal. Para ayuda en localizar estos puntos, consulte la tabla de reflejos en los pies en la página 570. Para instrucciones sobre cómo trabajar con estos puntos, vea "Reflexología para principiantes" en la página 68.

TERAPIA DE ALIMENTOS

A veces el sobrepeso puede causar la incontinencia, porque la grasa alrededor del abdomen empuja la vejiga, dice el Dr. Michael A. Klaper, especialista en medicina nutritiva en Pompano Beach, Florida, y director del Instituto de Educación e Investigación de la Nutrición, una organización con sede en Manhattan Beach, California, que enseña a los médicos sobre la nutrición y su relación con distintas enfermedades.

"La solución es una dieta baja en grasas y ejercicios suaves, porque bajar de peso puede ayudar enormemente o inclusive resolver el problema", dice. Comer más frutas y verduras frescas es un primer paso excelente para bajar de peso, dice él, ya que estos alimentos son bajos en calorías y en grasa y sin embargo llenan y satisfacen plenamente. Él también recomienda pastas, frijoles (habichuelas) y arroz —sin manteca o salsas con grasa.

YOGA

Un ejercicio de yoga llamado cierre del estómago puede ayudar a fortalecer los músculos en el abdomen inferior, aumentando el control de la vejiga, dice Alice Christensen, fundadora y directora ejecutiva de la Asociación Estadounidense de Yoga. Sus instrucciones para el ejercicio: acuéstese boca arriba y tome una respiración profunda. Exhale hasta que el aliento se haya ido completamente, luego contraiga firmemente las asentaderas, la ingle y los músculos del estómago. Sostenga hasta contar hasta tres, luego libere los músculos.

Christensen recomienda hacer este ejercicio de yoga tres veces por sesión, dos o tres veces al día. Usted debe notar una mejoría en un par de semanas, dice.

Usted no debería practicar esta pose si tiene presión arterial alta, hernia de hiata, úlceras o cardiopatías, de acuerdo con el Dr. Stephen A. Nezezon, profesor de yoga y médico del Instituto Himalayo Internacional de Filosofía y Ciencia del Yoga en Honesdale, Pensilvania. El Dr. Nezezon también dice que las mujeres no deben practicar el ejercicio de cierre del estómago durante la menstruación y el embarazo.

INDIGESTIÓN

Es como si se hubiera tragado un ladrillo. Fue solamente un sándwich (emparedado) pequeño, pero está dando más guerra que Rambo. Y desafortunadamente el campo de batalla está en su barriga. ¿Ahora cómo haremos la paz?

Muchas cosas pueden causar indigestión: comer mucho y rápidamente, comer comidas grasosas o picantes, o hasta el estar tenso, disgustado o emocional cuando está comiendo. Sea cual sea la razón, de vez en cuando su cuerpo tiene dificultades para procesar los alimentos que usted come, lo cual a veces resulta en dolores de estómago, calambres, náuseas y otros problemas. Los remedios naturales en este capítulo —usados en conjunción con cuidado médico y la aprobación de su doctor— pueden ayudar a prevenir o aliviar la indigestión, de acuerdo con algunos profesionales de salud.

VEA A SU MÉDICO CUANDO...

- Siga sintiendo presión, sensación de llenura, pesadez o dolor en el pecho a pesar de tomar antiácidos.
- Desarrolle otros síntomas tales como falta de aire, sudor, náuseas o vómitos, mareos, desmayos, debilidad general y dolor desde el pecho hacia la espalda, quijada y brazos.
- Su indigestión esté acompañada de cambios en la frecuencia o la apariencia de sus evacuaciones.

AROMATERAPIA

Masajee un estómago descompuesto con una mezcla de aceites esenciales conocida como estimulante de la digestión, sugiere el aromaterapeuta de Los Ángeles Michael Scholes, de Aromatherapy Seminars, una organización que entrena a profesionales y otros en el uso de aceites esenciales. Él aconseja agregar cuatro gotas de cada uno de los aceites esenciales menta (hierbabuena), mejorana, cilantro, hinojo y albahaca a 1 onza (30 ml) de aceite de oliva o almendra (estos dos aceites están disponibles en la mayoría de las tiendas de productos naturales) y masajee la mezcla suavemente en el abdomen.

Para información sobre cómo preparar y administrar aceites esenciales, y precauciones sobre su uso, vea la página 11. Para información sobre la compra de aceites esenciales, consulte la lista de recursos en la página 613.

HIDROTERAPIA

"Yo no creo que haya un problema gástrico que no responda al carbón activado", dice la Dra. Agatha Thrash, médica patóloga, cofundadora y codirectora del Instituto Uchee Pines, un centro de curación natural en Seale, Alabama. Para aliviar la indigestión, mezcle dos o tres cucharadas de polvo de carbón activado con un poco de agua en el fondo de un vaso alto. "Revuélvalo suavemente, porque si no, el polvo se regará por todas partes", dice la Dra. Thrash. Siga revolviendo y agregue agua poco a poco hasta que el vaso esté lleno, luego beba la mezcla con una paja. El carbón activado está disponible en la mayoría de las tiendas de productos naturales y en algunas farmacias.

HOMEOPATÍA

Si usted tiene indigestión y ha estado comiendo muchas comidas ricas y grasosas, pruebe una dosis de 6C de *Pulsatilla* cada 30 minutos hasta que empiece a sentirse mejor, dice Stephen Messer, N.D., decano de la escuela de verano del Centro Nacional para la Homeopatía y médico naturópata en Eugene, Oregón. Si tiene muchos gases abdominales, él sugiere que pruebe una dosis de 6C de *Carbo vegetabilis* cada 30 ó 60 minutos hasta que se sienta mejor.

Pulsatilla y *Carbo vegetabilis* se pueden adquirir en muchas tiendas de productos naturales. Para comprar remedios homeopáticos por correspondencia, consulte la lista de recursos en la página 613.

IMAGINERÍA

En *Rituals of Healing: Using Imagery for Health and Wellness* (Rituales de curación: Uso de la imaginería para la salud y el bienestar), la autora Barbara Dossey, R.N., directora del grupo de consultores de la enfermería holística, Holistic Nursing Consultants, en Santa Fe, Nuevo México, y sus coautores sugieren que se imagine una luz brillante empezando a resplandecer dentro suyo. Esta luz es poderosa y penetrante. Imagínese un rayo extendiéndose desde esta luz que tiene un color suave y curativo. El rayo va directamente a su abdomen. Permita que este color curativo llene su estómago con calma y tranquilidad.

Imagínese al color lentamente circulando hacia fuera de su estómago y hacia el interior de su intestino delgado, como un velero pequeño navegando en olas suaves. Sígalo a través del intestino grueso y hacia adentro del recto, curando suavemente y calmando el sistema digestivo en su recorrido.

Dossey recomienda que use esta imaginería dos veces al día, durante 15 ó 20 minutos cada vez.

REFLEXOLOGÍA

Use la técnica correspondiente de la pelota de golf (página 566) para trabajar con los puntos en sus manos del estómago, el colon y el intestino delgado, dicen Kevin y Barbara Kunz, investigadores de reflexología en Santa Fe, Nuevo México, y autores de *Hand and Foot Reflexology* (Reflexología de pies y manos). Ellos también aconsejan trabajar con los puntos en las manos correspondientes al plexo solar. Para ayuda en localizar estos puntos, consulte la tabla de reflejos en las manos en la página 560. Para instrucciones sobre cómo trabajar con estos puntos, vea "Reflexología para principiantes" en la página 68.

RELAJAMIENTO Y MEDITACIÓN

La biorretroalimentación (*biofeedback*) térmica puede aliviar la indigestión al aumentar la circulación de sangre al sistema gastrointestinal, dice Steven Fahrion, Ph.D., director de investigación del Instituto de Ciencias de Vida de la Salud de la Mente y el Cuerpo en Topeka, Kansas. Use la técnica de diez minutos descrita en la página 81 cada vez que su sistema digestivo se rebele.

TERAPIA DE ALIMENTOS

"Hay dos formas principales de indigestión", dice el Dr. Michael A. Klaper, especialista en medicina nutritiva en Pompano Beach, Florida, y director del Instituto de Educación e Investigación de la Nutrición, una organización con sede en Manhattan Beach, California, que enseña a los médicos sobre la nutrición y su relación con distintas enfermedades. "Una está en el sistema superior: un estómago lleno de ácido, lo cual generalmente ocurre cuando caen muchas proteínas al estómago y éste responde con un gran chorro de ácido para hacer posible la digestión. Para ese tipo de indigestión, es cuestión de no comer alimentos ricos en proteínas muy tarde. Entonces si tiene que comer carne, cómala en el almuerzo, y coma pastas durante la cena.

"La otra forma de indigestión ocurre cuando se traga aire en el sistema gastrointestinal inferior, y eso es generalmente una cuestión de cuán rápidamente usted está comiendo. Para esto, lo mejor es hacerlo más lentamente, masticar

INDIGESTIÓN

cada bocado en la boca por lo menos 10 ó 15 veces, evitar beber durante las comidas y minimizar la conversación mientras coma", dice el Dr. Kapler.

TERAPIA DE HIERBAS

Los remedios tradicionales de hierbas para la indigestión incluyen tés de menta (hierbabuena), jengibre y manzanilla, y todos se pueden adquirir en formas de bolsas de té en la mayoría de las tiendas de productos naturales, dice Varro E. Tyler, Ph.D., profesor de farmacognosia (el estudio de las drogas derivadas de fuentes naturales) en la Universidad de Purdue en West Lafayette, Indiana. Él sugiere beber una taza de uno de estos tés después de cada comida.

TERAPIA DE JUGOS

En el libro *The Complete Book of Juicing* (El libro completo de jugos), el médico naturópata Michael Murray, N.D., recomienda hacer jugo con una rebanada de ¼ de pulgada (6.35 mm) de espesor de jengibre fresco, medio puñado de menta fresca, un kiwi y un cuarto de piña (ananá) (ambos con cáscara si su exprimidor o juguera puede tolerarlo). Él dice que beber esta mezcla de 8 onzas (240 ml) dos veces al día, junto a un tratamiento médico adecuado, debería acelerar la digestión, calmar el intestino y ayudar a eliminar gases.

Para información sobre técnicas de hacer jugos, vea la página 116.

TERAPIA DE SONIDO

La tensión y el estrés pueden llevar a la indigestión, y la música relajante puede ayudar, dice Janalea Hoffman, R.M.T., compositora y terapeuta de música en Kansas City, Misurí. Para algunas personas, la música con un ritmo lento y regular calma el corazón y otras partes del cuerpo, inclusive el estómago, de acuerdo con Hoffman. Ella sugiere tratar de escuchar música relajante durante las comidas y por 20 ó 30 minutos después de las comidas. Hoffman recomienda su casete *Deep Daydreams* (Ensueños profundos). Para otras piezas tranquilizantes, vea "Canciones que pueden calmar" en la página 129. Muchas de estas grabaciones están disponibles en tiendas de música.

YOGA

La presión de rodillas (página 590) puede ayudarlo cuando tenga indigestión, dice el Dr. Stephen A. Nezezon, profesor de yoga y médico en el Instituto Himalayo Internacional de Filosofía y Ciencia del Yoga en Honesdale, Pensilvania. Él explica que esta pose masajea el colon grande, aliviando el estreñimiento y mejorando la digestión. También reduce la acumulación de toxinas en el sistema digestivo, agrega él.

VEA TAMBIÉN Acidez estomacal

INFECCIONES DE LAS VÍAS URINARIAS

Una investigación de la revista *Prevention* (Prevención) descubrió que las infecciones de las vías urinarias son uno de los problemas de salud más comunes entre las mujeres; cerca de la mitad de aquellas que respondieron a la encuesta dijo haber tenido por lo menos una.

La infección ocurre cuando un microorganismo invade la vejiga o la uretra, la cual lleva la orina de la vejiga y fuera del cuerpo. El resultado de esta invasion microscópica es ardor o dolor cuando se orina, la urgencia de orinar frecuentemente, dolor en la parte inferior de la espalda y a veces sangre en la orina. Aunque estas infecciones son mucho más comunes en las mujeres, los hombres también pueden desarrollarlas —especialmente aquellos mayores de 50 años de edad, que pueden tener próstatas agrandadas.

Una higiene apropiada y beber muchos líquidos son esenciales para prevenir infecciones de las vías urinarias. Los remedios naturales en este capítulo —en conjunción con cuidado médico y usados con la aprobación de su doctor— pueden ayudar a prevenir las infecciones de vías urinarias o acelerar su curación, de acuerdo con algunos profesionales de salud.

VEA A SU MÉDICO CUANDO...

- Note sangre en la orina.
- Tenga dolor en la parte baja de la espalda o en los lados.
- Tenga fiebre, náuseas o vómitos.

AROMATERAPIA

Para acelerar la curación de una infección de las vías urinarias, agregue 20 gotas de aceite esencial de eucalipto y 20 de aceite esencial de sándalo a un baño caliente, sugiere la aromaterapeuta de Greenwich, Connecticut, Judith Jackson, autora de *Scentual Touch: A Personal Guide to Aromatherapy*. (Toque perfumado: Guía personal para la aromaterapia). Ella recomienda remojarse en la bañera (tina, bañadera) por diez minutos. Si lo prefiere, puede sustituir el sándalo y el eucalipto por aceites esenciales de enebro y tomillo, dice Jackson.

Para información sobre cómo preparar y administrar aceites esenciales, y precauciones sobre su uso, vea la página 11. Para información sobre la compra de aceites esenciales, consulte la lista de recursos en la página 613.

HIDROTERAPIA

El agua es la mejor forma de tratar cualquier infección de las vías urinarias, dice la Dra. Agatha Thrash, médica patóloga, cofundadora y codirectora del Instituto Uchee Pines, un centro de curación natural en Seale, Alabama. "La gente que contrae infecciones generalmente no bebe suficiente agua, entonces la orina se asienta en la vejiga por demasiado tiempo y se acumulan bacterias", dice la Dra. Thrash. Ella recomienda a sus pacientes beber "mucha agua" al primer signo de una infección: de 6 a 8 vasos de 8 onzas (240 ml) al día para gente joven y sana, 10 vasos de 8 onzas para aquellos mayores de 50 años y 12 vasos de 8 onzas para personas activas mayores de 60 cuyos cuerpos necesitan más líquidos, de acuerdo con la Dra. Thrash.

Además de beber agua, pruebe baños *sitz* de contraste para aumentar la circulación en la pelvis, sugiere Tori Hudson, N.D., médica naturópata y profesora en la Escuela Nacional de Medicina Naturopática en Portland, Oregón. Remójese en un baño poco profundo de agua caliente por tres o cinco minutos, luego siéntese en una palangana con agua fría por 30 segundos. "Repita esta secuencia tres veces y termine con agua fría", dice la Dra. Hudson. "Y si no tiene dos bañeras (tinas, bañaderas), puede alternar compresas frías y calientes en el área pélvica." Puede usar este tratamiento una o dos veces al día, agrega.

REFLEXOLOGÍA

Trabaje en la parte de abajo de sus pies con los puntos de la vejiga y el riñón, dicen Kevin y Barbara Kunz, investigadores de reflexología en Santa Fe, Nuevo México, y autores de *Hand and Foot Reflexology* (Reflexología de pies y manos). También puede usar la técnica correspondiente de la pelota de golf (página 566) para trabajar en las dos manos con los puntos del riñón y la glándula suprarrenal.

Para ayuda en localizar estos puntos, consulte las tablas de reflejos de pies y manos que comienzan en la página 560. Para instrucciones sobre cómo trabajar con estos puntos, vea "Reflexología para principiantes" en la página 68.

TERAPIA DE HIERBAS

Las cápsulas de *uva ursi*, también llamadas *bearberry*, pueden ayudar a tratar las infecciones de las vías urinarias, de acuerdo con Varro E. Tyler, Ph.D., profesor de farmacognosia (el estudio de las drogas derivadas de fuentes naturales) en la Universidad de Purdue en West Lafayette, Indiana. Estas cápsulas se pueden adquirir en la mayoría de las tiendas de productos naturales, y el Dr. Tyler sugiere seguir las recomendaciones de dosis que figuren en la etiqueta. Pero hay algo para tener en cuenta: para que el remedio de buenos resultados, de acuerdo con el Dr. Tyler, usted debe mantener la orina alcalina comiendo una dieta rica en leche, vegetales, frutas y jugos de frutas. Él también recomienda tomar dos cucharaditas de bicarbonato de sodio al día, una dosis pequeña con cada comida. No tome este remedio si usted está controlando su ingestión de sodio, agrega él.

TERAPIA DE JUGOS

Aunque beber líquidos es la mejor forma de combatir las bacterias que causan las infecciones de vías urinarias, algunos líquidos son mejores que otros, dice el Dr. Michael A. Klaper, especialista en medicina nutritiva en Pompano Beach, Florida, y director del Instituto de Educación e Investigación de la Nutrición, una organización con sede en Manhattan Beach, California, que enseña a los médicos sobre la nutrición y su relación con distintas enfermedades. Él dice que el jugo de arándano agrio (*cranberry*) es probablemente el mejor porque ayuda a prevenir que las bacterias se instalen en las paredes de la vejiga. "La clave es beber el verdadero jugo de arándano, no esos cocteles de jugo de arándano", explica. "Esas bebidas son muy dulces. Tiene que ser realmente agrio para que dé resultado". Si no puede encontrar jugo de arándano agrio, busque un concentrado de jugo de arándano que pueda mezclar con agua.

Para combatir el problema, la nutricionista certificada Cherie Calbom, M.S., de Kirkland, Washington, coautora de *Juicing for Life* (Exprimir jugos para toda la vida), sugiere beber 16 onzas (480 ml) de jugo fresco de arándano agrio al día. "Para mejorar el sabor, mézclelo con jugo fresco de manzana", sugiere.

Como el Dr. Klaper, Calbom sugiere usar arándanos frescos o congelados. "Si no los puede encontrar, use jugo concentrado de arándano", aconseja. "Mezcle ½ cucharada del concentrado con 1 pinta (473 ml) de jugo fresco de manzana."

Para información sobre técnicas de hacer jugos, vea la página 116.

INFECCIONES VAGINALES

La mayoría de las veces, el hongo *Candida albicans* lleva una existencia tranquila e inocua en la vagina de la mujer. Pero cuando algo altera el equilibrio del sistema de una mujer, el hongo puede crecer rápidamente y crea un problema un poco incómodo, que es la infección vaginal.

Los signos de una infección vaginal son ardor y picazón en el área vaginal y una secreción que se parece al requesón. Lo que provoca una infección vaginal más comúnmente son los antibióticos, aunque el cambio hormonal durante el ciclo menstrual de la mujer también puede causar problemas. Los cálculos aproximados que se han hecho muestran que casi tres de cada cuatro mujeres estadounidenses tendrán una infección vaginal en algún momento antes de la menopausia. Los remedios naturales en este capítulo —en conjunción con cuidado médico y usados con la aprobación de su doctor— pueden ayudar a prevenir las infecciones vaginales o aliviar sus síntomas, de acuerdo con algunos profesionales de salud.

VEA A SU MÉDICO CUANDO...

- Note picazón y ardor en el área vaginal.
- Vea una secreción vaginal inusual.

HIDROTERAPIA

Para evitar infecciones vaginales recurrentes, lave el área entre el ano y la vagina cada vez que vaya al baño, dice la Dra. Agatha Thrash, médica patóloga, cofundadora y codirectora del Instituto Uchee Pines, un centro de curación natural en Seale, Alabama. Mantenga una jarra o una botella en el baño, llénela con agua pura y enjuague las áreas genitales y del ano después de orinar o hacer de vientre, mientras todavía está sentada en el inodoro (excusado). Las mujeres embarazadas, aquellas con diabetes y otras propensas a infecciones vaginales deben agregar 2 ó 3 cucharadas de vinagre de cidra de manzana por ¼ de galón (0.95 l) de agua pura. "Esto protege el equilibrio natural de ácidos del área vaginal, que es propensa al crecimiento excesivo de hongos si se vuelve demasiado alcalina", dice la Dra. Thrash.

TERAPIA DE ALIMENTOS

"Deje los azúcares y las comidas fermentadas", dice el Dr. Elson Haas, director del Centro de Medicina Preventiva de Marín, en San Rafael, California, y autor de *Staying Healthy with Nutrition* (Cómo mantenerse sano con la nutrición). "Estos alimentos causan un crecimiento excesivo de hongos en las vías intestinales, lo cual se manifiesta en infecciones vaginales." Él recomienda eliminar el azúcar refinada, el pan y otros productos horneados, el alcohol, la cafeína y el vinagre. También aconseja seguir su dieta de desintoxicación de tres semanas (vea "Cómo desintoxicarse" en la página 90).

De acuerdo con el Dr. Haas, las investigaciones científicas también demuestran que algunas mujeres se alivian si comen yogur que contenga acidófilos, que son bacterias buenas. "Agregar yogur a la dieta ayuda cuando el yogur contiene acidófilos, que reducen las infecciones vaginales", agrega el Dr. Haas. Él recomienda una o dos tazas de este tipo de yogur todos los días por tres o cuatro días.

TERAPIA DE JUGOS

Las mujeres pueden acelerar la curación de infecciones vaginales y prevenir reapariciones con dosis diarias de jugos de arándano agrio (*cranberry*) y zarzamora, según dice Elaine Gillaspie, N.D., médica naturópata en Portland, Oregón. Si usted no puede encontrar bayas (moras) frescas o congeladas, "asegúrese de usar los concentrados no endulzados de arándano agrio, pero no use los jugos de arándano agrio en botella, porque la mayoría de las marcas de estos están cargadas de azúcar o almíbar (sirope) de maíz, los cuales fomentan la acumulación de hongos", dice. Dado que hasta los jugos de bayas frescas son ricos en azúcares de frutas naturales, Gillaspie aconseja diluir 4 onzas (120 ml) de jugo con más o menos la misma cantidad de agua.

Gillaspie también recomienda hacer jugo con un diente de ajo fresco y agregarlo a sus jugos de vegetales. "Nada previene el crecimiento excesivo de fermento como lo hace el ajo", dice.

Para información sobre técnicas de hacer jugos, vea la página 116.

TERAPIA DE VITAMINAS Y MINERALES

Tome más de la vitamina C, dice el Dr. Elson Haas, director del Centro de Medicina Preventiva de Marín, en San Rafael, California, y autor de *Staying Healthy with Nutrition* (Cómo mantenerse sano con la nutrición). "Los hongos crecen mejor en un ambiente alcalino, y la vitamina C es ácida, de manera que ayuda a reducir la cantidad de hongos." Él recomienda tomar entre 500 y 2,000 miligramos diarios en forma de suplemento.

VEA TAMBIÉN Vaginitis

INSOMNIO

Es de noche, y de nuevo, usted está dando vueltas en la cama. Si fuera con su cónyuge, bien —pero esto no se trata de hacer el amor, sino de otra necesidad humana— el sueño. No puede dormir, y se siente como si fuera el único insomne en un mundo de Bellos Durmientes. Pero no es así. Aproximadamente 40 millones de estadounidenses sufren de afecciones crónicas de sueño, y otros 20 ó 30 millones tienen por lo menos problemas ocasionales tratando de dormir. Las mujeres, especialmente aquellas mayores de 40 años de edad, parecieran ser más propensas a sufrir insomnio que los hombres. Las causas del insomnio son tan numerosas como las ovejas que usted probablemente está tratando de contar, desde la cafeína y el estrés hasta el tener que trabajar los turnos de por la noche. Los remedios naturales en este capítulo —usados en conjunción con cuidado médico y la aprobación de su doctor— pueden ayudar a prevenir o aliviar el insomnio, de acuerdo con algunos profesionales de salud.

VEA A SU MÉDICO CUANDO...

- Esté tan cansado durante el día que no pueda funcionar o concentrarse normalmente.
- Dependa de drogas para dormir.
- Haya tenido dificultad para dormirse casi todas las noches por más de algunas semanas.

AROMATERAPIA

Para el insomnio ocasional, agregue de seis a ocho gotas de aceites esenciales de lavanda (espliego, alhucema), mejorana o *ylang-ylang* al agua de su baño antes de irse a la cama, sugiere John Steele, consultor de aromaterapia en Los Ángeles. O ponga cuatro gotas de aceites esenciales de lavanda, mejorana, ron o manzanilla en su almohada justo antes de irse a la cama, dice.

Para información sobre cómo preparar y administrar aceites esenciales, y precauciones sobre su uso, vea la página 11. Para información sobre la compra de aceites esenciales, consulte la lista de recursos en la página 613.

DÍGITOPUNTURA

Use los dedos índice y anular de una mano para aplicar presión a la entrada de la parte de atrás de la cabeza en la base del cráneo por varios minutos, sugiere Priscilla Pitman, profesional de *Jin Shin Jyutsu* en Manchester, Massachusetts. (*Jin Shin Jyutsu* es un tipo de dígitopuntura). "Exhale primero", dice, "luego inhale, recibiendo aire nuevo mientras guía a sus dedos hacia el área. Esta área está entre los '26 cierres de seguridad de energía' usados en el arte de *Jin Shin Jyutsu*. Marca el puente entre los reinos espiritual y físico y ayuda a liberar miedos que pueden estar manteniéndolo despierto." Ella agrega que usted puede usar esta técnica periódicamente a lo largo del día o cuando no pueda dormir.

Pitman dice que usted también puede aplicar presión en la parte carnosa de la piel en la base de cualquier pulgar, cambiando de mano como sienta que sea necesario. Este punto puede tranquilizar la mente, de acuerdo a Pitman. Ella sugiere que se use esta técnica periódicamente a lo largo del día o mientras se duerme por la noche.

HIDROTERAPIA

"Pedalear" brevemente en agua fría antes de ir a la cama puede ayudarlo a dormirse, de acuerdo con la Dra. Agatha Thrash, médica patóloga, cofundadora y codirectora del Instituto Uchee Pines, un centro de curación natural en Seale, Alabama. Para pedalear, llene la bañera (tina, bañadera) con suficiente agua para cubrir su tobillos. Sosteniéndose en una baranda estable, marche en el agua por cualquier período de cinco segundos a cinco minutos.

HOMEOPATÍA

Para ataques suaves de insomnio, pruebe una dosis de 30C de uno de los siguientes remedios una hora antes de dormir por diez noches consecutivas, dice el Dr. Andrew Lockie, en *The Family Guide to Homeopathy* (Guía de homeopatía para la familia). Él sugiere repetir la dosis si se despierta y no puede volver a dormirse.

Si usted no puede hacer descansar la mente a causa de alguna buena o mala noticia, el Dr. Lockie sugiere que pruebe *Coffea*. Él recomienda *Pulsatilla* si se siente inquieto poco después de acostarse a dormir, y también si usted alterna entre tener mucho calor y mucho frío y si no tiene sed y si su insomnio parece empeorar después de comer comidas ricas. *Ignatia* es un buen remedio, dice, si usted bosteza mucho pero no puede dormir, si tiene terror de no poder dormir o si tiene pesadillas cuando finalmente puede dormir. Si usted está ansioso, preocupado o inquieto, si tiene sueños ominosos sobre incendios o peligros y si está bien despierto entre medianoche y las dos de la mañana, el Dr. Lockie recomienda probar *Arsenicum*. *Lycopodium* puede ayudar si usted habla y se ríe cuando está dormido, sabe que sueña mucho, si se despierta frecuentemente a las cuatro de la mañana y si su mente está generalmente muy activa a la hora de dormir, dice.

Todos estos remedios están disponibles en muchas tiendas de productos naturales. Para comprar remedios homeopáticos por correspondencia, consulte la lista de recursos en la página 613.

IMAGINERÍA

Imagínese alguna vez que tuvo que mantenerse despierto cuando en realidad no quería, por ejemplo para estudiar toda la noche para un examen. Imagínese estudiando pero luchando para mantenerse despierto. Finalmente, usted renuncia y se entrega a su necesidad de dormir. Es una imaginería paradójica que parece ayudar a algunas personas a dormirse, dice el Dr. Dennis Gersten, psiquiatra y editor de *Atlantis*, una hoja informativa bimensual sobre la imaginería. Él recomienda practicar esta imaginería en la cama, justo antes de irse a dormir.

MASAJE

Un masaje lento y suave del cuello y los hombros, hecho justo antes de la hora de dormir, puede ayudarlo a relajarse y dormirse, dice Vincent Iuppo, N.D., médico naturópata, masajista y director del Instituto Morris de Terapias Naturales, un centro de educación de salud holística en Denville, New Jersey.

Las instrucciones del Dr. Iuppo: lubrique sus manos con una pequeña cantidad de aceite vegetal o de masaje, luego frote sus hombros suavemente. Frote su hombro izquierdo con la mano derecha y su hombro derecho con la mano izquierda. Use movimientos suaves y planos. "Usted podrá saber qué es lo que le sienta mejor", dice el Dr. Iuppo. También frote la parte de atrás de su cuello, usando los mismos movimientos planos. Usted puede usar sus pulgares para hacer círculos lentos y pequeños en los músculos de la parte de atrás del cuello. El Dr. Iuppo recomienda dedicar cerca de diez minutos para todo el masaje.

REFLEXOLOGÍA

Trabajar en los dos pies los reflejos del diafragma, ovario/testículo y glándulas del páncreas, pituitaria, paratiroideal, tiroideal y suprarrenal lo ayuda a descansar más fácilmente, dice el reflexólogo Dwight Byers, de St. Petersburg, Florida, y autor de *Better Health with Foot Reflexology* (Mejor salud con la reflexología de pies). Para ayuda en localizar estos puntos, consulte la tabla de reflejos en los pies en la página 570. Para instrucciones sobre cómo trabajar con estos puntos, vea "Reflexología para principiantes" en la página 68.

RELAJAMIENTO Y MEDITACIÓN

Para un viaje rápido a la tierra de los sueños, pruebe el relajamiento progresivo alrededor de 15 minutos antes de irse a la cama, sugiere Julie Johnson, R.N., Ph.D., directora de la Escuela de Enfermería en la Universidad de Nevada, en Reno. En un estudio de 176 hombres y mujeres mayores de 65 años de edad que tenían dificultad para dormir, la Dra. Johnson descubrió que el relajamiento progresivo ayudó a las personas a dormirse más rápidamente, a dormir más profundamente despertándose menos veces durante la noche y a sentirse más satisfechas con su descanso durante la noche.

"El relajamiento progresivo lo ayuda a relajarse, y mientras se relaja, usted tiende a volverse soñoliento", dice la Dra. Johnson. "Sea cual sea su edad, yo creo que esta técnica lo va a ayudar." Para probar el relajamiento progresivo, vea la página 82.

Como alternativa, considere una sesión rápida de diez minutos de la técnica de biorretroalimentación (*biofeedback*) térmica descrita en la página 81, dice Steven Fahrion, Ph.D., director de investigación del Instituto de Ciencias de Vida de la Salud de la Mente y el Cuerpo en Topeka, Kansas.

TERAPIA DE FLORES Y ESENCIAS

"Si usted se acuesta y permanece despierto a causa de pensamientos no deseados que le dan vueltas en la cabeza, el remedio floral *White Chestnut* puede ser efectivo", dice Leslie J. Kaslof, herbolario y autor de *The Traditional Flower Remedies of Dr. Edward Bach* (Los remedios florales tradicionales del Dr. Edward Bach).

Kaslof advierte que no se debe esperar un resultado inmediatamente. "Los remedios florales no muestran resultados de la misma forma que una droga química o una píldora para dormir. Trabajan más suavemente y más lentamente y pueden no proporcionar un alivio a corto plazo", advierte. "Pero las personas con insomnio pueden ver una mejoría en el curso de unas pocas semanas."

Los remedios florales están disponibles en algunas tiendas de productos naturales y por correspondencia. Para información sobre cómo preparar y administrar los remedios florales, vea la página 100.

TERAPIA DE HIERBAS

Las fórmulas de hierbas para el sueño —en tés, tinturas y cápsulas— están disponibles en la mayoría de las tiendas de productos naturales, dice Varro E. Tyler, Ph.D., profesor de farmacognosia (el estudio de las drogas derivadas de fuentes naturales) en la Universidad de Purdue en West Lafayette, Indiana. Para mejores resultados, él recomienda elegir una que combine lúpulo, valeriana, manzanilla, avena, pasionaria (pasiflora, pasiflorina, hierba de la paloma) y bálsamo. Él sugiere seguir las instrucciones de la etiqueta del producto para una dosis apropiada.

La valeriana, que reduce la actividad en el sistema nervioso central, es el tratamiento de hierbas más conocido para el insomnio, y usted puede tomar solamente valeriana si las fórmulas de hierbas no dan resultado, de acuerdo al Dr. Tyler. La mayoría de las tiendas de productos naturales tienen productos valerianos; siga las recomendaciones de dosis en la etiqueta, dice él.

El lúpulo, un tónico digestivo y sedativo, también puede ayudar a relajarlo, dice el Dr. Tyler. Él recomienda comprar flores secas de lúpulo (disponibles en la mayoría de las tiendas de productos naturales), ponerlas en una bolsa pequeña de muselina y colocar la bolsa debajo de la almohada.

TERAPIA DE SONIDO

Escuchar música relajante poco antes de irse a la cama puede quitar el estrés de su cuerpo y ayudarlo a dormir bien la noche entera, dice Steven Halpern, Ph.D., compositor, investigador y autor de *Sound Health: The Music and Sounds That Make Us Whole* (Salud de sonidos: La música y los sonidos que nos sanan). Para empezar, ponga la música, luego siéntese o acuéstese cómodamente, cierre los ojos y tome una respiración profunda. El Dr. Halpern sugiere que use auriculares para concentrar su atención y evitar distraerse. Sin embargo, recomienda que mantenga los parlantes encendidos, de manera que el cuerpo pueda absorber la energía del sonido. Mientras la música suena, deje que su respiración disminuya y se vuelva regular. No escuche solamente las notas sino también el silencio entre las notas. El Dr. Halpern dice que esto lo ayudará a no analizar la música, lo cual le permitirá relajarse.

Para piezas recomendadas, vea "Canciones que pueden calmar" en la página 129. Muchas de estas grabaciones están disponibles en las tiendas de música.

TERAPIA DE VITAMINAS Y MINERALES

El calcio, la vitamina D y las vitaminas B juegan un papel en la regulación del sistema nervioso, y cada una puede ayudarlo a dormir más profundamente, dice Richard Gerson, Ph.D., autor de *The Right Vitamins* (Las vitaminas apropiadas). Su recomendación: consumos diarios de entre 800 y 1,400 miligramos de calcio y 400 unidades internacionales (*IU*, por sus siglas en inglés) de la vitamina D, junto a un complemento del complejo B que contenga las Asignaciones Dietéticas Recomendadas de las seis importantes vitaminas B (tiamina, riboflavina, niacina, vitamina B_6, vitamina B_{12} y ácido pantoténico). Para las Asignaciones Dietéticas Recomendadas, vea "Lo que usted necesita" en la página 144. Él recomienda tomar este nivel de suplementos hasta que el insomnio deje de ser un problema.

YOGA

Una meditación de 30 minutos justo antes de irse a la cama lo ayudará a dormir mejor, dice Alice Christensen, fundadora y directora ejecutiva de la Asociación Estadounidense de Yoga. Ella sugiere acostarse en la cama para hacer meditación, luego darse vuelta y dormir. Usted también puede quedarse dormido durante la meditación, dice. (Las instrucciones para meditación de yoga empiezan en la página 155.)

Si se despierta durante la noche, Christensen sugiere que se haga la versión de yoga de contar ovejas: la respiración completa (página 155). Mientras respira, dice, preste atención solamente al sonido de su respiración. No retenga su respiración en ningún momento; simplemente deje entrar y salir el aire, dice Christensen.

INTOLERANCIA A LA LACTOSA

Usted sabe que alimenta mucho, pero ¿por qué lo hace sentirse tan mal? Si beber leche le trae horas de calambres, hinchazón y flatulencia, usted probablemente sufra de intolerancia a la lactosa.

Los fuegos artificiales del intestino son causados por una falta de lactasa, una enzima producida en las paredes intestinales que es necesaria para procesar la lactosa. Aunque los bebés producen suficiente lactasa para digerir la leche, aquellos con tendencias heredadas de intolerancia a la lactosa empiezan a perder esta capacidad temprano en su infancia.

A pesar de que la intolerancia a la lactosa no es peligrosa, ésta puede hacer que le sea difícil obtener suficiente calcio en la dieta. Sin embargo, muchos adultos que no pueden beber leche pueden digerir quesos y yogur sin problemas. Otros descubren que pueden desarrollar una tolerancia al aumentar gradualmente su ingestión de alimentos lácteos. El remedio natural en este capítulo —usado en conjunción con cuidado médico y la aprobación de su doctor— puede ayudar a aliviar los síntomas de la intolerancia a la lactosa, de acuerdo con algunos profesionales de salud.

INTOLERANCIA A LA LACTOSA

VEA A SU MÉDICO CUANDO...

- Su flatulencia sea acompañada de dolor abdominal y de estómago por más de tres días.
- Tenga calambres abdominales fuertes y diarrea severa.

TERAPIA DE ALIMENTOS

Algunas personas descubren que sus síntomas desaparecen si toman los productos lácteos con las comidas, dice el Dr. Theodore M. Bayless, profesor de medicina en el Hospital Johns Hopkins en Baltimore. Eso es porque uno de los factores clave en la intolerancia a la lactosa es la velocidad con que el estómago se vacía. "Si puede disminuir el vaciamiento del estómago, usted puede reducir o prevenir los síntomas", agrega Dennis Savaiano, Ph.D., nutricionista y decano asociado de la Escuela de Ecología Humana de la Universidad de Minnesota en St. Paul. "Y comer una comida completa disminuye la velocidad a la cual el estómago se vacía." Sin embargo, no es una buena idea llenarse de muchos productos lácteos en una comida.

Usted también puede probar productos lácteos fermentados tales como yogur, suero de la leche y quesos fuertes. Estos alimentos no llevan la fuerza de la leche regular para los que tienen la intolerancia a la lactosa. Por ejemplo, los organismos que componen el yogur también producen lactasa para digerir la lactosa —que es la razón por la cual las personas con intolerancia a la lactosa pueden comer yogur sin problemas, dice el Dr. Naresh Jain, gastroenterólogo en Niagara Falls, New York.

Pero una nota de precaución: el yogur congelado producirá la misma reacción que el helado de crema o el helado con leche descremada (*ice milk*). Eso es porque una vez que el yogur es congelado, pierde su bacteria "útil".

El suero de la leche es también "bastante tolerable", agrega el Dr. Jain (también generalmente tiene menos grasa y colesterol que la leche de 2 por ciento). Y los quesos duros ricos en calcio tienen menos lactosa que la leche. "Los quesos suizo y *Cheddar* extra fuertes contienen solamente rastros de lactosa y por lo tanto es menos probable que produzcan un malestar digestivo", dice el Dr. Seymour Sabesin, gastroenterólogo y director de la Sección de Enfermedades Digestivas en el Centro Médico Presbiteriano Rush-St. Luke en Chicago.

Y algunas investigaciones sugieren que el cacao (la cocoa) puede reducir los síntomas de intolerancia a la lactosa —razón por la cual muchas personas con intolerancia a la lactosa no tienen reacciones fuertes cuando toman leche chocolatada. "Yo sospecho que el cacao ayuda a disminuir el vaciamiento del estómago, lo cual reduce la velocidad a la cual la lactosa llega al colon", dice el Dr. Savaiano. "Si usted tiene que tomar leche, lo más fácil es hacerla leche chocolatada." Pero use cacao en polvo, que no tiene grasa, en lugar de almíbar (sirope) de chocolate, que tiene un alto contenido de grasa.

VEA TAMBIÉN Alergias; Alergias a los alimentos

IRA

El infierno, escribió el filósofo Jean-Paul Sartre, son los demás. Y Sartre ni siquiera conocía a su cuñada chismosa que le quiere averiguar todo, su suegra imposible, o sus hijos que continuamente están en un problema. Y que no se queden sin mencionar el nuevo novio de su hija que tiene tres aretes y cinco tatuajes pero cero empleos, más el vecino que tiene andando una fiesta bulliciosa en su casa todos los fines de semana.

A pesar de todo esto, toma en cuenta que mientras más grande es la lista de cosas que lo enojan, más probabilidades hay de que usted sufra consecuencias de la salud.

Los estudios muestran que si no aprendemos a dejar la ira, podemos perjudicarnos. Un estudio de parejas con presión arterial alta demostró que una discusión agitada de diez minutos causó un alza de la presión arterial en ambas personas. Y para aquellos que son susceptibles, la ira también puede provocar síntomas de asma y ataques de angina. Los remedios en este capítulo —usados con la aprobación de su médico— pueden ayudar a reducir la ira de todos los días, de acuerdo con algunos profesionales de salud.

VEA A SU MÉDICO CUANDO...

- Experimente dificultades para respirar o falta de aire cuando se enoja.
- Tenga dolor en el pecho o respire con dolor.
- Se lastime a sí mismo o a otros.
- Su conducta iracunda persista por períodos prolongados o cuando interfiera con la vida familiar.
- Se meta en peleas frecuentes.

AROMATERAPIA

"La rosa es un remedio típico para la ira", dice el consultor de aromaterapia de Los Ángeles, John Steele. "La asociamos tanto con la belleza y el amor que es casi imposible permanecer enojado una vez que inhalemos un poco de su fragancia." Se puede inhalar directamente de la botella o se puede aplicar en los puntos del pulso en la muñeca, dice Steele. Si está apurado, él recomienda que aplique un par de gotas del aceite esencial en un pañuelo y lo inhale. Pero una forma más económica de usar este aceite esencial caro es en un difusor de vela. "Sin duda, el aceite dura más adentro del difusor, y usted lo puede compartir con quien sea que esté en la habitación con usted", dice Steele.

Para información sobre cómo preparar y administrar aceites esenciales, y precauciones sobre su uso, vea la página 11. Para información sobre la compra de aceites esenciales, consulte la lista de recursos en la página 613.

HOMEOPATÍA

"Si se siente más irritable que lo normal, un remedio que puede probar es *Nux vomica*", dice Stephen Messer, N.D., decano de la escuela de verano del Centro Nacional para la Homeopatía y médico naturópata en Eugene, Oregón. Él recomienda tomar *Nux vomica 6C* cada cuatro horas hasta que empiece a sentirse menos hostil.

Nux vomica está disponible en muchas tiendas de productos naturales. Para comprar remedios homeopáticos por correspondencia, consulte la lista de recursos en la página 613.

IMAGINERÍA

Cierre los ojos e imagínese mirándose al espejo. Probablemente se dé cuenta de que no se ve nada bien cuando está enojado, y no quiere verse así. Eso puede ayudar a que se calme, según el Dr. Dennis Gersten, psiquiatra en San Diego y editor de *Atlantis*, una hoja informativa bimensual sobre la imaginería.

Por otra parte, si usted tiende a reprimir su ira, imagínese que está en una habitación con la persona con la que está enojado, dice el Dr. Gersten. Libérese y realmente repréndalo en voz bien alta, tan agresivamente como quiera. Luego imagine que hay tres cubos (cubetas, baldes) frente a usted. Uno está lleno de agua, el segundo está lleno de miel y el tercero tiene confeti. Échele el contenido de los cubos en la cabeza de la persona en el orden que quiera hasta que sienta que la persona ha sido castigada lo suficiente. Luego pare, deje que se le quite la ira y ríase.

MASAJE

Un automasaje *Hellerwork* de 15 minutos (página 553) puede aliviar o prevenir la tensión que las personas mantienen en su cuerpo cuando están enojadas, dice Dan Bienenfeld, profesional certificado de *Hellerwork*, masajista y director del Centro de Artes Curativas de Los Ángeles.

RELAJAMIENTO Y MEDITACIÓN

La ira generalmente se disipa después de tan sólo 20 minutos de meditación silenciosa, dice Sundar Ramaswami, Ph.D., psicólogo clínico en el Centro Comunitario de Salud Mental F.S. Dubois en Stamford, Connecticut. Para probar la meditación, vea la página 76.

TERAPIA DE ALIMENTOS

Trate de no comer de más, y especialmente de no ingerir demasiada azúcar, dice el Dr. Elson Haas, director del Centro de Medicina Preventiva de Marín, en San Rafael, California, y autor de *Staying Healthy with Nutrition* (Cómo mantenerse sano con la nutrición). "Toda cantidad excesiva de azúcar puede provocar la ira, porque mientras el azúcar de la sangre cambia, usted pasa de estar activo y feliz a estar deprimido e irritable. La clave está en reducir el azúcar en su dieta." Pero reducir todo en su dieta también puede ayudarlo a evitar que le entre la ira de repente a raíz de lo que come. Cuando come en exceso, usted se hincha y se llena de gases. "Esto hace que algunas personas se sientan agitadas, frustradas y enojadas. Comidas más pequeñas pueden solucionar eso. También, evite mezclar demasiados alimentos en cada comida, lo cual puede dificultar la digestión y causar gases."

TERAPIA DE FLORES Y ESENCIAS

"Los niños que tienen berrinches (pataletas, rabietas) y pierden control de su temperamento pueden realmente beneficiarse con una mezcla de *Impatiens* y *Crab Apple*", dice Eve Campanelli, Ph.D., médica holística de medicina familiar en Beverly Hills, California. "Los adultos que experimentan ira oscura y cínica están generalmente reaccionando a frustración y desesperanza, entonces yo les doy *Gentian*."

Los remedios florales se pueden encontrar en algunas tiendas de productos naturales y se pueden adquirir también por correspondencia. Para información sobre cómo preparar y administrar los remedios florales, vea la página 100.

TERAPIA DE SONIDO

Una cita famosa que muchos atribuyen al dramaturgo inglés William Shakespeare dice que "la música tiene encantos que pueden calmar el alma salvaje".

En realidad, esta cita viene de la obra *The Mourning Bride* (La novia que guarda luto) de William Congreve, pero su mensaje sigue siendo válido. Pues, pruebe escuchar música suave por al menos 20 ó 30 minutos cuando se sienta enojado, dice Steven Halpern, Ph.D., compositor, investigador y autor de *Sound Health: The Music and Sounds That Make Us Whole* (Salud de sonidos: La música y los sonidos que nos sanan). Para empezar, ponga la música, luego siéntese o acuéstese cómodamente, cierre los ojos y respire profundamente. El Dr. Halpern sugiere que use auriculares para concentrar su atención completa y evitar distracciones. Sin embargo, él recomienda que mantenga los parlantes encendidos, de manera que su cuerpo absorba la energía del sonido. Mientras que suene la música, deje que su respiración disminuya y se vuelva regular. Escuche no solamente las notas pero el silencio entre las notas. El Dr. Halpern dice que esto lo ayudará a no analizar la música, lo cual le permitirá relajarse.

Para sugerencias de piezas que pueden relajarlo, vea "Canciones que pueden calmar" en la página 129. Muchas de estas piezas están disponibles en las tiendas de música.

TERAPIA DE VITAMINAS Y MINERALES

"El calcio y el magnesio tienen un efecto calmante, de manera que si no está comiendo muchos alimentos ricos en estos nutrientes, se puede aconsejar un suplemento", dice Elson Haas, director del Centro de Medicina Preventiva de Marín, en San Rafael, California, y autor de *Staying Healthy with Nutrition* (Cómo mantenerse sano con la nutrición). Usted puede obtener estos nutrientes en muchos suplementos multivitamínicos/minerales, dice. Para información sobre alimentos ricos en calcio y magnesio, vea "Lo que usted necesita" en la página 144.

YOGA

Una práctica diaria de meditación y un ejercicio de respiración completa ayudarán a suavizar la hostilidad, dice Alice Christensen, fundadora y directora ejecutiva de la Asociación Estadounidense de Yoga. La verdadera causa de la hostilidad es el miedo, dice Christensen, y cinco minutos de un ejercicio de respiración completa (vea la página 155) y de 15 a 20 minutos de meditación (vea la página 155) lo ayudarán a enfrentar ese miedo. Puede agregar un segundo período de meditación durante el día si tiene tiempo.

LARINGITIS

Sin importar las circunstancias, sea al estar animando a su equipo preferido de fútbol o al pasar la noche entera recordando el pasado y riéndose con un viejo amigo, le puede costar caro cuando usted fuerza la voz demasiado.

Pasar un tiempo largo gritando, cantando o incluso hablando demasiado puede dejar su garganta y laringe doloridas e inflamadas. Usted puede despertarse y descubrir que su voz está de huelga, y ninguna concesión hará que ésta vuelva a trabajar.

Aunque la laringitis también puede ser causada por infecciones respiratorias superiores, la gripe, las alergias y los irritantes ambientales como el polvo y el humo, en muchos casos es una lesión causada por uso excesivo. Los remedios naturales en este capítulo, usados con la aprobación de su médico, pueden ayudar a aliviar los síntomas de la laringitis, de acuerdo con algunos profesionales de salud.

VEA A SU MÉDICO CUANDO...

- Su voz desaparezca repentinamente, sin razón aparente.
- Pierda la voz después de una herida en la cabeza o el cuello.
- Experimente ronquera por más de dos semanas.

HIDROTERAPIA

Pruebe la inhalación de vapor (vea "Hidroterapia casera" en la página 30) y compresas calientes para acelerar la curación de la laringitis, sugiere Charles Thomas, Ph.D., coautor de *Hydrotherapy: Simple Treatments for Common Ailments* (Hidroterapia: Tratamientos simples para dolencias comunes) y fisioterapeuta en el Centro de Terapia Desert Springs en Desert Hot Springs, California. Para hacer una compresa, usted necesitará un pedazo de sábana vieja que sea lo suficientemente larga y ancha como para envolver alrededor de su garganta y un pedazo del mismo tamaño de franela de lana. Escurra la sábana en agua fría y envuélvala una vez alrededor de la garganta; cúbrala con la franela seca y asegúrela con un alfiler de gancho. A medida que la temperatura del cuerpo aumente y seque la compresa, la circulación aumentará.

El Dr. Thomas recomienda repetir la inhalación de vapor por cinco o diez minutos de cada hora en el curso de un día. Al caer la noche, dice él, debería sentirse mejor. Cambie la compresa cada seis u ocho horas, manteniendo el resto de su cuerpo caliente con suéteres o frazadas hasta que esté curado, dice.

LARINGITIS

HOMEOPATÍA

Si usted desarrolla repentinamente una laringitis junto a una garganta roja y seca pero no quiere agua ni otros líquidos, pruebe una dosis de 30C de *Belladonna* cada dos horas, dice Chris Meletis, N.D., médico naturópata y director de medicina de la Escuela Nacional de Medicina Naturopática en Portland, Oregón. Si su condición persiste por más de dos días, o si nota marcas blancas en la parte de atrás de su garganta, vea a su médico u homeópata.

Belladonna se puede adquirir en muchas tiendas de productos naturales. Para comprar remedios homeopáticos por correspondencia, consulte la lista de recursos en la página 613.

REFLEXOLOGÍA

Preste atención especial en sus dos pies a los puntos reflejos de la garganta, pecho, pulmón, diafragma y sistema linfático, dice el reflexólogo de St. Petersburg, Florida, Dwight Byers, autor de *Better Health with Foot Reflexology* (Mejor salud con la reflexología de pies). Él también sugiere trabajar meticulosamente sobre todos los puntos a los lados y en las partes inferiores de su dedos del pie, usando la técnica que le resulte más cómoda.

Para ayuda en localizar estos puntos, consulte la tabla de reflejos en los pies en la página 570. Para instrucciones sobre cómo trabajar con estos puntos, vea "Reflexología para principiantes" en la página 68.

TERAPIA DE ALIMENTOS

"Ponga un poco de jugo de limón y miel en una cuchara con una pizca de pimienta de cayena y chupe la mezcla", aconseja el Dr. Elson Haas, director del Centro de Medicina Preventiva de Marín, en San Rafael, California, y autor de *Staying Healthy with Nutrition* (Cómo mantenerse sano con la nutrición). Él dice que la mezcla ayuda a recubrir su laringe, lo cual puede aliviar la laringitis. No hay reglas rígidas sobre frecuencias: "Simplemente con tanta frecuencia como usted lo considere necesario", sugiere el Dr. Haas.

TERAPIA DE VITAMINAS Y MINERALES

"Las personas con laringitis pueden aliviarse si chupan tabletas de cinc y si toman hasta 5,000 unidades internacionales (*IU*, por sus siglas en inglés) de la vitamina A y 5,000 miligramos de la vitamina C diariamente", dice el Dr. Elson Haas, director del Centro de Medicina Preventiva de Marín, en San Rafael, California, y autor de *Staying Healthy with Nutrition* (Cómo mantenerse sano con la nutrición). Él aconseja seguir estos niveles de suplementación hasta que los síntomas desaparezcan y sin exceder nunca los 100 miligramos de cinc al día.

VEA TAMBIÉN Dolor de garganta

MAL ALIENTO

A la hora de la cena, a muchos nos encanta el ajo, un buen bistec (biftec) encebollado, o unos taquitos sabrosos. Pero después de comer una o todas estas comidas, a nadie le va a encantar nuestro aliento. Además de alimentos bien condimentados o picantes, el tabaco, el café y algunos medicamentos pueden producir mal aliento. Otros sospechosos comunes pueden ser también las enfermedades de la encía, causadas por la acumulación de bacterias en la boca.

Los remedios naturales en este capítulo, usados con la aprobación de su médico, pueden ayudar a darle aliento, de acuerdo con algunos profesionales de salud. Pero si el mal aliento persiste, puede tratarse de algo serio como problemas de amigdalitis, el hígado, los riñones o la diabetes. En ese caso, consulte a su médico para un diagnóstico.

VEA A SU MÉDICO CUANDO...

- Su mal aliento perdure por más de un día y no haya razón para ello, como alimentos picantes o uso de tabaco.

AROMATERAPIA

Una gota de aceite esencial puro de menta (hierbabuena) en la lengua refresca el aliento rápidamente, dice Victoria Edwards, aromaterapeuta en Fair Oaks, California.

Para información sobre cómo preparar y administrar aceites esenciales, y precauciones sobre su uso, vea la página 11. Para información sobre la compra de aceites esenciales, consulte la lista de recursos en la página 613.

HIDROTERAPIA

Evite el mal aliento con tomar mucha agua y té de menta (hierbabuena), ambos con una pizca de anís, carvi o canela, sugiere la Dra. Agatha Thrash, médica patóloga, cofundadora y codirectora del Instituto Uchee Pines, un centro de curación natural en Seale, Alabama. El té de menta está disponible en forma de bolsa de té en la mayoría de las tiendas de productos naturales.

HOMEOPATÍA

"Si usted puede oler el mal aliento de alguien desde el otro lado de la habitación, éste es generalmente un signo de que esa persona necesita *Mercurius*", dice Richard D. Fischer, D.D.S., dentista y homeópata en Annandale, Virginia, y presidente de la Academia Internacional de Toxicología y Medicina Oral. Tome una dosis de 30X de *Mercurius* tres o cuatro veces al día durante tres o cuatro días para frenar el aliento ofensivo, aconseja. Además, Fischer recomienda hacer gárgaras por lo menos una vez al día con una solución de 20 gotas de tintura de Caléndula diluida en 8 onzas (240 ml) de agua.

Mercurius y Caléndula se pueden comprar en la mayoría de las tiendas de productos naturales. Para comprar remedios homeopáticos por correspondencia, consulte la lista de recursos en la página 613.

REFLEXOLOGÍA

Asegúrese de tocar los puntos reflejos del estómago, el hígado y el intestino y todos los puntos a los lados y al extremo de cada uno de los dedos gordos del pie cuando trabaje en sus pies, dice el reflexólogo de St. Petersburg, Florida, Dwight Byers, autor de *Better Health with Foot Reflexology* (Mejor salud con la reflexología de pies). (Para trabajar con los dedos gordos del pie, use la técnica que le resulte más cómoda.)

Para ayuda en localizar estos puntos, consulte la tabla de reflejos en los pies en la página 570. Para instrucciones sobre cómo trabajar con estos puntos, vea "Reflexología para principiantes" en la página 68.

TERAPIA DE ALIMENTOS

"El mal aliento es causado la mayoría de las veces por fermentación en el intestino", dice el Dr. Elson Haas, director del Centro de Medicina Preventiva de Marín, en San Rafael, California, y autor de *Staying Healthy with Nutrition* (Cómo mantenerse sano con la nutrición). "Las personas que tienen mucha espuma en su sistema intestinal, lo cual fermenta alimentos tales como quesos y productos horneados, son especialmente propensas." Aunque piensa que es prudente limitar esos alimentos, así como el azúcar, el alcohol, el vinagre y otras comidas fermentadas, el Dr. Haas también recomienda que se coma más frutas y vegetales frescos. Además de tener un contenido alto de agua, lo cual puede ayudar a superar el mal aliento causado por sequedad de la boca, estos alimentos tienen un efecto limpiador en los intestinos, dice el Dr. Haas.

Terapia de hierbas

Lleve consigo semillas de hinojo, anís o un clavo de especia para masticar después de las comidas o para toda vez que sienta que su aliento necesita endulzarse, dice Varro E. Tyler, Ph.D., profesor de farmacognosia (el estudio de las drogas derivadas de fuentes naturales) en la Universidad de Purdue en West Lafayette, Indiana. Sugiere que se mastiquen dos o tres semillas de hinojo o anís o un clavo de especia cuando se necesite.

Yoga

Una práctica diaria de la pose de cabeza a rodilla puede ayudar, dice el Dr. Stephen A. Nezezon, profesor de yoga y médico en el Instituto Himalayo Internacional de Filosofía y Ciencia del Yoga en Honesdale, Pensilvania. Esta pose (página 594) puede mejorar la función del hígado, lo cual puede tener un efecto directo en su aliento, dice el Dr. Nezezon.

Mareos

Cuando era niño, estar mareado era divertido. ¿Recuerda cómo solía dar vueltas en el carrusel sin parar o cuando le rogaba a uno de sus hermanos que lo cogiera de los brazos y le diera vueltas para después mirar con asombro al nuevo mundo loco que había producido todas esas vueltas?

Desgraciadamente, se calcula que para una de cada cinco personas los ataques de mareos son más que un juego de niños. Muchas cosas pueden causar mareos, entre ellas un golpe en la cabeza, el correr, una infección, la presión arterial baja o condiciones como la enfermedad de Ménière. Si usted tiene mareos recurrentes, lo mejor es que vea a su médico. Pero los remedios naturales en este capítulo —usados con cuidado médico y la aprobación de su doctor— pueden ayudar a aliviar los mareos, de acuerdo con algunos profesionales de salud.

VEA A SU MÉDICO CUANDO...

- Su mareo ocurra sin aviso, con entumecimiento, dolor de pecho, palpitaciones rápidas y visión borrosa.
- Su mareo acompañe un cambio en su capacidad de hablar.
- Tenga zumbidos en el oído o sordera después de un ataque de mareo.

MAREOS

DÍGITOPUNTURA

Usted puede detener las vueltas en su cabeza si presiona los puntos E 36, ubicados cuatro dedos debajo de cada una de las rótulas, en el hueco frente a la tibia, dice el Dr. Glen S. Rothfeld, instructor clínico en la Escuela de Medicina de la Universidad Tufts en Boston, y especialista en medicina familiar en Arlington, Massachusetts. Estos puntos están en el meridiano del estómago, y de acuerdo con el Dr. Rothfeld, presionarlos "profundiza su conexión con el alimento, con la tierra. Cuando está mareado, usted necesita este tipo de centralización". (Para ayuda en localizar estos puntos, consulte la ilustración en la página 542).

El Dr. Rothfeld dice que hay que presionar estos puntos de la forma siguiente: sentado con las rodillas flexionadas, presione el punto en cada tibia con el pulgar y el índice de la misma mano o la mano opuesta. Empiece suavemente y gradualmente aumente la presión. Sostenga por aproximadamente dos minutos y libere poco a poco. Si lo desea, puede sostener los puntos por más tiempo o repetir el tratamiento si empieza a sentirse mareado otra vez.

IMAGINERÍA

En su libro *Healing Visualizations* (Visualizaciones curativas), el psiquiatra neoyorquino Gerald Epstein sugiere cerrar los ojos, tomar tres respiraciones lentas y profundas e imaginarse a uno mismo caminando sobre una cuerda floja en una plataforma bien alta en el aire. En esta plataforma, usted tiene un palo, una bicicleta o un parasol que lo ayuda mantener su equilibrio. Antes de cruzar el cable, imagínese alcanzando el otro lado. Luego empiece a cruzar, sabiendo que si lo hace exitosamente su mareo desaparecerá. Cuando llegue al otro lado del cable, deje el palo, la bicicleta o el parasol, luego baje las escaleras hasta el piso. Cuando alcance el suelo, su mareo debe ser solamente un recuerdo.

El Dr. Epstein aconseja hacer esta imaginería como sea necesario cada diez minutos, durante uno o dos minutos cada vez, hasta que el mareo desaparezca.

REFLEXOLOGÍA

Trabaje con los reflejos en el pie del oído, la columna cervical y el cuello, dice el reflexólogo de St. Petersburg, Florida, Dwight Byers, autor de *Better Health with Foot Reflexology* (Mejor salud con la reflexología de pies). Para ayuda en localizar estos puntos, consulte la tabla de reflejos en los pies en la página 570. Para instrucciones sobre cómo trabajar con estos puntos, vea "Reflexología para principiantes" en la página 68.

TERAPIA DE FLORES Y ESENCIAS

Para mareos leves y ocasionales que están relacionados con problemas de equilibrio, el remedio floral *Scleranthus* puede ser útil, de acuerdo con Leslie J. Kaslof, herbolario y autor de *The Traditional Flower Remedies of Dr. Edward Bach* (Los remedios florales tradicionales del Dr. Edward Bach).

Para mejores resultados, combine *Scleranthus* y la fórmula de emergencia para alivio del estrés (que se vende bajo nombres comerciales como *Calming Essence*, *Rescue Remedy* y *Five Flower Formula*) en una botella y tómelos como un solo remedio, dice Kaslof. Él sugiere ponerse dos o cuatro gotas debajo de la lengua, manteniéndolas en la boca por un minuto antes de tragarlas. Kaslof también dice que esta combinación se puede aplicar directamente en las sienes y en la parte de adentro del ombligo.

Tanto *Scleranthus* como la fórmula de emergencia para alivio del estrés se pueden adquirir en algunas tiendas de productos naturales y por correspondencia. Para información sobre cómo preparar y administrar los remedios florales, vea la página 100.

TERAPIA DE HIERBAS

Una circulación reducida de sangre al cerebro es una causa común de mareos, y las investigaciones científicas demuestran que la hierba *ginkgo* (biznaga) mejora la corriente de sangre al cerebro, de acuerdo con Varro E. Tyler, Ph.D., profesor de farmacognosia (el estudio de las drogas derivadas de fuentes naturales) en la Universidad de Purdue en West Lafayette, Indiana. Él sugiere tomar *ginkgo* en forma de suplemento en las dosis recomendadas en la etiqueta del producto. Estos suplementos están disponibles en la mayoría de las tiendas de productos naturales.

MAREOS CAUSADOS POR MOVIMIENTO

Cuántos de nosotros hemos visto los anuncios de esos carros deportivos y soñado con tener uno para poder dar un vuelta por la vecindad y lucirnos ante nuestros amigos (¡y también enemigos!). Pero si al montarnos en ese carro empezara a dar vueltas no sólo nosotros en el carro sino también el mundo entero, más entrarnos unas ganas fuertes de vomitar, por más precioso que sea el carro, no vamos a lucirnos —ni sentirnos— muy bien que digamos.

Los mareos causados por movimiento no sólo atacan cuando estamos montados en un carro, sino también en aviones, ascensores (elevadores) o en montañas rusas. Causados por perturbaciones en el oído interno, estos mareos pueden ser agravados por hambre, ansiedad u olores desagradables como el humo de cigarrillo. Conservar la calma y mantener el vehículo bien ventilado puede ayudar a que pueda moverse sin mareos. Los remedios naturales en este capítulo —usados en conjunción con cuidado médico y la aprobación de su doctor— pueden ayudar a prevenir o aliviar los mareos causados por movimiento, de acuerdo con algunos profesionales de salud.

VEA A SU MÉDICO CUANDO...

- Tenga síntomas fuertes de mareos que interfieran con su capacidad de caminar o incluso levantarse.
- Tenga náuseas fuertes o vómitos.
- Tenga un cambio en la audición o zumbidos en el oído.
- Tenga dolor de oído, secreciones del oído o esté sangrando del oído.

DÍGITOPUNTURA

Para mareos causados por movimiento, presione firmemente los puntos P 5 y P 6, que están cerca de las muñecas, dice Michael Reed Gach, Ph.D., director del Instituto de Dígitopuntura en Berkeley, California, y autor de *Acupressure's Potent Points* (Los puntos potentes de la dígitopuntura). Para encontrar el punto P 5, coloque el dedo pulgar derecho en la parte interior del antebrazo izquierdo, a tres dedos del centro del pliegue de la muñeca. Respirando profundamente, aplique presión firme con el pulgar por un minuto, sugiere el Dr. Gach. Luego mueva el pulgar aproximadamente medio dedo más cerca del pliegue de la muñeca hacia el punto P 6. El Dr. Gach aconseja aplicar presión por un minuto más, luego repetir el procedimiento en su antebrazo derecho.

Para ayuda en localizar estos puntos, consulte la ilustración en la página 542.

HOMEOPATÍA

Si siente que todo está dando vueltas a su alrededor, tiene náuseas por el movimiento en un automóvil o un bote y se siente mejor cuando cierra los ojos, pruebe una dosis de 6C o 12C de *Cocculus*, dice el Dr. Mitchell Fleisher, médico de medicina familiar y homeópata en Colleen, Virginia. Tomar *Cocculus* de 30 a 60 minutos antes de su viaje puede ser también una buena medida preventiva si éste ha aliviado su mareo en el pasado, dice.

Otra opción para este tipo de mareos es una dosis de 30C de *Tabacum*, dice Judyth Reichenbeg-Ullman, N.D., médica naturópata en Edmonds, Washington, y coautora de *The Patient's Guide to Homeopathic Medicine* (La guía del paciente para la medicina homeopática). Ella recomienda usar *Tabacum* si usted se siente mejor al aire libre con los ojos cerrados.

Si no sabe qué remedio es mejor para usted (*Cocculus o Tabacum*), la Dra. Reichenberg-Ullman sugiere llevar ambos con usted durante el viaje y tomar uno por vez. "Pruebe uno, y si da buenos resultados, bien. Si no, entonces tiene la opción de probar el otro", dice. "Usted sabrá a los 30 minutos de haberlos tomado si uno de estos remedios va a dar buenos resultados."

Cocculus y *Tabacum* están disponibles en muchas tiendas de productos naturales. Para comprar remedios homeopáticos por correspondencia, consulte la lista de recursos en la página 613.

REFLEXOLOGÍA

Para ayudar a prevenir los mareos causados por movimiento, o para ayudar a controlarlos una vez que han empezado, trabaje con los puntos reflejos en sus pies o sus manos del diafragma, la glándula pituitaria, el oído, el cuello y la columna, dice el reflexólogo Dwight Byers, de St. Petersburg, Florida, autor de *Better Health with Foot Reflexology* (Mejor salud con la reflexología de pies).

Para ayuda en localizar estos puntos, consulte las tablas de reflejos de pies y manos que comienzan en la página 560. Para instrucciones sobre cómo trabajar con estos puntos, vea "Reflexología para principiantes" en la página 68.

TERAPIA DE FLORES Y ESENCIAS

El remedio floral *Scleranthus* puede ayudar con los mareos causados por movimiento, dice Leslie J. Kaslof, herbolario y autor de *The Traditional Flower*

Mareos causados por movimiento

Remedies of Dr. Edward Bach (Los remedios florales tradicionales del Dr. Edward Bach). Él recomienda colocar de dos a cuatro gotas debajo de la lengua y mantenerlas en la boca por un momento antes de tragarlas. Él dice que el remedio también se puede aplicar externamente, poniéndolo en las sienes y adentro del ombligo.

Los remedios florales están disponibles en algunas tiendas de productos naturales y por correspondencia. Para información sobre cómo preparar y administrar los remedios florales, vea la página 100.

TERAPIA DE HIERBAS

Un estudio científico efectuado en Gran Bretaña dice que el jengibre es más efectivo que la droga de venta libre *Dramamine* para aliviar los mareos causados por movimiento, dice Varro E. Tyler, Ph.D., profesor de farmacognosia (el estudio de las drogas derivadas de fuentes naturales) en la Universidad de Purdue en West Lafayette, Indiana. El jengibre confitado se puede comprar en los mercados de comida asiática y se puede masticar mientras que se esté viajando, de acuerdo con el Dr. Tyler. Él dice que también se pueden comprar suplementos de jengibre (disponibles en la mayoría de las tiendas de productos naturales), los cuales se pueden tomar en cápsulas de 500 miligramos alrededor de una hora antes de salir de viaje y una o dos cápsulas más cada cuatro horas mientras esté viajando.

TERAPIA DE JUGOS

Estudios científicos han demostrado que el jengibre da mejores resultados para este tipo de mareos que los productos comerciales como *Dramamine*, dice el médico naturópata Michael Murray, N.D., en su libro *The Complete Book of Juicing* (El libro completo de jugos). Aquellos propensos a mareos causados por movimiento pueden eliminar las náuseas si prueban su jugo *Ginger Hopper* alrededor de una hora antes de viajar. Para prepararlo, haga jugo con una rebanada de jengibre fresco (cerca de ¼ de pulgada/6.35 mm de espesor) con una manzana y cuatro zanahorias.

Para información sobre técnicas de hacer jugos, vea la página 116.

Vea también Náuseas y vómitos

MIGRAÑAS

Puede empezar como un dolor insignificante que empeora gradualmente o atacar de repente y permanecer por horas o días. Alrededor de 16 millones de estadounidenses sufren de migrañas, que son dolores de cabeza fuertes frecuentemente acompañados por náuseas y vómitos.

Estos verdaderos rompecabezas son causados por una variedad de factores diferentes, desde saltear comidas hasta comer ciertos alimentos como quesos y chocolate. El alcohol, la cafeína y los aditivos de los alimentos también pueden provocar las migrañas. Y las migrañas pueden ser el efecto secundario de ciertas drogas recetadas, inclusive anticonceptivos orales y algunos medicamentos para la alta presión arterial. Pregúntele a su médico si se puede atribuir su migraña a algún medicamento que esté tomando. Los remedios naturales en este capítulo —usados en conjunción con cuidado médico y la aprobación de su doctor— pueden ayudar a prevenir las migrañas o reducir su severidad, de acuerdo con algunos profesionales de salud.

VEA A SU MÉDICO CUANDO...

- Además del dolor de cabeza, experimente fiebre, convulsiones y confusión.
- Su dolor de cabeza esté acompañado por debilidad o pérdida de sensación en la mitad de su cuerpo.
- Tenga un dolor agudo en el oído o en cualquier lugar de la cara o la cabeza.
- Tenga un dolor de cabeza después de una herida severa en la cabeza.

AROMATERAPIA

Para aliviar el dolor de las migrañas, tenga a su alrededor el aroma curativo del aceite esencial de romero, dice Victoria Edwards, aromaterapeuta de Fair Oaks, California. Si está en su casa, dice Edwards, masajee su cara y su cuello con una solución de diez gotas de aceite esencial de romero por onza (30 ml) de aceite portador, que se puede adquirir en la mayoría de las tiendas de productos naturales, y use unas pocas gotas de romero en un difusor o lámpara aromática para crear una atmósfera tranquilizante. Si está viajando, ella sugiere aplicar una o dos gotas en un pañuelo e inhalar. "El romero, especialmente el romero *verbenon*, también tiene un efecto equilibrante en el hígado y la vesícula biliar, que tienden a ser lentos en personas que tienen migrañas", dice Edwards.

Para información sobre cómo preparar y administrar aceites esenciales, y precauciones sobre su uso, vea la página 11. Para información sobre la compra de aceites esenciales, consulte la lista de recursos en la página 613.

Dígitopuntura

Los puntos Puertas de la Consciencia, VB 20, pueden aliviar tanto las migrañas como los dolores en el cuello, dice Michael Reed Gach, Ph.D., director del Instituto de Dígitopuntura en Berkeley, California, y autor de *Acupressure's Potent Points* (Los puntos potentes de la dígitopuntura). El Dr. Gach aconseja usar los dedos pulgares de ambas manos para presionar los puntos VB 20, que están situados a 2 pulgadas (5 cm) de distancia de la mitad de su cuello, debajo de la base del cráneo. (Para ayuda en localizar estos puntos, consulte la ilustración en la página 543.) Él recomienda sentarse en una silla e inclinarse con los codos apoyados en una mesa o escritorio para que sostener estos puntos sea más cómodo. Respire profundamente y presione firmemente durante uno o dos minutos.

Hidroterapia

Las duchas de contraste a veces pueden hacer desaparecer una migraña, sugiere la Dra. Agatha Thrash, médica patóloga, cofundadora y codirectora del Instituto Uchee Pines, un centro de curación natural en Seale, Alabama. Ella recomienda una ducha caliente breve seguida de una ducha fría un poco más larga cada mañana y en cualquier momento del día en que usted sienta que está por tener una migraña. Ponga su cuerpo entero, inclusive la cabeza, debajo del agua caliente hasta que la piel se enrojezca. Cambie y use agua fría y quédese debajo del agua hasta que empiece a tiritar.

Cuando las migrañas no respondan a ningún otro tratamiento, un enema caliente puede proporcionar un alivio temporario del dolor, dice la Dra. Thrash. Los enemas dan resultado en ciertas teorías del control del dolor, dice. "Inmediatamente después de un enema, hay tantos impulsos viajando hacia el cerebro, que los impulsos de dolor están temporalmente sobrecargados." En muchos casos, un enema proporciona suficiente alivio como para ayudarlo a dormirse, dice. Para instrucciones, vea "Cómo preparar un enema" en la página 28.

Imaginería

Imagínese que hay una sala de control en su mente que regula todas las funciones de su cuerpo. Encuentre la válvula que regula la circulación de la sangre en su mano derecha y ábrala. Sienta la sensación de la sangre saliendo rápidamente de su cabeza y dirigiéndose a su mano derecha. Mientras la sangre se dirige al brazo derecho, note cómo el dolor de su migraña disminuye, dice el Dr. Dennis Gersten, psiquiatra de San Diego y editor de *Atlantis*, una hoja informativa bimensual sobre la imaginería. Él recomienda practicar esta imaginería por seis o diez minutos dos veces al día.

RELAJAMIENTO Y MEDITACIÓN

La biorretroalimentación (*biofeedback*) térmica puede ayudar a dirigir nuevamente la sangre fuera de los vasos sanguíneos dilatados hacia el cuero cabelludo y aliviar el dolor de migrañas, dice Steven Fahrion, Ph.D., director de investigación del Instituto de Ciencias de Vida de la Salud de la Mente y el Cuerpo en Topeka, Kansas.

Para aprender más sobre esta técnica simple de diez minutos, vea la página 81.

TERAPIA DE ALIMENTOS

"Muchas migrañas están relacionadas con la comida", dice el Dr. Michael A. Klaper, especialista en medicina nutritiva en Pompano Beach, Florida, y director del Instituto de Educación e Investigación de la Nutrición, una organización con sede en Manhattan Beach, California, que enseña a los médicos sobre la nutrición y su relación con distintas enfermedades. "En mi experiencia, los productos lácteos son los provocadores más grandes de migrañas, seguidos por las aves de corral, incluyendo los huevos. Luego vienen el chocolate, los productos de trigo y la carne de res. Usted sabrá qué alimento lo afecta a usted al notar cuándo tiene una migraña. Si bebe un vaso grande de leche y tiene una migraña en menos de una hora, es probable que sean los lácteos los que la causan."

Su solución: "Trate de seguir una dieta vegetariana sin aditivos como monosodio de glutamato, edulcorantes artificiales y colorantes de alimentos. Si elimina los alimentos procesados, los aditivos sintéticos y todas las comidas que provocan migrañas, normalmente puede ponerle fin al problema." El Dr. Klaper recomienda que se eviten el vino tinto, el té, la cidra sin refinar y otras bebidas que contienen tanino, que es otro elemento provocador de las migrañas. También pruebe comidas altas en contenido de magnesio, dice, como espinaca y otros vegetales de hojas de color verde oscuro, granos integrales, anacardos y soja. El magnesio relaja los músculos en las paredes de los vasos sanguíneos, inclusive aquellos que van al cerebro, lo cual puede prevenir las migrañas, dice el Dr. Klaper. (Para otras fuentes de magnesio, vea "Lo que usted necesita" en la página 144.)

Migrañas

Terapia de flores y esencias

"Las personas propensas a tener migrañas generalmente tienen dificultad para manejar la ira", dice Eve Campanelli, Ph.D., médica holística de medicina familiar en Beverly Hills, California. Estas personas se pueden beneficiar si toman el remedio de Bach llamado *Gentian*, el cual ayuda a equilibrar la desesperación y frustración que pueden llevar a tener migrañas.

Los remedios florales se pueden adquirir en algunas tiendas de productos naturales y por correspondencia. Para información sobre cómo preparar y administrar los remedios florales, vea la página 100.

Terapia de hierbas

Estudios científicos demuestran que la hierba matricaria (margaza) puede reducir la frecuencia y severidad de las migrañas, dice Varro E. Tyler, Ph.D., profesor de farmacognosia (el estudio de las drogas derivadas de fuentes naturales) en la Universidad de Purdue en West Lafayette, Indiana. Eso es porque el partenólido, el ingrediente activo de la planta, inhibe las sustancias químicas del cerebro que dilatan los vasos sanguíneos y causan migrañas, explica.

La matricaria será efectiva solamente si la toma todos los días —no solamente cuando tenga una migraña— y solamente si toma lo suficiente, de acuerdo con el Dr. Tyler. Esto es porque la matricaria actúa principalmente como una prevención, entonces no ayudará mucho una vez que ya tenga una migraña, explica. La dosis recomendada es un suplemento diario de 125 miligramos, dice, y el suplemento debe contener al menos 0.2 por ciento de partenólido. Lea las etiquetas en los productos de matricaria para asegurarse de que el producto que elija contenga partenólido y siga las recomendaciones de dosis en la etiqueta, agrega. Los suplementos de matricaria están disponibles en la mayoría de las tiendas de productos naturales.

Terapia de jugos

El jugo de apio es rico en cumarinas, sustancias que tienen un efecto calmante en el sistema vascular y que pueden beneficiar a aquellos propensos a tener migrañas, dice el médico naturópata Michael Murray, N.D., autor de *The Complete Book of Juicing* (El libro completo de jugos). El jugo fresco de apio se puede beber solo o combinado con otros jugos de vegetales, como zanahoria, pepino, perejil y espinaca. El Dr. Murray recomienda beber un vaso de 8 onzas (240 ml) de este jugo dos veces al día como prevención, en conjunción con un tratamiento médico adecuado.

Para información sobre técnicas de hacer jugos, vea la página 116.

MORDEDURAS Y PICADURAS

Aunque andar por los árboles y caminar por el campo puede ser divertido, hay que cuidarse de los asaltos. No estamos hablando de ladrones, sino de insectos, que siempre están preparados para picarlo.

La mejor manera de manejar las mordeduras y picaduras es evitándolas en primer lugar. Los expertos dicen que cuando se aventure en experiencias al aire libre, usted debe usar ropa de color blanco o caqui (inclusive los calcetines medias y pantalones), ponerse repelente de insectos, evitar fragancias dulces, nunca juguetear con un nido de abejas y siempre registrarse cuando regresa para ver si tiene parásitos tales como garrapatas pegados al cuerpo. Pero aun cuando esto no funciona, la mayoría de las picaduras de insectos son molestias menores. Usted tendrá una picazón, una hinchazón y quizá una sensación de ardor. Los remedios naturales en este capítulo, usados con la aprobación de su médico, pueden proporcionar alivio, de acuerdo con algunos profesionales de salud.

VEA A SU MÉDICO CUANDO...

- Lo muerda un animal.
- Tenga fiebre después de haber sido mordido.
- Tenga dificultad para respirar o sienta un dolor fuerte después de una mordedura o picadura.

AROMATERAPIA

Para aliviar rápidamente los efectos de una picadura de insecto, aplique una gota de aceite esencial de lavanda (espliego, alhucema) pura, árbol de té (*tea tree*), *everlast* (también llamado *immortelle* o *helichrysum*) o de manzanilla azul directamente en el área afectada, sugiere el consultor de aromaterapia de Los Ángeles, John Steele. El aceite se puede volver a aplicar cada diez minutos hasta que usted se sienta mejor, dice.

Para información sobre cómo preparar y administrar aceites esenciales, y precauciones sobre su uso, vea la página 11. Para información sobre la compra de aceites esenciales, consulte la lista de recursos en la página 613.

HIDROTERAPIA

Para aliviar las molestias de picaduras de insectos, haga una pasta fina de agua, vinagre de cidra de manzana y *fuller's earth* (disponibles en la mayoría de las tiendas de productos naturales) y aplíquela sobre la picadura por algunos minutos, sugiere la Dra. Agatha Thrash, médica patóloga, cofundadora y codirectora del Instituto Uchee Pines, un centro de curación natural en Seale, Alabama. Enjuague con agua tibia.

HOMEOPATÍA

Para reducir la hinchazón y el dolor de picaduras que tienen la sensación de frío y que mejoran cuando se aplica frío, tome una dosis de 6C o 12C de *Ledum* o aplique tintura de *Ledum* en la picadura con un tapón de algodón cada dos o tres horas como se necesite hasta que sienta alivio, dice el Dr. Mitchell Fleisher, médico de medicina familiar y homeópata en Colleen, Virginia. Tomar 6C o 12C de *Apis* es otro buen remedio, dice, particularmente para picaduras que arden o pican y que empeoran con el calor y mejoran con hielo y causan reacciones como de colmena en la piel.

El Dr. Fleisher sugiere que se ingiera una dosis de *Ledum* o de *Apis mellifica* cada 15 minutos hasta un máximo de cuatro dosis. Si todavía siente dolor, dice que debe tomar una dosis de 30C. Si aún no hay mejoría, consulte a un doctor en medicina u homeópata, dice.

En muchas tiendas de alimentos saludables se pueden adquirir Ledum y *Apis mellifica*. Para comprar remedios homeopáticos por correspondencia, consulte la lista de recursos en la página 613.

TERAPIA DE ALIMENTOS

"Una compresa hecha de ablandador de carne llega hasta el veneno y puede sacar el aguijón de picaduras y mordeduras", dice el Dr. Elson Haas, director del Centro de Medicina Preventiva de Marín, en San Rafael, California, y autor de *Staying Healthy with Nutrition* (Cómo mantenerse sano con la nutrición). Eso es porque la mayoría de las mordeduras y picaduras de insectos, así como los aguijones de medusa, tienen base de proteínas y el ablandador de carne actúa sobre las proteínas —siempre y cuando el ablandador contenga papaína o bromelina, los ingredientes activos que actúan sobre las proteínas. El Dr. Haas recomienda hacer una pasta gruesa con agua y ablandador de carne en polvo y aplicar la mezcla directamente en la piel; se sentirá alivio después de un minuto. (La bromelina puede causar dermatitis en algunas personas, entonces no aplique más si la piel empieza a verse roja e inflamada.)

TERAPIA DE FLORES Y ESENCIAS

Pruebe la fórmula de emergencia para alivio del estrés, que se vende bajo nombres de marca como *Calming Essence, Rescue Remedy* y *Five-Flower Formula*, dice Leslie J. Kaslof, herbolario y autor de *The Traditional Flower Remedies of Dr. Edward Bach* (Los remedios florales tradicionales del Dr. Edward Bach). Él sugiere que la fórmula se use externamente sobre las picaduras menores de insectos para aliviar el dolor, la hinchazón y la picazón. También, dice, la fórmula puede ser útil para aliviar reacciones alérgicas leves a picaduras de insectos y mordeduras. Él recomienda aplicar cuatro gotas bajo la lengua, como sea necesario para calmar y relajar.

Kaslof advierte, sin embargo, que la fórmula no reemplaza las intervenciones de emergencias médicas ni tratamientos recomendados por el médico para reacciones alérgicas. Si tiene una historia de reacciones alérgicas a las mordeduras y picaduras de insectos, dice, usted debe consultar a su médico antes de usar la fórmula de emergencia para alivio del estrés.

Esta fórmula de emergencia se puede conseguir en la mayoría de las tiendas de productos naturales y por correspondencia (consulte la lista de recursos en la página 613). Para más información sobre cómo preparar y administrar la fórmula, vea la página 103.

TERAPIA DE HIERBAS

Aquí hay un repelente natural de insectos de Rosemary Gladstar, herbolaria de Barre, Vermont, y autora de varios libros sobre hierbas, entre ellos *Herbal Healing for Women* (Curación con hierbas para mujeres): combine una parte de hoja de laurel, cuatro partes de poleo, dos de romero y una de eucalipto en una jarra con una tapa ajustada. Agregue suficiente aceite de oliva para cubrir las hierbas, luego échele una o dos pulgadas más para colmarla. Cierre la jarra y colóquela en un alféizar soleado o en un lugar soleado de afuera por dos semanas. (Usted puede hacer esto aun durante los meses más fríos, dice Gladstar, porque el aceite generalmente no se congela.) Luego cuele la mezcla de manera que quede el líquido solamente. (Para olor extra, agregue al líquido una gota o dos de aceite esencial de eucaliptos.)

Gladstar recomienda usar este repelente de hierbas de la misma forma en que usaría un producto comprado en la tienda, desparramándolo pareja y livianamente en su piel (pero evitando los ojos). Ella dice que este repelente de hierbas es seguro para usar incluso en la piel de niños y que funciona tan bien como las variedades químicas que se compran en las tiendas.

Todas estas hierbas y estos aceites esenciales están disponibles en la mayoría de las tiendas de productos naturales.

NÁUSEAS Y VÓMITOS

Cuando una persona nos cae mal, la evitamos. Pero cuando una comida nos cae mal, no la podemos evitar; la tenemos que eliminar, muchas veces por el mismo lugar por donde entró —la boca. Sin importar cuál sea la causa, sea la gripe, el embarazo, la intoxicación por los alimentos o mareos, las náuseas y vómitos son reacciones naturales a la irritación del estómago. No se olvide, sin embargo, de que las náuseas pueden señalar un ataque cardíaco y ser un síntoma de algunos tipos de cáncer o de afecciones del hígado y del riñón. Los remedios naturales en este capítulo —usados en conjunción con cuidado médico y la aprobación de su doctor— pueden ayudar a aliviar las náuseas o prevenir los vómitos, de acuerdo con algunos profesionales de salud.

VEA A SU MÉDICO CUANDO...

- Sienta náuseas con frecuencia por más de dos días.
- Esté embarazada y no pueda comer o beber porque su náusea es tan severa.
- Vomite periódicamente por más de 24 horas.
- Tenga náuseas y esté sufriendo de dolor fuerte y repentino en el pecho o el abdomen.
- Vomite sangre o una sustancia parecida a los granos de café.
- Sea mayor de edad y sus náuseas estén acompañadas por fiebre.

AROMATERAPIA

La menta (hierbabuena) es una cura tradicional para las náuseas y los vómitos, según la herbolaria de San Francisco Jeanne Rose, presidenta de la Asociación Nacional para Aromaterapia Holística y autora de *Aromatherapy: Applications and Inhalations* (Aromaterapia: Aplicaciones e inhalaciones). Ella sugiere agregar una sola gota del aceite esencial a un cubo de azúcar y chupar lentamente hasta que el cubo esté completamente derretido. Un vaso de agua de 8 onzas (240 ml) con dos gotas del aceite esencial tiene el mismo efecto, dice.

Para información sobre cómo preparar y administrar aceites esenciales, y precauciones sobre su uso, vea la página 11. Para información sobre la compra de aceites esenciales, consulte la lista de recursos en la página 613.

DÍGITOPUNTURA

Presione los puntos P 5 y P 6 en el lado interior de los antebrazos, dice Michael Reed Gach, Ph.D., director del Instituto de Dígitopuntura en Berkeley, California, y autor de *Acupressure's Potent Points* (Los puntos potentes de la dígitopuntura). Para el punto P 5, coloque el pulgar derecho en el lado interior del antebrazo izquierdo, a tres dedos de distancia del centro del pliegue de la muñeca. Mientras respira profundamente, aplique presión firmemente con el pulgar por un minuto, sugiere el Dr. Gach. Para el punto P 6, mueva el pulgar aproximadamente una distancia de medio dedo más cerca al pliegue de la muñeca. El Dr. Gach sugiere aplicar presión por un minuto más y repetir luego el procedimiento en su antebrazo derecho.

Para ayuda en localizar estos puntos, consulte la ilustración en la página 542.

HIDROTERAPIA

Para todos aquellos con afliciones gástricas, la Dra. Agatha Thrash, médica patóloga, cofundadora y codirectora del Instituto Uchee Pines, un centro de curación natural en Seale, Alabama, recomienda este coctel de agua y carbón: ponga dos o tres cucharadas de polvo de carbón activado en el fondo de un vaso grande y agregue una cantidad pequeña de agua (el agua en botella puede ser lo mejor si está viajando). Revuelva lentamente con una cuchara larga para impedir que el polvo fino se vuele, sugiere la Dra. Thrash. Termine de llenar el vaso con agua y beba la mezcla con una paja. Disponible en la mayoría de las tiendas de productos naturales y en algunas farmacias, el carbón activado no tiene un sabor agradable, dice, pero es barato, efectivo y seguro para todos.

HOMEOPATÍA

Si siente náuseas y no sabe por qué, lo primero para probar es una dosis de 6X de *Ipecacuanha* cada 15 minutos hasta que empiece a sentirse mejor —pero no tome más de cuatro dosis, dice la Dra. Maesimund Panos, médica homeópata en Tipp City, Ohio, y coautora con Jane Heimlich de *Homeopathic Medicine at Home* (Medicina homeopática en casa).

Náuseas y vómitos

La *Ipecacuanha* está disponible en muchas tiendas de productos naturales. Para comprar remedios homeopáticos por correspondencia, consulte la lista de recursos en la página 613.

IMAGINERÍA

Imagínese a su náusea de cualquier medida, forma o color. Luego transfórmela en un líquido que fluye hacia una de sus piernas, sale por la base del pie, corre a través de la habitación y sale por la puerta principal. Observe mientras sigue corriendo por la calle y desaparece a lo lejos, dice el Dr. Dennis Gersten, psiquiatra de San Diego y editor de *Atlantis*, una hoja informativa bimensual sobre imaginería. Si hace eso, las náuseas pueden desaparecer en cuestión de minutos.

REFLEXOLOGÍA

Preste atención especial a los siguientes puntos reflejos en sus manos o sus pies, dice la reflexóloga neoyorquina Laura Norman, autora de *Feet First: A Guide to Foot Reflexology* (Los pies primero: Una guía para la reflexología del pie): plexo solar, diafragma, pecho, pulmón, esófago, estómago, hígado, glándulas de la vesícula biliar y la tiroides, pituitaria y suprarrenal.

Para ayuda en localizar estos puntos, consulte las tablas de reflejos de pies y manos que comienzan en la página 560. Para instrucciones sobre cómo trabajar con estos puntos, vea "Reflexología para principiantes" en la página 68.

TERAPIA DE ALIMENTOS

Las mejores comidas cuando uno siente náuseas son aquellas que son bajas en grasas y sencillas como las secas galletitas saladas (*soda crackers*), dice Robert M. Stern, Ph.D., un investigador de mareos causados por movimiento y náusea para la NASA y profesor de psicología en la Universidad Estatal de Pensilvania en University Park. Él explica que lleva horas digerir los alimentos con un alto contenido de grasa, pero las comidas más livianas pueden aliviar el dolor de estómago y se digieren más rápidamente. Asegúrese de no hacer esto en exceso, dice; unas pocas galletitas pueden aliviar el dolor, pero demasiadas pueden hacerlo peor.

Cuando vomite, dice el Dr. Stern, no coma nada hasta que haya pasado por lo menos una hora, ya que su estómago tardará ese tiempo en componerse. Entonces, sugiere, ingiera pequeñas porciones de pan, caldo u otros alimentos ligeros, o beba refrescos carbonatados que hayan perdido la efervescencia.

TERAPIA DE HIERBAS

Para náuseas leves, beba té de jengibre, dice Varro E. Tyler, Ph.D., profesor de farmacognosia (el estudio de las drogas derivadas de fuentes naturales) en la Universidad de Purdue en West Lafayette, Indiana. Para preparar el té, corte una rebanada de jengibre fresco y ponga unas pocas rodajas en una bola de té. Vierta sobre ella una taza de agua hirviendo, deje en infusión por diez minutos y luego permítale enfriarse antes de bebérselo.

Cuando la náusea es más intensa, el Dr. Tyler sugiere que se pruebe una dosis más fuerte de jengibre, disponible en cápsulas de gelatina de 500 miligramos en la mayoría de las tiendas de productos naturales. Tome una o dos cápsulas cada cuatro horas, o siga las instrucciones de dosis que figuren en la etiqueta, dice.

TERAPIA DE JUGOS

El jengibre es un remedio tradicional muy conocido para los problemas gástricos, dice el médico naturópata Michael Murray, N.D., en *The Complete Book of Juicing* (El libro completo de jugos). Eso es porque es un carminativo, quiere decir que es una sustancia natural que ayuda a eliminar gases y calma el sistema gastrointestinal, según el Dr. Murray. Para aliviar la náusea, él recomienda un jugo que consiste de una mezcla de una rodaja de jengibre fresco (alrededor de ¼ de pulgada/6.35 mm de espesor), una manzana y cuatro zanahorias.

Para información sobre técnicas de hacer jugos, vea la página 116.

Olor en los pies

Usted hace todo lo posible para evitar el olor de pies. Se los lava regularmente con agua tibia y jabón y se cambia de zapatos y calcetines (medias) todos los días (o más frecuentemente). Pero a pesar de todo, sus piececitos problemáticos aún tienen peste.

El problema con el olor en los pies va más profundo que a nivel de la piel. Las glándulas sudorosas superactivas provocan el crecimiento de bacterias y hongos, y producen ese olor desagradable (y el precipitado alejamiento de aquellos a su alrededor). Los remedios naturales en este capítulo, usados con la aprobación de su médico, pueden ayudar a prevenir o aliviar el olor en los pies, de acuerdo con algunos profesionales de salud.

VEA A SU MÉDICO CUANDO...

• El olor en los pies continúe, a pesar de todos sus esfuerzos para controlarlo.

AROMATERAPIA

Pruebe el siguiente lavado desodorante de pies, de *Aromatherapy: Applications and Inhalations* (Aromaterapia: Aplicaciones e inhalaciones) por la herbolaria de San Francisco Jeanne Rose, presidenta de la Asociación Nacional para Aromaterapia Holística: mezcle 2 onzas (60 ml) de agua, 10 gotas de aceite esencial de limón y el jugo de un limón, luego límpiese los pies meticulosamente.

Para información sobre cómo preparar y administrar aceites esenciales, y precauciones sobre su uso, vea la página 11. Para información sobre la compra de aceites esenciales, consulte la lista de recursos en la página 613.

HOMEOPATÍA

Además de lavarse los pies diariamente con jabón antibacterial, pruebe uno de los siguientes remedios en una dosis de 12C por la mañana y por la noche hasta que note una mejoría, dice el Dr. Chris Meletis, N.D., médico naturópata y director de medicina de la Escuela Nacional de Medicina Naturopática en Portland, Oregón. Según el Dr. Meletis, tomar *Silicea* puede ayudar si usted tiene pies helados y sudados, si tiene dolor desde el arco hasta la planta del pie y si sus axilas y sus manos también tienen un olor ofensivo. Si los síntomas empeoran con el calor, y si usted tiende a tener piel seca y áspera en algunos lugares, él sugiere probar *Graphites*. Tomar *Iodom* puede ayudar, dice, si usted tiene pies sudados y acres y si los síntomas son peores en habitaciones más calientes y mejores cuando camina y cuando sus pies están aireados.

Todos estos remedios están disponibles en muchas tiendas de productos naturales. Para comprar remedios homeopáticos por correspondencia, consulte la lista de recursos en la página 613.

TERAPIA DE ALIMENTOS

Remoje sus pies en té, sugiere el Dr. Jerome Z. Litt, asistente clínico y profesor de dermatología en la Universidad Case Western Reserve en Cleveland. Él dice que el ácido tánico en el té elimina el olor. Simplemente hierva unas pocas bolsas de té en 1 pinta (473 ml) de agua por 15 minutos, luego vierta este líquido caliente en una palangana llena con 2 cuartos de galón (1.9 l) de agua fría. El Dr. Litt recomienda remojarse por 30 minutos al día durante una semana.

VEA TAMBIÉN Transpiración excesiva

OSTEOPOROSIS

Esto hay que decirlo a rompe y rasga: la mitad de todas las mujeres estadounidenses mayores de 50 años de edad sufrirá una fractura causada por la osteoporosis en algún momento de su vida. Y para no pensar que la osteoporosis es una enfermedad sexista, uno de cada cinco de aquellos que padecen de ella es hombre.

La osteoporosis hace que los huesos se desgasten y los hace más propensos a quebrarse cuando se tensionan. La mayoría de las mujeres con osteoporosis ya han pasado por la menopausia. Aunque los médicos no saben por qué, la caída en los niveles de estrógeno que tiene lugar con la menopausia pareciera acelerar la pérdida de la masa ósea.

El estilo de vida también puede jugar un papel en la pérdida ósea. Las personas que consumen muy poco calcio o demasiada cafeína y sal están en una situación de riesgo mayor, junto a las personas que fuman, no hacen ejercicio y están haciendo dieta constantemente. Los remedios naturales en este capítulo —usados en conjunción con cuidado médico y la aprobación de su doctor— pueden ayudar a prevenir o desacelerar la osteoporosis, de acuerdo con algunos profesionales de salud.

VEA A SU MÉDICO CUANDO...

• Note un cambio en su altura, la cual usted debe medir por lo menos cada dos años.

TERAPIA DE ALIMENTOS

"La osteoporosis es una enfermedad de pérdida de calcio, no de deficiencia", dice el Dr. Michael A. Klaper, especialista en medicina nutritiva en Pompano Beach, Florida, y director del Instituto de Educación e Investigación de la Nutrición, una organización con sede en Manhattan Beach, California, que enseña a los médicos sobre la nutrición y su relación con distintas enfermedades. "Usted necesita evitar cosas que hagan a sus riñones excretar calcio en exceso." Esto es porque esa excreción por sus riñones agota las reservas de calcio de su cuerpo. Los alimentos que debe evitar incluyen proteínas animales como la carnes, las aves de corral y el pescado así como el azúcar refinada, el alcohol, la sal, el tabaco y la cafeína, presente en el café, el té negro, las colas y el chocolate, dice él.

Elija las fuentes alimenticias que son ricas en calcio, como los vegetales con hojas de color verde oscuro, los productos lácteos con poca grasa y las sardinas con huesos, dice Richard Gerson, Ph.D., autor the *The Right Vitamins* (Las vitaminas apropiadas). (Para más fuentes de calcio, vea "Lo que usted necesita" en la página 144.)

TERAPIA DE JUGOS

Obtener suficiente calcio en su dieta puede ser un problema, dice el médico naturópata Michael Murray, N.D., en *The Complete Book of Juicing* (El libro completo de jugos). Él ofrece esta alternativa no láctea: haga jugo con tres hojas de col rizada, dos hojas de berza y un puñado de perejil, seguidos de tres zanahorias, una manzana y medio pimiento (chile, ají) verde. Según el Dr. Murray, este coctel contiene alrededor de 212 miligramos de calcio y 102 miligramos de magnesio, ambos esenciales para construir masa ósea.

Para información sobre técnicas de hacer jugos, vea la página 116.

TERAPIA DE VITAMINAS Y MINERALES

Una persona con osteoporosis puede usar el siguiente régimen diario de suplementos para controlar la condición, dice el Dr. David Edelberg, internista y director médico del Centro Holístico Estadounidense en Chicago: 1,200 miligramos de calcio; 800 miligramos de magnesio; 10 miligramos de cinc; 1

miligramo de cobre; 1,000 de la vitamina C; 200 unidades internacionales (*IU*, por sus siglas en inglés) de la vitamina D; 50 miligramos de la vitamina B$_6$; 1 miligramo de ácido fólico; 1 miligramo de silicio; 0.5 miligramos de boro; y 5 miligramos de manganeso. Algunos fabricantes combinan todos estos suplementos en una cápsula, de acuerdo con el Dr. Edelberg; estos suplementos se pueden adquirir en la mayoría de las tiendas de productos naturales.

Yoga

Poses de pie como las de montaña (página 584) y de árbol (página 586) pueden ayudar a mantener fuertes los huesos de las piernas, dice el Dr. Stephen A. Nezezon, profesor de yoga y médico en el Instituto Himalayo Internacional de Filosofía y Ciencia del Yoga en Honesdale, Pensilvania. Trate de hacer por lo menos uno de estos ejercicios cada día. (El Dr. Nezezon sugiere que las personas mayores de edad y con osteoporosis avanzada no prueben la pose del árbol.)

Palpitaciones cardíacas

C uando funciona como debería, su corazón es un órgano bastante aburrido. Papún. Papún. Papún.

¿Pero qué pasa cuando las cosas se vuelven un poco agitadas? ¿Qué significa cuando su corazón se acelera —papúnpapúnpapúnpapún— o salta un latido —papún-papún-papún-saltea-papún?

Significa que ha tenido una palpitación cardíaca. Una palpitación es todo latido del corazón que es lo suficientemente extraño para llamarle la atención, sea una serie rápida y fogosa de latidos, un latido agitado o una falla. El remedio natural en este capítulo —usado en conjunción con cuidado médico y la aprobación de su doctor— puede ayudar a prevenir las palpitaciones cardíacas, de acuerdo con un profesional de salud.

VEA A SU MÉDICO CUANDO...

- Tenga más de una palpitación ocasional. Casi todas las personas tienen una palpitación en algún momento. Pero si usted siente que saltea una serie de latidos, o si su corazón parece acelerarse sin razón, obtenga atención médica inmediatamente. Busque a un médico especialmente si con esta palpitación también tiene mareos o desmayos.

TERAPIA DE ALIMENTOS

La causa de una palpitación cardíaca puede ser tan sencilla como el consumir demasiada cafeína, dice el Dr. Michael A. Klaper, especialista en medicina nutritiva en Pompano Beach, Florida, y director del Instituto de Educación e Investigación de la Nutrición, una organización con sede en Manhattan Beach, California, que enseña a los médicos sobre la nutrición y su relación con distintas enfermedades. Él sugiere disminuir o incluso eliminar la ingestión de té, colas, café y chocolate. "Pero una palpitación cardíaca también puede ser una advertencia temprana de cardiopatía, enfermedad de tiroides, un ataque de ansiedad u otros problemas serios", dice. "Entonces es mejor consultar a su médico si ocurren con frecuencia o persisten por más de algunos segundos."

PENA

Cuando pierde a un ser querido, usted pierde más que a esa persona; usted pierde una parte de sí mismo. La pena, la reacción normal a ésta y otras pérdidas profundas, es la más agotadora de las emociones, quitándole a usted energía y poder mental día tras día.

La pena tiene varias etapas —golpe, negación, protesta y la más devastadora, depresión— aunque ellas no ocurren en ningún orden en particular. A lo largo de estas etapas, no es extraño tener dificultades para concentrarse o realizar otros procesos de pensamiento. Los remedios naturales en este capítulo —usados en conjunción con cuidado médico y la aprobación de su doctor— pueden ayudarlo a enfrentar la pena y acelerar su regreso a una vida normal, de acuerdo con algunos profesionales de salud.

VEA A SU MÉDICO CUANDO...

- Su pena lo agobie e interfiera con su capacidad para desarrollar sus actividades diarias normales.

AROMATERAPIA

El aceite esencial de mejorana, de un aroma suave y elevador, es un remedio tradicional para la pena, dice la aromaterapeuta Victoria Edwards, de Fair Oaks, California. Ella sugiere aplicar una o dos gotas del aceite en un pañuelo de tela o de papel e inhalar cada vez que necesite un poco de consuelo.

Para información sobre cómo preparar y administrar aceites esenciales, y precauciones sobre su uso, vea la página 11. Para información sobre la compra de aceites esenciales, consulte la lista de recursos en la página 613.

HOMEOPATÍA

"Si alguien experimenta la pérdida repentina de un ser querido y está sacudido y apenado, el remedio que yo generalmente recomiendo es una dosis de 30C de *Ignatia*", dice el Dr. Mitchell Fleisher, médico de medicina familiar y homeópata en Colleen, Virginia.

Ignatia se puede adquirir en muchas tiendas de productos naturales. Para comprar remedios homeopáticos por correspondencia, consulte la lista de recursos en la página 613.

IMAGINERÍA

Aunque puede resultar doloroso, imagínese a la persona fallecida en su último día de vida. Luego tómese un momento para hablar a la imagen de esa persona querida. Diga todas las cosas que desearía haberle dicho antes de que la persona falleciera, dice el Dr. Dennis Gersten, psiquiatra de San Diego y editor de *Atlantis*, una hoja informativa bimensual sobre la imaginería. Si está enojado, triste o confuso, hágaselo saber también a la persona fallecida.

"La noche que murió mi padre, yo hice eso, y el efecto que tuvo en mí fue bastante notable y curativo", dice el Dr. Gersten.

RELAJAMIENTO Y MEDITACIÓN

De acuerdo con investigadores de la Escuela de Enfermería de la Universidad de Pensilvania en Filadelfia, el relajamiento progresivo puede levantarle el ánimo y darle a su sistema inmunológico un golpe vital mientras usted está lidiando con la pena. Para aprender la técnica de relajamiento progresivo, vea la página 82.

En un estudio preliminar de nueve viudas cuyos esposos habían muerto dentro de los dos meses anteriores, los investigadores descubrieron que las mujeres que practicaron relajamiento progresivo tres o cuatro veces al día durante cuatro semanas mostraron un aumento en la actividad de las células del sistema inmunológico. Eso es importante, porque otros estudios han demostrado que las personas que están apenadas son más susceptibles a enfermarse.

El levantamiento del sistema inmunológico en un período tan corto y la correspondiente reducción del estrés muestran que el relajamiento ofrece ventajas reales, dice Arlene Houldin, R.N., Ph.D., profesora asistente de enfer-

PENA

mería oncológica psicosocial en la Escuela de Enfermería de la Universidad de Pensilvania. Para obtener un beneficio completo, practique el relajamiento progresivo tres o cuatro veces al día, de 10 a 15 minutos por sesión.

TERAPIA DE ALIMENTOS

"No hay nada científico al respecto, pero yo recomendaría consumir más *ginseng* durante los tiempos de pena", dice el Dr. Julian Whitaker, fundador y presidente del Whitaker Wellness Center, un centro de bienestar en Newport Beach, California. "Ayuda a enfrentar situaciones de estrés." El *ginseng* se puede adquirir como té, polvo y en cápsulas en la mayoría de las tiendas de productos naturales.

TERAPIA DE FLORES Y ESENCIAS

"La pena es una reacción natural ante la pérdida, sea la pérdida de un trabajo, la muerte de un ser querido o el final de un matrimonio", dice Eve Campanelli, Ph.D., médica holística de medicina familiar en Beverly Hills, California. Para aquellos recuperándose de tales pérdidas, la Dra. Campanelli recomienda la fórmula de emergencia para alivio del estrés, una mezcla de cinco esencias usadas en tiempos de crisis. "Colóquese cuatro gotas de la fórmula bajo la lengua tan frecuentemente como sea necesario, cada vez que el sentimiento de pena lo agobie", dice. "De seis a doce veces al día es normal."

La fórmula de emergencia para alivio del estrés, que se vende bajo nombres comerciales como *Calming Essence, Rescue Remedy* y *Five-Flower Formula*, está disponible en la mayoría de las tiendas de productos naturales y por correspondencia. Para información sobre cómo preparar y administrar esta fórmula, vea la página 103.

YOGA

Usted puede no tener muchas ganas de hacer ejercicio, pero hacer tres poses de yoga al día puede ayudar a enfrentar la pena, de acuerdo con Alice Christensen, fundadora y directora ejecutiva de la Asociación Estadounidense de Yoga. Ella recomienda las poses parada de sol (página 585), presión de rodillas (página 590) y sentada de sol (página 594) porque éstas aumentan la circulación de la sangre y por ende hacen más fácil superar los efectos físicos de la pena. Ella señala que las personas que están sufriendo pena pueden volverse sedentarias, pero una rutina diaria de yoga puede ayudarlo a mantenerse en movimiento.

La meditación (página 155) también es útil, pero no se sorprenda si empieza a llorar mientras que lo hace. Christensen dice que usted debería permitirse llorar libremente, y eventualmente, la meditación caerá en una quietud curativa.

Vea también Depresión

Pérdida del cabello

Si usted es un adulto típico, tiene aproximadamente 100,000 cabellos en su cabeza. Y no está dispuesto a deshacerse de ninguno de ellos.

Sin embargo, cuando el cabello comienza a ralearse, hay muy poco que la medicina occidental puede hacer. Con excepción de los casos causados por tratamientos de radiación, infecciones del cuero cabelludo o estrés grave, la pérdida del cabello en hombres y mujeres es hereditaria y permanente. Sólo dos productos recetados, la *Propecia* y el *Rogaine*, han ganado aprobación para tratar la pérdida de cabello. Y no funcionan para todos, especialmente cuando hay en realidad calvicie en vez de mera escasez del cabello. Los remedios naturales en este capítulo, usados con la aprobación de su médico, pueden ayudar a desacelerar la pérdida o aumentar el crecimiento del cabello, de acuerdo con algunos profesionales de salud.

VEA A SU MÉDICO CUANDO...

- Su pérdida del cabello sea rápida.
- Experimente pérdida del cabello después de tomar dosis altas de vitaminas, por ejemplo la vitamina A.
- Su pérdida del cabello acompañe otros problemas, por ejemplo hipotiroidismo o mala nutrición.

AROMATERAPIA

Para estimular el cuero cabelludo, pruebe una mezcla de aceites esenciales de laurel y lavanda (espliego, alhucema), sugiere la aromaterapeuta Judith Jackson, de Greenwich, Connecticut, autora de *Scentual Touch: A Personal Guide to Aromatherapy* (Toque perfumado: Guía personal de aromaterapia). Ella recomienda agregar 6 gotas de cada aceite a 4 onzas (120 ml) de un aceite portador tibio (almendra, soja y sésamo son aceites portadores populares y todos se venden en las tiendas de productos naturales). Masajee la mezcla en el cuero cabelludo y permítale absorber por 20 minutos, dice, luego lávese el cabello con su champú de siempre, al que le ha agregado tres gotas de aceite esencial de laurel.

Para información sobre cómo preparar y administrar aceites esenciales, y precauciones sobre su uso, vea la página 11. Para información sobre la compra de aceites esenciales, consulte la lista de recursos en la página 613.

Masaje

Darle a su cuero cabelludo un masaje de tres minutos cada día puede aumentar la circulación de la sangre hacia los folículos del cabello y contribuir al crecimiento del cabello, dice el Dr. John F. Romano, profesor asistente clínico de dermatología en el Hospital Nueva York-Centro Médico Cornell en la cuidad de Nueva York. Él sugiere que se usen las yemas de los dedos para frotar suavemente el cuero cabelludo. No presione fuertemente; tirar o cepillar vigorosamente puede en realidad arrancar el cabello de su cabeza.

Terapia de alimentos

Para las mujeres, la escasez o la pérdida del cabello puede ser un signo de un problema en el sistema gastrointestinal, dice el Dr. Michael A. Klaper, especialista de medicina nutritiva en Pompano Beach, Florida, y director del Instituto de Educación e Investigación de la Nutrición, una organización con sede en Manhattan Beach, California, que enseña a los médicos sobre la nutrición y su relación con distintas enfermedades. "Ocasionalmente, es un signo de insuficientes ácidos estomacales o de que la mujer no está absorbiendo proteínas, cinc y otros nutrientes", dice. "Si toma acidófilo después de las comidas durante un mes, eso generalmente ayuda." El Dr. Klaper recomienda acidófilo no lácteo en polvo, disponible en la mayoría de las tiendas de productos naturales. Él recomienda tomar dos tabletas entre las comidas (de cuatro a seis tabletas al día) durante por lo menos dos meses.

Para los hombres, el Dr. Klaper dice que una dieta baja en grasa puede ayudar a desacelerar el proceso de calvicie. "En algún nivel, el patrón masculino de calvicie puede estar ligado con niveles incrementados de testosterona durante la pubertad, los cuales son generalmente el resultado de una dieta alta en grasas o por comer demasiados productos animales", dice el Dr. Klaper. "En Japón, por ejemplo, el patrón masculino de calvicie era casi desconocido antes de la Segunda Guerra Mundial. La dieta japonesa es ahora mucho más occidentalizada y rica en grasa y más japoneses se están quedando calvos. La dieta basada en carne aumenta los niveles de testosterona, y eso puede afectar los folículos del cabello adversamente. Yo no estoy seguro de que comer alimentos con poca grasa vaya a detener la pérdida del cabello, pero tal vez puede enlentecerla."

PESADILLAS

Cada niño pequeño tiene su coco, un terror imaginado que para los padres a veces resulta en unos compañeros de cama inesperados. Los adultos también tienen sus propios cocos, como perder el trabajo, una enfermedad o la muerte, sin mencionar las tragedias diarias que transmiten los noticieros.

Sea cual sea su edad, la vida le proporciona terrores de sobra que le pueden dar pesadillas. Además de ser desagradables, las pesadillas le roban su tiempo de descanso, y en esta vida moderna que se vuelve más y más complicada, usted necesita todo el descanso posible. Los remedios naturales en este capítulo, usados con la aprobación de su médico, pueden ayudar a prevenir pesadillas o disminuir su incidencia, de acuerdo con algunos profesionales de salud.

VEA A SU MÉDICO CUANDO...

• Sus pesadillas sean tan perturbadoras o persistentes que le impidan dormirse cuando se va a la cama o no le permitan dormir suficientes horas.

HOMEOPATÍA

Si tiene pesadillas sobre la muerte, el hambre o los problemas en el trabajo y se despierta deprimido, pruebe una dosis de 30C de *Aurum*, dice el Dr. Andrew Lockie, en *The Family Guide to Homeopathy* (Guía de homeopatía para la familia). Si tiene sueños perturbadores sobre incendios o peligros y tiene dificultad para dormirse entre la medianoche y las dos de la mañana, el Dr. Lockie sugiere una dosis de 30C de *Arsenicum*. Tome estos remedios una hora antes de irse a la cama por diez noches consecutivas, dice. Si las pesadillas persisten, vea su médico u homeópata.

Aurum y *Arsenicum* están disponibles en muchas tiendas de productos naturales. Para comprar remedios homeopáticos por correspondencia, consulte la lista de recursos en la página 613.

IMAGINERÍA

Si una pesadilla lo despierta, siéntese en la cama y encienda la luz. Cierre los ojos y, mientras lo hace, imagínese rodeado de una luz blanca que es tierna y cálida, dice Elizabeth Ann Barrett, R.N., Ph.D., profesora y coordinadora del Centro para la Investigación de Enfermería en el Colegio Hunter de la Universidad de la Ciudad de Nueva York. Esta luz no puede ser penetrada por nada negativo o perjudicial. Vea a la luz expandirse a su alrededor hasta que adquiera un tamaño tres veces mayor al de su cuerpo. Sepa que la luz lo quiere a usted como es y no permitirá que nada lo hiera. Abra los ojos y apague la luz de la habitación, manteniéndose todo el tiempo envuelto en la luz blanca. Póngase cómodo en la cama y cierre los ojos. Ahora permita que esta luz blanca protectora llene la habitación. Mientras empiece a quedarse dormido, sienta que usted se ha vuelto parte de esta luz acogedora y que está totalmente protegido.

TERAPIA DE ALIMENTOS

Coma algo ligero por la noche, dice el Dr. Julian Whitaker, fundador y presidente del Whitaker Wellness Center, un centro de bienestar en Newport Beach, California. "Se considera que (el comer) la comida pesada por la noche puede causarle pesadillas a algunas personas, de manera que si usted es propenso a tenerlas, trate de comer algo ligero durante la cena." Quiere decir, trate de comer menos carnes ricas en proteínas y más pastas y otras comidas con alto contenido de carbohidratos, las cuales son más fáciles de digerir, dice él.

TERAPIA DE FLORES Y ESENCIAS

El uso diario del remedio floral *Rockrose* a la hora de irse a dormir puede ayudar a las personas propensas a tener pesadillas, de acuerdo con Leslie J. Kaslof, herbolario y autor de *The Traditional Flower Remedies of Dr. Edward Bach* (Los remedios florales tradicionales del Dr. Edward Bach). *Rockrose* está disponible en algunas tiendas de productos naturales y por correspondencia.

Para pesadillas ocasionales, Eve Campanelli, Ph.D., médica holística de medicina familiar en Beverly Hills, California, recomienda la fórmula de emergencia para alivio del estrés (la cual se vende bajo nombres comerciales tales como *Calming Essence, Rescue Remedy* y *Five-Flower Formula*). "Yo he visto a niños que tenían pesadillas horribles después de perder sus hogares en los terremotos", dice la Dra. Campanelli. "Le dije a los padres que les dieran unas pocas gotas de *Rescue Remedy* a la hora de dormir, y los niños durmieron tranquilos toda la noche." La fórmula de emergencia para alivio del estrés se puede adquirir en la mayoría de las tiendas de productos naturales y por correspondencia.

Para información sobre cómo preparar y administrar los remedios florales, vea la página 100.

PIE DE ATLETA

No deje que el nombre lo confunda: ni siquiera aquellos que se pasan el día entero tirados en un sillón viendo televisión son inmunes al pie de atleta. Aunque ama los ambientes cálidos y húmedos como los vestuarios de un gimnasio, el hongo que causa el pie de atleta está presente casi en cualquier parte.

La piel escamosa y con picazón, especialmente entre los dedos del pie, es el síntoma más común. Si se lo deja sin tratar, el hongo puede hacer que la piel se ampolle y resquebreje y también puede extenderse a otras partes del cuerpo.

El pie de atleta es más fácil de prevenir que de tratar; por lo tanto evite andar descalzo en el gimnasio, habitaciones de hotel y cualquier otro lugar donde ha habido gente descalza. Mantenga sus pies tan limpios y secos como sea posible, use calcetines (medias) de algodón y un polvo absorbente, especialmente entre los dedos. Usados con la aprobación de su médico los siguientes remedios pueden ayudar a aliviar los síntomas del pie de atleta y quizá prevenir brotes futuros, de acuerdo con algunos profesionales de salud.

VEA A SU MÉDICO CUANDO...

- Note hinchazón en el pie o la pierna y tenga fiebre.
- Note que se ha acumulado pus en las ampollas o resquebraduras de la piel.
- Su pie de atleta interfiera con su actividad normal.

AROMATERAPIA

"El aceite de árbol de té (*tea tree oil*) es un antiséptico natural y es excelente para todo tipo de infecciones, entre ellas el pie de atleta", dice la herbolaria de San Francisco Jeanne Rose, presidenta de la Asociación Nacional para Aromaterapia Holística y autora de *Aromatherapy: Applications and Inhalations* (Aromaterapia: Aplicaciones e inhalaciones). Ella recomienda que se seque la piel de forma completa con un secador de pelo después de darse una ducha, y que luego se aplique suficiente cantidad de aceite esencial de árbol de té no diluido para cubrir el área afectada (generalmente de cuatro a diez gotas).

Para información sobre cómo preparar y administrar aceites esenciales, y precauciones sobre su uso, vea la página 11. Para información sobre la compra de aceites esenciales, consulte la lista de recursos en la página 613.

PIE DE ATLETA

HOMEOPATÍA

Lave sus pies a fondo con un jabón suave y agua tibia y luego aplíquese la crema Caléndula, sugiere la Dra. Maesimund Panos, médica homeópata en Tipp City, Ohio, y coautora con Jane Heimlich de *Homeopathic Medicine at Home* (Medicina homeopática en casa). Haga esto por la mañana y antes de irse a dormir hasta que note una mejoría, dice ella.

La crema Caléndula se puede adquirir en muchas tiendas de productos naturales. Para comprar remedios homeopáticos por correspondencia, consulte la lista de recursos en la página 613.

TERAPIA DE ALIMENTOS

"Ponga ajo picado en sus calcetines (medias) antes de irse a la cama y úselos toda la noche", aconseja el Dr. Julian Whitaker, fundador y presidente del Whitaker Wellness Center, un centro de bienestar en Newport Beach, California. "El ajo crudo es un antibiótico poderoso y ayuda a reducir el hongo que causa el pie de atleta." Whitaker también sugiere que evite los productos con levadura como los panes y otros productos horneados, así como el vinagre y el alcohol. "Las personas que ingieren grandes cantidades de levadura son más propensas a tener pie de atleta", dice el Dr. Whitaker.

PREPARACIÓN Y RECUPERACIÓN DE CIRUGÍA

Sea nuestra primera operación o la quinta, sea que nos estén extirpando un quiste o haciéndonos una derivación (*bypass*) cardíaca, la cirugía siempre nos asusta.

Pero los expertos dicen que si usted se prepara, usted puede aliviar esos temores, acelerar su recuperación y disminuir el dolor después de la operación. Si usted se encuentra entre los 23 millones de estadounidenses que se someten a cirugía cada año, siga cuidadosamente las directivas de su médico antes de la operación. Y los remedios naturales en este capítulo —en conjunción con cuidado médico y usados con la aprobación de su doctor— pueden ayudar a prepararlo y recuperarse de una cirugía, de acuerdo con algunos profesionales de salud.

VEA A SU MÉDICO CUANDO...

- Tenga náuseas, estreñimiento o diarrea después de una cirugía.
- Tenga hemorragias crecientes o dolor después de que le den de alta del hospital.

HOMEOPATÍA

Si es posible, empiece tomando una dosis de 30C de *Arnica* tres veces al día un par de días antes de su cirugía para reducir la hinchazón y el dolor después de la operación, dice Stephen Messer, N.D., decano de la escuela de verano del Centro Nacional para la Homeopatía y médico naturópata en Eugene, Oregón. Para acelerar la curación, él sugiere tomar una dosis de 200C de *Arnica* tan pronto como sea posible después de la cirugía.

Arnica se puede conseguir en muchas tiendas de productos naturales. Para comprarla por correspondencia, consulte la lista de recursos en la página 613.

IMAGINERÍA

La noche antes de su operación, imagínese preparándose para la cirugía. Imagínese que le están dando medicamentos para relajarse. Luego imagínese entrando en la sala de operaciones, donde lo están esperando un cirujano competente, un anestesista y un equipo de enfermeros. Mientras le suministran anestesia general, usted se queda dormido tranquilamente. Imagínese que la cirugía marcha bien y sin problemas. Hay muy poca hemorragia. La operación es un gran éxito, dice el Dr. Dennis Gersten, psiquiatra de San Diego y editor de *Atlantis*, una hoja informativa bimensual sobre la imaginería. Luego imagínese en la sala de recuperación, volviéndose más alerta lentamente. Usted puede sentir alguna molestia, pero está relajado y en condiciones de manejar la situación con facilidad, dice el Dr. Gersten. Repita esta imaginería el día de su cirugía justo antes de salir de su habitación para la operación.

Después de la cirugía, dice el Dr. Gersten, imagine su dolor. Dele tamaño, forma, color y textura. Convierta el dolor en un líquido y permítale salir por sus manos o sus pies, caer al piso y salir de la habitación hacia el espacio.

Relajamiento y meditación

Las técnicas de relajamiento basadas en estiramiento pueden ayudar a aliviar la tensión muscular y calmar su cuerpo mientras se prepara para la cirugía, dice Charles Carlson, Ph.D., profesor de psicología en la Universidad de Kentucky en Lexington. Vea la página 580 para una de esas técnicas. El Dr. Carlson sugiere usar esta secuencia de estiramientos al menos una vez al día antes de la cirugía o cada vez que se sienta nervioso.

Para la recuperación, considere *autogenics*. "La de *autogenics* es una buena técnica para la persona que se está recuperando de una cirugía", dice Martin Shaffer, Ph.D., director ejecutivo del Instituto de Manejo del Estrés en San Francisco y autor de *Life after Stress* (La vida después del estrés). "Yo le digo a la gente que practique esta técnica por cinco minutos cada hora el primer día después de cirugía, cada dos horas al día siguiente, cada tres horas el tercer día, cada cuatro el cuarto y luego una vez al día hasta que se sienta bien de nuevo." Para aprender la técnica de *autogenics*, vea la página 80.

Terapia de flores y esencias

La fórmula de emergencia para alivio del estrés es muy buena para preparar pacientes que le tienen miedo a la cirugía, de acuerdo con Eve Campanelli, Ph.D., médica holística de medicina familiar en Beverly Hills, California. Ella sugiere empezar el tratamiento una o dos semanas antes de la cirugía, poniendo cuatro gotas de la fórmula debajo de la lengua cuatro veces al día.

La fórmula de emergencia para alivio del estrés, que se vende bajo nombres comerciales como *Calming Essence*, *Rescue Remedy* y *Five-Flower Formula*, se puede adquirir en la mayoría de las tiendas de productos naturales y por correspondencia. Para más información sobre cómo preparar y administrar la fórmula, vea la página 103.

PRESIÓN ARTERIAL ALTA

Esperamos que los siguientes datos lo "presionen" a cuidarse mejor: a la edad de 55 años, alrededor del 30 por ciento de los hombres y el 20 por ciento de las mujeres estadounidenses de ascendencia europea tienen niveles de presión arterial superiores al máximo recomendado de 140/90. Las personas de ascendencia africana están en una situación aún peor; casi la mitad de los hombres y más del 40 por ciento de las mujeres de ascendencia africana tienen la presión arterial alta al llegar a esa misma edad.

Y si eso no es lo suficientemente preocupante, considere que casi la mitad de todas las personas con la presión arterial alta ni siquiera lo sabe. No hay muchos signos visibles del problema, pero estas personas son mucho más propensas a sufrir ataques cardíacos, problemas de riñón, endurecimiento de arterias, derrames cerebrales y otras enfermedades.

Los expertos recomiendan controlar la presión arterial al menos cada dos años. Si su presión arterial es alta, por favor siga las indicaciones de su médico. Los remedios naturales en este capítulo —usados en conjunción con cuidado médico y la aprobación de su doctor— pueden ayudar a prevenir o disminuir la presión arterial, de acuerdo con algunos profesionales de salud.

VEA A SU MÉDICO CUANDO...

• Requiera una lectura de su presión arterial. La presión arterial alta puede causar derrames cerebrales y ataques cardíacos, pero dado que hay tan pocos síntomas, es posible tener presión arterial alta y ni siquiera saberlo. La Asociación del Corazón de los Estados Unidos sugiere que la presión arterial sea revisada por lo menos cada dos años por un médico u otro profesional calificado de salud. Si su presión arterial es 140/90 o superior, pregúntele a su médico cuán frecuentemente debe controlarla.

AROMATERAPIA

"La manzanilla azul es excelente para las personas con presión arterial alta", dice Victoria Edwards, aromaterapeuta en Fair Oaks, California. Lleve consigo el aceite esencial e inhale directamente de la botella cada vez que se sienta exaltado y agitado, sugiere Edwards. Ella también recomienda un masaje diario usando un aceite de masajes *everlast*, que combina una gota de *everlast* (también llamado *immortelle* o *helichrysum*), dos gotas de manzanilla azul y diez gotas de lavanda (espliego, alhucema) en 1 onza (30 ml) de aceite de oliva, almendra, girasol u otro aceite portador. (Los aceites portadores se pueden adquirir en la mayoría de las tiendas de productos naturales.) Masajee esta mezcla en el área debajo de la clavícula todos los días a la hora de dormir, dice.

Para información sobre cómo preparar y administrar aceites esenciales, y precauciones sobre su uso, vea la página 11. Para información sobre la compra de aceites esenciales, consulte la lista de recursos en la página 613.

Imaginería

Para calmar su presión arterial, imagínese que va a su refrigerador y saca tres o cuatro cubos de hielo, escribe el Dr. Gerald Epstein, psiquiatra de la ciudad de Nueva York y autor de *Healing Visualizations* (Visualizaciones curativas). Imagínese a usted mismo lavándose lentamente la cabeza, la cara y el cuello con el hielo. Sienta el frío penetrando en cada uno de los poros y entrando en el torrente sanguíneo al cerebro. Imagínese un sentimiento "helado" rodando hacia abajo a través del cuello y el tronco y a sus dedos de la mano y los pies. Ya para este tiempo, sienta que su presión arterial está a niveles normales.

El Dr. Epstein sugiere hacer esta imaginería por tres o cinco minutos tres veces al día o toda vez que sienta que su presión arterial se eleva.

Reflexología

En cuanto usted y su médico han estabilizado su presión arterial, usted puede ayudarse a mantener niveles normales si se concentra en los siguientes reflejos en los pies, dice Rebecca Dioda, reflexóloga en el Instituto Morris de Terapias Naturales, un centro de educación de salud holística en Denville, New Jersey: plexo solar, para ayudar a controlar emociones negativas; colon, para ayudar al cuerpo a eliminar toxinas; vías urinarias; corazón; y sistema linfático. Para calmarse, ella también recomienda hacer más movimientos de relajamiento.

Para ayuda en localizar estos puntos, consulte la tabla de reflejos en los pies en la página 570. Para instrucciones sobre cómo trabajar con estos puntos, vea "Reflexología para principiantes" en la página 68.

Relajamiento y meditación

Los estudios sugieren que meditar por 20 minutos dos veces al día puede ayudar a bajar la presión arterial, dice Sundar Ramaswami, Ph.D., psicólogo clínico en el Centro Comunitario de Salud Mental F.S. Dubois en Stamford, Connecticut. Para probar la meditación, vea la página 76.

TERAPIA DE ALIMENTOS

"Es importante aumentar su ingestión de potasio y magnesio, ya que la manera de bajar la presión arterial alta es reducir las proporciones dietéticas entre el sodio y el potasio y entre el sodio y el magnesio", dice el Dr. Julian Whitaker, fundador y presidente del Whitaker Wellness Center, un centro de bienestar en Newport Beach, California. "Y la mejor manera de hacer eso es con comer muchas frutas y verduras frescas, especialmente plátanos amarillos (guineos), melones y vegetales con hojas de color verde oscuro." (Para más fuentes de potasio y magnesio, vea "Lo que usted necesita" en la página 144.)

Una de las mejores maneras de bajar la presión arterial es comer más apio, el cual contiene un aceite que puede bajar la presión arterial, agrega el farmacéutico titulado Earl Mindell, R.Ph., Ph.D., profesor de nutrición en la Universidad Pacific Western en Los Ángeles y autor de *Earl Mindell's Food as Medicine* (Los alimentos como medicina por Earl Mindell) y otros libros sobre la nutrición. El aceite de apio le permite a los músculos que regulan la presión arterial dilatarse, dice el Dr. Mindell, y estudios científicos demuestran que las ratas que consumieron el equivalente de cuatro tallos de apio al día bajaron su presión arterial en un promedio de 13 por ciento.

TERAPIA DE HIERBAS

Comer hasta tres o cuatro dientes de ajo al día puede bajar la presión arterial, de acuerdo con Varro E. Tyler, Ph.D., profesor de farmacognosia (el estudio de las drogas derivadas de fuentes naturales) en la Universidad de Purdue en West Lafayette, Indiana. Si usted prefiere no comer dientes frescos, pruebe suplementos de ajo (se pueden adquirir en muchas farmacias y en la mayoría de las tiendas de productos naturales). El Dr. Tyler recomienda las cápsulas con la capa entérica (*enteric coated*) para una absorción máxima de alicina, el ingrediente en el ajo que baja la presión arterial. Él aconseja seguir las recomendaciones de dosis que figuren en la etiqueta del producto que elija.

TERAPIA DE JUGOS

"El jugo de apio tiene un efecto diurético suave, similar a muchas drogas que se recetan para la presión arterial alta", dice Elaine Gillaspie, N.D., médica naturópata en Portland, Oregón. Ella recomienda tomar una mezcla de 8 onzas (240 ml) de una parte de jugo de apio, una parte de jugo de zanahoria y una de agua, por lo menos una vez al día. "Este jugo es altamente nutritivo y puede ser útil para personas con presión arterial alta", dice la Dra. Gillaspie.

Para información sobre técnicas de hacer jugos, vea la página 116.

TERAPIA DE SONIDO

Escuchar música relajante durante 20 ó 30 minutos al día puede disminuir las palpitaciones cardíacas y ayudar a bajar la presión arterial en algunas personas, dice Steven Halpern, Ph.D., compositor, investigador y autor de *Sound Health: The Music and Sounds That Make Us Whole* (Salud de sonidos: La música y los sonidos que nos sanan). Para empezar, ponga la música, luego siéntese o acuéstese cómodamente, cierre los ojos y respire profundamente. El Dr. Halpern recomienda usar auriculares para concentrar la atención y evitar distracciones. Sin embargo, también sugiere que se dejen los parlantes encendidos, de manera que su cuerpo absorba la energía del sonido. Mientras la música suena, deje que su respiración disminuya y se vuelva regular. No solamente escuche las notas sino también el silencio entre las notas. El Dr. Halpern dice que esto lo ayudará a no analizar la música, lo cual le permitirá relajarse.

Para piezas recomendadas para relajarse, vea "Canciones que pueden calmar" en la página 129. Muchas de esas piezas se pueden adquirir en las tiendas de música.

TERAPIA DE VITAMINAS Y MINERALES

Junto a la terapia convencional, las mejores maneras de bajar la presión arterial alta es disminuir el azúcar, la sal, la cafeína y el alcohol y reducir o eliminar las carnes en su dieta, dice el Dr. David Edelberg, internista y director médico del Centro Holístico Estadounidense en Chicago. Él también dice que las personas con la presión arterial alta pueden usar el siguiente régimen de vitaminas, minerales y hierbas para ayudar a controlar la condición: 500 miligramos de calcio dos veces al día; 400 miligramos de magnesio dos veces al día; una cucharada de aceite de semilla de lino (*flaxseed oil*) al día; 400 unidades internacionales (*IU* por sus siglas en inglés) de la vitamina E al día; 30 miligramos de coenzimas Q10 tres veces al día; una cápsula de baya de espino (*hawthorn berry*) tres veces al día; y una cápsula de *ginseng* dos veces al día. El aceite de semilla de lino y la coenzima Q10, y los suplementos de baya de espino y *ginseng* están disponibles en la mayoría de las tiendas de productos naturales.

YOGA

Dos poses de yoga, la de cadáver (página 590) y la de presión de rodillas (página 590), son especialmente buenas para tratar la presión arterial alta, de acuerdo con Alice Christensen, fundadora y directora ejecutiva de la Asociación Estadounidense de Yoga. Estas dos poses ayudan a mejorar la circulación de la sangre y aliviar la tensión, la cual es un factor principal en tener la presión arterial alta, explica. Un estudio de la Asociación descubrió que las personas con la presión arterial levemente alta la pudieron bajar al hacer estas dos poses todos los días, junto a ejercicios de respiración (vea la página 154) y meditación (vea la página 155). Christensen recomienda meditar dos veces al día durante 10 ó 20 minutos cada vez. Ella sugiere también que se elijan una o dos poses más, además de las de cadáver y presión de rodillas, para su sesión diaria de yoga. Usted puede elegir de las poses en la Rutina Diaria, que comienza en la página 584.

Problemas de Amamantamiento

Cuando las cosas andan bien, el amamantamiento puede hacerles mucho bien a la madre y al niño. El bebé recibe nutrición natural de la mejor calidad. La madre se une a su hijo de una manera muy íntima. Y ambos son más sanos.

Los estudios demuestran que el amamantamiento puede incrementar el sistema inmunológico del bebé y protegerlo de futuras enfermedades. Para la madre, conserva las reservas de hierro del cuerpo y ayuda a protegerla de pérdida ósea y cáncer de mama. Y hay aún más ventajas inmediatas: después de un embarazo, puede ayudar al útero de la madre a volver a su medida normal más rápidamente y puede ayudar a la madre a volver al peso que tenía antes del embarazo también más rápidamente.

Por supuesto, las cosas no siempre andan bien. Los pezones pueden doler. Los canales de leche se pueden tapar. Los pechos pueden producir demasiada leche o no lo suficiente. Los remedios naturales en este capítulo —en conjunción con cuidado medico y con la aprobación de su doctor— pueden proporcionar alivio a los problemas derivados del amamantamiento, de acuerdo con algunos profesionales de salud.

VEA A SU MÉDICO CUANDO...

- Sus pechos estén inflamados.
- Desarrolle síntomas como los de la gripe, con fiebre, cuando trata de amamantar.

PROBLEMAS DE AMAMANTAMIENTO

AROMATERAPIA

Empiece cada día bebiendo en forma bien lenta un vaso de 8 onzas (240 ml) de agua con una gota de aceite esencial de hinojo, recomienda la herbolaria Jeanne Rose, presidenta de la Asociación Nacional para Aromaterapia Holística y autora de *Aromatherapy: Applications and Inhalations* (Aromaterapia: Aplicaciones e inhalaciones). "Por la noche, después de amamantar, también puede frotar los pechos con un aceite de masaje de hinojo", dice Rose. "Use una gota de aceite de hinojo en una cucharadita de aceite de oliva." (El aceite de oliva se puede conseguir en la mayoría de las tiendas de productos naturales.)

Para información sobre cómo preparar y administrar aceites esenciales, y precauciones sobre su uso, vea la página 11. Para información sobre la compra de aceites esenciales, consulte la lista de recursos en la página 613.

DÍGITOPUNTURA

Para problemas de lactancia, presione gradualmente los dos puntos E 16 en la parte superior del pecho durante dos minutos tres veces al día, recomienda Michael Reed Gach, Ph.D., director del Instituto de Dígitopuntura en Berkeley, California, y autor de *Acupressure's Potent Points* (Los puntos potentes de la dígitopuntura). Los puntos están localizados directamente arriba del tejido de los pechos en línea con los pezones, entre la tercera y la cuarta costilla. (Para localizar estos puntos, consulte la ilustración en la página 542.)

HOMEOPATÍA

Si usted está comiendo bien y obtiene descanso suficiente pero todavía tiene dificultad para producir leche, la preocupación, la ansiedad y el estrés pueden estar agravando la situación, de acuerdo con la Dra. Maesimund Panos, médica homeópata en Tipp City, Ohio, y coautora con Jane Heimlich de *Homeopathic Medicine at Home* (Medicina homeopática en casa). Para aliviar problemas de amamantamiento relacionados con el estrés, la Dra. Panos recomienda tomar dos tabletas de *Ignatia 6X* tres veces al día hasta que la producción de leche empiece a aumentar. Si el estrés no es el problema, ella sugiere que se pruebe *Calcarea phosphorica* en la misma dosis. Usted debería sentir una gran mejoría en pocos días, dice.

Si usted sospecha que tiene un conducto de leche tapado o un pecho inflamado, vea a su médico. Pero también puede probar *Phytolacca 6X* tres o cuatro veces al día hasta que empiece a notar una mejoría, dice la Dra. Panos.

Ignatia, *Calcarea phosphorica* y *Phytolacca* se pueden conseguir en muchas tiendas de productos naturales. Para comprar remedios homeopáticos por correspondencia, consulte la lista de recursos en la página 613.

IMAGINERÍA

Imagínese alzando a su bebé y acurrucándolo en sus brazos. Luego visualice a su bebé tomando fácilmente uno de sus pechos y poniendo lo suficiente del pezón en su boca de manera que es cómodo. Vea a su bebé chupando firmemente sin ningún problema. Imagínese la leche de su pecho echándose en la boca de su bebé cada vez que él chupa. Mire a su bebé a los ojos y vea una satisfacción absoluta, dice Barbara L. Rees, R.N., Ph.D., experta en imaginería y profesora de enfermería en la Escuela de Enfermería de la Universidad de Nuevo México en Albuquerque. Ella sugiere que se haga este ejercicio por aproximadamente 10 ó 15 minutos al día.

MASAJE

Un masaje de tres partes en los pechos puede ayudar a aliviar dolor y congestión, dice Elaine Stillerman, L.M.T., masajista de Nueva York y autora de *Mother Massage: A Handbook for Relieving the Discomforts of Pregnancy* (Masaje para madres: Manual para aliviar las molestias del embarazo). Ella sugiere hacer el masaje de la siguiente forma: frote una cantidad pequeña de aceite o crema de masaje entre las manos para calentarlo. Luego frote uno o los dos pechos. Haga círculos grandes alrededor de la parte de afuera del pecho, pero evite tocar directamente el pezón o la areola. Haga esto por varios minutos. Ahora masajee un pecho a la vez, usando las yemas de los dedos de una mano para hacer círculos pequeños alrededor de la parte exterior del pecho. Después de varios minutos, repita el mismo movimiento en el otro pecho. Luego coloque ambas manos extendidas a ambos lados de la areola, con los pulgares apuntando hacia su cabeza y los dedos apuntando a la cintura. Lentamente deslice las manos fuera de la areola hasta alcanzar el borde del pecho. Asegúrese de no tocar la parte sensible de la areola. Cambie la dirección de sus manos levemente para cubrir una porción distinta del pecho y repita. Haga esto por uno o dos minutos, luego masajee el otro pecho. Stillerman recomienda masajearse una vez al día cuando sus pechos están doloridos o congestionados.

TERAPIA DE ALIMENTOS

Coma más nueces, semillas y granos integrales, porque son ricos en ácidos grasos esenciales y en las vitaminas y minerales que pueden aliviar el dolor por amamantamiento, dice el Dr. Julian Whitaker, fundador y presidente del Whitaker Wellness Center, un centro de bienestar en Newport Beach, California. "Usted debe también evitar los vegetales crucíferos", dice. "Algunos bebés no toman la leche de madres que comen muchos vegetales crucíferos."

Problemas de amamantamiento

Terapia de flores y esencias

Las mujeres que tienen dificultad para amamantar pueden estar experimentando cierta ambivalencia respecto al proceso, dice Patricia Kaminski, codirectora de *Flower Essence Society* (Sociedad de Esencias Florales), una organización en Nevada City, California, que estudia y promueve el uso terapéutico de remedios florales y de esencias.

"Las mujeres que consideran el amamantamiento vergonzoso o repulsivo en algún nivel profundo se pueden beneficiar con la esencia *Alpine Lily*", dice Kaminski. "*Mariposa Lily* es bueno para mujeres que simplemente están muy ansiosas y necesitan un poco de ayuda para unirse a sus bebés."

Para las mujeres cuya leche no es suficiente, la esencia *Mugwort* puede estimular el flujo, agrega Kaminski.

Las esencias florales se pueden conseguir en la mayoría de las tiendas de productos naturales y por correspondencia. Para información sobre cómo preparar y administrar las esencias florales, vea la página 100.

Terapia de hierbas

El hinojo es un remedio tradicional bien conocido que puede ayudar a las madres primerizas a aumentar la producción de leche, dice la herbolaria de San Francisco Jeanne Rose, autora de *Jeanne Rose's Modern Herbal* (Las hierbas modernas de Jeanne Rose) y varios otros libros sobre hierbas. "No sabemos realmente por qué funciona —puede ser que estimule la producción de hormonas— pero sí ayuda a hacer fluir la leche." Ella recomienda empezar cada día bebiendo una taza de té de semilla de hinojo. Usted misma puede preparar el té, dice, si hierve una cucharadita de semillas de hinojo en una taza de agua caliente por espacio de tres a diez minutos. Cuele las semillas, luego beba una taza de té (habiendo primero dejado que se enfríe hasta una temperatura agradable para beber, por supuesto).

Terapia de vitaminas y minerales

Para curar pezones que están doloridos como consecuencia del amamantamiento, usted puede abrir una cápsula de la vitamina E y frotar el líquido en las áreas tiernas, sugiere el Dr. Julian Whitaker, fundador y presidente del Whitaker Wellness Center, un centro de bienestar en Newport Beach, California. "Es muy balsámica, y la vitamina ayuda a curar cualquier resquebrajamiento de la piel que usted pueda tener." Limpie todo exceso de líquidos de la vitamina E antes del siguiente amamantamiento.

PROBLEMAS DE EMBARAZO

El embarazo trae muchos cambios que son muy gratos, y usted sin duda gozará de las alegrías de la maternidad inminente. Pero las mujeres embarazadas también pueden enfrentar un montón de dificultades, desde problemas menores hasta problemas serios.

Uno de los más peligrosos es la preeclampsia, una combinación de la presión arterial alta, la hinchazón y el aumento de peso que afecta a alrededor del 5 al 7 por ciento de las mujeres embarazadas y que puede amenazar la salud de la madre y el bebé.

El embarazo puede causar otros tipos de molestias que no son tan críticas, entre ellas náuseas y vómitos, dolor de espalda, hinchazón de las piernas, pies, tobillos y manos, estrías, hemorroides, e inclusive enfermedades menores de la encía. (¿Sabía usted que el embarazo también puede cambiar temporalmente la curva de sus ojos y hacer que le sea difícil usar los lentes de contacto?) Las mujeres embarazadas deben tener controles regulares con sus médicos. Los remedios naturales en este capítulo —usados en conjunción con cuidado médico y la aprobación de su doctor— pueden ayudarla a aliviar problemas de embarazo, de acuerdo con algunos profesionales de salud.

VEA A SU MÉDICO CUANDO...

- Experimente una hinchazón repentina en cualquier parte del cuerpo.
- Se sienta deshidratada o no esté orinando.
- Esté bajando de peso.
- No pueda mantener nada en el estómago, incluso agua y/o jugo, por un período de 24 horas.
- Sus encías sangren y tenga también hinchazón, dolor y mal aliento persistente a pesar de una higiene dental regular.
- Sienta una disminución en el movimiento del feto o un patrón de movimiento diferente.
- Comienza a tener trastornos de la vista tales como visión doble o tiene dolores de cabeza persistentes.

AROMATERAPIA

Para prevenir o minimizar las estrías, la aromaterapeuta Victoria Edwards, de Fair Oaks, California, recomienda este aceite fragante: agregue 20 gotas de aceite esencial de mandarina y 5 de aceite esencial de jazmín a 4 onzas (120 ml) de loción sin aroma, aceite de masaje, o manteca de cacao. "Yo les digo a las mujeres que empiecen a usar esta mezcla en el cuarto mes, o tan pronto como la piel se les comience a estirar", dice Edwards. Después de un baño o una ducha, y mientras la piel esté todavía húmeda, aplique diariamente en los senos, el abdomen y en todos los lugares donde la piel se haya estirado, dice.

Para información sobre cómo preparar y administrar aceites esenciales, y precauciones sobre su uso, vea la página 11. Para información sobre la compra de aceites esenciales, consulte la lista de recursos en la página 613.

HIDROTERAPIA

El baño alternativo de pie es efectivo para aliviar la hinchazón de los pies y las piernas, dice Tori Hudson, N.D., médica naturópata y profesora en la Escuela Nacional de Medicina Naturopática en Portland, Oregón. Llene una bañera (tina, bañadera) o un basurero (tambo) plástico con suficiente agua caliente (aproximadamente 104°F/40°C; use un termómetro oral para controlar la temperatura) para cubrirse las piernas hasta las rodillas. Llene otro recipiente con la misma cantidad de agua fría. Remoje los pies y las piernas en el agua caliente durante aproximadamente tres minutos, luego póngalos en el agua fría por alrededor de 30 segundos. La Dra. Hudson recomienda repetir este ciclo de tres a seis veces al día. El tratamiento funciona como una bomba para mejorar la circulación. "El calor trae sangre al área, y el frío la saca", dice la Dra. Hudson. "Ésta es la razón por la cual usted debe siempre terminar con agua fría. Lo que menos uno quiere es que la sangre se acumule en los pies y las piernas." Las personas con problemas circulatorios serios deben consultar a su médico antes de usar este tratamiento.

Los tratamientos de agua también pueden aliviar las náuseas y los vómitos que son comunes durante el embarazo, dice la Dra. Hudson. Ella sugiere aplicar una compresa caliente. Para hacer la compresa, remoje una toalla en agua que sea caliente pero soportable y escúrrala bien. Ponga la compresa en el abdomen entero, desde las axilas hasta las caderas. Deje la compresa allí por 20 minutos mientras sostiene una bolsa de agua caliente en el abdomen. La Dra. Hudson recomienda hacer el tratamiento aproximadamente media hora antes de cada comida.

Finalmente, para aliviar los dolores de espalda y mejorar el tono del área abdominal, ella sugiere alternar duchas calientes y frías en la pelvis inferior (debajo del vientre) y la parte inferior de la espalda. "De 60 segundos de agua caliente a 30 segundos de agua fría es lo más cómodo", dice. "Alterne tres veces y termine con agua fría." Repita este tratamiento dos veces al día, por la mañana y por la noche, dice.

"Las mujeres embarazadas deben evitar el calor excesivo o el vapor", advierte la Dra. Hudson. "Ni siquiera piense en ir a un sauna." Las temperaturas altas pueden dañar el feto.

PROBLEMAS DE EMBARAZO

HOMEOPATÍA

Si usted tiene náuseas por la mañana y tan sólo la idea de comer la hace sentirse mal, pruebe una dosis de *Colchicum autumnale 6X*, dice la Dra. Maesimund Panos, médica homeópata en Tipp City, Ohio, y coautora con Jane Heimlich de *Homeopathic Medicine at Home* (Medicina homeopática en casa). Si tiene necesidad de beber agua fría pero vomita tan pronto como el agua se calienta en el estómago, la Dra. Panos sugiere una dosis de *Phosphorus 6X*. Si vomita por la mañana cuando se levanta pero se siente mejor después de comer, *Nux vomica 6X* puede aliviarla, dice. Si tiene náuseas sin ningún otro síntoma, pruebe una dosis de *Natrum phosphoricum 6X*.

Para cada uno de estos remedios, la Dra. Panos sugiere tomar una dosis cada 15 minutos hasta que las náuseas empiecen a desaparecer. Ella agrega esta precaución: no exceda cuatro dosis en un día de ninguno de estos remedios sin consultar a su homeópata.

Todos estos remedios se pueden adquirir en muchas tiendas de productos naturales. Para comprar remedios homeopáticos por correspondencia, consulte la lista de recursos en la página 613.

IMAGINERÍA

Cuando esté acumulando estrés o sufra un brote de náuseas matutinas, pruebe esta técnica de la imaginería, dice Barbara L. Rees, R.N., Ph.D., experta en la imaginería y profesora de enfermería en la Escuela de Enfermería de la Universidad de Nuevo México en Albuquerque.

Imagínese a sí misma mirando hacia el espacio profundo. Cuente para atrás empezando por cinco. Cuando llegue a uno, estará rodeada del espacio profundo. Concéntrese en su respiración. Tome una respiración profunda y exhale lentamente, luego respire fácil y suavemente. Mientras respire, vea y sienta su pecho llenándose de luz pura y clara, de poder y amor. Mientras exhale, imagínese a todas las tensiones saliendo de su cuerpo. Mientras inhale, siéntase volviéndose más relajada y más llena de luz, poder y amor. Imagínese viviendo el día tranquilamente y con alegría, sintiéndose muy bien y llena de luz, poder y amor. Cuente otra vez de uno a cinco, y mientras cuente, vuelva a la realidad. Cuando llegue a cinco, abra los ojos lentamente.

La Dra. Rees recomienda practicar este ejercicio de imaginería una vez al día, preferiblemente por la mañana y en el mismo lugar todos los días. Durante la imaginería, usted puede sentir como si los brazos, las piernas y el cuerpo estuvieran pesados o entumecidos. De acuerdo con la Dra. Rees, esto es normal. Sálgase de la imaginería lentamente, y trate de mantener la sensación de bienestar, agrega.

PROBLEMAS DE EMBARAZO

▬ MASAJE

Un masaje de tres partes en los senos puede ayudar a aliviar dolor y congestión, dice Elaine Stillerman, L.M.T., masajista de Nueva York y autora de *Mother Massage: A Handbook for Relieving the Discomforts of Pregnancy* (Masaje para madres: Manual para aliviar las molestias del embarazo). Frote una cantidad pequeña de aceite o crema de masaje entre sus manos y caliéntelo. Luego masajee uno de los senos o ambos. Haga círculos grandes alrededor de la parte de afuera de cada seno, pero evite tocar directamente el pezón o la areola. Haga esto por algunos minutos. Ahora masajee un seno a la vez, usando las yemas de los dedos de una mano para hacer círculos pequeños alrededor de la parte de afuera del seno. Después de varios minutos, repita el mismo movimiento en el otro seno. Para la tercera parte, coloque ambas manos extendidas a ambos lados de la areola, con los pulgares apuntando hacia la cabeza y los dedos apuntando hacia la cintura. Luego deslice lentamente las manos alejándose de la areola hasta llegar al borde del seno. Asegúrese de evitar un masaje directo en la región sensible de la areola. Cambie levemente la dirección de sus manos para cubrir una porción diferente del seno, y repita. Haga esto por uno o dos minutos, y luego masajee el otro seno.

▬ TERAPIA DE FLORES Y ESENCIAS

"El embarazo está lleno de cambios físicos y emocionales que pueden ser difíciles para una mujer", dice Eve Campanelli, Ph.D., médica holística de medicina familiar en Beverly Hills, California. "El *Walnut* puede ayudar a lograr y mantener el equilibrio emocional hasta que la mujer se adapte a su nuevo rol de madre." El *Walnut* se puede conseguir en algunas tiendas de productos naturales y por correspondencia.

La fórmula de emergencia para alivio del estrés también puede aliviar las molestias del embarazo y el nacimiento, dice Leslie J. Kaslof, herbolario y autor de *The Traditional Flower Remedies of Dr. Edward Bach* (Los remedios florales tradicionales del Dr. Edward Bach). "Mi esposa usó esta fórmula durante su embarazo y se sintió mucho más tranquila y relajada", dice Kaslof. Durante el nacimiento, ella tomó el remedio oralmente, agrega Kaslof, y él se lo aplicó en forma de crema en las sienes y la frente, lo cual también tuvo un efecto calmante.

La fórmula de emergencia para alivio del estrés se vende bajo nombres comerciales tales como *Calming Essence*, *Rescue Remedy* y *Five-Flower Formula*. Está disponible en la mayoría de las tiendas de productos naturales y por correspondencia.

Nota: Ya que todos los remedios florales concentrados contienen algo de alcohol como preservativo, Kaslof dice que las mujeres embarazadas deben consultar a un profesional de la salud antes de usarlos.

Para más información sobre cómo preparar y administrar los remedios florales, vea la página 100.

TERAPIA DE HIERBAS

El té de hojas de frambuesa roja (*red raspberry leaf tea*) tonifica los músculos uterinos, dice la herbolaria Rosemary Gladstar, de Barre, Vermont, autora de *Herbal Healing for Women* (Curación con hierbas para mujeres) y otros libros sobre hierbas. Es un té de sabor agradable para beber diariamente durante el embarazo y también es rico en hierro, dice ella. Para aliviar los síntomas de las náuseas matutinas, ella aconseja que beba té de jengibre con un poco de miel y limón. Ella también dice que el té de manzanilla ayuda con la digestión y que sus efectos calmantes la ayudarán a relajarse. Ella agrega que debe probar estos tés en forma de bolsa para que le sea más conveniente. Todos están disponibles en la mayoría de las tiendas de productos naturales.

TERAPIA DE JUGOS

El jengibre relaja el sistema intestinal y es muy efectivo para combatir las náuseas matutinas, escribe el médico naturópata Michael Murray, N.D., en *The Complete Book of Juicing* (El libro completo de jugos). Él sugiere hacer jugo con una rodaja fina de jengibre fresco (aproximadamente ¼ de pulgada/6.25 mm de espesor) y medio puñado de menta fresca con un kiwi y un cuarto de piña (ananá) fresca.

Para información sobre técnicas de hacer jugos, vea la página 116.

PROBLEMAS DE LA PRÓSTATA

La próstata es una glándula pequeña que circunda el cuello de la vejiga y el tubo que lleva la orina desde la vejiga. Presente solamente en los hombres, la próstata agrega líquido al esperma justo antes de la eyaculación.

La próstata también es responsable de muchas molestias. En aproximadamente el 60 por ciento de los hombres mayores de 50 años de edad, la próstata se agranda —a veces hasta ser tan grande como una naranja— y restringe el flujo de la orina. La condición no es dolorosa pero puede ser frustrante.

El cáncer de próstata es otro problema serio. Más del 30 por ciento de los hombres mayores de 50 años de edad pueden tenerlo ya, pero es una forma de cáncer que crece muy lentamente y no causa problemas de salud inmediatos para la mayoría. Aun así, los médicos recomiendan un examen anual del recto para todos los hombres mayores de 40 años de edad. Los remedios naturales en este capítulo —usados en conjunción con cuidado médico y la aprobación de su doctor— pueden ayudar a prevenir un problema de próstata o disminuir sus síntomas, de acuerdo con algunos profesionales de salud.

VEA A SU MÉDICO CUANDO...

- Experimente dolor al orinar, junto a dolor en la parte inferior de la espalda, fiebre y dolor en la pelvis.
- Sienta frecuentemente la urgencia de orinar pero no pueda hacerlo.
- Su corriente de orina sea débil.
- Orine repetidamente dos o tres veces por noche.
- Termine de orinar y su vejiga todavía se sienta llena.

HIDROTERAPIA

Un baño *sitz* caliente puede ser beneficioso para una inflamación de la próstata, de acuerdo con la Dra. Agatha Thrash, médica patóloga, cofundadora y codirectora del Instituto Uchee Pines, un centro de curación natural en Seale, Alabama. Llene una bañera (tina, bañadera) con suficiente agua caliente para cubrir el ombligo, luego siéntese y remójese durante 20 ó 45 minutos. Siga el tratamiento con un baño o una ducha fría. La Dra. Thrash sugiere usar este tratamiento una vez al día durante 30 días o hasta que los síntomas disminuyan.

IMAGINERÍA

Este ejercicio de imaginería de *Healing Visualizations* (Visualizaciones curativas) por el psiquiatra neoyorquino Gerald Epstein tal vez pueda ayudarlo a acorralar una próstata agrandada. Cierre los ojos, exhale tres veces e imagínese entrando a su cuerpo a través de cualquier apertura que elija. Encuentre su próstata y examínela desde todo ángulo. Luego, imagínese poniendo una red fina y dorada alrededor de la glándula. Esta red tiene un cordón que usted puede ajustar. Asegure el cordón de manera que la red esté envuelta cómodamente alrededor de la próstata. Mientras haga esto, imagínese a la próstata encogiéndose hasta adquirir su medida normal. Luego imagínese usando la otra mano para masajear la próstata. Sienta que la orina ahora puede fluir en forma pareja y suave.

El Dr. Epstein recomienda practicar esta imaginería dos veces al día, de tres a cinco minutos por sesión, por seis ciclos de 21 días e interrupciones de 7 días.

REFLEXOLOGÍA

Concéntrese en los puntos reflejos en sus manos o sus pies correspondientes a la próstata y la glándula endocrina (glándulas pituitaria, paratiroideal, tiroideal y suprarrenal, y páncreas), dice Rebecca Dioda, reflexóloga en el Instituto Morris de Terapias Naturales, un centro de educación de salud holística en Denville, New Jersey. Una sesión de reflexología ayuda a relajar el cuerpo, más el prestar atención especial al reflejo de la próstata puede ayudar al cuerpo a curarse a sí mismo, dice ella.

Para ayuda en localizar estos puntos, consulte las tablas de reflejos de pies y manos que comienzan en la página 560. Para instrucciones sobre cómo trabajar con estos puntos, vea "Reflexología para principiantes" en la página 68.

TERAPIA DE ALIMENTOS

"Coma más semillas de calabaza, semillas de girasol y otras comidas altas en cinc", aconseja Allan Magaziner, D.O., especialista en medicina nutritiva y presidente del Centro Médico Magaziner en Cherry Hill, New Jersey. "El cinc ha demostrado ser efectivo para encoger una próstata agrandada." (Para otras fuentes de cinc, vea "Lo que usted necesita" en la página 144.)

TERAPIA DE VITAMINAS Y MINERALES

"Tome un suplemento de 15 a 30 miligramos de cinc al día", dice Allan Magaziner, D.O., especialista en medicina nutritiva y presidente del Centro

PROBLEMAS DE LA PRÓSTATA

Médico Magaziner en Cherry Hill, New Jersey. "También es bueno obtener más ácidos grasos esenciales, tales como aquellos presentes en el aceite de semilla de lino (*flaxseed oil*) que ayudan a prevenir la inflamación e hinchazón de la próstata." El Dr. Magaziner recomienda tomar hasta dos cucharaditas de aceite de semilla de lino al día; si es en forma de cápsula, él recomienda seguir las recomendaciones de dosis en la etiqueta (aproximadamente tres cápsulas equivalen a una cucharadita del líquido.) Ambas formas del aceite de semilla de lino se pueden adquirir en la mayoría de las tiendas de productos naturales.

Una persona con problemas de próstata puede usar el siguiente régimen de vitaminas, minerales y hierbas para ayudar a controlar o revertir la enfermedad, sugiere el Dr. David Edelberg, internista y director del Centro Holístico Estadounidense en Chicago: 400 unidades internacionales (*IU*, por sus siglas en inglés) de la vitamina E al día; 30 miligramos de cinc dos veces al día; 1 miligramo de cobre dos veces al día; una cucharada de aceite de semilla de lino al día; y 160 miligramos de palmera enana (palmito de juncia) dos veces al día. La palmera enana se puede adquirir en la mayoría de las tiendas de productos naturales.

YOGA

Incorpore en su rutina diaria de yoga las siguientes dos poses: la presión de rodillas (página 590) y la pose sentada de sol (página 594), dice Alice Christensen, fundadora y directora ejecutiva de la Asociación Estadounidense de Yoga. Ella explica que estas poses pueden aumentar la circulación a la ingle y aliviar los problemas de próstata. Ella recomienda practicar las dos poses todos los días, junto a un ejercicio de yoga llamado cierre del estómago.

Para hacer el cierre del estómago, dice Christensen, acuéstese boca arriba y tome una respiración profunda. Exhale hasta que la respiración se haya ido completamente, luego contraiga firmemente las asentaderas, la ingle y los músculos del estómago. Sostenga mientras cuente hasta tres, luego libere los músculos. Christensen sugiere que haga esto dos o tres veces al día, tres veces por sesión, para ayudar a prevenir problemas de próstata. Usted también puede usar el ejercicio como sea necesario cuando los problemas aparecen, agrega.

No practique esta pose si tiene presión arterial alta, hernia hiatal, úlceras o cardiopatías, de acuerdo con el Dr. Stephen A. Nezezon, profesor de yoga y médico en el Instituto Himalayo Internacional de Filosofía y Ciencia del Yoga en Honesdale, Pensilvania.

PROBLEMAS DE LA VISTA

E l ojo es una de las grandes obras de ingeniería de la naturaleza, con millones de partes que le permiten a uno enfocar de cerca, de lejos y entre una y otra distancia —y todo con un color espectacular y tres dimensiones.

Por supuesto, toda esta complejidad significa también que las cosas a veces pueden fallar. Algunos de los problemas son la miopía, cuando se tiene dificultad para enfocar objetos distantes, y la hiperopia, cuando no se pueden ver bien las cosas que están cerca. Otro problema es la glaucoma, una acumulación de presión de líquidos que puede dañar el nervio óptico, y las cataratas, que son lentes opacos que nublan la vista. La diabetes puede provocar separación de retinas y otras complicaciones. Y la degeneración macular —el deterioro de la mácula, que es la parte del ojo responsable de distinguir los detalles finos— es la causa principal de ceguera en las personas mayores de 50 años de edad. Algunos de estos problemas requieren el uso de anteojos (gafas, espejuelos), otros pueden necesitar cirugía, y hay aquellos que son irreversibles. Los remedios naturales en este capítulo —en conjunción con cuidado médico y usados con la aprobación de su doctor— pueden ayudar a minimizar problemas de la vista, de acuerdo con algunos profesionales de salud.

VEA A SU MÉDICO CUANDO...

- Su vista esté impedida, tenga dolor en el ojo, esté sensible a la luz, tenga doble visión o cosas fluctuando en su campo visual.
- Tenga vista borrosa y vea halos de arco iris alrededor de las luces.
- Tenga algo incrustado en el ojo.
- Se haya golpeado en el ojo.
- Tenga dolor alrededor de los ojos que dure más de dos días.
- Vea destellos de luz prenderse y apagarse por más de 20 minutos y también se sienta mareado.

TERAPIA DE ALIMENTOS

Beba menos café, dice Jay Cohen, O.D., profesor asociado en la Escuela de Optometría de la Universidad del Estado de Nueva York en la ciudad de Nueva York. "Un estudio realizado aproximadamente diez años atrás investigó el efecto de la cafeína en el sistema de enfoque del ojo —y es un efecto negativo." De acuerdo con el Dr. Cohen, otras fuentes de cafeína que se deben evitar incluyen té, chocolate y cola, así como muchos analgésicos.

Él también aconseja seguir una dieta general más sana basada más en frutas y vegetales frescos que en azúcares refinados y productos animales de colesterol alto. "Mi opinión es que se debe tener la mejor dieta posible para la mejor vista posible", dice el Dr. Cohen. Los alimentos que son altos en carotenos son especialmente buenos, entre ellos brócoli, col rizada, coliflor, chícharos (guisantes), remolachas (betabeles), habichuelas verdes (ejotes, *green beans*) y repollo.

TERAPIA DE VITAMINAS Y MINERALES

Un suplemento diario que contenga la vitamina C, la vitamina E y el betacaroteno puede ayudar a minimizar los problemas de la vista asociados con la edad, como la hipermetropía, dice Jay Cohen, O.D., profesor asociado en la Escuela de Optometría de la Universidad del Estado de Nueva York en la ciudad de Nueva York. "Muchos estudios demuestran que las personas que toman suplementos de vitaminas antioxidantes corren menos riesgo de desarrollar problemas en la vista relacionados con la edad."

YOGA

Usted puede fortalecer los músculos de los ojos y mejorar la vista con una serie de ejercicios simples de yoga, escribe la profesora de yoga Rosalind Widdowson en su libro *The Joy of Yoga* (La alegría del yoga). Ella recomienda que se haga la secuencia entera de los ejercicios descritos abajo una vez al día en el orden en que se presentan a continuación.

También dice que usted puede hacer todos los ejercicios sentado en una silla con el respaldo derecho, con los pies descansando cómodamente en el suelo.

Distancia. Ponga la mano izquierda en la falda. Estire el brazo derecho hacia adelante, a nivel del ojo, con la palma frente a usted. Forme un puño suave y luego levante el dedo índice.

Con los dos ojos mire su nariz. Luego cambie la dirección de los ojos y mire el dedo levantado. Luego mire tan lejos en la distancia como pueda. Cambie y mire el dedo y luego la nariz. Haga esto cinco veces. Repita este ejercicio con el brazo izquierdo extendido y la mano derecha sobre la falda.

Widdowson dice que también debería hacer estos ejercicios primero con un ojo cerrado y luego con el otro ojo cerrado.

Verticales/horizontales. Siéntese con ambas manos sobre la falda. Mantenga la cabeza derecha y en alto, mirando hacia adelante. Con ambos ojos, mire a la derecha, luego adelante, luego a la izquierda y luego adelante de nuevo. Repita cinco veces.

Después, mire arriba, luego derecho, luego abajo y luego derecho otra vez. Repita cinco veces.

Diagonales. Otra vez, siéntese con ambas manos en la falda y la cabeza derecha. Empiece mirando hacia arriba y a la derecha. Luego mueva suavemente su mirada diagonalmente hasta que esté mirando hacia abajo y a la izquierda. Vuelva a mirar hacia arriba y a la derecha. Haga esto cinco veces. Luego cambie, mire hacia arriba y a la izquierda, muévase hacia abajo y a la derecha y vuelva hacia arriba y a la izquierda. Repita cinco veces.

Círculos. Siéntese con ambas manos en la falda y la cabeza mirando hacia adelante. Haga un círculo completo con sus ojos en el sentido de las agujas del reloj. Haga esto cinco veces, luego haga cinco círculos en sentido opuesto a las agujas del reloj.

Expansión. Cierre los ojos fuertemente, luego ábralos bien y mire los objetos que estén lejos. Haga esto diez veces.

VEA TAMBIÉN Cataratas; Vista cansada o fatigada; Glaucoma; Ceguera nocturna

PROBLEMAS DE MEMORIA

Tal vez usted se olvida de citas y guarda las cosas en el lugar equivocado constantemente. Muchos consideran estos fallos un signo de la vejez, pero la verdad es que personas de cualquier edad pueden experimentar pérdidas temporarias de la memoria.

Los expertos coinciden en que la memoria es como un músculo: mientras menos se usa, más rápidamente se atrofia. Si usted hace lo mismo día tras día —lo que algunos llaman ser "esclavo de la rutina"— su mente no obtendrá el ejercicio que necesita para permanecer aguda, sin importar su edad. Los remedios naturales en este capítulo, usados con la aprobación de su médico, pueden ayudar a mejorar la memoria, de acuerdo con algunos profesionales de salud.

VEA A SU MÉDICO CUANDO...

• Rutinariamente tenga dificultad para recordar qué mes o qué año es.
• Rutinariamente se sienta confundido en lugares familiares y no pueda recordar dónde está.

AROMATERAPIA

Pruebe usar partes iguales de los aceites esenciales de romero y geranio en su difusor para estimular la memoria, sugiere la herbolaria de San Francisco Jeanne Rose, presidenta de la Asociación Nacional para Aromaterapia Holística y autora de *Aromatherapy: Applications and Inhalations* (Aromaterapia: Aplicaciones e inhalaciones). "Los aromas inhalados alimentan directamente el sistema límbico, la parte del cerebro que controla la memoria y el aprendizaje", explica Rose. "El geranio tiene propiedades antidepresivas, y el romero es un estimulante mental general. Cuando combina los dos, tienen un efecto más fuerte."

Para información sobre cómo preparar y administrar aceites esenciales, y precauciones sobre su uso, vea la página 11. Para información sobre la compra de aceites esenciales, consulte la lista de recursos en la página 613.

DÍGITOPUNTURA

Presione los puntos EX 2, dice Michael Reed Gach, Ph.D., director del Instituto de Dígitopuntura en Berkeley, California, y autor de *Acupressure's Potent Points* (Los puntos potentes de la dígitopuntura). Según el Dr. Gach, el punto EX 2, también llamado Punto del Sol, es un punto adicional que no está ubicado directamente en ningún meridiano. Usted encontrará los puntos EX 2 en la depresión de las sienes, nivelados con las cejas y a poco más de un centímetro de ellas. (Para ayuda en localizar estos puntos, consulte la ilustración en la página 545.) Trate de sentarse en una silla, apoyando los codos en un escritorio o una mesa y presionando la punta de sus manos en estos puntos. Cierre los ojos, relájese y respire profundamente mientras presiona por al menos un minuto, sugiere el Dr. Gach. Haga esto varias veces por semana, dice, pero una vez al día es lo mejor.

HOMEOPATÍA

Pruebe uno de los siguientes remedios 12C dos veces al día, dice Chris Meletis, N.D., médico naturópata y director de medicina de la Escuela Nacional de Medicina Naturopática en Portland, Oregón. Si usted sufre de pérdida de la memoria cuando se trata de eventos recientes y tiene dificultad en general para comprender, el Dr. Meletis dice que *Baryta carbonica* puede ser útil. Él recomienda *Lycopodium* para la pérdida de memoria por ansiedad y vinculada a un estado de confusión, agitación y preocupación. El *Argentum nitricum* puede ayudar en el caso de una memoria generalmente débil, dice. También recomienda probar *Anacardium* si usted tiene problemas de memoria que parecen empeorar después de un baño caliente y mejorar después de comer.

Estos remedios se pueden tomar por hasta 30 días, de acuerdo con el Dr. Meletis. Si su memoria no mejora en ese tiempo, vea a su médico u homeópata.

Todos estos remedios están disponibles en muchas tiendas de productos naturales. Para comprar remedios homeopáticos por correspondencia, consulte la lista de recursos en la página 613.

Imaginería

Imagínese llevando un tanque de oxígeno a su cerebro. Rocíe sus células cerebrales con una ráfaga de oxígeno. Ahora recuerde algo que le gustaría olvidar, dice Elizabeth Ann Barrett, R.N., Ph.D., profesora y coordinadora del Centro para la Investigación de Enfermería en el Colegio Hunter de la Universidad de la Ciudad de Nueva York en Nueva York .

A medida que las personas envejecen, puede haber ciertas cuestiones o recuerdos que no quieren enfrentar o con los que no quieren lidiar, entonces los bloquean, de acuerdo con la Dra. Barrett. Desgraciadamente, al hacer eso también suprimen otro montón de recuerdos que les gustaría mantener. Entonces recordar algo que a usted le gustaría olvidar puede ayudarlo a volver a encender recuerdos queridos también, explica.

La Dra. Barrett recomienda usar esta imaginería una vez al día por la mañana. Puede llevar hasta diez minutos completarla, dice, pero deténgase después de diez minutos si no pasa nada. Practique la imaginería por 21 días, interrumpa por siete días, luego repita el ciclo, aconseja ella.

Terapia de alimentos

Siga una dieta baja en grasas, dice el Dr. Michael A. Klaper, especialista en medicina nutritiva en Pompano Beach, Florida, y director del Instituto de Educación e Investigación de la Nutrición, una organización con sede en Manhattan Beach, California, que enseña a los médicos sobre la nutrición y su relación con distintas enfermedades. "Muchas veces, la pérdida de memoria es causada por mala circulación de la sangre, y comer alimentos con poca grasa puede ayudar a abrir las arterias y mejorar la circulación de la sangre", explica el Dr. Klaper. Para reducir las grasas en su dieta, él sugiere reducir o eliminar los cortes grasosos de carne de res, cordero y cerdo y reemplazar las grasas saturadas como la manteca con aceites no saturados como el de semilla de lino (*flaxseed*) y el alazor, que se pueden adquirir en la mayoría de las tiendas de productos naturales.

Terapia de hierbas

La hierba *ginkgo* (biznaga) puede ayudar a revertir la pérdida de memoria causada por mala circulación de sangre en el cerebro, dice Varro E. Tyler,

PROBLEMAS DE MEMORIA

Ph.D., profesor de farmacognosia (el estudio de las drogas derivadas de fuentes naturales) en la Universidad de Purdue en West Lafayette, Indiana. De acuerdo con el Dr. Tyler, *Ginkgo biloba* es uno de los árboles más viejos en el planeta, y por miles de años los herbolarios chinos han usado sus hojas —que aumentan la circulación de sangre al cerebro y a otras partes del cuerpo— para tratar problemas cerebrales y cardiovasculares. El Dr. Tyler recomienda el *ginkgo* en forma de suplemento, que se puede encontrar en casi todas las tiendas de productos naturales, y aconseja seguir las recomendaciones de dosis en la etiqueta. Dice que usted necesitará tomar *ginkgo* por un período de uno a tres meses antes de notar una mejoría de la pérdida de memoria.

TERAPIA DE SONIDO

Escuchar música puede aumentar su concentración y ayudarlo a recordar lo que ha aprendido, sugiere Don G. Campbell, director del Instituto para Música, Salud y Educación en Boulder, Colorado, y autor de *Music: Physician for Times to Come* (Música: La doctora del futuro). Sus sugerencias: el *Concierto de Piano de Mozart en C Mayor* por Elvira Madigan; *December* por George Winston; *Sunsinger* por Paul Winter; *Relax with the Classics*, versión andante, del Lind Institute; y *Crystal Meditations and Angels* (lado 2) de Campbell. La mayoría de estas selecciones se pueden adquirir en las tiendas de música.

TERAPIA DE VITAMINAS Y MINERALES

Los estudios demuestran que el betacaroteno puede ayudar a mejorar algunos aspectos de la fluidez en la memoria y las palabras, especialmente en personas mayores de 60 años de edad, dice James G. Penland, psicólogo investigador en el Centro de Investigación de Nutrición Humana del Departamento de Agricultura de los Estados Unidos en Grand Forks, North Dakota. Algunos expertos recomiendan suplementos diarios de 15 miligramos (25,000 unidades internacionales).

YOGA

La meditación diaria ayuda con la memoria, dice el Dr. Stephen A. Nezezon, profesor de yoga y médico en el Instituto Himalayo Internacional de Filosofía y Ciencia del Yoga en Honesdale, Pensilvania. Para instrucciones en cómo meditar, vea la página 155.

El Dr. Nezezon también sugiere este ejercicio diario de concentración (mejorar la concentración es un aspecto de la práctica tradicional de yoga): siéntese tranquilamente en una posición cómoda y comience a contar silenciosamente hacia atrás desde 50. A medida que su concentración mejore, usted puede empezar a contar desde más arriba, 100, 200 o incluso 500. El Dr. Nezezon dice que este ejercicio mejorará su concentración y lo ayudará a recordar cosas mejor.

PROBLEMAS DE MENOPAUSIA

L os estadounidenses la solían llamar "el cambio de vida", y para muchas mujeres ese nombre describe bien lo que están experimentando. La menopausia no es solamente el final de los años en que una mujer puede concebir, es el comienzo de una nueva etapa.

La mayoría de las mujeres experimenta menopausia después de los 40 ó 50 años de edad. Como la pubertad y el embarazo, la menopausia está llena de cambios físicos y psicológicos causados por transformaciones en la composición hormonal de la mujer. Estos cambios pueden causar sudores nocturnos, sequedad vaginal y de sofocos (calentones). La menstruación se vuelve irregular y finalmente se detiene. Para algunas mujeres, este proceso lleva tan poco como seis meses; otras tienen síntomas por tres años o más. Los remedios naturales en este capítulo —usados en conjunción con cuidado médico y la aprobación de su doctor— pueden ayudar a disminuir la severidad de los síntomas de menopausia, de acuerdo con algunos profesionales de salud.

VEA A SU MÉDICO CUANDO...

- Sus sofocos sean tan fuertes y frecuentes que resulten en fatiga, depresión, cambios de ánimo o interrupción del sueño.
- Esté en tratamiento de reemplazo de hormonas y no sangre en los ciclos que el médico le dijo debía esperar.
- Sangre después de que su ciclo menstrual haya cesado por seis meses o más.

AROMATERAPIA

El aceite esencial de salvia de *clary*, usado en un difusor en el hogar, puede ayudar a aliviar los sofocos (calentones), dice la herbolaria Jeanne Rose, de San

Francisco, presidenta de la Asociación Nacional para Aromaterapia Holística y autora de *Aromatherapy: Applications and Inhalations* (Aromaterapia: Aplicaciones e inhalaciones). Para un alivio portátil, ella sugiere llevar consigo un pañuelo aromatizado con una gota de salvia de *clary* e inhalar cada vez que sienta que va a tener un sofoco. Mantenga el pañuelo en una bolsa de plástico, de manera que el olor no se disipe.

Para información sobre cómo preparar y administrar aceites esenciales, y precauciones sobre su uso, vea la página 11. Para información sobre la compra de aceites esenciales, consulte la lista de recursos en la página 613.

HIDROTERAPIA

Para minimizar los sofocos (calentones), Tori Hudson, N.D., médica naturópata y profesora en la Escuela Nacional de Medicina Naturopática en Portland, Oregón, recomienda empezar cada día con un baño neutral de agua que esté un poco más fría que la temperatura del cuerpo. "El baño neutral mejora la vasodilatación, lo cual puede ayudar a liberar la temperatura de un sofoco", dice la Dra. Hudson. "Algunas mujeres previenen los sofocos completamente al tomar un baño fresco todas las mañanas. Es maravilloso para suavizar las tensiones y la ansiedad que algunas mujeres experimentan durante la menopausia." Remójese por aproximadamente 20 minutos, sugiere la Dra. Hudson, agregando agua como sea necesario para mantener la temperatura del baño.

Un lavado perineal diario puede reducir la sequedad vaginal, dice la Dra. Agatha Thrash, médica patóloga, cofundadora y codirectora del Instituto Uchee Pines, un centro de curación natural en Seale, Alabama. Después de orinar o hacer de vientre, enjuague el área alrededor de la vagina con ¼ de galón (0.95 l) de agua mientras esté todavía sentada en el inodoro (excusado), sugiere la Dra. Thrash. Use una botella de chorro o un recipiente cuadrado y vierta el agua desde una de las esquinas del recipiente. Sostenga el recipiente con una mano y use la otra mano para abrir los pliegues un poco. Las mujeres propensas a infecciones en las vías urinarias o a infecciones de hongo deberían agregar una o dos cucharadas de vinagre de cidra de manzana por cuarto de galón de agua, dice la Dra. Thrash.

HOMEOPATÍA

En su libro *The Family Guide to Homeopathy* (Guía de homeopatía para la familia), el Dr. Andrew Lockie sugiere tomar uno de los siguientes remedios de 30C cada 12 horas por hasta siete días para sobrellevar la menopausia.

Si usted se siente que tiene ganas de hablar mucho más de lo normal y esté mareada más tiene un dolor de cabeza cuando se despierta, un sentimiento apretado alrededor del vientre, sofocos (calentones) y mucho flujo menstrual, el Dr. Lockie sugiere probar *Lachesis*. Él sugiere *Sepia* si se siente irritable, con escalofríos y llorosa y si tiene dolor de espalda, períodos de sudor, sofocos y un flujo menstrual generalmente pesado. *Amyl nitrosum* es un buen remedio para los sofocos que se desarrollan repentinamente, dice.

Pulsatilla es el remedio adecuado si usted tiene sofocos, hemorroides y venas varicosas, prefiere los espacios al aire libre en lugar de las habitaciones cerradas y está frecuentemente llorosa y con escalofríos, dice el Dr. Lockie. Él recomienda *Sulphuric acidum* si se siente fatigada y sus sofocos parecen peor por la noche o después de hacer ejercicio. Para calmar sofocos que son peores a alrededor de las tres de la mañana y que están acompañados por pérdida del apetito, dolores de espalda, palpitaciones cardíacas y nerviosismo, tome *Kali carbonicum*, dice él.

Todos estos remedios están disponibles en muchas tiendas de productos naturales. Para comprar remedios homeopáticos por correspondencia, consulte la lista de recursos en la página 613.

REFLEXOLOGÍA

Usted puede controlar los sofocos si trabaja en los pies sobre los reflejos del diafragma, el sistema reproductivo, y las glándulas pituitaria, tiroideal y suprarrenal, dice el reflexólogo Dwight Byers, de St. Petersburg, Florida, autor de *Better Health with Foot Reflexology* (Mejor salud con la reflexología de pies).

Para ayuda en localizar estos puntos, consulte la tabla de reflejos en los pies en la página 570. Para instrucciones sobre cómo trabajar con estos puntos, vea "Reflexología para principiantes" en la página 68.

RELAJAMIENTO Y MEDITACIÓN

La respiración lenta y profunda puede reducir el número y la severidad de los sofocos al calmar el sistema nervioso central, dice Robert R. Freedman, Ph.D., profesor de psiquiatría, obstetricia y ginecología y director de medicina de la conducta en la Escuela de Medicina de la Universidad Wayne State en Detroit. Practique respiración profunda dos veces al día durante 15 minutos cada vez como medida preventiva, o úsela como un tratamiento del momento cuando sienta venir un sofoco, dice el Dr. Freedman. Para aprender una técnica de respiración profunda, vea la página 76.

TERAPIA DE ALIMENTOS

Siga una dieta vegetariana baja en grasas, sugiere el Dr. Michael A. Klaper, especialista en medicina nutritiva en Pompano Beach, Florida, y director del

Instituto de Educación e Investigación de la Nutrición, una organización con sede en Manhattan Beach, California, que enseña a los médicos sobre la nutrición y su relación con distintas enfermedades.

"Para las mujeres vegetarianas estrictas (que no comen productos animales, inclusive lácteos), la menopausia tiende a ser 'bien fácil', mientras que aquellas que comen la típica dieta estadounidense cargada de carne y alta en grasas tienen problemas peores", dice. "Una dieta alta en grasas produce niveles altos de estrógeno, y cuando una mujer está pasando por la menopausia, hay una caída grande en los niveles de estas hormonas, causando un número tremendo de sofocos (calentones). Pero una dieta vegetariana y baja en grasas parece mantener los niveles hormonales naturales estables y menos propensos a causar problemas."

TERAPIA DE FLORES Y ESENCIAS

"Para la mayoría de las mujeres, las cuestiones emocionales que rodean la menopausia son por lo menos tan difíciles como los síntomas físicos", dice Eve Campanelli, Ph.D., médica holística de medicina familiar en Beverly Hills, California. Ella recomienda el remedio *Walnut*. "Las mujeres menopáusicas están entrando una nueva etapa de sus vidas, y *Walnut* las ayuda a lograr equilibrio emocional durante la transición", dice la Dra. Campanelli.

Para las mujeres propensas a sofocos, Susan Lange, O.M.D., del Centro Meridiano para la Salud Personal y del Medio Ambiente en Santa Mónica, California, sugiere la esencia floral áloe vera (zábila, sábila, acíbar). "Tiene un efecto suavizante, refrescante y puede ser muy útil para el agotamiento mental y emocional", dice la Dra. Lange.

Los remedios florales/esencias se pueden adquirir en algunas tiendas de productos naturales y por correspondencia. Para información sobre cómo preparar y administrar los remedios florales y esencias, vea la página 100.

TERAPIA DE HIERBAS

Estudios científicos conducidos en Europa demuestran que la hierba cimifuga negra (*black cohosh*) puede ser efectiva para aliviar síntomas de menopausia, de acuerdo con Varro E. Tyler, Ph.D., profesor de farmacognosia (el estudio de las drogas derivadas de fuentes naturales) en la Universidad de Purdue en West Lafayette, Indiana. En un estudio, dice, un grupo de mujeres menopáusicas tuvieron menos sofocos y sintieron menos tensión nerviosa después de empezar a tomar la hierba.

El Dr. Tyler dice que la hierba cimifuga negra se puede adquirir en la mayoría de las tiendas de productos naturales, donde generalmente se vende como extracto. Él aconseja seguir las recomendaciones de dosis que figuran en la etiqueta y, porque no hay estudios sobre los efectos de la hierba cuando se la toma durante años, sugiere no tomarla continuamente por más de seis meses. En cambio, recomienda tomarla por seis meses, interrumpir durante un mes y luego empezar el tratamiento de nuevo, siguiendo este régimen por tanto tiempo como persistan los síntomas de menopausia.

TERAPIA DE JUGOS

"Los sofocos (calentones) generalmente surgen cuando las mujeres beben vino o café, lo cual acidifica la sangre y tensiona el hígado", dice Eve Campanelli, Ph.D., médica holística de medicina familiar en Beverly Hills, California. "Una forma de disminuir esta acidificación es disminuir estas bebidas y beber más jugos de verduras frescas, lo cual neutraliza el efecto al alcalinizar el sistema." Ella recomienda una mezcla para estimular el hígado que consiste en 8 onzas (240 ml) de jugo de zanahorias, 1 onza (30 ml) de jugo de remolacha, 4 onzas (120 ml) de jugo de apio y de ½ a 1 onza de jugo de perejil. Beber un vaso de ocho onzas de esta mezcla por la mañana y el resto por la tarde puede prevenir o reducir los sofocos, dice la Dra. Campanelli.

Para información sobre técnicas de hacer jugos, vea la página 116.

TERAPIA DE VITAMINAS Y MINERALES

Usted puede ser capaz de reducir la severidad de los síntomas de menopausia con el siguiente régimen de vitaminas y minerales, dice el Dr. Elson Haas, director del Centro de Medicina Preventiva de Marín, en San Rafael, California, y autor de *Staying Healthy with Nutrition* (Cómo mantenerse sano con la nutrición): de 300 a 500 miligramos de magnesio, de 500 a 1,000 miligramos de calcio, 800 unidades internacionales (*IU*, por sus siglas en inglés) de la vitamina E (400 IU dos veces al día) y un suplemento multivitamínico/mineral que contenga por lo menos 100 por ciento de las seis vitaminas B importantes (tiamina, riboflavina, niacina, la vitamina B_6, la vitamina B_{12} y ácido pantoténico). "También es una buena idea tomar suplementos de aceite de prímula nocturna, (*evening primrose oil*) de acuerdo con las especificaciones del fabricante", agrega. Estos suplementos están disponibles en la mayoría de las tiendas de productos naturales.

PROBLEMAS DE POSTURA

D e bebés, estamos locos por pararnos derechos y después salir caminando por ahí. Pero después de unas cuantas décadas, algunos de nosotros empezamos a perder el gusto por estar derechos y andamos encogidos. La osteoporosis, repatingarse en una silla y doblar la espalda sobre un escritorio pueden poner en duros aprietos a la postura más perfecta.

No hay una verdadera definición de "buena" postura. Básicamente, si usted se puede parar naturalmente derecho sin poner rígidos los músculos y se puede sentar con la espalda cómodamente derecha, entonces no tiene problemas. Pero si las curvas naturales en su columna se vuelven exageradas, pueden surgir todo tipo de problemas: dolor de espalda y de cuello, dolor de cabeza, dolor de caderas, fatiga, calambres en órganos internos y circulación de sangre y respiración restringidas, lo cual puede contribuir a estrés y sentimientos de invalidez. El remedio natural en este capítulo, usado con la aprobación de su médico, puede ayudar a mejorar su postura, de acuerdo con un profesional de salud.

VEA A SU MÉDICO CUANDO...

- No sea capaz de pararse derecho por pocos momentos, aún con su mejor esfuerzo.
- Note que su postura empeora en un período de dos meses.
- Tenga problemas de postura y experimente dolor de espalda.

YOGA

Para ayudar a mejorar la postura, usted necesita enderezar la columna y los tendones en la parte de atrás de las piernas, dice Alice Christensen, fundadora y directora ejecutiva de la Asociación Estadounidense de Yoga. Dos poses, la pose parada de sol (página 585) y la pose de bote (página 599), son especialmente buenas para este tipo de estiramiento, de acuerdo con Christensen; ella sugiere incluir ambas junto a dos o tres poses más de la Rutina Diaria, que comienza en la página 584, en su sesión diaria de yoga. (Practique la pose de bote modificada, descrita en la página 598, durante aproximadamente una semana antes de pasar a la pose de bote.)

PROBLEMAS DE SINUSITIS

R espire profundamente y quizá termine inhalando cientos de irritantes que podrán obstruirle los senos. Polen, humo de cigarrillos, polvo, gérmenes de resfriado y gases de automóviles, camiones, colectivos y las máquinas de cortar el césped son algunos de ellos.

Y cuando los senos están obstruidos, la mucosa que producen generalmente no puede drenar adecuadamente. Los líquidos se acumulan y causan presión y dolor, más otros problemas, entre ellos mal aliento, nariz tapada, dolor de muela e infección. Los remedios naturales en este capítulo —usados en conjunción con cuidado médico y la aprobación de su doctor— pueden ayudar a aliviar el dolor de la sinusitis de acuerdo con algunos profesionales de salud.

VEA A SU MÉDICO CUANDO...

- Su dolor de sinusitis no mejore después de tomar medicamentos de venta libre entne tres a cinco días.
- También tenga fiebre, tos y dolor de cabeza que duren más de un día.
- Sus párpados estén hinchados y tenga hinchazón también a los lados de la nariz.
- Tenga secreciones verdes o amarillentas.
- Tenga vista borrosa o doble.

DÍGITOPUNTURA

Para liberarse de la presión y el dolor de la sinusitis, presione suavemente los puntos ID 20 por un par de minutos, dice Michael Reed Gach, Ph.D., director del Instituto de Dígitopuntura en Berkeley, California, y autor de *Acupressure's Potent Points* (Los puntos potentes de la dígitopuntura). Hay un punto en cada lado de la nariz, cerca de las ventanas nasales. (Para ayuda en localizar estos puntos, consulte la ilustración en la página 545.) Los puede presionar simultáneamente si usa los dedos índice y medio de una mano, dice el Dr. Gach.

HIDROTERAPIA

Una botella de agua caliente es una forma simple y efectiva de aliviar el dolor de sinusitis, dice la Dra. Agatha Thrash, médica patóloga, cofundadora y codirectora del Instituto Uchee Pines, un centro de curación natural en Seale, Alabama. Llene aproximadamente la mitad de la botella con agua caliente (nunca hirviendo), envuélvala en una toalla y sosténgala contra la nariz y la frente hasta que el dolor se pase.

REFLEXOLOGÍA

Usar la técnica correspondiente de la pelota de golf (página 566) es una manera perfecta de trabajar en los puntos reflejos en ambas manos de la glándula suprarrenal, los senos, la cabeza y la cara, dicen Kevin y Barbara Kunz, investigadores de reflexología en Santa Fe, Nuevo México, y autores de *Hand and Foot Reflexology* (Reflexología de pies y manos).

Para ayuda en localizar estos puntos, consulte la tabla de reflejos en las manos en la página 560. Para instrucciones sobre cómo trabajar con estos puntos, vea "Reflexología para principiantes" en la página 68.

TERAPIA DE ALIMENTOS

El *barley green*, que se puede usar en jugos o simplemente como aderezo en ensaladas, ayuda a algunas personas con problemas de sinusitis, dice el Dr. Julian Whitaker, fundador y presidente del Whitaker Wellness Center, un centro de bienestar en Newport Beach, California. El *barley green* se puede conseguir en la mayoría de las tiendas de productos naturales.

Algunos problemas de sinusitis son causados por un desequilibrio nutritivo, agrega el Dr. Elson Haas, director del Centro de Medicina Preventiva de Marín, en San Rafael, California, y autor de *Staying Healthy with Nutrition* (Cómo mantenerse sano con la nutrición). Para restaurar el equilibrio, él recomienda su dieta de desintoxicación de tres semanas (vea "Cómo desintoxicarse" en la página 90).

TERAPIA DE VITAMINAS Y MINERALES

Use la dieta de sensibilidad a las comidas (vea "Sensibilidad a las comidas: Cómo saber cuáles comidas 'sanas' pueden enfermar" en la página 96) para eliminar toda comida que pueda tener un rol en la causa de sus problemas de sinusitis, dice el Dr. David Edelberg, internista y director médico del Centro Holístico Estadounidense en Chicago. Él también aconseja usar inhalación de vapor (vea "Hidroterapia casera" en la página 30), con aceite de eucalipto agregado a un poco de agua. Él recomienda que una persona con sinusitis debe probar el siguiente régimen de suplementos diarios para aliviar los síntomas: 2,000 miligramos de la vitamina C dos veces al día; 400 unidades internacionales (*IU*, por sus siglas en inglés) de la vitamina E dos veces al día; y 500 miligramos de n-acetilcisteína dos veces al día. El aceite de eucalipto y la n-acetilcisteína se pueden adquirir en la mayoría de las tiendas de productos naturales.

Yoga

Usted puede ayudar a prevenir y tratar problemas de sinusitis si hace un lavado nasal de yoga, llamado *neti*, una vez al día, dice el Dr. Stephen A. Nezezon, profesor de yoga y médico en el Instituto Himalayo Internacional de Filosofía y Ciencia del Yoga en Honesdale, Pensilvania. Empiece llenando una taza de papel de 4 onzas (120 ml) por la mitad con agua tibia, luego agregue ½ cucharadita de sal. Haga un pliegue pequeño en la tapa de la taza de manera que forme un pico. Incline levemente la cabeza hacia atrás y a la izquierda. Luego vierta lentamente el agua en la ventana derecha de la nariz. El agua saldrá de la ventana izquierda o irá hacia abajo a la garganta si su ventana izquierda está obstruida. Escupa el agua si va hacia la garganta, o quite el agua de su cara con una toalla de mano si sale por la ventana izquierda de su nariz. Llene la taza de nuevo, luego repita el procedimiento en el otro lado, vertiendo agua en la ventana izquierda de la nariz e inclinando la cabeza hacia la derecha de manera que el agua salga por la ventana derecha de la nariz.

Vea también Goteo postnasal

Problemas del oído

En un mundo de martillos martirizantes, estéreos escandalosos y sirenas que nos hacen sufrir, no extraña que hoy en día más personas tengan problemas de audición.

Las estadísticas muestran que una de cada 12 personas sufre de algún tipo de problema de audición. Los problemas de audición pueden variar desde pérdida de la audición (causada por demasiado ruido, una infección, efectos secundarios de una droga, envejecimiento u otros factores) hasta tinnitus, un zumbido constante en los oídos.

La prevención es la mejor medicina para sus oídos. Manténgase alejado de ruidos altos cuando pueda hacer esto, especialmente cuando sea continuo, y use protección en los oídos cuando no pueda. Los remedios naturales en este capítulo —usados en conjunción con cuidado médico y la aprobación de su doctor— pueden ayudar a prevenir la pérdida de la audición, de acuerdo con algunos profesionales de salud.

VEA A SU MÉDICO CUANDO...

• Tenga una pérdida repentina de la audición en uno o los dos oídos.
• Tenga un dolor agudo en uno o los dos oídos.

TERAPIA DE ALIMENTOS

Una deficiencia de cinc puede afectar la audición, entonces trate de incorporar una cantidad suficiente en su dieta, dice el Dr. Michael A. Klaper, especialista en medicina nutritiva en Pompano Beach, Florida, y director del Instituto de Educación e Investigación de la Nutrición, una organización con sede en Manhattan Beach, California, que enseña a los médicos sobre la nutrición y su relación con distintas enfermedades.

Él dice que los granos integrales, los cereales fortificados y los vegetales de raíz son buenas fuentes de cinc. Otros expertos recomiendan ostras (ostiones), carne de cangrejo y otros mariscos, y carne de res magra como buenas fuentes de cinc.

El Dr. Klaper agrega que una dieta alta en grasas también puede causar pérdida de la audición al bloquear la circulación de la sangre a la cóclea, el mecanismo auditivo en el oído interno. Él sugiere limitar la grasa en su dieta a menos del 20 por ciento del total de ingestión de calorías.

TERAPIA DE VITAMINAS Y MINERALES

Los suplementos de magnesio y cinc pueden ayudar a restaurar la estabilidad en su oído interno, donde comienzan algunos problemas auditivos, dice Paul Yanick, Ph.D., investigador científico en Milford, Pensilvania, especialista en problemas auditivos. Algunos expertos recomiendan que las personas con pérdida de la audición tomen 30 miligramos de cinc y 400 miligramos de magnesio diariamente.

YOGA

La práctica diaria de un ejercicio llamado bostezo (página 628) y un simple cántico pueden ayudar a combatir la pérdida auditiva, escribe la profesora de yoga Rosalind Widdowson en su libro *The Joy of Yoga* (La alegría del yoga). El cántico usa una *mantra*, que es un sonido que se usa frecuentemente en meditación de yoga. Las instrucciones de Widdowson: siéntese en una silla cómoda y empiece a respirar profundamente. Mientras exhale, repita una de estas frases en voz alta: *ham* o *hrah*. Sostenga el último sonido (el *mmmm* en *ham* o el *ahhh* en *hrah*) y sienta las vibraciones. Widdowson sugiere hacer esto por dos o tres minutos todos los días.

VEA TAMBIÉN Tinnitus

PROBLEMAS MENSTRUALES

Viene una vez por mes, como la cuenta del teléfono o el pago de la hipoteca —y para algunas mujeres, es tan bienvenida como lo son estas dos cosas. Para ellas, el período menstrual puede ser una prueba de resistencia. Mientras sus amigas más dichosas casi no notan que les ha venido la regla y sufren nada más que unos dolorcitos suaves que se desaparecen rápidamente, usted (y también un montón de mujeres más) sufre dolores de cabeza, tiene mucho flujo más unos dolores menstruales lo suficientemente fuertes como para perder un día de escuela o de trabajo. Sume todos los días en que una mujer tiene su período, mes tras mes, y se dará cuenta de que nosotras pasamos mucho tiempo menstruando. Los remedios naturales en este capítulo, usados con la aprobación de su médico, pueden ayudar a aliviar los síntomas de menstruación, de acuerdo con algunos profesionales de salud.

VEA A SU MÉDICO CUANDO...

- Sea una mujer adulta y experimente dolores menstruales por primera vez o tenga coágulos por primera vez.
- Esté tomando píldoras anticonceptivas y tenga dolores menstruales.
- Experimente náuseas, dolores de cabeza, diarrea, vómitos y también dolores menstruales.
- Tenga dolores menstruales fuertes y sangre muy pesadamente por más de un día.
- Sus dolores menstruales interfieran con su actividad normal o cuando éstos no se alivien con aspirina o ibuprofen.
- Sangre mucho y se sienta débil y mareada durante su período o cuando sangre entre un período y otro.
- Tenga un flujo menstrual pesado y sus períodos ocurran cada más de 45 días.

DÍGITOPUNTURA

Retírese en una habitación tranquila y cómoda de manera que pueda aprovechar al máximo estos puntos de dígitopuntura para aliviar los dolores menstruales, dice Michael Reed Gach, Ph.D., director del Instituto de Dígitopuntura en Berkeley, California, y autor de *Acupressure's Potent Points* (Los puntos potentes de la dígitopuntura). Él sugiere presionar los puntos B 12 y B 13, que están situados en el área pélvica, en la mitad del pliegue donde la pierna se une al tronco del cuerpo. El punto B 12 está un poco más abajo y un poco más hacia el centro que el B 13. (Para ayuda en localizar estos puntos, consulte la ilustración en la página 542). El Dr. Gach dice que usted puede estimular todos estos puntos a la vez si ubica su puño izquierdo sobre los puntos B 12 y B 13 en su lado izquierdo y su puño derecho en los puntos de su lado derecho. Acuéstese boca abajo con los puños en su lugar y use el peso de su cuerpo para aplicar una presión suave. Encuentre una posición cómoda y relájese durante por lo menos dos minutos, dice el Dr. Gach.

HIDROTERAPIA

"La hidroterapia es muy efectiva para aliviar los dolores menstruales", dice Tori Hudson, N.D., médica naturópata y profesora en la Escuela Nacional de Medicina Naturopática en Portland, Oregón. "La mayoría de los dolores mensuales son causados por contracciones musculares en el área pélvica. Un paquete caliente en el abdomen por 5 a 30 minutos relaja los músculos y la hace sentir mejor rápidamente."

En algunas mujeres, los dolores menstruales son causados por congestión de sangre en la pelvis, dice la Dra. Hudson. En tales casos, ella recomienda aplicar un paquete de hielo en la parte más baja del estómago por 5 a 30 minutos mientras se siente en un baño caliente. Ella dice que esto lleva sangre a las extremidades, fuera de la pelvis, y hace un excelente trabajo en hacer desaparecer el dolor. Ella aconseja a las pacientes que prueben ambos tratamientos para ver cuál da mejor resultado para ellas.

HOMEOPATÍA

El dolor menstrual ocasional se puede aliviar con unas pocas dosis de uno de los siguientes remedios homeopáticos, de acuerdo con la Dra. Maesimund Panos, médica homeópata en Tipp City, Ohio, y coautora con Jane Heimlich de *Homeopathic Medicine at Home* (Medicina homeopática en casa). Si usted se retuerce por el dolor o puede aliviar sus dolores mensuales al presionar un libro o una almohada en el abdomen, la Dra. Panos sugiere probar *Colocynthis 6X*. Ella recomienda *Magnesia phosphorica 6X* si colocar una almohadilla caliente o una botella de agua tibia en el estómago le alivia el dolor. Si usted produce sangre roja y brillante durante su período y su dolor menstrual viene y va, pero cuando le da, se siente como si el útero estuviera tratando de empujar para salir de su cuerpo, pruebe *Belladonna 6X*, dice. Si se siente impaciente e irritable, ella recomienda *Chamomilla 6X*.

Tome el remedio que elija cada 15 minutos por hasta cuatro dosis, luego espere dos horas, dice la Dra. Panos. Si no siente ninguna mejoría, ella aconseja repetir las dosis.

Todos estos remedios están disponibles en muchas tiendas de productos naturales. Para comprar remedios homeopáticos por correspondencia, consulte la lista de recursos en la página 613.

MASAJES

Los siguientes masajes pueden ayudar a aliviar los dolores menstruales, de acuerdo con Elaine Stillerman, L.M.T., masajista de la ciudad de Nueva York. Primero, acuéstese boca arriba con las piernas dobladas. Presione suavemente la palma de sus manos en el área púbica. Luego empiece a hacer círculos pequeños con las yemas de los dedos, moviéndose en el sentido de las agujas del reloj sobre el útero. Continúe por tres o cinco minutos.

Luego, acuéstese sobre un lado, con una almohada (cojín) debajo del cuello y una entre las rodillas. Alcance detrás de la espalda, y con la palma de la mano masajee el sacro, el hueso con forma de triángulo en la base de la columna, en el sentido de las agujas del reloj. Salga con movimiento en forma de espiral del sacro, en el sentido de las agujas del reloj, hasta que haya masajeado completamente la parte inferior de la espalda. Continúe por cinco o siete minutos.

REFLEXOLOGÍA

Para ayudar a aliviar dolores y otros problemas menstruales, concéntrese en los siguientes puntos reflejos en sus pies y manos: sistema reproductivo, páncreas, glándulas de tiroides y pituitaria, columna y sistema linfático, dice Rebecca Dioda, reflexóloga en el Instituto Morris de Terapias Naturales, un centro de educación de salud holística en Denville, New Jersey. Ella dice que esto ayudará a relajar puntos clave en su cuerpo y a aliviar los síntomas menstruales.

Para ayuda en localizar estos puntos, consulte las tablas de reflejos de pies y manos que comienzan en la página 560. Para instrucciones sobre cómo trabajar con estos puntos, vea "Reflexología para principiantes" en la página 68.

TERAPIA DE FLORES Y ESENCIAS

"En algunas mujeres, los períodos muy dolorosos son el resultado de ansiedad acerca de su sexualidad", dice la Dra. Cynthia Mervis Watson, médica de medicina familiar en Santa Mónica, California, especializada en terapias de hierbas y la homeopatía. Para estas mujeres, la Dra. Watson recomienda la esencia floral de California llamada *Pomegranate*.

"El *Pomegranate* equilibra los órganos femeninos y ayuda a las mujeres a aceptar su sexualidad, lo cual puede hacer su experiencia de menstruación bien diferente", dice la Dra. Watson. Esta esencia también es buena para mujeres con el síndrome premenstrual, dice. Estos remedios se deberían tomar todos los días, no solamente durante la menstruación.

Las esencias florales se pueden adquirir en algunas tiendas de productos naturales y por correspondencia. Para información sobre cómo preparar y administrar las esencias florales, vea la página 100.

Terapia de hierbas

Beba té de *cramp bark* para dolores menstruales dolorosos, dice Rosemary Gladstar, herbolaria en Barre, Vermont, autora de *Herbal Healing for Women* (Curación con hierbas para mujeres) y otros libros sobre hierbas. Para hacer el té, dice Gladstar, ponga cuatro cucharadas de *cramp bark*, una cucharada de poleo y una o dos cucharaditas de jengibre frescamente rallado en una olla y agregue ¼ de galón (0.95 l) de agua fría. Haga hervir el agua lentamente. Cubra la olla y permítale hervir por dos o tres minutos. Luego quítela del fuego y deje en infusión por 30 minutos y cuele. Beba ¼ de taza (59 ml) cada 15 minutos hasta que los dolores menstruales se acaben, dice Gladstar. El *cramp bark* y el poleo están disponibles en la mayoría de las tiendas de productos naturales.

Terapia de jugos

Para aliviar los dolores menstruales, pruebe esta mezcla de jugos de manzana, apio e hinojo, sugiere el médico naturópata Michael Murray, N.D., en *The Complete Book of Juicing* (El libro completo de jugos): haga jugo con dos manzanas, dos nervios de apio y un bulbo pequeño de hinojo. De acuerdo con el Dr. Murray, el apio y el hinojo son ricos en fitoestrógenos, los cuales simulan los efectos del estrógeno de la hormona femenina y pueden reducir la molestia menstrual. Él recomienda dos vasos de 8 onzas (240 ml) de este jugo todos los días, junto a un tratamiento médico adecuado.

Las mujeres que sufren dolores menstruales también se pueden beneficiar si beben jugo fresco de piña (ananá), de acuerdo con Cherie Calbom, M.S., nutricionista certificada en Kirkland, Washington, y coautora de *Juicing for Life* (Exprimir jugos para toda la vida). "La piña es rica en el enzima bromelina, que se considera como un relajante muscular", dice Calbom.

Para información sobre técnicas de hacer jugos, vea la página 116.

PSORIASIS

La psoriasis no es un problema oculto. Cuando aparece, se forman unas llagas rojas y escamosas en los codos, las rodillas, el cuero cabelludo, el pecho y la espalda. Estas llagas pican mucho y resisten cualquier intento de combatirlas.

La psoriasis es un crecimiento de piel que ha perdido su curso normal. La célula promedio de piel crece, madura y se muda en aproximadamente un mes, dejando lugar para piel nueva. Pero cuando usted tiene psoriasis, algunas células crecen aproximadamente siete veces más rápidamente que lo normal. Su cuerpo tiene dificultad para eliminarlas porque se desarrollan en forma tan rápida. El resultado son estas lesiones ásperas.

Nadie sabe con seguridad qué causa la psoriasis. Los médicos dicen que no se transmite de persona a persona, aunque ocurre en las familias. No hay una cura conocida para la psoriasis. Pero los remedios naturales en este capítulo —usados en conjunción con cuidado médico y la aprobación de su doctor— pueden ayudar a disminuir la severidad de la psoriasis, de acuerdo con algunos profesionales de salud.

VEA A SU MÉDICO CUANDO...

- Note piel escamada que pica intensamente.
- Su piel escamada se vuelva roja o infectada o se parezca a escama de pescado.
- Su tratamiento casero para piel escamosa no dé resultado después de tres semanas.

AROMATERAPIA

El aceite suave llamado manzanilla alemana (*German chamomile*) es excelente para suavizar la piel sensible e inflamada, dice la aromaterapeuta Victoria Edwards, de Fair Oaks, California. Ella recomienda remojarse diez minutos en agua tibia (no caliente) con cinco gotas de manzanilla alemana. Después del baño, dice Edwards, aplique aceite nutritivo hecho de una gota de aceite de manzanilla alemana por 1 onza (30 ml) de aceite portador. (Los aceites portadores se pueden adquirir en la mayoría de las tiendas de productos naturales.)

Para información sobre cómo preparar y administrar aceites esenciales, y precauciones sobre su uso, vea la página 11. Para información sobre la compra de aceites esenciales, consulte la lista de recursos en la página 613.

PSORIASIS

HIDROTERAPIA

Un baño tibio con sal puede ayudarlo si usted tiene psoriasis, dice la Dra. Agatha Thrash, médica patóloga, cofundadora y codirectora del Instituto Uchee Pines, un centro de curación natural en Seale, Alabama. Use 1 libra (.45 kg) o más de sal de mesa, sales minerales o de mar (disponibles en la mayoría de las tiendas de productos naturales) por bañera (tina, bañadera) llena de agua tibia. La Dra. Thrash recomienda mantener el baño breve —de 10 a 30 minutos— y terminar siempre con una ducha fría corta. Use este tratamiento una o dos veces al día por un mes, agrega ella.

HOMEOPATÍA

La psoriasis debería tratarse individualmente por parte de un médico u homeópata. Pero mientras espera este cuidado profesional, usted puede probar uno de los siguientes remedios 6C cuatro veces al día por hasta 14 días, escribe el Dr. Andrew Lockie en *The Family Guide to Homeopathy* (Guía de homeopatía para la familia).

Para la psoriasis que se agrava con el frío y empeora en invierno, pruebe *Petroleum*, sugiere el Dr. Lockie. Si tiene partes de la piel extremadamente escamosas que empeoran con la temperatura, él recomienda *Kali arsenicosum*. *Graphites* ayudará, dice, si la piel detrás de las orejas es afectada y segrega pus de color miel. Si tiene frío o se siente mentalmente inquieto pero físicamente exhausto y su psoriasis se siente ardientemente caliente, pruebe *Arsenicum*.

Una dosis de 30C de *Sulphur* cuatro veces al día por hasta 14 días puede aliviar sus síntomas si con frecuencia usted se siente demasiado acalorado y tiene pedazos de piel seca, escamosa y con picazón que empeoran después de bañarse, dice el Dr. Lockie.

Todos estos remedios están disponibles en muchas tiendas de productos naturales. Para comprar remedios homeopáticos por correspondencia, consulte la lista de recursos en la página 613.

IMAGINERÍA

Cierre los ojos, respire dos o tres veces y véase, imagínese y siéntase desnudo, sugiere el Dr. Gerald Epstein, siquiatra de Nueva York, en su libro *Healing Visualizations* (Visualizaciones curativas). Ahora, imagínese sentado en el polo norte con un punzón dorado para romper hielo. Tome el punzón rompehielos y quítese todas las escamas blancas de su cuerpo hasta que vea su piel sana. Después de hacer eso, tírese a las frías aguas árticas y lávese la piel completamente. Cuando salga del agua, imagínese que una capa helada de aguas árticas le cubre todo el cuerpo. Saque un trozo de aceite de ballena dorada y espárzaselo por todo el cuerpo cubierto de hielo. Póngase una toga de reyes morada y véase sano y sin escamas.

El Dr. Epstein dice que se debe practicar esta imaginería tres minutos al día durante 21 días, y entonces descansar por 7 días. Repita durante 1 ó 2 minutos al día por otros 21 días, seguidos de 7 días de reposo. Después, hágalo hasta un minuto al día durante 21 días. Si no mejora para entonces, consulte a su médico.

REFLEXOLOGÍA

Trabaje con los puntos del riñón en la parte de abajo de ambos pies, dicen Kevin y Barbara Kunz, investigadores de reflexología en Santa Fe, Nuevo México, y autores de *Hand and Foot Reflexology* (Reflexología de pies y manos). También sugieren que se trabaje con estos puntos en las manos: riñón, cerebro, útero/próstata, ovario/testículo, páncreas, y glándulas pituitaria y tiroideal.

Para ayuda en localizar estos puntos, consulte las tablas de reflejos de pies y manos que comienzan en la página 560. Para instrucciones sobre cómo trabajar con estos puntos, vea "Reflexología para principiantes" en la página 68.

TERAPIA DE ALIMENTOS

El salmón, la caballa y otros pescados ricos en ácidos grasos omega-3 se han conocido durante mucho tiempo por su capacidad para aliviar la psoriasis. Pero si usted prefiere que su plato principal sea carne roja, considere el pavo guajolote. "En un estudio, las personas que comieron mucho pavo mostraron una notable mejoría, pero los investigadores no estaban seguros si era por algo en el pavo en sí mismo o por el hecho de que las personas habían renunciado a otras comidas más altas en grasa saturada", dice el farmacéutico titulado Earl Mindell, R.Ph., Ph.D., autor de *Earl Mindell's Food as Medicine* (Los alimentos como medicina por Earl Mindell) y otros libros sobre la nutrición, y profesor de nutrición en la Universidad Pacific Western en Los Ángeles.

El Dr. Mindell agrega que el apio, el perejil, la lechuga y los limones verdes (limas) y amarillos también pueden ayudar a liberar su piel de esas manchas, ya que estos alimentos contienen *psoralens*, compuestos que hacen a la piel más sensible a la luz (y, como resultado, pueden reducir las lesiones de psoriasis). En realidad, las *psoralens* sintéticas, que se pueden aplicar en la piel o tomar oralmente, se pueden usar frecuentemente para tratar la psoriasis.

TERAPIA DE JUGOS

"Muchas personas con psoriasis tienen congestión en los intestinos y el hígado", dice Cherie Calbom, M.S., nutricionista certificada en Kirkland, Washington, y coautora de *Juicing for Life* (Exprimir jugos para toda la vida). "Una dieta alta en fibras absorberá las toxinas en el intestino, y el jugo de remolacha (betabel) es excelente para ayudar a desintoxicar el hígado." Dado que las remolachas tienen un sabor fuerte, ella recomienda mezclar el jugo de remolacha con jugo de zanahoria y limón. "Una remolacha por cuatro zanahorias (agregue un cuarto de limón para mejorar el sabor) es una proporción ideal", de acuerdo con Calbom. Ella recomienda beber un vaso de jugo al día.

Para información sobre técnicas de hacer jugos, vea la página 116.

TERAPIA DE VITAMINAS Y MINERALES

"Tome una cucharadita de aceite de semilla de lino (*flaxseed oil*) al día, junto a 400 unidades internacionales (*IU*, por sus siglas en inglés) de la vitamina A y un suplemento de cinc de 15 a 30 miligramos", dice el Dr. Michael A. Klaper, especialista en medicina nutritiva en Pompano Beach, Florida, y director del Instituto de Educación e Investigación de la Nutrición, una organización con sede en Manhattan Beach, California, que enseña a los médicos sobre la nutrición y su relación con distintas enfermedades. El aceite de semilla de lino ha demostrado mejorar una variedad de condiciones de la piel, entre ellas la psoriasis, de acuerdo con el Dr. Klaper. El aceite de semilla de lino está disponible en forma líquida y de cápsulas en la mayoría de las tiendas de productos naturales. Si elije las cápsulas, el Dr. Klaper recomienda seguir las dosis recomendadas en la etiqueta (generalmente, alrededor de tres cápsulas equivalen a una cucharadita del líquido).

YOGA

La psoriasis puede empeorar durante períodos de estrés, dice el Dr. Stephen A. Nezezon, profesor de yoga y médico en el Instituto Himalayo Internacional de Filosofía y Ciencia del Yoga en Honesdale, Pensilvania. Para disminuir el estrés, el Dr. Nezezon recomienda una rutina diaria de ejercicios de respiración, meditación y poses de yoga.

Haga el ejercicio de respiración completa (vea la página 154) cada vez que se sienta estresado, sugiere Alice Christensen, fundadora y directora ejecutiva de la Asociación Estadounidense de Yoga. La meditación (vea la página 155) ayuda a aclarar la mente y enseña a relajarse a voluntad, dice. Y para las poses, elija tres o cuatro de la Rutina Diaria, que comienza en la página 584. Christensen recomienda variar las poses diariamente para no perder interés y fortalecer distintas partes del cuerpo. El Dr. Nezezon dice que usted debería incluir en su rutina diaria de yoga por lo menos una pose de relajamiento, tal como la del cadáver (página 590), presión de rodillas (página 590) o de bebé (página 596).

VEA TAMBIÉN Dermatitis

QUEMADURA SOLAR

Ay, ¡qué rico es estar en la playa! Fuera de las confusiones y contratiempos de la vida, finalmente uno puede relajarse y "recargarse las pilas" un poco. Después de un refrescante chapuzón en el agua, que hoy está perfecta, usted se acuesta en la arena para absorber los rayos del sol y broncearse un poco. Pero se durmió, y en vez de estar bronceado, está tostado, requetequemado y medio arrebatado por el dolor.

Las quemaduras solares duelen como loco, y el daño que le hacen a su piel dura mucho y es peligroso. El color rojo de las quemaduras de sol es causado por capilares obstruidos e hinchados que suministran sangre a la piel. Las quemaduras intensas, causadas por los rayos ultravioletas en la luz del sol, pueden dañar los vasos sanguíneos y destruir las fibras elásticas en la piel, haciendo que se decaiga y se arrugue. La exposición excesiva al sol también puede causar cáncer de piel, que es el cáncer más común.

Lo mejor es prevenir. Haga actividades al aire libre antes de las diez de la mañana o después de las dos de la tarde, cuando los rayos ultravioletas son menos intensos. Y acuérdese de usar una loción antisolar con un factor de protección solar (*SPF*, por sus siglas en inglés) de 15 o más. Los remedios naturales en este capítulo, usados con la aprobación de su médico, pueden ayudar a tratar una quemadura de sol, de acuerdo con algunos profesionales de salud.

VEA A SU MÉDICO CUANDO...

- Tenga náuseas, escalofríos o fiebre.
- Se sienta fatigado.
- Tenga partes extensas de piel morada, descolorida o ampollada.
- Tenga picazón intensa.

AROMATERAPIA

Un baño aromático fresco es excelente para tratar la piel quemada por el sol, dice la aromaterapeuta Judith Jackson, de Greenwich, Connecticut, autora de *Scentual Touch: A Personal Guide to Aromatherapy*. (Toque perfumado: Guía personal para la aromaterapia). Agregue 20 gotas de aceites esenciales de lavanda (espliego, alhucema) y manzanilla a una bañera (tina, bañadera) con agua fría y remójese por diez minutos, sugiere Jackson.

Para información sobre cómo preparar y administrar aceites esenciales, y precauciones sobre su uso, vea la página 11. Para información sobre la compra de aceites esenciales, consulte la lista de recursos en la página 613.

QUEMADURA SOLAR

HIDROTERAPIA

Un baño de bicarbonato de sodio es excelente para tratar las quemaduras de sol, de acuerdo con la Dra. Agatha Thrash, médica patóloga, cofundadora y codirectora del Instituto Uchee Pines, un centro de curación natural situado en Seale, Alabama. Agregue una taza de bicarbonato de sodio a una bañera (tina, bañadera) llena con agua tibia (de 94° a 98°F/35°C a 37°C) y remójese por 30 minutos o una hora, usando una taza para verter agua en cualquier parte de su cuerpo que no esté sumergida en el baño. Luego séquese.

HOMEOPATÍA

Para una quemadura no muy severa, ponga 20 gotas de tintura de Caléndula en 4 onzas (120 ml) de agua y bañe la piel hasta que el dolor desaparezca, dice el Dr. Mitchell Fleisher, médico de medicina familiar y homeópata en Colleen, Virginia. Si tiene escozor y la piel está espinosa y pica, el Dr. Fleisher sugiere que se use una mezcla de 20 gotas de tintura de *Urtica urens* y 4 onzas (120 ml) de agua para bañar la piel. Él dice que también se puede tomar una dosis de 6C o 12C de Caléndula o *Urtica urens* cada dos o tres horas, o como sea necesario. Si la piel está hinchada y empeora con el calor y mejora con la aplicación de frío, él recomienda probar una dosis 12C o 30C de *Apis* cada dos o tres horas.

Todos estos remedios están disponibles en muchas tiendas de productos naturales. Para comprar remedios homeopáticos por correspondencia, consulte la lista de recursos en la página 613.

TERAPIA DE ALIMENTOS

El contenido de grasa de la leche es calmante, de manera que la leche es una compresa excelente para el dolor por quemaduras de sol, dice el Dr. John F. Romano, profesor asistente clínico de dermatología en el Centro Médico Cornell del Hospital de Nueva York en la ciudad de Nueva York. Sus instrucciones: remoje una gasa en leche entera y aplíquela en las áreas quemadas por el sol por aproximadamente 20 minutos, repitiendo el proceso cada dos o cuatro horas. Asegúrese de lavar la leche para evitar que su piel adquiera un olor amargo.

Para curarse, coma más alimentos ricos en la vitamina C, ya que ésta acelera el proceso de curación de quemaduras solares, dice el Dr. Julian Whitaker, fundador y presidente del Whitaker Wellness Center, un centro de bienestar en Newport Beach, California. (Para fuentes de la vitamina C, vea "Lo que usted necesita" en la página 144.)

QUEMADURA SOLAR

TERAPIA DE HIERBAS

Mantenga una planta de áloe vera (zábila, sábila, acíbar) en su casa, y cuando sufra una quemadura solar abra una hoja y aplique la gel clara de adentro directamente en la piel tierna, dice Tori Hudson, N.D., médica naturópata y profesora en la Escuela Nacional de Medicina Naturopática en Portland, Oregón. Aplique con tanta frecuencia como sea necesario para aliviarse, dice la Dra. Hudson. Ella dice que para su conveniencia también puede usar los productos de áloe vera para quemaduras solares que se venden en la mayoría de las farmacias o tiendas de productos naturales. Simplemente asegúrese de que el producto que está comprando contenga más gel de áloe vera que agua, dice.

TERAPIA DE VITAMINAS Y MINERALES

Después de una quemadura solar, tomar estos suplementos por unos días puede ayudar a acelerar la curación, dice el Dr. Julian Whitaker, fundador y presidente del Whitaker Wellness Center, un centro de bienestar en Newport Beach, California: 1,000 miligramos de la vitamina C, 400 unidades internacionales (*IU*, por sus siglas en inglés) de la vitamina E y 15 miligramos (25,000 IU) de betacaroteno. "También es una buena idea ingerir más ácidos grasos esenciales como los del aceite de semilla de lino (*flaxseed oil*)", sugiere el Dr. Whitaker. Tome una o dos cucharadas de la forma líquida, dice, o siga las recomendaciones de dosis del fabricante que figuran en la etiqueta si decide tomar cápsulas (alrededor de tres cápsulas equivalen a una cucharadita del líquido). El aceite de semilla de lino se puede adquirir en la mayoría de las tiendas de productos naturales.

VEA TAMBIÉN Quemaduras

QUEMADURAS

Mire lo que pasó por su deseo de espiar la carne asada. Al abrir el horno y levantar el papel de aluminio, rozó la fuente, y ésta le picó la mano como un avispón. Ahora tiene una pequeña quemadura punzante, y la cena tendrá que esperar.

Hay tres tipos de quemaduras. Las quemaduras de primer grado parecen parches rojos en su piel y pueden ser dolorosas. Las quemaduras de segundo grado causan ampollas y duelen aún más. Las quemaduras de tercer grado, las más serias, dejan su piel chamuscada y cerosa. Duelen muy poco, ya que generalmente causan daño en los extremos nerviosos que envían los impulsos de dolor al cerebro. Tome muy en serio las quemaduras de tercer grado; busque ayuda de emergencia inmediatamente. Los remedios naturales en este capítulo —usados en conjunción con cuidado médico y la aprobación de su doctor— pueden ayudar a aliviar las molestias de quemaduras menores, de acuerdo con algunos profesionales de salud.

VEA A SU MÉDICO CUANDO...

- Sufra cualquier quemadura de tercer grado.
- Sufra una quemadura de primer o segundo grado que cubra un área grande de la piel y sea extremadamente dolorosa.
- Su quemadura se infecte; observe ampollas que se llenan de un fluido marrón o verdoso.

AROMATERAPIA

En la década de los años 20, el químico francés René-Maurice Gattefossé, fundador de la aromaterapia moderna, descubrió en forma accidental el poder curativo de la lavanda (espliego, alhucema). Después de quemarse la mano en un accidente de laboratorio, inmediatamente la sumergió en aceite puro de lavanda y se sorprendió al ver cuán rápidamente se le curó la piel. Use unas pocas gotas de lavanda sin diluir directamente en la quemadura, recomienda el aromaterapeuta de Los Ángeles Michael Scholes, de Aromatherapy Seminars, una organización que entrena a profesionales y otros en el uso de aceites esenciales.

Para información sobre cómo preparar y administrar aceites esenciales, y precauciones sobre su uso, vea la página 11. Para información sobre la compra de aceites esenciales, consulte la lista de recursos en la página 613.

HIDROTERAPIA

Para quemaduras menores (de primer grado), mantenga el área bajo agua fría hasta que ceda el dolor, sugiere Charles Thomas, Ph.D., un fisioterapeuta en el Centro de Terapia Desert Springs en Desert Hot Springs, California, y coautor de *Hydrotherapy: Simple Treatments for Common Ailments* (Hidroterapia: Tratamientos simples para dolencias comunes). Luego, dice, cambie levemente y use agua más caliente (un poco más fría que la temperatura del cuerpo) y mantenga el área quemada en el agua hasta que no haya dolor cuando la saque. Después de este tratamiento, aplique un poco de gel de áloe vera (zábila, sábila, acíbar), sugiere el Dr. Thomas. El gel de áloe vera está disponible en la mayoría de las tiendas de productos naturales.

HOMEOPATÍA

"Hay muy buenos remedios para las quemaduras", dice el Dr. Mitchell Fleisher, médico de medicina familiar y homeópata en Colleen, Virginia. Para tratar una quemadura menor (de primer grado), él recomienda poner 20 gotas de tintura de Caléndula en 4 onzas (120 ml) de agua y bañar la piel en esta mezcla de cuatro a seis veces al día hasta que el dolor desaparezca o la quemadura se cure. Él dice que también se puede usar *Urtica urens* como tintura, de la misma forma que se usa la Caléndula, o se pueden tomar tabletas de 6C o 12C cada dos o tres horas como sea necesario para aliviar el dolor. Si la quemadura produce picazón y está hinchada, el Dr. Fleisher sugiere que se pruebe una dosis de 6C o 12C de *Apis* cada dos o tres horas hasta que el dolor desaparezca.

Si usted tiene una quemadura de segundo grado, una quemadura que se ha ampollado y es extremadamente dolorosa, debe buscar atención médica inmediatamente. Pero como una terapia adicional, el Dr. Fleisher recomienda que se tomen dosis de 12C o 30C de *Causticum* o *Cantharis* una vez cada 30 o 60 minutos hasta que el dolor se alivie.

Todos estos remedios se pueden comprar en muchas tiendas de productos naturales. Para comprar remedios homeopáticos por correspondencia, consulte la lista de recursos en la página 613.

TERAPIA DE ALIMENTOS

La leche es excelente para quemaduras menores (de primer grado) —pero colóquela en la quemadura en lugar de beberla, dice Stephen M. Purcell, D.O., jefe del Departamento de Dermatología en el Colegio de Medicina Osteopática de Filadelfia. Él recomienda que remoje el área quemada en leche entera por aproximadamente 15 minutos o que se aplique una toallita remojada en leche. Purcell sugiere que se repita cualquiera de estos tratamientos cada períodos de dos a seis horas como resulte necesario de acuerdo con el dolor. Simplemente asegúrese de enjuagarse la piel (y de enjuagar la toallita) después, dice el Dr. Purcell, porque la leche no tendrá buen olor mientras se calienta.

TERAPIA DE HIERBAS

Pruebe áloe vera (zábila, sábila, acíbar) fresco para las quemaduras, dice Varro E. Tyler, profesor de farmacognosia (el estudio de las drogas derivadas de fuentes naturales) en la Universidad de Purdue en West Lafayette, Indiana. Los estudios demuestran que el áloe vera ayuda a que se formen nuevas células y acelera la curación, según dice el Dr. Tyler. Él sugiere que se mantenga una planta en un alféizar soleado para tratar quemaduras menores (de primer grado). Para usar, dice, corte y abra una de las hojas carnosas de la planta y exprímala para sacarle el gel, aplicándolo directamente al área afectada tres o cuatro veces al día. El áloe vera cura mejor al aire libre, de manera que es mejor no cubrir la quemadura, agrega.

TERAPIA DE VITAMINAS Y MINERALES

"Cualquier tejido que esté sanando se puede beneficiar con 10,000 unidades internacionales de la vitamina A dos veces al día, 15 miligramos de cinc una vez al día y un mínimo de 500 miligramos de la vitamina C dos o tres veces al día", dice el Dr. Elson Haas, director del Centro de Medicina Preventiva de Marín, en San Rafael, California, y autor de *Staying Healthy with Nutrition* (Cómo mantenerse sano con la nutrición). Él recomienda que se sigan tomando los suplementos por tres semanas completas después de sufrir la quemadura, aunque se cure más pronto, de manera que la piel tenga las vitaminas que necesita para reconstruirse apropiadamente.

VEA TAMBIÉN Quemadura solar

RESACA (CRUDA)

Olvídese de la terminología médica. Si le parece que su cabeza va a explotar de dolor, tiene un sabor malísimo en la boca y los pocos recuerdos que tiene de la noche anterior son de bailar con una escoba, lo más probable es que tenga resaca, cruda, o guayabo, dependiendo del nombre que le den en su país de origen. Los remedios naturales en este capítulo, usados con la aprobación de su médico, pueden ayudar a aliviar los síntomas de una resaca, de acuerdo con algunos profesionales de salud.

VEA A SU MÉDICO CUANDO...

- Tenga un dolor de cabeza fuerte que todavía está presente al día siguiente de su resaca.
- Siga sintiendo náuseas y no haya recuperado el apetito después de 48 horas.
- Se sienta desorientado a pesar de haberse abstenido de beber alcohol por dos o tres días.
- Tenga ataques de diarrea que duran más de tres o cuatro días.

AROMATERAPIA

En *Aromatherapy: Applications and Inhalations* (Aromaterapia: Aplicaciones e inhalaciones), la herbolaria de San Francisco, Jeanne Rose, presidenta de la Asociación Nacional para Aromaterapia Holística, sugiere un coctel aromático para aliviar las náuseas de la resaca: mezcle 4 onzas (120 ml) de agua, el jugo de medio limón y una o dos gotas de aceite esencial de hinojo, luego bébalo antes del desayuno.

Para información sobre cómo preparar y administrar aceites esenciales, y precauciones sobre su uso, vea la página 11. Para información sobre la compra de aceites esenciales, consulte la lista de recursos en la página 613.

DÍGITOPUNTURA

Para aliviar el dolor de cabeza y las molestias gastrointestinales de la resaca (cruda), presione el punto IG 4, ubicado en la zona entre los dedos pulgar e índice, cerca del hueso en la base del dedo índice, dice Michael Reed Gach, Ph.D., director del Instituto de Dígitopuntura en Berkeley, California, y autor de *Acupressure's Potent Points* (Los puntos potentes de la dígitopuntura). (Para

Resaca

ayuda en localizar estos puntos, consulte la ilustración en la página 543.) Sostenga este punto con su dedo pulgar sobre la membrana y el índice abajo, dice el Dr. Gach, luego apriete en la membrana, haciendo ángulo con la presión hacia el hueso que conecta el dedo índice con la mano. Él sugiere que se estimule el punto por un minuto, y que luego se repita en la otra mano. Este procedimiento no es recomendado para mujeres embarazadas porque puede causar contracciones uterinas, dice.

Para un dolor de cabeza acompañado de sensibilidad a la luz, el Dr. Gach recomienda los puntos V 2, ubicados en el borde superior de cada una de las cuencas del ojo cerca del puente de la nariz. (Para ayuda en localizar estos puntos, consulte la ilustración en la página 542.) Apriete suavemente esta área con sus dedos pulgar e índice y presione hacia arriba en los huecos de las cuencas de los ojos. Sostenga por dos o tres minutos mientras se concentra en tomar respiraciones lentas y profundas, dice.

HOMEOPATÍA

Nux vomica es un remedio homeopático para la resaca (cruda) que le da buen resultado a muchas personas, dice el Dr. Mitchell Fleisher, médico de medicina familiar y homeópata en Colleen, Virginia. Él sugiere tomar una tableta de 6C o 12C cada tres o cuatro horas, o como sea necesario hasta que empiece a sentirse mejor.

Nux vomica se puede adquirir en muchas tiendas de productos naturales. Para comprar remedios homeopáticos por correspondencia, consulte la lista de recursos en la página 613.

IMAGINERÍA

Imagínese a usted mismo en un barco durante una tormenta en el mar. Vea olas inmensas golpeando y moviendo su barco en todas direcciones. Imagínese a la tormenta lentamente disminuyendo. Las olas gigantes se vuelven más y más suaves hasta que el bote se balancea en el agua, como si lo estuvieran meciendo suavemente, como a un bebé. Ahora diríjase seguramente hacia el puerto, dice el Dr. Dennis Gersten, psiquiatra de San Diego y editor de *Atlantis*, una hoja informativa bimensual sobre la imaginería.

TERAPIA DE ALIMENTOS

No importa cuánto haya bebido, beba un poco más antes de retirarse —pero esta vez, que sea agua. "El gran problema con la resaca es la deshidratación, y usted puede hacer que la mañana siguiente sea un poco más fácil si bebe dos o tres vasos grandes de agua antes de irse a dormir", dice el Dr. Elson Haas, director del Centro de Medicina Preventiva de Marín, en San Rafael, California, y autor de *Staying Healthy with Nutrition* (Cómo mantenerse sano con la nutrición). Él también recomienda restaurar su sistema a la mañana siguiente con muchas frutas ricas en la vitamina C, por ejemplo naranjas, toronjas (pomelos), frambuesas y guayaba, más comidas ricas en las vitaminas B, entre ellas granos integrales, pescados y frijoles (habichuelas). "La vitamina C puede ayudar a acelerar la salida del alcohol del cuerpo, y se cree que las vitaminas B pueden hacer lo mismo", dice. (Para más fuentes de las vitaminas C y B en las comidas, vea "Lo que usted necesita" en la página 144.)

TERAPIA DE JUGOS

"Los jugos frescos son un remedio maravilloso para la resaca (cruda), ya que limpian el sistema y rehidratan el cuerpo al mismo tiempo", dice Eve Campanelli, Ph.D., médica holística de medicina familiar en Beverly Hills, California. Ella recomienda una mezcla de 8 onzas (240 ml) de jugo de zanahorias, 1 onza (30 ml) de jugo de remolacha (betabel), 4 onzas (120 ml) de jugo de apio y de ½ (15 ml) a 1 onza de jugo de perejil. "Beba un vaso a la mañana y un segundo vaso más tarde ese mismo día", sugiere. "Esto estimulará el hígado y aliviará la diarrea que las personas severamente deshidratadas suelen experimentar."

Para información sobre técnicas de hacer jugos, vea la página 116.

TERAPIA DE VITAMINAS Y MINERALES

"Una manera fácil de obtener los nutrientes que ayudan a tratar la resaca es con un producto llamado *E-mergen-C*, que es una mezcla ya lista de las vitaminas B necesarias, la vitamina C y minerales. Es muy útil para el alivio de las resacas", dice el Dr. Elson Haas, director del Centro de Medicina Preventiva de Marín, en San Rafael, California, y autor de *Staying Healthy with Nutrition* (Cómo mantenerse sano con la nutrición). Usted puede adquirir *E-mergen-C* en farmacias y en muchas tiendas de productos naturales. Siga las recomendaciones de dosis indicadas en la etiqueta.

RESFRIADOS (CATARROS)

Todos dependemos de otras personas para consejo y compañía, risa y apoyo.

Pero si estamos con ellas suficiente tiempo, probablemente terminemos compartiendo algo más: unos gérmenes fastidiosos que, al toser, estornudar o resollar en nuestro espacio de aire, pueden llevar a una rinitis aguda, o al resfriado común.

Causados por aproximadamente 20 virus distintos, los resfriados se pegan más rápidamente que una canción de Luis Miguel y luego se pasan de una persona a otra como un chisme caliente.

Por lo general, los resfriados no son algo por el cual debemos preocuparnos demasiado, sin embargo síntomas persistentes pueden ser un signo de problemas más serios tales como la bronquitis o la sinusitis. De todos modos, el resfriado común normalmente seguirá su curso en un período de 7 a 14 días. Los remedios naturales en este capítulo, usados con la aprobación de su médico, pueden ayudar a prevenir un resfriado o aliviar sus síntomas, de acuerdo con algunos profesionales de salud.

VEA A SU MÉDICO CUANDO...

- Tenga problemas para tragar.
- No tenga apetito.
- Despida grandes cantidades de esputo al toser.
- Su esputo tenga sangre o sea de color verdoso.
- Experimente dificultad para respirar y falta de aire.
- Tenga ardor y un dolor agudo en los oídos, los senos y el pecho.
- Tenga fiebre muy alta (más de 103°F/40°C) o fiebre moderadamente alta (más de 101°F/ 39°C) que dure más de tres días. Los niños con fiebre alta deben ver al médico dentro de las 24 horas de detectados los síntomas.

AROMATERAPIA

Al primer síntoma de resfriado (catarro), el consultor de aromaterapia de Los Ángeles, John Steele, enciende su difusor aromático. "Perfumar una habitación con los aromas apropiados puede aliviar los síntomas de un resfriado", dice Steele. Él prefiere esencias exóticas tales como *ravensáre* y *niaouli* por sus propiedades naturales contra virus e infecciones. Dado que estos aceites tienen aromas fuertes y levemente medicinales, Steele generalmente los mezcla con un aceite de aroma más dulce como palisandro, limón, eucalipto, pino o abeto, todos con un efecto antiséptico. "Lo más importante es empezar a usar estos aceites aromáticos tan pronto como empiece a sentir los síntomas", dice Steele. "En mi experiencia, hay una ventana muy angosta durante la cual usted puede eliminar un resfriado antes de que empiece."

DÍGITOPUNTURA

"La dígitopuntura ayuda a su cuerpo a expulsar los virus del resfriado (catarro) más rápidamente, y puede proporcionar alivio para congestiones y dolores musculares", dice Harriet Beinfield, L.Ac., coautora de *Between Heaven and Earth: A Guide to Chinese Medicine* (Entre el cielo y la tierra: Guía de la medicina china) y acupunturista en Chinese Medicine Works, una clínica y negocio de hierbas en San Francisco.

Para un resfriado con tos seca y fiebre, Beinfield sugiere usar puntos de presión en las depresiones directamente debajo de las protuberancias en los lados izquierdo y derecho de la clavícula (R 27), debajo de la base del cráneo, a dos pulgadas de la mitad del cuello (VB 20), y en el borde exterior de cada pliegue de los codos (IG 11). (Encontrará mapas simplificados de los puntos más importantes de autocuidado a partir de la página 542.) Para trabajar en estos puntos, siga la secuencia recomendada por Michael Reed Gach, Ph.D., director del Instituto de Dígitopuntura en Berkeley, California, y autor de *Acupressure's Potent Points* (Los puntos potentes de la dígitopuntura): comenzando con R 27, presione ambos puntos durante un minuto mientras respira lenta y profundamente. Córrase a VB 20 y presione ambos puntos con los pulgares durante un minuto. Luego córrase a IG 11, estimulando uno de los puntos con el dedo medio de la mano opuesta durante un minuto antes de cambiar de manos. Luego vuelva a R 27 y repita la secuencia completa. Esto se debería hacer por lo menos tres veces al día para un máximo alivio.

Para síntomas de resfriado como estornudos y resollos, el Dr. Gach recomienda un minuto de presión en cada uno de los puntos en las zonas entre el pulgar y el índice (IG 4), en la cara justo al lado de las ventanas de la nariz (IG 20) y en la parte superior de las cuencas de los ojos, cerca del puente de la nariz (V 2). (Para obtener ayuda en encontrar estos puntos, consulte las ilustraciones que comienzan en la página 542.) El Dr. Gach advierte a las mujeres embarazadas y recomienda que eviten presión en el punto IG 4, porque estimular este punto puede activar contracciones uterinas.

HIDROTERAPIA

Darse un baño caliente y beber mucha cantidad de agua es el mejor y más simple tratamiento para el resfriado, de acuerdo con Charles Thomas, Ph.D., fisioterapeuta del Centro de Terapia Desert Springs en Hot Springs, California, y coautor de *Hydrotherapy: Simple Treatments for Common Ailments* (Hidroterapia: Tratamientos simples para dolencias comunes). Esto es lo que él recomienda: llene su bañera (tina, bañadera) con agua caliente de 102°F (39°C) a 104°F (40°C). Use un termómetro común para medir y controlar la temperatura y sumerja su cuerpo tanto como pueda. Quédese en el agua por aproximadamente 15 minutos. Séquese con una toalla, métase en una cama previamente calentada y descanse por al menos una hora o más (asegúrese de mantenerse abrigado, con los brazos y las piernas bien cubiertos). El Dr. Thomas recomienda usar este tratamiento de una a tres veces al día hasta que desaparezcan los síntomas.

Los tratamientos de vapor de hierbas son una manera relajante de tratar la congestión de la cabeza que puede acompañar a un resfriado, dice la herbolaria de Barre, Vermont, Rosemary Gladstar, autora de *Herbal Healing for Women* (Curación con hierbas para mujeres) y otros libros sobre hierbas. Su consejo: caliente una olla grande de agua hasta que hierva. Luego sáquela del fuego y póngale unas pocas gotas de aceite esencial. (Puede comprar aceites esenciales en la mayoría de las tiendas de productos naturales. Los de eucalipto, salvia y bálsamo son particularmente buenos para las congestiones por resfriados, dice Gladstar.) Cúbrase la cabeza con una toalla y respire profundamente por cinco a diez minutos. Haga esto dos o tres veces al día hasta que los síntomas desaparezcan.

HOMEOPATÍA

Si usted tiene una congestión de los senos, una secreción nasal gruesa y verdosa, sensibilidad al tacto y dolor en los pómulos o en el puente de la nariz, pruebe una dosis de 30C de *Kali bichromicum* una o dos veces al día hasta que se sienta mejor, dice Judyth Reichenberg-Ullman, N.D., médica naturópata en Edmonds, Washington, y coautora de *The Patient's Guide to Homeopathic Medicine* (La guía del paciente para la medicina homeopática). Si usted tiene calor, se siente mejor en el aire fresco, no tiene sed y está más emocionado de lo normal, pruebe una dosis de 30C de *Pulsatilla* una o dos veces al día, dice. Si tiene un resfriado (catarro) de pecho con tos, está irritable y tiene mucha sed, y si sus senos frontales se sienten fríos y húmedos, la Dra. Reichenberg-Ullman recomienda una dosis de 30C de *Bryonia* tres veces al día. Por otra parte, si se siente cansado, ansioso, irritable y con escalofríos, y si tiene mucha sed y una secreción nasal acuosa, ella recomienda una dosis de 30C de *Arsenicum* una o dos veces al día.

Todos estos remedios homeopáticos se pueden adquirir en muchas tiendas de productos naturales. Para comprar remedios homeopáticos por correspondencia, consulte la lista de recursos en la página 613.

REFLEXOLOGÍA

Use la técnica correspondiente de la pelota de golf (página 566) para trabajar los puntos reflejos de la glándula suprarrenal, de la cabeza, garganta y pecho en ambas manos, dicen Kevin y Barbara Kunz, investigadores de reflexología en Santa Fe, Nuevo México, y autores de *Hand and Foot Reflexology* (Reflexología de pies y manos). También sugieren que se trabaje con los puntos en los pies correspondientes a la cabeza, la garganta y el pecho.

Para ayuda en localizar estos puntos, consulte las tablas de reflejos de pies y manos que comienzan en la página 560. Para instrucciones sobre cómo trabajar con estos puntos, vea "Reflexología para principiantes" en la página 68.

TERAPIA DE ALIMENTOS

La toronja (pomelo) es un alimento muy bueno para combatir el resfriado (catarro), dice Paul Yanick, Ph.D., investigador científico en Milford, Pensilvania. Una razón por esto es que la toronja tiene un alto contenido de la vitamina C, de acuerdo con el Dr. Yanick. Una razón menos conocida por la cual la toronja es buena para los resfriados es que ésta ayuda a desintoxicar el hígado. "El hígado está a la línea frontal del sistema inmunológico, y cuando la inmunidad está impedida, usted necesita algo que es alcalino y no ácido para desintoxicarla", dice. Todas las frutas cítricas se vuelven alcalinas cuando se metabolizan en el cuerpo, explica, pero las naranjas y otras frutas cítricas son demasiado dulces para promover un drenaje apropiado del hígado. Por todo lo anterior, usted obtiene una mejor desintoxicación con las toronjas. Él recomienda comer una o más toronjas y la pulpa blanca amarga todos los días para prevenir resfriados y fortalecer el sistema inmunológico.

TERAPIA DE HIERBAS

El ajo puede prevenir resfriados (catarros) y ayudar a reducir los síntomas porque contiene un antibiótico potente llamado alicina, el cual es segregado cuando se pican, mastican o trituran los dientes de ajo, dice Varro E. Tyler, Ph.D., profesor de farmacognosia (el estudio de las drogas derivadas de fuentes naturales) en la Universidad de Purdue en West Lafayette, Indiana. Usted puede agregar ajo crudo a las comidas como una medida preventiva, dice el Dr. Tyler, o puede comprar suplementos de ajo, que se pueden adquirir en la mayoría de las tiendas de productos naturales (y en muchas farmacias también). Él dice que la mejor forma suplemental es la de cápsulas cubiertas con una capa entérica, que son más fáciles de ser absorbidas por el cuerpo. Él recomienda que se sigan las instrucciones sobre dosis que están en la etiqueta; una dosis típica es 300 miligramos al día por el tiempo que duren los síntomas, agrega.

TERAPIA DE JUGOS

"El jugo fresco de piña (ananá) es maravilloso para los resfriados (catarros)", dice Eve Campanelli, Ph.D., médica holística de medicina familiar en Beverly Hills, California. "Es menos alergénico que el cítrico y menos ácido en el estómago, y en realidad contiene más vitamina C. También elimina mejor la mucosa." Para tratar un resfriado, ella recomienda beber de 4 a 6 onzas (120 a 180 ml) de jugo (diluido con la misma cantidad de agua) al menos cuatro veces al día.

Para información sobre técnicas de hacer jugos, vea la página 116.

TERAPIA DE SONIDO

El estrés puede debilitar su sistema inmunológico y hacerlo más propenso a resfriados (catarros), dice Steven Halpern, Ph.D., compositor, investigador y autor de *Sound Health: The Music and Sounds That Make Us Whole* (Salud de sonidos: La música y los sonidos que nos sanan). Para combatir el estrés, él recomienda dedicar por lo menos 20 minutos al día a escuchar música que lo relajará. Para empezar, dice, ponga la música, luego siéntese o acuéstese cómodamente, cierre los ojos y respire profundamente. El Dr. Halpern sugiere que use auriculares para concentrar su atención completa y evitar distracciones. Sin embargo, también recomienda que deje los parlantes encendidos de manera que su cuerpo absorba la energía del sonido. Mientras la música suena, deje que su respiración disminuya y se vuelva estable y regular. Escuche no solamente las notas pero el silencio entre las notas. Esto lo ayudará a no analizar la música, lo cual le permitirá relajarse.

En las fuentes mencionadas en "Canciones que pueden calmar" en la página 129, el Dr. Halpern recomienda *Seapeace*, *Spectrum Suite*, *Inner Peace*, *Comfort Zone* y cualquier grabación de cánticos gregorianos. Muchos de éstos se pueden adquirir en tiendas de música.

TERAPIA DE VITAMINAS Y MINERALES

Una persona con un resfriado (catarro) puede usar los siguientes suplementos vitamínicos, minerales y de hierbas para ayudar a acortar la duración del resfriado y reducir la severidad de los síntomas, dice el Dr. David Edelberg, internista y director médico del Centro Holístico Estadounidense en Chicago: 50,000 unidades internacionales de la vitamina A tres veces al día durante no más de cinco días; 2,000 miligramos de la vitamina C tres veces al día durante no más de cinco días; dos cápsulas de ajo tres veces al día; dos cápsulas de equinacia (equiseto) tres veces al día (o, como tintura, 15 gotas cuatro veces al día); y 15 gotas de tintura de *lomatium* tres veces al día. Para el dolor de garganta, el Dr. Edelberg sugiere probar una tableta de cinc disuelta en la boca cada dos o tres horas o como resulte necesario. Y para destapar la congestión nasal, él sugiere que se use la inhalación de vapor (vea "Hidroterapia casera" en la página 30), pero agregando aceite de eucalipto al agua.

Los suplementos de ajo, la equinacia (en cápsulas y en forma de tintura), la tintura de *lomatium* y el aceite de eucalipto se pueden adquirir en la mayoría de las tiendas de productos naturales.

YOGA

Usted puede reducir en gran medida las probabilidades de atrapar un resfriado (catarro) si hace un lavado nasal de yoga, llamado *neti*, una vez al día, dice el Dr. Stephen A. Nezezon, profesor de yoga y médico en el Instituto Himalayo Internacional de Filosofía y Ciencia del Yoga en Honesdale, Pensilvania. Esto es lo que recomienda el Dr. Nezezon: empiece con llenar una taza de papel de 4 onzas (120 ml) a la mitad con agua caliente, luego agréguele ½ cucharadita de sal. Forme un pliegue pequeño en la tapa de la taza de manera que forme un pico. Levemente incline la cabeza hacia atrás y hacia la izquierda. Luego introduzca lentamente el agua en la ventana derecha de la nariz. El agua saldrá de la ventana izquierda de su nariz o por debajo de la parte posterior de la garganta si la ventana izquierda está obstruida. Escupa el agua si va hacia abajo a la garganta, o quítela de la cara con una toalla si sale de la ventana izquierda. Llene la taza de nuevo, luego repita el procedimiento en el otro lado e introduzca el agua en la ventana izquierda de la nariz, inclinando la cabeza hacia atrás y hacia la derecha de manera que el agua salga de la ventana derecha de la nariz.

VEA TAMBIÉN Tos; Fiebre; Dolor de garganta

RETENCIÓN DE LÍQUIDOS

Es cierto, su cuerpo necesita líquidos para vivir. Pero eso no quiere decir que los va a atesorar y retener. Usted bien puede vivir sin dedos hinchados, piernas regordetas y la barriga inflada, que es lo que ocurre con la retención de líquidos.

Hay muchas cosas que pueden hacer que usted retenga cantidades excesivas de líquido, entre ellas demasiada sal en su dieta, cambios hormonales, los esteroides, el ciclo menstrual e inclusive el embarazo. La mayoría de las veces, esta condición es temporaria y no es perjudicial, aunque es algo incómoda. Pero si la hinchazón no disminuye o si puede dejar una marca en la piel al tocarse con un dedo, puede ser un signo de problemas con el hígado, los riñones, el corazón o la tiroides. Los remedios naturales en este capítulo —en conjunción con cuidado médico y usados con la aprobación de su doctor— pueden ayudar a aliviar la retención de líquidos, de acuerdo con algunos profesionales de salud.

VEA A SU MÉDICO CUANDO...

- Tenga una hinchazón en el abdomen o las extremidades que dure más de una semana y su piel se melle cuando la toca con un dedo.
- Esté embarazada y note una hinchazón repentina, especialmente en las piernas.

AROMATERAPIA

Los aceites esenciales de geranio, ciprés y enebro (nebrina, tascate) ayudan a aliviar la retención de líquidos cuando se agregan al baño, de acuerdo con Judith Jackson, aromaterapeuta en Greenwich, Connecticut, y autora de *Scentual Touch: A Personal Guide to Aromatherapy* (Toque perfumado: Guía personal de aromaterapia). Ella recomienda agregar 20 gotas de cada uno de esos aceites a un baño tibio y remojarse por diez minutos.

Para información sobre cómo preparar y administrar aceites esenciales, y precauciones sobre su uso, vea la página 11. Para información sobre la compra de aceites esenciales, consulte la lista de recursos en la página 613.

DIGITOPUNTURA

Para mejorar el equilibrio de líquidos en el cuerpo, presione los puntos B 4, ubicados en el arco superior de cada pie, a un dedo de la bola del pie, sugiere

Michael Reed Gach, Ph.D., director del Instituto de Dígitopuntura en Berkeley, California, y autor de *Acupressure's Potent Points* (Los puntos potentes de la dígitopuntura). (Para ayuda en localizar estos puntos, consulte la ilustración en la página 544.) Usted puede trabajar con los dos puntos B 4 simultáneamente, dice el Dr. Gach, si junta las plantas de los pies y presiona el punto en el pie derecho con el dedo pulgar derecho y el punto en el pie izquierdo con el pulgar izquierdo. Un minuto de presión en estos puntos, tres veces al día, puede ayudar a que su cuerpo se libere de líquidos excesivos en el curso de dos semanas, dice el Dr. Gach.

TERAPIA DE ALIMENTOS

"La retención de líquidos generalmente significa que hay demasiado sodio en la dieta", dice el Dr. Michael A. Klaper, especialista en medicina nutritiva en Pompano Beach, Florida, y director del Instituto de Educación e Investigación de la Nutrición, una organización con sede en Manhattan Beach, California, que enseña a los médicos sobre la nutrición y su relación con distintas enfermedades. Su solución: trate de limitar su ingestión de sodio a 2,000 miligramos (menos de una cucharadita) al día y para hacerlo elimine los condimentos y otros alimentos ricos en sal y sodio. Él también recomienda comer alimentos ricos en potasio, ya que éste puede contrarrestar el exceso de sodio. (Vea "Lo que usted necesita" en la página 144 para consultar una lista de alimentos ricos en potasio.)

TERAPIA DE HIERBAS

Pruebe un té de diente de león y raíz de bardana, dice la herbolaria Rosemary Gladstar, de Barre, Vermont, autora de *Herbal Healing for Women* (Curación con hierbas para mujeres) y otros libros sobre hierbas. Ella dice que el diente de león es rico en potasio y ayuda a crear el equilibrio adecuado de líquidos que el cuerpo necesita, mientras que la bardana es un suave diurético natural.

Ésta es la receta de Gladstar: mezcle dos partes de diente de león, dos de raíz de bardana y una de raíz de malvavisco. (Puede encontrar estas hierbas secas en la mayoría de las tiendas de productos naturales o por correspondencia; para ordenarlas desde su casa, consulte la lista de recursos en la página 613.) Agregue tres o cuatro cucharadas de esta mezcla de hierbas a ¼ de galón (0.95 l) de agua fría y hágalo hervir. Deje que hierva por 15 minutos. Quítelo del fuego, cuélelo para quitar las hierbas secas y después deje que se enfríe. Gladstar sugiere beber tres o cuatro tazas de este té durante el día.

TERAPIA DE JUGOS

La mezcla de jugos Fórmula Diurética fue desarrollada por el médico naturópata Michael Murray, N.D., autor de *The Complete Book of Juicing* (El libro completo de jugos), para aliviar la retención de líquidos. Su receta es la siguiente: haga jugo con un puñado de hojas de diente de león, dos tallos de apio y cuatro zanahorias. Él recomienda beber esta mezcla dos veces al día, en conjunción con un tratamiento médico adecuado.

Para información sobre técnicas de hacer jugos, vea la página 116.

SARPULLIDO CAUSADO POR EL CALOR

Una caminata con un ser querido por la playa, disfrutando del sol, el mar y la brisa, normalmente lo hace sentirse muy bien. ¿Entonces por qué hoy se ve como si hubiera corrido ocho kilómetros a través del Desierto Mojave con un cactus atado en la espalda?

Es muy probable que tenga un sarpullido causado por el calor. Estos sarpullidos dolorosos ocurren cuando el sudor se estanca en su piel. En lugar de circular hacia afuera desde sus poros, el sudor drena en la carne y causa un sarpullido rojo brillante que se siente como si alguien le estuviera clavando alfileres.

Los remedios naturales en este capítulo, usados con la aprobación de su médico, pueden ayudar a prevenir o aliviar un sarpullido causado por el calor, de acuerdo con algunos profesionales de salud.

VEA A SU MÉDICO CUANDO...

- Tenga un sarpullido que está extendido ampliamente en todo su cuerpo.
- Experimente fiebre y esté fatigado.
- No consiga ningún alivio en un ambiente fresco.

HIDROTERAPIA

Tome un baño de alcalina para tratar sarpullidos causados por el calor, sugiere la médica patóloga Dra. Agatha Thrash, cofundadora y codirectora del

Instituto Uchee Pines, un centro de curación natural en Seale, Alabama. Agregue una taza de bicarbonato de sodio a una bañera (tina, bañadera) llena de agua tibia de entre 94°F a 98°F (35°C a 37°C). Usted puede usar un termómetro común para controlar la temperatura del agua. Remójese por 30 ó 60 minutos, usando una taza para verter agua sobre la parte del cuerpo que no esté sumergida en el baño. Cuando termine de bañarse, séquese con palmaditas.

HOMEOPATÍA

Para prevenir sarpullidos por el calor, tome una dosis de 30C de *Sol* tres veces al día por hasta tres semanas, escribe el Dr. Andrew Lockie en su libro *The Family Guide to Homeopathy* (Guía de homeopatía para la familia). Si tiene un sarpullido, el Dr. Lockie recomienda probar una dosis de 30C de *Apis* tan pronto como empiece la picazón. Tome este remedio cada dos horas por hasta diez dosis, dice, y repita esta rutina diariamente si es necesario.

Sol y *Apis* se pueden adquirir en muchas tiendas de productos naturales. Para comprar remedios homeopáticos por correspondencia, consulte la lista de recursos en la página 613.

TERAPIA DE ALIMENTOS

"Para vencer más rápidamente los sarpullidos causados por el calor, aumente su ingestión de ácidos grasos esenciales", aconseja el Dr. Julian Whitaker, fundador y presidente del Whitaker Wellness Center, un centro de bienestar en Newport Beach, California. "El salmón y otros pescados de agua fría (como el arenque y la caballa) son fuentes excelentes de estos ácidos grasos esenciales, como lo son el aceite de semilla de lino (*flaxseed oil*) y los vegetales de hojas de color verde oscuro como la espinaca." El aceite de semilla de lino se puede adquirir en la mayoría de las tiendas de productos naturales.

VEA TAMBIÉN Sarpullidos

SARPULLIDOS

Un sarpullido lo puede dejar rascándose la cabeza y también la piel —por buenas razones. La lista de cosas que pueden provocar un sarpullido parece que no tiene final, pero entre los sospechosos más comunes se encuentran las lociones antisolares, los detergentes, las plantas venenosas y hasta los cosméticos.

Aparentemente, tampoco tienen final las molestias causadas por un sarpullido. Sean rojos y con picazón, húmedos y con supuración, secos y escamosos, calientes y desiguales o fríos y húmedos, los sarpullidos tienen una cosa en común: son irritantes. Pero tampoco se crea que el sarpullido lo irrita por gusto. Sea provocado por una reacción a la hiedra venenosa, a ciertas comidas o hasta a ropa hecha con productos químicos irritantes, un sarpullido ocurre porque su piel le está diciendo a su cuerpo: "Óigame jefe, aquí algo no anda bien". Los remedios naturales en este capítulo, usados con la aprobación de su médico, pueden suavizar o curar un sarpullido, de acuerdo con algunos profesionales de salud.

VEA A SU MÉDICO CUANDO...

- Su sarpullido se desarrolle cuando se sienta enfermo o tenga fiebre o después de tomar cualquier medicación.
- Su sarpullido pique o queme, se inflame o se ampolle.
- Desarrolle una roncha después de que lo haya picado una garrapata — aún meses después.
- Su hogar tenga a más de una persona con el mismo tipo de sarpullido.
- Tenga pequeños puntos negros o púrpura en la mayor parte de su piel y tenga dolor de cabeza o se sienta letárgico.

HIDROTERAPIA

Un baño de harina de avena ayuda a suavizar y curar la piel irritada, dice la Dra. Agatha Thrash, médica patóloga, cofundadora y codirectora del Instituto Uchee Pines, un centro de curación natural en Seale, Alabama. Use su licuadora (batidora) y triture una taza de avena hasta lograr un polvo fino y agréguelo a un baño caliente. Remójese por 20 ó 30 minutos, luego séquese con palmaditas. La Dra. Thrash recomienda usar este tratamiento una o dos veces al día por una o dos semanas o hasta que los síntomas desaparezcan.

SARPULLIDOS

TERAPIA DE HIERBAS

Pruebe la manzanilla seca para hacer un lavado suavizante para los sarpullidos causados por la hiedra venenosa o el zumaque venenoso, dice Varro E. Tyler, Ph.D., profesor de farmacognosia (el estudio de las drogas derivadas de fuentes naturales) en la Universidad de Purdue en West Lafayette, Indiana. Él recomienda remojar dos cucharadas de manzanilla seca (disponible en la mayoría de las tiendas de productos naturales) en dos tazas de agua hirviendo por aproximadamente diez minutos. Deje enfriar, remoje una toallita en el lavado y póngala en el sarpullido. Usted puede usar este remedio tan frecuentemente como quiera, dice él.

TERAPIA DE JUGOS

Los jugos de manzana y de uvas oscuras pueden ser buenos para los sarpullidos rojos de la piel, dice el Dr. John Peterson, profesional ayurvédico en Muncie, Indiana. Estos jugos dulces se usan para "enfriar" muchos problemas de piel, de acuerdo con el Dr. Peterson. Él recomienda beber los jugos a temperatura ambiente y aparte de las comidas. Si los jugos parecen demasiado fuertes, dice, se pueden diluir con agua. Él agrega que los jugos de papaya (fruta bomba, lechosa) y piña (ananá) también pueden ser buenos.

Para información sobre técnicas de hacer jugos, vea la página 116.

TERAPIA DE VITAMINAS Y MINERALES

Muchos sarpullidos responden a consumos crecientes de cinc y las vitaminas A y C, nutrientes que reparan y construyen el tejido de la piel, dice el Dr. Elson Haas, director del Centro de Medicina Preventiva de Marín, en San Rafael, California, y autor de *Staying Healthy with Nutrition* (Cómo mantenerse sano con la nutrición). Él recomienda 5,000 unidades internacionales (*IU*, por sus siglas en inglés) de la vitamina A al día, junto a 5,000 miligramos de la vitamina C y hasta 30 miligramos de cinc. Él sugiere continuar estos niveles de suplementación hasta que el sarpullido desaparezca.

VEA TAMBIÉN Sarpullido causado por el calor

SÍNDROME DE INTESTINO IRRITABLE

Aunque sea por tan sólo una vez en la vida, usted está loco por que funcione su sistema digestivo como es debido. Pero su sistema —tanto como la vida— es problemático. Si usted no tiene estreñimiento, tiene diarrea. Si no diarrea, tiene gases, y su estómago le empieza a doler después de casi todas las comidas.

Si su médico ha descartado otras causas posibles, usted podría tener síndrome de intestino irritable (*IBS*, por sus siglas en inglés). A veces llamado "colon nervioso" o "colon espástico", es la afección más común entre las personas con problemas gastrointestinales. Las personas con IBS tienen dificultad para mantenerse regulares y frecuentemente se quejan de algún dolor en algún lugar del sistema digestivo después de comer. La buena noticia es que el IBS no es peligroso. Los remedios naturales en este capítulo —usados en conjunción con cuidado médico y la aprobación de su doctor— pueden ayudar a prevenir o aliviar el IBS, de acuerdo con algunos profesionales de salud.

VEA A SU MÉDICO CUANDO...

- Sus hábitos de evacuación cambien de repente.
- Sus hábitos de evacuación cambien y esté sufriendo de dolor abdominal y vómitos.
- Su dolor sea más fuerte que todo el que haya tenido hasta el momento.
- Tenga un dolor fuerte y fiebre o deposiciones con sangre.
- Esté bajando de peso sin estar a dieta.

RELAJAMIENTO Y MEDITACIÓN

El relajamiento progresivo puede reducir la ansiedad y ayudar a neutralizar los síntomas del IBS, dice Edward B. Blanchard, Ph.D., psicólogo clínico en el Centro para Afecciones de Estrés y Ansiedad en la Universidad Estatal de Nueva York en Albany. En un pequeño estudio de 16 personas con IBS, por ejemplo, el Dr. Blanchard y sus colegas descubrieron que aquellos que practicaron relajamiento progresivo diariamente por un mes resultaron cinco veces más propensos a mostrar una mejoría en su condición que aquellos que apenas controlaron sus síntomas. Para probar el relajamiento progresivo, vea la página 82. El Dr. Blanchard sugiere que se practique el relajamiento progresivo por 15 ó 20 minutos una vez al día durante ocho semanas. Luego cuando el relajamiento se vuelve más fácil, úselo cada vez que se sienta estresado o ansioso, dice.

TERAPIA DE ALIMENTOS

"Trate bien a su colon, y su colon lo tratará bien también", dice el Dr. Michael A. Klaper, especialista en medicina nutritiva en Pompano Beach, Florida, y director del Instituto de Educación e Investigación de la Nutrición, una organización con sede en Manhattan Beach, California, que enseña a los médicos sobre la nutrición y su relación con distintas enfermedades.

"Si usted come muchas proteínas cocidas, aceites hidrogenados, azúcares concentrados y otras comidas que son difíciles de digerir, su colon puede reaccionar —y no de buena manera", dice el Dr. Klaper. Él aconseja que aquellos con IBS eviten las carnes, los productos lácteos, las meriendas (botanas, refrigerios) grasosas, las comidas picantes y los dulces. Al primer síntoma de un brote y mientras el colon esté inflamado, dice, prepárese alimentos fáciles de digerir como arroz, batatas dulces (camotes, *yams*, *sweet potatoes*), verduras amarillas y verdes cocinadas al vapor y plátanos amarillos (guineos). Luego cuando la inflamación del intestino ceda, dice, usted puede empezar a agregar nuevas comidas a su dieta diaria, una por vez cada 48 horas. De esta forma, explica, usted puede controlar todos los efectos negativos de las nuevas comidas.

TERAPIA DE FLORES Y ESENCIAS

Las personas con IBS o colitis generalmente tienen dificultad para expresar ciertas emociones, particularmente ira, de acuerdo con Eve Campanelli, Ph.D., médica holística de medicina familiar en Beverly Hills, California. La Dra. Campanelli recomienda una mezcla de tres remedios: *Cerato*, para combatir la duda de sí mismo, *Gorse*, para la falta de esperanza, y *Vervain*, para eliminar la ira.

Los remedios florales están disponibles en algunas tiendas de productos naturales y por correspondencia. Para información sobre cómo preparar y administrar los remedios florales, vea la página 100.

TERAPIA DE HIERBAS

La menta (hierbabuena) es lo que los herbolarios llaman un antiespasmódico, y puede ayudar a aliviar los espasmos del intestino que generalmente son parte del IBS, dice la herbolaria Rosemary Gladstar, de Barre, Vermont, autora de *Herbal Healing for Women* (Curación con hierbas para mujeres) y otros libros sobre hierbas. Ella recomienda aceite de menta, disponible en la mayoría de las tiendas de productos naturales. Ella aconseja tomar dos o tres gotas del aceite, diluido en ¼ de taza de agua tibia, tres o cuatro veces al día.

TERAPIA DE VITAMINAS Y MINERALES

Use la dieta de sensibilidad a las comidas (vea "Sensibilidad a las comidas: Cómo saber cuáles comidas 'sanas' pueden enfermar" en la página 96) para eliminar cualquier alimento que pueda agravar el IBS, sugiere el Dr. David Edelberg, internista y director médico del Centro Holístico Estadounidense en Chicago. Él también aconseja eliminar el azúcar y la cafeína, que pueden contribuir a episodios de intestino irritable. Y dice que las personas con IBS pueden tomar 500 miligramos de glutamina tres veces al día y una cápsula de aceite de menta (hierbabuena) de tres a seis veces al día para ayudar a controlar la condición. Estos suplementos están disponibles en la mayoría de las tiendas de productos naturales; la glutamina también se puede adquirir en la mayoría de las farmacias.

YOGA

El estrés causa con frecuencia brotes de intestino irritable, dice el Dr. Stephen A. Nezezon, profesor de yoga y médico en el Instituto Himalayo Internacional de Filosofía y Ciencia del Yoga en Honesdale, Pensilvania. Para reducir el estrés, él sugiere probar una rutina diaria de ejercicios de respiración, meditación y poses.

Haga el ejercicio de respiración completa (página 155) toda vez que se sienta estresado, sea en la oficina, en el auto o en su casa, sugiere Alice Christensen, fundadora y directora ejecutiva de la Asociación Estadounidense de Yoga. La meditación diaria (vea la página 155) ayuda a aclarar la mente y le enseña a relajarse a voluntad, dice. Y para las poses, elija tres o cuatro de la Rutina Diaria que comienza en la página 584. Asegúrese de variar las poses día tras día para mantener alto el interés y fortalecer distintas partes del cuerpo, agrega Christensen. El Dr. Nezezon dice que usted debe incluir en su rutina diaria de yoga por lo menos una pose de relajamiento, tal como la de cadáver (página 590), presión de rodillas (página 590) y de bebé (página 596).

SÍNDROME PREMENSTRUAL

L a mayoría de las mujeres conocen bien los síntomas de este malestar común: ternura en los senos, acné, aumento de peso, hinchazón, cambios en el estado de ánimo, antojos de comidas, dolores de cabeza, náuseas, diarrea y estreñimiento. Estos son los síntomas reveladores del síndrome premenstrual (o *PMS*, por sus siglas en inglés).

Los expertos todavía no están seguros de qué es lo que causa el PMS. Algunas investigaciones demuestran que está relacionado con cambios hormonales que ocurren durante el ciclo menstrual de la mujer. Los síntomas pueden surgir durante la ovulación o justo antes de menstruar, o pueden aparecer, desaparecer y volver a aparecer durante el mismo ciclo. Para aproximadamente una en 20 mujeres, la combinación es tan mala que crea una depresión general que afecta sus vidas diarias. Los remedios naturales en este capítulo —usados en conjunción con cuidado médico y la aprobación de su doctor— pueden ayudar a aliviar los síntomas premenstruales, de acuerdo con algunos profesionales de salud.

VEA A SU MÉDICO CUANDO...

- Sus síntomas de PMS sean tan fuertes que interfieran con su vida cotidiana.
- Muestre signos de depresión que ocurren regularmente durante su ciclo menstrual, entre ellos antojos de comidas, llanto, insomnio, aislamiento emocional y cambios en el estado de ánimo.

DÍGITOPUNTURA

Para aliviar la tensión e hinchazón, presione los puntos B 12 y B 13 en el área pélvica, dice Michael Reed Gach, Ph.D., director del Instituto de Dígitopuntura en Berkeley, California, y autor de *Acupressure's Potent Points* (Los puntos potentes de la dígitopuntura). Ambos puntos están localizados en la mitad del pliegue donde la pierna se une al tronco del cuerpo. El punto B 12 está levemente más abajo y un poco más hacia el centro que el punto B 13. (Para ayuda en localizar estos puntos, consulte la ilustración en la página 542.) El Dr. Gach dice que usted puede estimular todos estos puntos al mismo tiempo si pone el puño izquierdo sobre los puntos B 12 y B 13 en el lado izquierdo y el puño derecho en el lado derecho. Acuéstese boca abajo con ambos puños en su lugar y use el peso del cuerpo para aplicar presión suave.

Busque una posición cómoda y relájese durante por lo menos dos minutos, sugiere el Dr. Gach.

Él también recomienda presionar el punto B 4, que está ubicado en el arco superior de cada pie, a un dedo de distancia (ancho de un pulgar) de la pelota del pie. (Para ayuda en localizar estos puntos, consulte la ilustración en la página 544.) Él aconseja presionar el punto B 4 firmemente con el pulgar durante un minuto, y luego cambiar de pie y presionar el otro punto B 4.

HIDROTERAPIA

Los tratamientos de agua pueden aliviar una variedad de síntomas premenstruales, de acuerdo con Tori Hudson, N.D., médica naturópata y profesora en la Escuela Nacional de Medicina Naturopática en Portland, Oregón. Para aliviar dolores de cabeza premenstruales, la Dra. Hudson recomienda remojar sus pies y tobillos en un baño caliente de pie durante 30 minutos mientras se aplica una toalla fría en la frente y las sienes. "Este tratamiento aleja la sangre de la cabeza, lo cual es bueno para los dolores de cabeza congestivos que algunas mujeres sufren antes de sus períodos", dice la Dra. Hudson.

Para los cambios de estado de ánimo durante el tiempo antes de la menstruación, la Dra. Hudson recomienda un baño neutral, y remojarse extensamente en agua un poco más fría que la temperatura del cuerpo. (Esta temperatura más fría que la del cuerpo es la temperatura a la cual usted empieza a sentir frío cuando un baño caliente empieza a enfriarse, dice la Dra. Hudson.) Ella recomienda remojarse durante aproximadamente 20 minutos al levantarse por la mañana, antes de dormir o cada vez que se sienta particularmente agotada, agregando agua como sea necesario para mantener la temperatura del baño. (Nota del editor: Si tiene dificultad en determinar cuál debe ser la temperatura del agua en el baño neutral, recuerde que la temperatura normal del cuerpo humano es 98.6°F o 37.3°C; usted puede usar un termómetro común para controlar la temperatura del agua para que sea unos cuantos grados menos.)

HOMEOPATÍA

Aunque el PMS es tratado por los homeópatas en forma personal y caso por caso, usted puede probar uno de los siguientes remedios de 30C antes de buscar ayuda profesional, escribe el Dr. Andrew Lockie en su libro *The Family Guide to Homeopathy* (Guía de homeopatía para la familia). Él sugiere tomar el remedio para los síntomas con los que usted más se identifica cada 12 horas por hasta tres días, empezando 24 horas antes del momento en que el PMS empieza generalmente en su ciclo.

Si sus senos están tiernos y sus síntomas son peores por la mañana, pruebe *Lachesis*, dice el Dr. Lockie. Él recomienda *Calcarea* si usted tiene antojos de huevos y dulces, padece sudores fríos y senos doloridos e hinchados y si se siente cansada y torpe. Él dice que *Nux vomica* ayudará si usted se siente irritable, con escalofríos y estreñimiento, si orina con frecuencia y tiene antojos de dulces y comidas grasas. Si no tiene interés en el sexo, tiene antojos de dulces o comidas saladas y se siente irritable, llorosa, con escalofríos y emocionalmente desapegada, pruebe *Sepia*.

Todos estos remedios se pueden adquirir en muchas tiendas de productos naturales. Para comprar remedios homeopáticos por correspondencia, consulte la lista de recursos en la página 613.

IMAGINERÍA

Para ayudar a aliviar la hinchazón asociada con el PMS, pruebe esta imaginería sugerida por el psiquiatra neoyorquino Gerald Epstein en su libro *Healing Visualizations* (Visualizaciones curativas). Cierre los ojos y exhale tres veces. Imagínese que está en un desierto. Cubra su cuerpo con arena y deje que el sol la haga penetrar en su piel. Sienta la arena absorbiendo el agua excesiva de su cuerpo y al sol secando la arena. Abra los ojos.

El Dr. Epstein recomienda empezar a hacer esta imaginería al primer signo de síntomas premenstruales. Repítala tres o cuatro veces al día, uno o dos minutos por vez, hasta el final del ciclo menstrual.

REFLEXOLOGÍA

Para ayudar a controlar el equilibrio hormonal, aliviar el estrés y relajarse, trabaje con los puntos reflejos en sus manos o sus pies correspondientes a las glándulas pituitaria, tiroides y suprarrenal, sugiere el reflexólogo Dwight Byers, de St. Petersburg, Florida, autor de *Better Health with Foot Reflexology* (Mejor salud con la reflexología de pies).

Para ayuda en localizar estos puntos, consulte las tablas de reflejos de pies y manos que comienzan en la página 560. Para instrucciones sobre cómo trabajar con estos puntos, vea "Reflexología para principiantes" en la página 68.

RELAJAMIENTO Y MEDITACIÓN

Meditar durante 20 minutos dos veces al día provoca un relajamiento muscular profundo, lo cual puede disminuir el dolor de PMS, dice Sundar Ramaswami, Ph.D., psicólogo clínico en el Centro Comunitario de Salud

Mental F.S. Dubois en Stamford, Connecticut. Para probar la meditación, vea la página 76.

TERAPIA DE ALIMENTOS

"El PMS mejora con una dieta baja en grasas", dice el Dr. Michael A. Klaper, especialista en medicina nutritiva en Pompano Beach, Florida, y director del Instituto de Educación e Investigación de la Nutrición, una organización con sede en Manhattan Beach, California, que enseña a los médicos sobre la nutrición y su relación con distintas enfermedades. Las comidas altas en grasa, especialmente grasa animal, aumentan los síntomas y el dolor, entonces él aconseja que reduzca su consumo —o elimine de su dieta— la carne de res, cordero y cerdo. Él sugiere reemplazar la manteca con aceites no saturados que contienen el omega-3 como el de semilla de lino (*flaxseed oil*), *canola*, nuez y semilla de calabaza, que se pueden adquirir en la mayoría de las tiendas de productos naturales.

Una mujer con PMS puede probar crema de *Progest HP*, que está hecha del ñame silvestre (*wild yam*), dice el Dr. David Edelberg, internista y director médico del Centro Holístico Estadounidense en Chicago. Para usar la crema, aplique de ¼ a ½ cucharadita sobre las caderas, el estómago, las asentaderas o los muslos tres veces al día desde el momento en que ovula hasta el final de su período. Él también recomienda reducir los productos lácteos y eliminar la cafeína, el azúcar y el alcohol. Y dice que una mujer con síntomas premenstruales puede usar el siguiente régimen de dieta suplementaria: 400 unidades internacionales (*IU*, por sus siglas en inglés) de la vitamina E dos veces al día; 50 miligramos de piridoxina dos veces al día; 50 miligramos de complejos de las vitaminas B al día; 400 miligramos de magnesio dos veces al día; y una cápsula de aceite de prímula nocturna (*evening primrose oil*) dos veces al día. Estas cápsulas se pueden adquirir en la mayoría de las tiendas de productos naturales.

TERAPIA DE FLORES Y ESENCIAS

Las mujeres que sufren síntomas fuertes de PMS generalmente tienen ansiedades profundas con respecto a su sexualidad, dice la Dra. Cynthia Mervis Watson, médica de medicina familiar en Santa Mónica, California, especializada en terapias de hierbas y la homeopatía. Ella recomienda tomar la esencia floral de California llamada *Pomegranate* a lo largo del mes para equilibrar los órganos femeninos y motivar una aceptación sana de los procesos reproductivos. Con el tiempo, esto puede mejorar los síntomas premenstruales, de acuerdo con la Dra. Watson.

Las esencias florales están disponibles en algunas tiendas de productos naturales y por correspondencia. Para información sobre cómo preparar y administrar esencias florales, vea la página 100.

TERAPIA DE HIERBAS

Para prevenir o reducir síntomas premenstruales, la herbolaria Rosemary Gladstar, de Barre, Vermont, autora de *Herbal Healing for Women* (Curación con hierbas para mujeres) y otros libros sobre hierbas, recomienda un régimen diario de los siguientes aceites: el aceite de pescado, el aceite de semilla de lino (*flaxseed oil*), el aceite de prímula nocturna (*evening primrose oil*) o el aceite de semilla negra de pasa de Corinto (*black currant seed oil*). Estos aceites son ricos en ácidos de gamma-linoleína, lo cual ayuda a aliviar los síntomas de PMS, especialmente la ternura en los senos, dice. Ella recomienda tomar 500 miligramos de cualquiera de estos aceites tres veces al día (todos los días, no solamente cuando esté experimentando los síntomas) o seguir las recomendaciones de dosis en la etiqueta del producto. Los aceites están disponibles en la mayoría de las tiendas de productos naturales.

TERAPIA DE JUGOS

El betacaroteno y el magnesio pueden ayudar a reducir los síntomas de PMS, dice Cherie Calbom, M.S., nutricionista certificada en Kirkland, Washington, y coautora de *Juicing for Life* (Exprimir jugos para toda la vida). Ella recomienda aumentar su consumo de betacaroteno durante la semana anterior a su período y hacerlo con un jugo de cinco a siete zanahorias (para betacaroteno) y un puñado de perejil (para magnesio) todos los días. Si usted experimenta hinchazón premenstrual debido a la retención de líquidos, beba jugo de uvas frescas o de sandía una vez al día. "Éstos son diuréticos naturales", dice Calbom.

Para información sobre técnicas de hacer jugos, vea la página 116.

TERAPIA DE VITAMINAS Y MINERALES

"Los tratamientos clave son la vitamina B_6, el aceite de prímula nocturna (*evening primrose oil*), calcio y magnesio", dice el Dr. Elson Haas, director del Centro de Medicina Preventiva de Marín, en San Rafael, California, y autor de *Staying Healthy with Nutrition* (Cómo mantenerse sano con la nutrición). Él recomienda tomar 50 miligramos de la vitamina B_6 dos veces al día, junto a las Asignaciones Dietéticas Recomendadas (*RDA* por sus siglas en inglés) de calcio y magnesio, empezando de siete a diez días antes de su período y continuando hasta que su período comience. (Las RDA para estos nutrientes están en una lista en "Lo que usted necesita" en la página 144). Para el aceite de prímula nocturna, el Dr. Haas recomienda seguir las recomendaciones del fabricante en el paquete; estos suplementos están disponibles en la mayoría de las tiendas de productos naturales.

YOGA

Una pose llamada mariposa (página 602) puede ayudar a aliviar los síntomas de PMS, dicen los doctores Robin Monro, R. Nagarathna y H. R. Nagendra en su libro *Yoga for Common Ailments* (Yoga para dolencias comunes). Ellos recomiendan incluir esta pose en su rutina diaria de yoga toda vez que experimente síntomas.

SOBREPESO

Unos pastelitos por aquí, unos tamales por allá, tal vez unas masitas de puerco o una pizza en el medio de todo eso. Usted come normalmente, no es un comelón y además lleva una vida activa, ¿verdad? No obstante, sin que nos demos cuenta, las calorías se van acumulando y muchas veces vienen a parar en nuestras barrigas, muslos y asentaderas, seamos nosotros activos o no. Esta progresión sutil puede presentarnos uno de los problemas de salud más comunes: el sobrepeso.

A veces las personas aumentan de peso por razones médicas. Enfermedades del sistema endocrino o problemas de metabolismo pueden hacer que usted almacene más grasa. Pero la mayoría de nosotros acumulamos kilos de más de la forma más antigua y tradicional: comiendo demasiado y no haciendo suficiente ejercicio.

El sobrepeso puede contribuir a varios problemas de salud, entre ellos la presión arterial alta, las cardiopatías, la diabetes, el dolor de espalda y en las articulaciones y una tendencia creciente a contraer enfermedades infecciosas. Pero bajar de peso puede ayudarlo a combatir éstas y otras condiciones como la ósteoartritis. Los remedios naturales en este capítulo, usados con la aprobación de su médico, pueden ayudar a prevenir el sobrepeso y a bajar de peso, de acuerdo con algunos profesionales de salud.

VEA A SU MÉDICO CUANDO...

- Suba de peso repentinamente, especialmente después de empezar a tomar una nueva medicación.
- Note que está orinando más por la noche o tenga una historia de dolor de pecho o problemas de corazón.
- Suba de peso y desarrolle también insomnio o se sienta débil o deprimido.

IMAGINERÍA

En su libro *Healing Visualizations* (Visualizaciones curativas), el psiquiatra neoyorquino Gerald Epstein sugiere la siguiente imaginería para bajar de peso. Imagínese a usted mismo en un espejo, viéndose a sí mismo más delgado. Ahora imagínese entrando en el espejo y uniéndose a la imagen. Note las sensaciones que siente. Ahora salga del espejo y párese frente a éste otra vez. Empuje la imagen fuera del espejo y hacia la derecha con la mano derecha.

Cada vez que se siente a comer, tómese uno o dos minutos para conjurar la imagen de usted más delgado. Haga un dibujo de la imagen si lo desea, y cuélguelo donde lo pueda ver o llévelo con usted. Esta imagen reforzará su resolución de bajar de peso.

RELAJAMIENTO Y MEDITACIÓN

En su libro *Meditating to Attain a Healthy Body Weight* (Meditar para lograr un peso saludable), Lawrence LeShan, Ph.D., sugiere elegir una palabra como "hambre", "dieta", "gordo" o el nombre de su golosina favorita (como "chocolate" o "torta") como *mantra*, que es una palabra para repetir una y otra vez. Él recomienda concentrar la mente en esa palabra hasta que se forme una asociación. Entonces si usted elije la palabra "hambre", por ejemplo, la primera asociación que le viene a la cabeza puede ser "lleno". Piense en la conexión entre las dos palabras por cinco o seis segundos, dice el Dr. LeShan, pero no trate de encontrarle sentido emocional a la conexión o de lograr ningún pensamiento más profundo. Las ideas o los pensamientos de verdad se pueden explorar después de la meditación, explica. Luego vuelva a su *mantra* y espere la siguiente asociación. El Dr. LeShan sugiere hacer esto 15 minutos al día, cinco veces por semana, por al menos seis semanas. Lo puede ayudar a entender y controlar sus hábitos de comida.

TERAPIA DE ALIMENTOS

Coma más fibra, sugiere Rosemary Newman, R.N., Ph.D., dietista registrada y profesora de alimentos y nutrición en la Universidad de Montana en

Bozeman, que ha estudiado la fibra y su relación con el colesterol desde los comienzos de los años 80. La fibra dietética llena mucho, entonces usted come menos, dice ella. Además, agrega, las comidas altas en fibra tienden a ser muy bajas en calorías y grasas, por lo tanto son excelentes para cualquier plan para bajar de peso.

La Dra. Newman recomienda no menos de 25 gramos de fibra al día. (La mayoría de las mujeres consume 11, y los hombres 18.) Ella dice que las frutas, los vegetales y los granos enteros en panes y cereales son buenas fuentes de fibra. La fibra soluble, que actúa para bajar el colesterol, está presente en la cebada, la avena y las legumbres como los frijoles (habichuelas) secos, dice.

TERAPIA DE SONIDO

Escuchar música lenta y suave durante las comidas lo ayudará a comer más lentamente —y quizá a comer menos, dice Maria Simonson, Sc.D., Ph.D., profesora emérita y directora de la Clínica de Salud, Peso y Estrés en las Instituciones Médicas Johns Hopkins en Baltimore. La música lo ayudará a comer bocados más pequeños, dice. Y además usted disfrutará más el olor y el sabor de la comida porque está comiendo más lentamente, dice.

YOGA

Los ejercicios suaves de yoga son perfectos para empezar a bajar de peso, especialmente si usted ha estado inactivo por mucho tiempo, dice Alice Christensen, fundadora y directora ejecutiva de la Asociación Estadounidense de Yoga. Ella recomienda una rutina diaria simple de respiración profunda, meditación y tres o cuatro poses de yoga. La respiración profunda (vea la página 154) mejorará su fortaleza, concentración y fuerza de voluntad, haciéndole más fácil mantenerse en un programa de control de peso, de acuerdo con Christensen, mientras que la meditación (vea la página 155) lo ayudará a mantener una imagen positiva de sí mismo. Usted puede elegir tres o cuatro poses de yoga de la Rutina Diaria, que comienza en la página 584.

SOÑOLENCIA

Camarón que se duerme, se lo lleva la corriente es un dicho popular que señala la importancia de estar despierto mentalmente. Sin embargo, a veces nos sentimos sin energía y aletargados sin saber por qué. Muchas cosas pueden provocar la soñolencia (sopor, modorra). Los medicamentos de venta bajo receta y los de venta sin receta, especialmente los antihistamínicos, pueden ser una causa. También lo pueden ser malos hábitos de descanso o problemas relacionados al sueño como la apnea. Hasta el no estar en buen estado físico o trabajar bajo mucho estrés puede causar fatiga y hacerlo a uno sentir soñoliento. Pero los remedios naturales en este capítulo —usados con cuidado médico y la aprobación de su doctor— pueden ayudar a aliviar la soñolencia, de acuerdo con algunos profesionales de salud.

VEA A SU MÉDICO CUANDO...

- Se vuelva soñoliento tan rápidamente que se va a caer.
- Ronque frecuentemente o tenga problemas con el sueño interrumpido.
- Se ponga usted mismo o a otras personas en riesgo como consecuencia de su soñolencia, por ejemplo cuando conduce un vehículo.
- Tenga períodos repetidos de soñolencia en una semana o más pero duerme lo suficiente (de seis a ocho horas diarias).

AROMATERAPIA

Para ayudarse a estar despierto en viajes largos en automóviles, la aromaterapeuta Victoria Edwards, de Fair Oaks, California, usa los aceites esenciales de romero y de albahaca. "Pongo una gota o dos de cada uno en una servilleta o un pañuelo de papel y lo dejo asentarse en el tablero del auto", dice Edwards. "El calor del sol o la temperatura del auto difunden la fragancia, que es un gran estimulante mental."

Para información sobre cómo preparar y administrar aceites esenciales, y precauciones sobre su uso, vea la página 11. Para información sobre la compra de aceites esenciales, consulte la lista de recursos en la página 613.

HIDROTERAPIA

Despiértese con una frotación de fricción de manopla fría, sugiere la Dra. Agatha Thrash, médica patóloga, cofundadora y codirectora del Instituto Uchee Pines, un centro de curación natural en Seale, Alabama. Moje una toalla o toallita

SOÑOLENCIA

con agua fría (de 50°F/10°C a 60°F/16°C), haga un puño con su mano y envuélvala con la toalla. Use el puño para frotar el otro brazo con una moción circular vigorosa, empezando con los dedos y terminando en el hombro. Introduzca la toalla en el agua fría otra vez y repita. La piel debe estar rosada. Seque el brazo con una toalla usando los mismos movimientos circulares vigorosos, luego repita el proceso en el otro brazo y en las piernas, los pies, el pecho y el abdomen.

"Si esto no lo vuelve más alerta, no sé qué lo hará", dice la Dra. Thrash. "Si lo hace correctamente, también es un buen ejercicio."

MASAJE

Dese un masaje vigoroso de diez minutos en todo el cuerpo, y se sentirá alerta, dice Vincent Iuppo, N.D., masajista, médico naturópata y director del Instituto Morris de Terapias Naturales, un centro de educación de salud holística en Denville, New Jersey. Obviamente, usted no puede alcanzar todas las partes de su cuerpo, pero todo lo que pueda hacer ayuda.

Empiece por lubricar sus manos con un poco de aceite de masaje o aceite vegetal. Puede frotar sus piernas y brazos con los movimientos de *effleurage* (página 548), *tapotement* (página 549) y de vibración (página 549). Trabaje desde los pies hasta las caderas. Luego frote su abdomen y el pecho con movimientos planos y circulares. Trabaje con cada brazo corriendo su mano vigorosamente de la muñeca al codo, luego del codo al hombro. Haga esto en ambos lados de su cuerpo. También tómese el tiempo para frotar vigorosamente los músculos de los hombros y el cuello.

TERAPIA DE SONIDO

La música lo puede sacar rápidamente de un estado de soñolencia y activar su cuerpo, dice Don G. Campbell, director del Instituto de Música, Salud y Educación en Boulder, Colorado, y autor de *Music: Physician for Times to Come* (Música: La doctora del futuro). Él sugiere escuchar cualquiera de estas piezas cuando se sienta soñoliento: *Well-Tempered Klavier* por Johann Sebastian Bach, la banda sonora de la película *Flashdance*, *Saving the Wildlife* por Mannheim Steamroller, la banda sonora de la película *The Sting*, marchas por John Philip Sousa y *Not Live from New York* por Cambridge Buskers.

Muchas de las selecciones se pueden adquirir en las tiendas de música.

TERAPIA DE VITAMINAS Y MINERALES

La soñolencia puede ser causada por una deficiencia de biotina, una vitamina B, dice Richard Gerson, Ph.D., autor de *The Right Vitamins* (Las vitaminas apropiadas). Si usted ha descartado otras causas posibles de la soñolencia, él sugiere tomar un suplemento de biotina de 150 a 300 microgramos cada día hasta que el problema desaparezca.

Vea también Fatiga

Tinnitus

Si usted siente una variedad incontable de sonidos adentro de los oídos, tiene tinnitus. Esto no le causará sordera, pero puede impedir su audición. Generalmente es causada por una herida en la cabeza, una infección o la exposición a sonidos altos como explosiones o disparos de armas. Los remedios naturales en este capítulo —en conjunción con cuidado médico y usados con la aprobación de su doctor— pueden ayudar a aliviar la tinnitus, de acuerdo con algunos profesionales de salud.

Vea a su médico cuando...

- Sienta ruidos en sus oídos que duren más de unos pocos días.
- Además de los ruidos en el oído, tenga mareos y dolor.

HOMEOPATÍA

En su libro *The Family Guide to Homeopathy* (Guía de homeopatía para la familia), el Dr. Andrew Lockie sugiere tomar uno de los siguientes remedios de 6C tres veces diarias por hasta dos semanas para ayudar a controlar la tinnitus.

Si siente un rugido en los oídos, acompañado por mareos y sordera, pruebe *Salicylic acidum*, dice el Dr. Lockie. Si siente rugidos con una sensación de cosquilleo y los oídos se sienten obstruidos, él recomienda *Carbonium sulphuratum*. *Kali iodatum* es un buen remedio para un zumbido en el oído que dura mucho y que no tiene ningún otro síntoma, dice él.

Todos estos remedios están disponibles en muchas tiendas de productos naturales. Para comprar remedios homeopáticos por correspondencia, consulte la lista de recursos en la página 613.

REFLEXOLOGÍA

Para aliviarse si tiene tinnitus, trabaje en sus manos o sus pies con los puntos reflejos correspondientes al oído, la columna cervical y el cuello, dice Dwight

Byers, reflexólogo de St. Petersburg, Florida, autor de *Better Health with Foot Reflexology* (Mejor salud con la reflexología de pies). Byers también sugiere trabajar completamente con los puntos a los lados y en la base de ambos dedos gordos del pie, usando la técnica que le resulte más cómoda.

Para ayuda en localizar estos puntos, consulte las tablas de reflejos de pies y manos que comienzan en la página 560. Para instrucciones sobre cómo trabajar con estos puntos, vea "Reflexología para principiantes" en la página 68.

RELAJAMIENTO Y MEDITACIÓN

Las técnicas de relajamiento y meditación pueden ayudar temporalmente a algunas personas a aliviarse cuando tengan tinnitus y son particularmente efectivas si se usan como parte de un programa de tratamiento comprensivo que incluya medicación, generadores de sonidos (comúnmente conocidos como máquinas blancas de ruido), auxiliares de audición y otras terapias, dice Pawel Jastreboff, Ph.D., profesor de cirugía y fisiología en la Escuela de Medicina de la Universidad de Maryland y director del Centro de Tinnitus e Hiperacusia de la Universidad de Maryland, ambos en Baltimore. El Dr. Jastreboff dice que el estrés le hace más difícil a una persona con tinnitus ignorar el zumbido de los oídos. El relajamiento contrarresta eso.

Elija una de las técnicas de relajamiento descritas al comienzo de la página 72 y practíquela por lo menos 30 minutos diarios durante por lo menos una semana. El relajamiento puede no ser bueno para todos, de manera que si al final de la semana la técnica no está dando resultados o su tinnitus parece empeorar, pruebe otro método de relajamiento o vea a su médico, dice el Dr. Jastreboff.

TERAPIA DE ALIMENTOS

"Aquí hay una conexión muy importante con la comida", dice Paul Yanick, Ph.D., investigador científico en Milford, Pensilvania. "Básicamente, la falta de magnesio puede causar tinnitus en algunas personas." Él recomienda comer suficientes alimentos ricos en magnesio, lo cual puede aliviar la tinnitus y ayudar a prevenir nuevos episodios. (Para más fuentes de magnesio, vea "Lo que usted necesita" en la página 144.)

TERAPIA DE HIERBAS

Si un médico le dice que su tinnitus es el resultado de problemas circulatorios, pruebe *ginkgo* (biznaga), el cual aumenta la circulación de la sangre al cerebro, dice Varro E. Tyler, Ph.D., profesor de farmacognosia (el estudio de las drogas derivadas de productos naturales) en la Universidad de Purdue en West

TORCEDURAS

Lafayette, Indiana. Las cápsulas de *ginkgo* se venden en la mayoría de las tiendas de productos naturales. Consulte la etiqueta para recomendaciones de dosis —y para asegurarse de que está obteniendo suficiente *ginkgo* para que resulte efectivo, dice el Dr. Tyler. Él recomienda una dosis de 120 miligramos diarios de un extracto concentrado estandarizado de extracto de *ginkgo biloba* (*GBE* por sus siglas en inglés). El *ginkgo* actúa lentamente, y notar una mejoría puede llevar semanas o meses, agrega.

VEA TAMBIÉN Problemas del oído

TORCEDURAS

Usted ha bajado las escaleras al sótano tantas veces que podría hacerlo en la oscuridad. O por lo menos eso cree. Pero, ¿dónde está ese escalón de abajo? No lo encontró y en pocos segundos se tropieza y se dobla el tobillo.

En realidad, el 85 por ciento de las heridas en los tobillos son torceduras. Una torcedura ocurre cuando un impacto repentino —como cuando se da un paso equivocado en una curva o se tropieza y aterriza con las manos en el piso— daña los ligamentos, que son las bandas elásticas fuertes que ayudan a proteger articulaciones como los tobillos y las muñecas.

Una torcedura puede causar hinchazón dolorosa de la articulación y espasmo del músculo. Una de las primeras cosas que los expertos recomiendan es elevar la articulación, envolverla en una banda elástica, aplicarle hielo para reducir la hinchazón y hacer reposar el área herida. Los remedios naturales en este capítulo —en conjunción con cuidado médico y usados con la aprobación de su doctor— pueden ayudar a aliviar el dolor y la hinchazón de una torcedura y acelerar la curación, de acuerdo con algunos profesionales de salud.

VEA A SU MÉDICO CUANDO...

- No pueda moverse o poner peso en la articulación herida.
- Su articulación herida parezca cambiar de forma.
- El dolor se extienda a otras partes del miembro.
- Su dolor e hinchazón duren más de dos o tres días.

TORCEDURAS

DÍGITOPUNTURA

Para una torcedura de tobillo, presione el punto VB 40, ubicado en el hueco grande directamente al frente del hueso exterior del tobillo, dice Michael Reed Gach, Ph.D., director del Instituto de Dígitopuntura en Berkeley, California, y autor de *Acupressure's Potent Points* (Los puntos potentes de la dígitopuntura). (Para ayuda en localizar el punto, consulte la ilustración en la página 544.) Él recomienda sostener el punto en el tobillo herido por dos minutos: durante el primer minuto, alterne entre presión liviana y firme, y durante el segundo minuto sostenga el punto con un toque muy liviano. El Dr. Gach sugiere usar este remedio por lo menos dos veces al día para ayudar a curar la torcedura. Para fortalecer el tobillo y prevenir heridas futuras, presione uno o los dos puntos VB 40 diariamente, agrega.

HIDROTERAPIA

Una venda congelada es una manera excelente de aliviar el dolor y la hinchazón, dice la Dra. Agatha Thrash, médica patóloga, cofundadora y codirectora del Instituto Uchee Pines, un centro de curación natural en Seale, Alabama. Remoje una toalla de mano en agua muy fría, escúrrala, colóquela en una bolsa de plástico y guárdela en el congelador sobre un pedazo de cartón de manera que la toalla se congele en forma extendida. Para usarla, quite el plástico y extienda la venda sobre el tobillo. La venda rígida se ablandará rápidamente mientras se calienta con la temperatura del cuerpo. Reemplace con una venda fresca cuando la toalla se haya calentado. La Dra. Thrash recomienda sesiones de 20 minutos de este tratamiento de dos a cuatro veces por semana o hasta que los síntomas empiecen a desaparecer.

HOMEOPATÍA

Durante las primeras 24 horas después de una torcedura, tome una dosis de 6C de *Arnica* para ayudar a aliviar el dolor, dice Stephen Messer, N.D., decano de la escuela de verano del Centro Nacional para la Homeopatía y médico naturópata en Eugene, Oregón. Si eso no parece ayudar y la torcedura duele menos si usted mantiene a la articulación moviéndose en lugar de estar quieto, el Dr. Messer sugiere probar una dosis de 6C de *Rhus toxicodendron*. Si ninguno de estos remedios da resultado, él recomienda probar una dosis de 6C de *Ruta graveolens*. Tome cualquiera de estos remedios como sea necesario, pero no más de una vez cada dos horas, dice.

Todos estos remedios están disponibles en muchas tiendas de productos naturales. Para comprar remedios homeopáticos por correspondencia, consulte la lista de recursos en la página 613.

MASAJE

Usted puede reducir la hinchazón de una torcedura en el tobillo con un "masaje de rastrillo", dice Elliot Greene, ex presidente de la Asociación Estadounidense de Terapia de Masaje. Comience ubicando las manos a ambos lados de la articulación afectada. Si la articulación está en el brazo, usted podrá usar solamente una mano —la del otro brazo. Separe los dedos hasta que haya una distancia entre ellos de poco más de un centímetro. Coloque las yemas de los dedos en la parte de la articulación que esté más lejos del corazón. Si está trabajando en la rodilla, por ejemplo, coloque las yemas de los dedos debajo de la rodilla, más cerca del tobillo.

Ahora recorra las yemas de los dedos sobre la articulación mientras aplica presión liviana. "Es como si estuviera pasando un rastrillo livianamente a lo largo de la articulación", dice Greene. Cuando llegue unos centímetros por sobre la parte superior de la articulación, levante las manos y colóquelas de nuevo en el punto de partida. Usted puede hacer este masaje por aproximadamente cinco minutos a la vez, varias veces al día, hasta que la torcedura se haya curado. Pero asegúrese de esperar de 24 a 48 horas después de que haya sufrido la torcedura antes de empezar a usar el masaje.

REFLEXOLOGÍA

Para tratar una torcedura, trabaje en los puntos reflejos en las manos o los pies correspondientes al área herida, dice el reflexólogo de St. Petersburg, Florida, Dwight Byers, autor de *Better Health with Foot Reflexology* (Mejor salud con la reflexología de pies). Si tiene una torcedura en la rodilla, por ejemplo, trabaje en los puntos reflejos en sus pies correspondientes a la rodilla, dice.

Para ayuda en localizar estos puntos, consulte las tablas de reflejos de pies y manos que comienzan en la página 560. Para instrucciones sobre cómo trabajar con estos puntos, vea "Reflexología para principiantes" en la página 68.

TERAPIA DE ALIMENTOS

Las comidas ricas en la vitamina C ayudan a corregir el colágeno, que es la proteína de apoyo en la piel, los huesos, los tendones y el cartílago que se pueden dañar cuando se sufre una torcedura, dice el Dr. Julian Whitaker, fundador y presidente del Whitaker Wellness Center, un centro de bienestar en

Newport Beach, California. Para un alivio rápido, el Dr. Whitaker recomienda comer alimentos ricos en la vitamina C como naranjas, toronjas (pomelos), fresas (frutillas) y pimientos (chiles, ajíes). (Para más fuentes de la vitamina C, vea "Lo que usted necesita" en la página 144.)

TERAPIA DE HIERBAS

Las cabezas de flores secas de la planta árnica contienen compuestos químicos que ayudan a curar torceduras y alivian el dolor muscular, de acuerdo con Varro E. Tyler, Ph.D, profesor de farmacognosia (el estudio de las drogas derivadas de productos naturales) en la Universidad de Purdue en West Lafayette, Indiana. Busque tintura, crema o pomada (ungüento) de árnica en la mayoría de las tiendas de productos naturales. Aplique directamente en el área afectada como se recomienda en la etiqueta.

TOS

Aunque una persona que tose ásperamente no suena como si estuviera en muy buena salud, la tos es en realidad bastante beneficiosa. Es la manera instintiva y altamente efectiva del cuerpo para mantener limpios los pulmones y los pasajes de aire.

Toser ayuda a hacer salir la mucosa cuando tenemos un resfriado (catarro) y nos ayuda a recobrar el aliento cuando algo que hemos comido o bebido da una vuelta equivocada por la garganta. También hay la famosa y peligrosa "tos del fumador", una consecuencia aparentemente inevitable de años de fumar que puede ser un signo de serios problemas. Los remedios naturales en este capítulo —usados en conjunción con cuidado médico y la aprobación de su doctor— pueden ayudar a aliviar la tos y sus síntomas, de acuerdo con algunos profesionales de salud.

VEA A SU MÉDICO CUANDO...

- Su tos esté acompañada de falta de aire.
- Tosa flema con sangre.
- Su flema sea muy gruesa y no salga fácilmente.
- Desarrolle una tos persistente y dura encima de otra enfermedad.
- Su tos dure más de una semana.

DÍGITOPUNTURA

La dígitopuntura en el pecho puede ayudar a relajar el cuerpo y aliviar la tos, dice Michael Reed Gach, Ph.D., director del Instituto de Dígitopuntura en Berkeley, California, y autor de *Acupressure's Potent Points* (Los puntos potentes de la dígitopuntura). Con los dedos medios de ambas manos, presione los puntos R 27, situados en las depresiones directamente debajo de las protuberancias en los lados derecho e izquierdo de la clavícula. (Para ayuda en localizar estos puntos, consulte la ilustración en la página 542.) El Dr. Gach sugiere seguir presionando por unos minutos hasta que la tos disminuya.

HIDROTERAPIA

Inhalar vapor alivia la irritación en la garganta y afloja la mucosa en los pulmones, de acuerdo con Charles Thomas, Ph.D., fisioterapeuta en el Centro de Terapia Desert Springs en Desert Hot Springs, California, y coautor de *Hydrotherapy: Simple Treatments for Common Ailments* (Hidroterapia: Tratamientos simples para dolencias comunes). Esta es su recomendación para un tratamiento de vapor que usted debería hacer de dos a cuatro veces al día hasta que la tos mejore: empiece con una olla llena de agua hirviendo. Saque la olla del fuego y déjela enfriar, de manera que no tenga lugar ningún hervor activo (si el agua está hirviendo activamente, usted se puede quemar la cara y las vías respiratorias). Mantenga la cara a aproximadamente 30 centímetros de la olla, y cúbrase la cabeza y los hombros con una toalla para atrapar el vapor. Inhale por hasta 30 minutos. También puede agregar al agua unas pocas gotas de aceite de eucalipto para lograr un efecto relajante, de acuerdo con el Dr. Thomas. El aceite de eucalipto está disponible en la mayoría de las tiendas de productos naturales.

HOMEOPATÍA

Pruebe una combinación llamada *Chestal*, sugiere el Dr. Mitchell Fleischer, médico de medicina familiar y homeópata en Colleen, Virginia. "Es un buen remedio combinado para probar porque todos los remedios que contiene están bien indicados para una tos típica", explica. Él sugiere tomar *Chestal* de acuerdo con las instrucciones de la etiqueta del producto.

O pruebe uno de los siguientes remedios de 30C que mejor responda a sus síntomas individuales, dice Judyth Reichenberg-Ullman, N.D., médica naturópata en Edmonds, Washington, y coautora de *The Patient's Guide to Homeopathic Medicine* (La guía del paciente para la medicina homeopática). Si usted tiene una tos seca y áspera que empeora cuando habla o bebe bebidas frías, la Dra. Reichenberg-Ullman sugiere tomar *Spongia tosta* una o dos veces al día hasta que empiece a sentirse mejor. Ella dice que *Drosera*, si se toma también una o dos veces al día, es otro remedio bueno que puede aliviar una tos espasmódica y atorada que empeora al comer y beber. Y si usted tiene una tos que le causa cosquilleo en la garganta y que parece empeorar cuando se acuesta, ella recomienda probar *Rumex* una o dos veces al día.

Todos estos remedios homeopáticos se pueden conseguir en muchas tiendas de productos naturales. Para comprar remedios homeopáticos por correspondencia, consulte la lista de recursos en la página 613.

TERAPIA DE HIERBAS

La mayoría de las gotas para la tos contienen aceites de las hierbas, entre ellas eucalipto, menta (hierbabuena), anís e hinojo, dice Varro E. Tyler, Ph.D., profesor de farmacognosia (el estudio de las drogas derivadas de productos naturales) en la Universidad de Purdue en West Lafayette, Indiana. De acuerdo con el Dr. Tyler, estas hierbas detienen la tos al aumentar la producción de saliva, lo cual hace tragar más frecuentemente suprimiendo el reflejo de la tos. Él dice que se pueden obtener resultados similares si se bebe un té hecho de una de estas hierbas, que se pueden comprar en la mayoría de las tiendas de productos naturales. Para hacer el té, deje en infusión una o dos cucharaditas de la hierba en una taza de agua hirviendo por un período de tres a diez minutos, de acuerdo con la parte de la planta que esté usando. (Para las raíces, deje en infusión 15 minutos; para las semillas, de 10 a 15 minutos; y para las hojas, de 3 a 10 minutos.) Luego cuele la mezcla para quitar la hierba secada, deje que el té se enfríe hasta tener una temperatura que le permita beberlo y bébalo. El Dr. Tyler dice que usted puede beber de tres a cuatro tazas al día de cualquiera de estos tés, sorbiendo lentamente a lo largo del día en intervalos de 15 a 30 minutos. Si está usando una bolsa de té, siga las recomendaciones de dosis en el producto.

El olmo (olmedo, *slippery elm*) es otra hierba antitos, dice el Dr. Tyler, pero detiene el reflejo de la tos al formar una capa protectora y calmante alrededor de las membranas mucosas irritadas de la garganta. Se pueden conseguir los tés y las tabletas del olmo en la mayoría de las tiendas de productos naturales. El Dr. Tyler aconseja seguir las dosis recomendadas en la etiqueta del producto que compre.

Algunas otras hierbas antitos son lo que los herbolarios llaman expectorantes —esto significa que la hierba afina la mucosa causante de la tos de manera que usted pueda expectorar (o para nosotros que no somos herbolarios y usamos palabras menos elevadas, escupir) hacia afuera de la manera que quiera. Marrubio es probablemente la más efectiva y sabrosa de estas hierbas, de acuerdo con el Dr. Tyler, y muchas personas usan los caramelos duros de marrubio como tabletas para la tos. También se pueden conseguir bolsas de té de marrubio en la mayoría de las tiendas de productos naturales.

TRANSPIRACIÓN EXCESIVA

Todos sabemos que la vida no es fácil y que a veces hay que sudar la gota gorda, pero ¡contra! Usted se siente como si viviera en un sauna. ¿Cuál es la causa de todo ese calor y sudor?

La persona común tiene aproximadamente tres millones de glándulas sudorosas que liberan líquidos para ayudar a mantener el cuerpo fresco. Casi toda la transpiración es provocada por actividad, calor, humedad, estrés o ansiedad. Es un efecto secundario de la pubertad, la menopausia y de otras etapas de cambios hormonales. Las comidas picantes, el alcohol y el tabaco también pueden hacer que el cuerpo sude más.

En la mayoría de los casos, los que transpiran excesivamente tienen predisposiciones genéticas para ello. Pero el sudor excesivo también puede ser un signo de infección, cardiopatía, una tiroides hiperactiva o tuberculosis. Los remedios naturales en este capítulo, usados con la aprobación de su médico, pueden ayudarlo a controlar el sudor excesivo, de acuerdo con algunos profesionales de salud.

VEA A SU MÉDICO CUANDO...

- Su sudor remoje y manche continuamente su ropa y sus zapatos o corra por su piel aun cuando la habitación esté fría.
- Su transpiración afecte su carrera y su vida personal.
- También experimente fiebre persistente y recurrente, mareos o latidos cardíacos rápidos.
- Su sudor tenga un color, se cristalice o cause irritación en la piel.

HOMEOPATÍA

La transpiración excesiva se puede controlar tomando uno de los siguientes remedios de 6C cuatro veces al día por hasta dos semanas, escribe el Dr. Andrew Lockie en su libro *The Family Guide to Homeopathy* (Guía de homeopatía para la familia). El Dr. Lockie recomienda *Acidum hydrofluoricum* si su transpiración tiene olor amargo y es peor en la cabeza y si el frío y caminar lo alivian. Para una persona delgada que tiende a tener los pies sudados y con un olor desagradable, él sugiere *Silicea*. Y dice que *Calcarea* es un buen remedio para las personas excedidas de peso que son frías y húmedas y tienen transpiración con olor amargo que sale de la cabeza por la noche.

Todos estos remedios están disponibles en muchas tiendas de productos naturales. Para comprar remedios homeopáticos por correspondencia, consulte la lista de recursos en la página 613.

IMAGINERÍA

Imagínese parado en la base de una montaña. Hay un viento fresco soplando desde ella. Imagínese que es la atmósfera perfecta para que su piel esté fresca y seca, y si está transpirado, la brisa lo secará, dice el Dr. Dennis Gersten, psiquiatra de San Diego y editor de *Atlantis*, una hoja informativa bimensual sobre la imaginería. Él recomienda usar esta imaginería por 10 ó 20 minutos dos veces al día, de acuerdo con la intensidad del problema.

VEA TAMBIÉN Olor en los pies

ÚLCERAS

Aunque dolorosas, las úlceras solían ser pequeñas insignias de honor. Si usted trabajaba mucho y fuertemente, le salían estos pequeños agujeros en el estómago o en el revestimiento del intestino. Esto probaba que usted era incansable y exitoso.

Pero esto ya no es así. Los investigadores han descubierto que el estrés y el éxito no son necesariamente los causantes de las úlceras. En muchos casos, el culpable es una bacteria llamada *Helicobacter pylori*, que cualquiera puede tener, independientemente de su trabajo. Beber café, tomar demasiada aspirina, fumar y tener una dieta mala puede empeorar las cosa aún más.

Las úlceras se forman cuando el revestimiento mucoso del estómago pierde su capacidad para repeler ácidos estomacales. En cambio, los ácidos, que digieren los alimentos, empiezan a digerir su estómago. Ésta es una úlcera gástrica. Si la úlcera se forma en la parte superior del intestino delgado, es una úlcera duodenal. Los remedios naturales en este capítulo —en conjunción con cuidado médico y usados con la aprobación de su doctor— pueden ayudar a prevenir o aliviar una úlcera, de acuerdo con algunos profesionales de salud.

VEA A SU MÉDICO CUANDO...

- Sienta ardor y dolor en la boca del estómago.
- Tenga dolor que desaparece después de comer y reaparece dos o tres horas más tarde.
- No tenga dolor pero escupa una materia parecida a granos de café o tenga movimientos de intestino oscuros y tardíos.

ÚLCERAS

HIDROTERAPIA

Para el alivio temporario del dolor de una úlcera gástrica, nada es mejor que el carbón activado, dice la Dra. Agatha Thrash, médica patóloga, cofundadora y codirectora del Instituto Uchee Pines, un centro de curación natural en Seale, Alabama. Ella sugiere mezclar dos cucharadas de polvo de carbón activado con un poco de agua en el fondo de un vaso alto (por lo menos 8 onzas/240 ml). Siga revolviendo y agregando agua poco a poco hasta que el vaso esté lleno, luego beba con una paja. Ella recomienda beber un vaso de agua pura después del agua de carbón. Este tratamiento se puede repetir cada hora hasta que pase el dolor. El carbón activado se puede adquirir en la mayoría de las tiendas de productos naturales y en algunas farmacias.

REFLEXOLOGÍA

Trabaje en la parte de abajo de sus pies los puntos del plexo solar y el estómago, dicen Kevin y Barbara Kunz, investigadores de reflexología en Santa Fe, Nuevo México, y autores de *Hand and Foot Reflexology* (Reflexología de pies y manos). Ellos también sugieren trabajar en ambas manos con los puntos del plexo solar, la parte superior de los hombros y el estómago.

Para ayuda en localizar estos puntos, consulte las tablas de reflejos de pies y manos que comienzan en la página 560. Para instrucciones sobre cómo trabajar con estos puntos, vea "Reflexología para principiantes" en la página 68.

RELAJAMIENTO Y MEDITACIÓN

La práctica diaria de biorretroalimentación (*biofeedback*) térmica aumenta la circulación de la sangre al sistema digestivo, lo cual ayuda a curar y proteger el revestimiento del estómago, dice Steven Fahrion, Ph.D., director de investigación del Instituto de Ciencias de Vida de la Salud de la Mente y el Cuerpo en Topeka, Kansas. Para aprender esta técnica simple de diez minutos, vea la página 81.

TERAPIA DE ALIMENTOS

Coma más repollo, dice Allan Magaziner, D.O., especialista en medicina nutritiva y presidente del Centro Médico Magaziner en Cherry Hill, New Jersey. "El repollo contiene mucha glutamina, un aminoácido que ha demostrado poder curar úlceras." Su recomendación: tenga por lo menos una porción saludable de repollo al vapor todos los días por dos semanas.

TERAPIA DE FLORES Y ESENCIAS

"Yo he visto a muchos enfermos de úlceras que no sueltan sus emociones y mantienen sus miedos en el estómago", dice Susan Lange, O.M.D., del Centro Meridiano de Salud Personal y del Medio Ambiente en Santa Mónica, California. "La esencia floral *Dandelion* ayuda a aliviar esa tensión."

"Otras personas con úlceras pueden manejar sus propias ansiedades, pero absorben los problemas de los otros como una esponja", continúa. "La esencia de California llamada *Pink Yarrow* los ayuda a distinguir entre sus propios problemas y los problemas de los demás."

Las esencias florales están disponibles en algunas tiendas de productos naturales y por correspondencia. Para información sobre cómo preparar y administrar las esencias florales, vea la página 100.

TERAPIA DE SONIDO

Si el estrés está contribuyendo a su úlcera, la música relajante puede ayudar, dice Janalea Hoffman, R.M.T., compositora y terapeuta de música en Kansas City, Misurí. Ella recomienda escuchar música con un ritmo lento y regular por aproximadamente 30 minutos diarios. Entre otras, Hoffman recomienda sus casetes *Deep Daydreams* y *Musical Massage*. Para otras selecciones relajantes, vea "Canciones que lo pueden calmar" en la página 129. Muchas de estas piezas están disponibles en las tiendas de música.

TERAPIA DE VITAMINAS Y MINERALES

Use la dieta de sensibilidad a las comidas (vea "Sensibilidad a las comidas: Cómo saber cuáles comidas 'sanas' pueden enfermar" en la página 96) para eliminar cualquier alimento que pueda tener un rol en la causa del problema, dice el Dr. David Edelberg, internista y director médico del Centro Holístico Estadounidense en Chicago. Él también sugiere eliminar de su dieta el azúcar, la cafeína y el alcohol y dejar de fumar.

Una persona que ya ha desarrollado una úlcera puede usar el siguiente régimen suplementario para ayudar a controlar los síntomas, agrega el Dr. Edelberg: 10,000 unidades internacionales (*IU*, por sus siglas en inglés) de la vitamina A al día; 50 miligramos de vitaminas de complejo B al día; 1,000 miligramos de la vitamina C al día (use la forma amortiguada); 400 unidades internacionales de la vitamina E al día; 500 miligramos de glutamina tres veces al día; una cápsula de aceite de arroz de salvado (también conocido como *gamma oryzanol* o *rice bran oil*) tres veces al día; dos tabletas de 380 miligramos de regaliz (orozuz) desglicirrinado cuatro veces al día —entre comidas y a la hora de dormir— por un mes; y 30 miligramos de cinc picolinato al día durante un mes. Estos suplementos dietéticos, solos o en combinación, se pueden adquirir en la mayoría de las tiendas de productos naturales, de acuerdo con el Dr. Edelberg.

ÚLCERAS EN LA BOCA

Un viejo refrán dice que ojos que no ven, corazón que no siente. Lo mismo puede suceder con las úlceras. Ya que no las vemos por estar escondidas dentro de nuestra boca, a veces nos olvidamos que están ahí. Pero cuando metemos diente a ciertos alimentos —generalmente algo ácido como una naranja o un tomate (jitomate)— entonces sí que sentimos estas malditas úlceras, y ¡de qué manera!

Las úlceras en la boca son de color blanco o amarillo y están rodeadas de un halo rojo. Generalmente aparecen cuando usted está estresado o después de haber comido una comida irritante (piña/ananá, nueces y chocolate son los sospechosos comunes). Los expertos piensan que las úlceras en la boca son contagiosas; y si usted ha besado recientemente a alguien con una, pronto descubrirá que los expertos tienen razón. Los remedios naturales en este capítulo, usados con la aprobación de su médico, pueden ayudar a aliviar los síntomas de úlceras en la boca o pueden prevenirlos, de acuerdo con algunos profesionales de salud.

VEA A SU MÉDICO CUANDO...

- Su úlcera persista por más de dos semanas.
- Le aparezcan úlceras una vez por semana o más, especialmente si aparecen varias juntas.

HOMEOPATÍA

Tome una dosis de 30X de *Borax* homeopático cada una o dos horas hasta que el dolor disminuya, dice Richard D. Fischer, D.D.S., dentista y homeópata en Annandale, Virginia, y presidente de la Academia Internacional de Toxicología y Medicina Oral.

Borax se puede conseguir en la mayoría de las tiendas de productos naturales. Para comprar remedios homeopáticos por correspondencia, consulte la lista de recursos en la página 613.

ÚLCERAS EN LA BOCA

IMAGINERÍA

Visualice una luz calmante brillando en su úlcera. Por los próximos cinco minutos, vea la luz penetrar lentamente la úlcera y cómo empieza a curarla desde el fondo hacia arriba (así es como las úlceras en la boca se curan naturalmente). Haga esto dos veces al día hasta que la úlcera se haya curado, dice el Dr. Dennis Gersten, psiquiatra de San Diego y editor de *Atlantis*, una hoja informativa bimensual sobre la imaginería.

TERAPIA DE ALIMENTOS

Coma más yogur, dice el Dr. Julian Whitaker, fundador y presidente del Whitaker Wellness Center, un centro de bienestar en Newport Beach, California. El Dr. Whitaker dice que las culturas acidófilas activas en el yogur pueden tanto prevenir como curar las úlceras en la boca. Si usted es propenso a las úlceras en la boca, él recomienda comer por lo menos cuatro cucharadas de yogur al día para evitar brotes. Para curar un brote, él sugiere comer por lo menos 8 onzas (240 g) de yogur al día.

TERAPIA DE HIERBAS

Haga gárgaras con té de caléndula o hidraste (sello de oro, sello dorado) para ayudar a curar las úlceras en la boca, dice Varro E. Tyler, Ph.D., profesor de farmacognosia (el estudio de las drogas derivadas de productos naturales) en la Universidad de Purdue en West Lafayette, Indiana. Para preparar el té, él sugiere verter una taza de agua hirviendo en una o dos cucharaditas de la hierba seca (ambas disponibles en la mayoría de las tiendas de productos naturales). Deje en infusión esta mezcla por 10 minutos, luego cuélela de manera que no quede nada de la hierba en el líquido y úsela para lavarse la boca tres o cuatro veces al día.

TERAPIA DE JUGOS

"Las úlceras en la boca que aparecen con frecuencia pueden ser un signo de que usted no está dándole a su cuerpo suficiente hierro o folato", dice Cherie Calbom, M.S., nutricionista certificada en Kirkland, Washington, y coautora de *Juicing for Life* (Exprimir jugos para toda la vida). Ella recomienda una dosis diaria de su Jugo Especial de Ácido Fólico, rico en nutrientes: tome dos hojas de col rizada y un puñado pequeño de perejil y otro de espinaca. Procese estas verduras con cuatro o cinco zanahorias, usando las zanahorias para empujar las verduras a través del exprimidor (juguera). "Esta es también una buena fuente de betacaroteno, que ha demostrado curar las úlceras en la boca", dice Calbom.

Para información sobre técnicas de hacer jugos, vea la página 116.

TERAPIA DE VITAMINAS Y MINERALES

Tome 1,000 miligramos del aminoácido lisina en cada comida durante un brote y luego 500 miligramos en cada comida durante una semana después, dice Richard D. Fischer, D.D.S., dentista y homeópata en Annandale, Virginia, y presidente de la Academia Internacional de Toxicología y Medicina Oral. "Otra cosa que funciona bien para ciertas personas es tomar una cápsula de la vitamina E, abrirle un hueco pequeño y frotar el líquido directamente en la úlcera", dice. Él sugiere usar la vitamina E tres veces al día durante un brote hasta que la úlcera se cure.

Usted también puede tomar entre 4,000 y 5,000 miligramos de la vitamina C al día durante los brotes y por lo menos 500 miligramos al día para prevenir las úlceras en la boca, dice el Dr. Julian Whitaker, fundador y presidente del Whitaker Wellness Center, un centro de bienestar en Newport Beach, California.

VEA TAMBIÉN Dolor de pie

UÑAS DEL PIE ENCARNADAS

Cuando las tenemos, no andamos bien en ningún sentido de la palabra. Las uñas encarnadas ocurren la mayoría de las veces en el dedo grande de cada pie. A veces un zapato demasiado apretado o un arreglo de los pies (*pedicure*) mal hecho que ha dejado la uña demasiado corta puede hacer que la uña crezca en la carne a los lados del dedo. Esto puede ser extremadamente doloroso y se puede infectar. Desafortunadamente, la tendencia a desarrollar uñas del pie encarnadas puede ser hereditaria. Los remedios naturales en este capítulo, usados con la aprobación de su médico, pueden ayudar a curar una uña encarnada, de acuerdo con algunos profesionales de salud.

VEA A SU MÉDICO CUANDO...

- Note que la piel alrededor de la uña del pie está roja e hinchada o supura un líquido verde o amarillo.
- Tenga diabetes.

UÑAS DEL PIE ENCARNADAS

HIDROTERAPIA

Para ayudar a curar una uña del pie encarnada, remoje el pie en agua caliente con jabón por 20 minutos, sugiere la Dra. Agatha Thrash, médica patóloga, cofundadora y codirectora del Instituto Uchee Pines, un centro de curación natural en Seale, Alabama. Luego, dice, corte el rincón de la uña (asegúrese de que esté cuadrada) y envuelva el dedo en una compresa caliente cubierta con un trapo seco, dejándolo allí toda la noche.

Por la mañana, dice la Dra. Thrash, recorte la uña en una forma chata de U en la parte de arriba, dejándola cuadrada en los rincones. Ella sugiere poner unas pocas fibras de algodón debajo del borde de la uña para evitar que penetre en la carne. Recorte los extremos del algodón para que no interfieran de manera que el algodón pueda permanecer en su lugar por varios días e incluso semanas, dice.

HOMEOPATÍA

Al primer síntoma de molestia a causa de una uña del pie encarnada, remoje el dedo en cinco gotas de tintura de *Hypericum* y cinco gotas de tintura de Caléndula diluidas en ½ pinta (237 ml) de agua tibia, escriben el Dr. Andrew Lockie y la Dra. Nicola Geddes en *The Women's Guide to Homeopathy* (Guía de homeopatía para mujeres). Después de 15 ó 30 minutos, dicen, saque el dedo del agua y coloque suavemente una tela suave alrededor del lado de la uña entre la piel sobre la punta de la uña y la base de la uña.

Lockie y Geddes también sugieren tomar uno de estos remedios de 6C cada 12 horas por dos semanas. Para fortalecer uñas que se encarnan repetidamente, dicen, pruebe *Magnetis polus australis*. Si las uñas son muy frágiles, ellos recomiendan *Thuja*. Si no hay ninguna mejoría en un mes, vea a su médico u homeópata.

Todos estos remedios están disponibles en muchas tiendas de productos naturales. Para comprar remedios homeopáticos por correspondencia, consulte la lista de recursos en la página 613.

VEA TAMBIÉN Dolor de pie

UÑAS FRÁGILES

Usted heredó los ojos verdes deslumbrantes de su padre, la nariz perfecta de su madre y el temperamento dulce de su abuela. Desafortunadamente, si tiene las uñas frágiles, lo más probable es que estas también forman parte de su herencia biológica.

Como el color de su cabello, el espesor y la fortaleza de sus uñas pueden ser influidos fuertemente por sus genes. Ahora, también hay que tomar en cuenta que tal vez usted se esté causando el problema sin que tenga que ver con la genética. ¿Usa usted sus uñas para sacar grapas de papeles? ¿Se come las uñas constantemente? O puede ser que usted exponga a sus pobres uñas a productos químicos duros o use demasiado quitaesmalte, lo cual les quita su humedad. Los remedios naturales en este capítulo, usados con la aprobación de su médico, pueden ayudar a mejorar la fortaleza y apariencia de sus uñas, de acuerdo con algunos profesionales de salud.

VEA A SU MÉDICO CUANDO...

• Note cambios inexplicables y de larga duración en el color o la forma de sus uñas que no están relacionados con una herida.

AROMATERAPIA

Las uñas frágiles se pueden beneficiar con un remojo tibio de aceite fragante, de acuerdo con la aromaterapeuta de Greenwich, Connecticut, Judith Jackson, autora de *Scentual Touch: A Personal Guide to Aromatherapy* (Toque perfumado: Guía personal de aromaterapia). Agregue seis gotas de aceites esenciales de lavanda (espliego, alhucema), seis de laurel y seis de sándalo a 6 onzas (180 ml) de aceite tibio de sésamo o de soja, sugiere Jackson. (Tanto el aceite de sésamo como el de soja se pueden conseguir en la mayoría de las tiendas de productos naturales.) Ella recomienda que remoje sus uñas por 15 minutos una o dos veces por semana.

Para información sobre cómo preparar y administrar aceites esenciales, y precauciones sobre su uso, vea la página 11. Para información sobre la compra de aceites esenciales, consulte la lista de recursos en la página 613.

HOMEOPATÍA

Tome uno de los siguientes remedios en una dosis de 6C tres veces al día hasta que note una mejoría, dice Chris Meletis, N.D., médico naturópata y director de medicina de la Escuela Nacional de Medicina Naturopática en Portland, Oregón. Para fortalecer uñas frágiles acompañadas por cabello áspero y seco, especialmente si usted le teme al aire frío y las corrientes y se siente mejor en el verano y cuando hay calor, pruebe *Psorinum*, dice el Dr. Meletis. Agrega que *Graphites* puede ser útil si usted tiene uñas frágiles con piel áspera, dura, seca y resquebrajada y una tendencia a que incluso se le infecten heridas pequeñas.

Psorinum y *Graphites* se pueden conseguir en la mayoría de las tiendas de productos naturales. Para comprar remedios homeopáticos por correspondencia, consulte la lista de recursos en la página 613.

TERAPIA DE ALIMENTOS

Coma más pescado de aguas frías como salmón, caballa y arenque, aconseja el Dr. Julian Whitaker, fundador y presidente del Whitaker Wellness Center, un centro de bienestar en Newport Beach, California. "Estos alimentos son ricos en ácidos grasos omega 6, que pueden fortalecer las uñas." El Dr. Whitaker también recomienda coliflor, soja, cacahuate (maní), nueces y lentejas, que son ricos en biotina, una vitamina B que él dice puede prevenir el agrietamiento asociado con las uñas frágiles. (Para otras fuentes de biotina, vea "Lo que usted necesita" en la página 144.)

TERAPIA DE VITAMINAS Y MINERALES

Obtenga ácidos grasos esenciales que fortalecen las uñas al tomarse aceite de semilla de lino (*flaxseed oil*), dice el Dr. Julian Whitaker, fundador y presidente del Whitaker Wellness Center, un centro de bienestar en Newport Beach, California. Viene en forma líquida o en cápsulas, y el Dr. Whitaker sugiere seguir las recomendaciones de dosis que se detallan en la etiqueta. Este aceite se puede encontrar en la mayoría de las tiendas de productos naturales.

YOGA

Las uñas frágiles son a veces el resultado de una mala digestión y se pueden ayudar con un ejercicio diario llamado elevación del estómago, dice el Dr. Stephen A. Nezezon, profesor de yoga y médico en el Instituto Himalayo Internacional de Filosofía y Ciencia del Yoga en Honesdale, Pensilvania.

Así es como el Dr. Nezezon dice que se debe practicar el ejercicio: empiece parándose con sus pies separados a una distancia de 2 pies (61 cm). Mantenga la espalda derecha e inclínese hacia adelante levemente al nivel de la cintura. Coloque la palma de la mano izquierda sobre su muslo izquierdo, justo arriba de la rodilla, y su palma derecha en el mismo lugar sobre su muslo derecho.

Respire y exhale en forma completa, luego incline el cuello hacia adelante de manera que el mentón se le meta en la garganta.

Ahora, dice el Dr. Nezezon, usted está listo para la elevación del estómago. Sin respirar, aspire y mantenga el aire en los músculos del estómago como si estuviera tratando de que su ombligo toque su columna vertebral. Sostenga esto tanto como pueda, luego relájese y respire. Párese derecho. Repita esto tres veces.

Por su impacto en el sistema circulatorio, el Dr. Nezezon desaconseja este ejercicio durante la menstruación o el embarazo, después de cirugía, si tiene alguna hemorragia o si sufre de una enfermedad del corazón o de presión arterial alta.

VAGINITIS

No hace falta demasiado para romper el equilibrio natural del cuerpo, especialmente en un área sensible como la vagina de una mujer. Se puede irritar por una variedad de razones, entre ellas infecciones, tampones, condones, antibióticos, desodorantes en aerosol, duchas, espermas y hasta fluctuaciones en los niveles de estrógeno.

Cuando eso ocurre, el resultado es vaginitis, una inflamación del área vaginal. La condición está marcada por dolor y picazón y a veces por secreción vaginal inusual.

Los médicos generalmente recetan drogas para combatir la vaginitis. Si tiene medicamentos, asegúrese de tomárselos todos, porque si no lo hace, la infección puede volver. Los remedios naturales en este capítulo —en conjunción con cuidado médico y usados con la aprobación de su doctor— pueden ayudar a aliviar los síntomas de vaginitis y acelerar su curación, de acuerdo con algunos profesionales de salud.

VEA A SU MÉDICO CUANDO...

- Tenga un dolor profundo en la pelvis o glándulas hinchadas en el área de la ingle y fiebre de más de 101°F (37.5°C).
- Tenga heridas abiertas en el área vaginal, aunque no duelan.

HIDROTERAPIA

"Los baños *sitz* de contraste promueven la circulación y aceleran el proceso natural de curación del cuerpo", dice Tori Hudson, N.D., médica naturópata y profesora de la Escuela Nacional de Medicina Naturopática en Portland, Oregón. Para instrucciones en cómo preparar un baño *sitz* de contraste, vea "Hidroterapia casera" en la página 30.

Si usted no tiene dos palanganas grandes, la Dra. Hudson sugiere que se remoje por tres minutos en un baño de poca profundidad y caliente y que luego se pare y sostenga una toalla fría y mojada entre las piernas y sobre la pelvis por 30 a 60 segundos. Repita este ciclo cinco veces.

Aunque las duchas vaginales de agua, yogur o vinagre de cidra de manzana son remedios tradicionales comunes para la vaginitis, la Dra. Hudson advierte que no se debe duchar ni con estas cosas ni con ningún otro remedio si tiene una infección. "Ducharse puede en realidad forzar las bacterias a meterse más adentro de la vagina y puede agravar la condición", dice.

Para prevenir que vuelva a darle otra infección vaginal, acostúmbrese a enjuagar el área perineal (ubicada entre el ano y la vagina) después de orinar o hacer de vientre, dice la Dra. Agatha Thrash, médica patóloga, cofundadora y codirectora del Instituto Uchee Pines, un centro de curación natural en Seale, Alabama. Mantenga una taza o una jarra cerca del inodoro (excusado). Por cada enjuague, agregue una cucharada o dos de vinagre de cidra de manzana a ¼ de galón (0.95 l) de agua pura. Lentamente vierta la mezcla en el vello del pubis mientras está sentada en el inodoro. "Esto protege el equilibrio natural del ácido en el área vaginal, que es propensa al crecimiento excesivo de hongos si se vuelve demasiado alcalina", dice la Dra. Thrash.

HOMEOPATÍA

Si tiene una secreción que arde, es cremosa y amarilla o verde, empeora por la noche y después de comer y puede estar acompañada de escalofríos por períodos irregulares o falta de períodos, pruebe una dosis de 6X de *Pulsatilla* tres veces al día o una dosis de 30C una o dos veces al día hasta que empiece a sentirse mejor, dice la Dra. Cynthia Mervis Watson, médica de medicina familiar en Santa Mónica, California, especializada en terapias de hierbas y la homeopatía. Dice que una dosis similar de *Sepia* ayudará si usted tiene dolor durante las relaciones sexuales y una secreción verde o amarilla que arde.

Para una secreción vaginal que arde y causa sarpullidos en la piel que empeoran con un baño, el calor o cuando bebe alcohol, y si usted es propensa a tener sarpullidos en la piel, la Dra. Watson recomienda probar una dosis de 6X de *Sulphur* tres veces al día o una dosis de 30C una o dos veces al día. Si la vulva está hinchada y arde y pica y tiene una secreción amarilla corrosiva y acre que empeora entre los períodos, ella sugiere la misma dosis de *Kreosote*.

Una dosis de 6X de *Graphites* tres veces al día ayudará si usted tiene una secreción blanca, pálida, fina, profusa e irritante que ocurre esporádicamente y que puede ser peor por la mañana o cuando camina, según la Dra. Watson. Si usted tiene una secreción verde y con sangre acompañada de un sentimiento como si su piel estuviera en carne viva que parece peor después de orinar pero mejora después de un lavado con agua fría, tome una dosis de 6X de *Mercurius* tres veces al día o una dosis de 30C una o dos veces al día, dice.

Todos estos remedios están disponibles en muchas tiendas de productos naturales. Para comprar remedios homeopáticos por correspondencia, consulte la lista de recursos en la página 613.

TERAPIA DE ALIMENTOS

Aunque la vaginitis puede ser causada por una variedad de razones, con frecuencia ocurre como consecuencia de un crecimiento excesivo de hongos y cierto tipo de bacterias anormales, dice el Dr. Elson Haas, director del Centro de Medicina Preventiva de Marín en San Rafael, California, y autor de *Staying Healthy with Nutrition* (Cómo mantenerse sano con la nutrición). De acuerdo con el Dr. Haas, el yogur, que contiene culturas vivas, ha demostrado reducir las bacterias y el crecimiento excesivo de fermento. Él recomienda tomar una o dos tazas de yogur al día durante tres o cuatro días. También recomienda evitar productos fermentados como los productos horneados, el alcohol y el vinagre. Para vaginitis recurrentes relacionadas con fermento excesivo, él sugiere su dieta de desintoxicación de tres semanas (vea "Cómo desintoxicarse" en la página 90).

TERAPIA DE HIERBAS

Pruebe una pomada (ungüento) de corazoncillo (hipérico) o de caléndula para aliviar la picazón e irritación que causa la vaginitis, dice la herbolaria Rosemary Gladstar, de Barre, Vermont, autora de *Herbal Healing for Women* (Curación con hierbas para mujeres) y otros libros sobre hierbas. Estos productos se venden en la mayoría de las tiendas de productos naturales, y Gladstar sugiere seguir las instrucciones de aplicación que figuran en la etiqueta.

VEA TAMBIÉN Infecciones vaginales

VENAS VARICOSAS

L as venas varicosas —esos nudos hinchados y retorcidos de color azul o venas rojas— son feas y generalmente son dolorosas. Se forman cuando las válvulas en las venas pierden su elasticidad y las paredes de las venas se debilitan y desarrollan bolsillos con forma de globos. Esos bolsillos atrapan la sangre y causan obstrucciones menores e inflamación. Las venas varicosas se forman más frecuentemente en las piernas pero también pueden aparecer en los brazos.

Ya que la tendencia a desarrollar venas varicosas puede ser hereditaria, probablemente no se podrá detenerlas del todo. Pero sus intentos para evitarlas o quitarlas no tienen que ser en vano. Los remedios naturales en este capítulo —en conjunción con cuidado médico y usados con la aprobación de su doctor— pueden ayudar a aquellos con venas varicosas, de acuerdo con algunos profesionales de salud.

VEA A SU MÉDICO CUANDO...

- Sus venas varicosas se vuelvan dolorosas.
- Vea bultos rojos en sus venas que no se achican aún cuando levanta las piernas.
- Tenga venas varicosas alrededor de los tobillos que se rompen y empiezan a sangrar.

AROMATERAPIA

Estimule la circulación en las piernas con un masaje suave, recomienda la aromaterapeuta Judith Jackson, autora de *Scentual Touch: A Personal Guide to Aromatherapy* (Toque perfumado: Guía personal de aromaterapia). Ella sugiere mezclar 12 gotas de aceite esencial de ciprés y 12 de geranio en 4 onzas (120 ml) de aceite portador como el de almendra, soja o girasol. (Los aceites portadores se pueden adquirir en la mayoría de las tiendas de productos naturales.) Luego, dice, aplique la mezcla suavemente en las piernas y masajee hacia arriba, en dirección hacia el corazón. No masajee directamente en las venas, dice Jackson; en cambio, masajee el área circundante y aplique el aceite suavemente sobre las venas.

Para información sobre cómo preparar y administrar aceites esenciales, y precauciones sobre su uso, vea la página 11. Para información sobre la compra de aceites esenciales, consulte la lista de recursos en la página 613.

HIDROTERAPIA

Después de eliminar factores que contribuyen a crear las venas varicosas, como la obesidad, el estreñimiento y la ropa con elásticos ajustados, pruebe alternar baños fríos y calientes para estimular la circulación en las piernas, sugiere la Dra. Agatha Thrash, médica patóloga, cofundadora y codirectora del Instituto Uchee Pines, un centro de curación natural en Seale, Alabama. Use dos cubos (cubetas, baldes) de plástico lo suficientemente altos como para sumergir las piernas hasta la altura de la rodilla. Llene un recipiente con agua suficientemente caliente pero a una temperatura soportable para cubrir la parte inferior de las piernas y el otro recipiente con la misma cantidad de agua fría. Remoje los pies y las piernas en el agua caliente por alrededor de tres minutos, luego sumérjalos en el agua fría durante aproximadamente 30 segundos. Repita tres veces y termine remojándose en el agua fría. Usted deberá usar este tratamiento una vez al día durante por lo menos un mes para ver los resultados, de acuerdo con la Dra. Thrash. Si tiene diabetes, use agua tibia en lugar de agua caliente, agrega.

HOMEOPATÍA

Hay por lo menos cuatro remedios que pueden ayudar a controlar las venas varicosas, escribe el Dr. Andrew Lockie en su libro *The Family Guide to Homeopathy* (Guía de homeopatía para la familia). Él sugiere tomar una dosis de 30C de uno de estos remedios cada 12 horas por hasta siete días.

Si tiene venas varicosas doloridas y con cardenales (moretones), pruebe *Hamamelis*, dice el Dr. Lockie. Él recomienda *Pulsatilla* si tiene escalofríos y si las venas empeoran cuando usted cuelga sus piernas o si empeoran con el calor. *Carbo vegetabilis* es un buen remedio para las venas varicosas que hacen que la piel a su alrededor se vea jaspeada, dice. Si las piernas se ven pálidas pero se enrojecen con facilidad y si caminar lentamente alivia el sentimiento de debilidad y dolor, él recomienda probar *Ferrum metallicum*.

Todos estos remedios están disponibles en muchas tiendas de productos naturales. Para comprar remedios homeopáticos por correspondencia, consulte la lista de recursos en la página 613.

MASAJE

Nunca masajee directamente sobre las venas varicosas, dice Elaine Stillerman, L.M.T., masajista en Nueva York. Sin embargo, un masaje general en las piernas puede ayudar a reducir la hinchazón en las venas, agrega. Siéntese cómodamente en un sofá o una cama, con las piernas elevadas un poco sobre una almohada. Ahora use el movimiento *effleurage* (página 548) para trabajar en la pierna completamente desde el tobillo hasta la parte superior del muslo. Acuérdese de no tocar las venas varicosas. Puede hacer esto diariamente durante aproximadamente cinco minutos en cada pierna.

REFLEXOLOGÍA

Trabajar en sus manos y sus pies puede ayudar a tratar las venas varicosas, dice Rebecca Dioda, reflexóloga en el Instituto Morris de Terapias Naturales, un centro de educación de salud holística en Denville, New Jersey. Ella recomienda concentrarse en los siguientes puntos reflejos: glándulas paratiroides y suprarrenal, sistema digestivo (especialmente el hígado), columna, corazón y nervio ciático.

Para ayuda en localizar estos puntos, consulte las tablas de reflejos de pies y manos que comienzan en la página 560. Para instrucciones sobre cómo trabajar con estos puntos, vea "Reflexología para principiantes" en la página 68.

TERAPIA DE ALIMENTOS

"Una dieta rica en fibras puede prevenir el endurecimiento de sus deposiciones, lo cual puede crear presión y agravar las venas varicosas", dice el Dr. Julian Whitaker, fundador y presidente del Whitaker Wellness Center, un centro de bienestar en Newport Beach, California. Él sugiere que trate de consumir por lo menos 30 gramos de fibra al día. Usted puede consumir esta cantidad si prepara sus comidas en base a granos integrales, legumbres, frutas y vegetales, y agrega estos alimentos a su dieta tan frecuentemente como sea posible, dice.

El Dr. Whitaker también recomienda comer muchas zarzamoras y cerezas porque son ricas en compuestos que pueden prevenir las venas varicosas y disminuir las molestias que causan.

TERAPIA DE JUGOS

Los jugos de frutas frescas pueden ser muy buenos para quienes tienen venas varicosas, dice Cherie Calbom, M.S., nutricionista certificada de Kirkland, Washington, y coautora de *Juicing for Life* (Exprimir jugos para toda la vida). Las cerezas, zarzamoras y arándanos contienen antocianinas y proantocianidinas, que son pigmentos que tonifican y fortalecen las paredes de las venas, explica Calbom. Ella agrega que la piña (ananá) es rica en la enzima bromelina, la cual ayuda a prevenir coágulos de sangre, una complicación poco común pero seria de las venas varicosas.

"Los jugos proporcionan estos nutrientes en concentraciones mucho más altas que las que podría obtener si simplemente comiera las frutas", dice

Calbom. Ella sugiere beber 8 onzas (240 ml) de jugo de piña o cerezas frescas, solo o diluido con otro jugo de fruta, una o dos veces al día para que dé el mejor resultado posible.

Para información sobre técnicas de hacer jugos, vea la página 116.

YOGA

Un ejercicio especial de respiración puede aliviar el dolor de las venas varicosas, de acuerdo con el Dr. Stephen A. Nezezon, profesor de yoga y médico en el Instituto Himalayo de Filosofía y Ciencia del Yoga en Honesdale, Pensilvania. Sus instrucciones: empiece acostándose boca arriba en el piso, con los brazos a los costados y los pies descansando en una silla. Respire profundamente por la nariz y use la respiración de estómago (vea la página 154). El Dr. Nezezon dice que la gravedad ayuda a sacar sangre desde las piernas. La respiración profunda crea una palanca en la cavidad del pecho que también extrae sangre de las piernas. Entonces sangre fresca entra a las piernas y alivia el dolor. Haga este ejercicio una vez al día por aproximadamente diez minutos.

VERRUGAS

Según las supersticiones tradicionales de los estadounidenses, las verrugas se transmiten a través de contacto con los sapos. En la famosa novela *Tom Sawyer*, el joven protagonista no sólo cree en esto, sino también en el poder de los gatos negros para quitar las verrugas. Afortunadamente hoy en día no tenemos que salir huyendo de los sapos ni tampoco buscarnos un gato negro para resolver el problema de las verrugas.

Un virus, no los sapos, es el culpable en el caso de las verrugas. El virus entra en la piel a través de una cortadura o un rasguño y en un período de un mes a ocho meses a usted le sale una verruga. Las verrugas son especialmente propensas a crecer en los dedos y las manos pero también pueden aparecer en los codos, la cara y el cuero cabelludo. Y cuando se afeita (rasura) o si se rasca o se frota la piel, usted puede darle al virus la oportunidad de invadir las zonas circundantes y hacer que las verrugas se extiendan. A veces desaparecen solas; a veces permanecen por años. Aun si el médico le quita una verruga, el virus puede permanecer en la piel y causar el crecimiento de otras nuevas. Los remedios naturales en este capítulo, usados con la aprobación de su médico, pueden ayudar a prevenir o tratar las verrugas, de acuerdo con algunos profesionales de salud.

VEA A SU MÉDICO CUANDO...

- Tenga una verruga que crece en un lugar que le impide hacer actividades diarias normales, por ejemplo en las yemas de los dedos.
- Su verruga cause dolor, sangre o cambie de forma y color.
- Su verruga crezca y adquiera un tamaño mayor al del borrador en un lápiz.

HOMEOPATÍA

Si tiene una verruga grande y dolorosa cerca de la uña de un dedo o en las yemas de los dedos, pruebe *Causticum 6X*, dice la Dra. Maesimund Panos, médica homeópata en Tipp City, Ohio, y coautora con Jane Heimlich de *Homeopathic Medicine at Home* (Medicina homeopática en casa). *Dulcamara 6X* ayudará a destruir una verruga que es dura y plana, de acuerdo con la Dra. Panos. Si la verruga es dolorosa, grande y de forma irregular, ella sugiere *Nitric acid 6X* (ácido nítrico). Para una verruga suave y carnosa que parece estar en un tallo, ella aconseja probar *Thuja occidentalis 6X*. Tome cualquiera de estos remedios tres veces al día hasta que la verruga desaparezca, agrega.

Todos estos remedios se pueden adquirir en muchas tiendas de productos naturales. Para comprar remedios homeopáticos por correspondencia, consulte la lista de recursos en la página 613.

IMAGINERÍA

Cierre los ojos, exhale tres veces e imagínese en una corriente de montaña fría y clara, escribe el Dr. Gerald Epstein, psiquiatra de New York, en su libro *Healing Visualizations* (Visualizaciones curativas). Imagínese la parte de su cuerpo donde tiene una verruga. Quite esa parte, dóblela y saque hacia afuera la parte de adentro y lávela meticulosamente en la corriente. Imagine todos los productos de desperdicio como ramales grises o negros que son llevados por la corriente veloz. Una vez que la parte del cuerpo esté limpia, cuélguela al sol para que se seque. Imagínese a la parte curándose desde adentro, pareciéndose a todas las células sanas a su alrededor. Cuando esté seca, vuelva a doblarla, póngasela de nuevo y note que la verruga ha desaparecido. Abra los ojos. Haga este ejercicio tres veces al día, por dos o tres minutos cada vez, durante 21 días.

TERAPIA DE ALIMENTOS

Ingiera más comidas ricas en la vitamina A y cinc, dos nutrientes importantes para la curación y reparación de la piel, dice Allan Magaziner, D.O., especialista en medicina nutritiva y presidente del Centro Médico Magaziner en

Cherry Hill, New Jersey. (Vea "Lo que usted necesita" en la página 144 para fuentes de la vitamina A y cinc en las comidas.)

También puede aliviarse si prueba este remedio recomendado por el Dr. Elson Haas, director del Centro de Medicina Preventiva de Marín, en San Rafael, California, y autor de *Staying Healthy with Nutrition* (Cómo mantenerse sano con la nutrición). Sus instrucciones: por la mañana, triture una cápsula de la vitamina A, mézclela con suficiente agua como para formar una pasta y aplíquela directamente en la verruga. Por la tarde, aplique una gota de aceite de ricino y por la noche aplique una gota de jugo de limón. Esto debería ayudar a disolver la verruga.

VISTA CANSADA O FATIGADA

Desde esa primera miradita medio dormida al maldito despertador hasta esos vistazos entre cabeceos mientras ve el noticiero de las once, sus ojos están en acción. Y como el resto de su cuerpo, después de un día ajetreado, están cansados, y eso se refleja en la vista.

El ojo humano puede ver hasta 60 "imágenes" por segundo, y muchas de éstas pueden hacer que duelan los ojos. Una hoja de cálculos o incluso los titulares del periódico pueden agotar los músculos de los ojos. Pero la vista cansada hace más que picar, nublar y mojar sus ojos; el dolor también se puede extender a la cabeza, el cuello o la espalda.

¿Se ha sentido así alguna vez? Lo más probable es que sí. Casi todo el mundo sufre de la vista cansada por lo menos ocasionalmente, especialmente si usted tiene más de 40 años de edad y usa una computadora, ve televisión, conduce un vehículo o vive en un área con mucho esmog. Los remedios naturales en este capítulo —usados con cuidado médico y la aprobación de su doctor— pueden aliviar la vista cansada, de acuerdo con algunos profesionales de salud.

VEA A SU MÉDICO CUANDO...

- Sus ojos permanezcan rojos por más de dos días o por más de dos horas después de que se haya quitado los lentes de contacto.
- Experimente también palpitaciones y un dolor perforador, visión nublada o sensibilidad a la luz.
- Su vista cansada sea el resultado de un golpe o de algo incrustado en sus ojos.

VISTA CANSADA O FATIGADA

DÍGITOPUNTURA

Con ambos pulgares, presione los puntos V 2, ubicados en los bordes superiores de las cuencas de los ojos cerca del puente de la nariz, recomienda Michael Reed Gach, Ph.D., director del Instituto de Dígitopuntura en Berkeley, California, y autor de *Acupressure's Potent Points* (Los puntos potentes de la dígitopuntura). (Para ayuda en localizar estos puntos, consulte la ilustración en la página 542.) Presione hacia arriba en los huecos de las cuencas del ojo y sostenga por dos minutos mientras se concentra en una respiración lenta y profunda, sugiere el Dr. Gach. Él dice que hay que lavarse las manos cuidadosamente antes de ponerlas cerca de los ojos.

HOMEOPATÍA

"Si ha estado leyendo mucho o si ha pasado mucho tiempo frente a la pantalla de una computadora, tiene dolor de cabeza y sus ojos le duelen un poco, entonces *Ruta graveolens* es un buen remedio para probar", dice Stephen Messer, N.D., decano de la escuela de verano del Centro Nacional para la Homeopatía y médico naturópata en Eugene, Oregón. Él sugiere tomar una dosis de 6C tres veces al día por hasta dos días.

Ruta graveolens se puede adquirir en muchas tiendas de productos naturales. Para comprar remedios homeopáticos por correspondencia, consulte la lista de recursos en la página 613.

MASAJE

Aquí tenemos un masaje rápido para cualquier momento en que sienta fatiga en la vista, del libro *Massageworks* (Trabajos de masajes) por D. Baloti Lawrence y Lewis Harrison.

Rápidamente frote juntas las palmas de las manos hasta que las sienta calentarse. Luego suavemente presione la palma izquierda sobre el ojo izquierdo cerrado y la palma derecha sobre el ojo derecho cerrado. Sostenga hasta que termine de contar hasta 12.

En su libro *The Magic of Massage* (La magia del masaje), la terapeuta Ouida West ofrece otra técnica de masajes para la vista cansada. Coloque el pulgar derecho en el hueso orbital arriba del ojo derecho. Este hueso está ubicado directamente debajo de la ceja. La punta del pulgar debe estar apuntando hacia la nariz en el rincón interior del ojo, y la parte de atrás de la mano debe apuntar a la frente. Coloque el pulgar izquierdo en el hueso orbital izquierdo. Ahora presione suavemente los pulgares hacia arriba contra los huesos orbitales por tres o cinco segundos.

West también sugiere que se aplique presión en los huesos orbitales ubicados debajo de los ojos. Coloque las yemas de los dedos de la mano derecha en el borde óseo debajo del ojo derecho. Haga lo mismo con el ojo izquierdo. Presione suavemente contra los huesos por tres o cinco segundos, luego suelte. Nunca presione directamente contra los ojos; presione solamente contra los huesos.

REFLEXOLOGÍA

Usted debería trabajar sobre estos reflejos en los pies completamente, de acuerdo a la reflexóloga neoyorquina Laura Norman, autora de *Feet First: A Guide to Foot Reflexology* (Los pies primero: Una guía para la reflexología del pie): ayudante del oído interno, ayudante del ojo, riñón y columna cervical, junto a todos los puntos en la parte de arriba y en la parte inferior de los dedos del pie, prestando atención especial a las zonas del cerebro. (Para trabajar con los dedos del pie, use la técnica que le resulte más cómoda.)

Para ayuda en localizar estos puntos, consulte la tabla de reflejos en los pies en la página 560. Para instrucciones sobre cómo trabajar con estos puntos, vea "Reflexología para principiantes" en la página 68.

TERAPIA DE ALIMENTOS

Jay Cohen, O.D., profesor asociado en la Escuela de Optometría de la Universidad del Estado de Nueva York en la ciudad de Nueva York dice que debemos comer más frutas y vegetales, especialmente aquellos ricos en la vitamina C, la cual es un antioxidante. "Obtener más de la vitamina C es una buena idea para la salud de los ojos en general y particularmente para la vista cansada", explica. "La deficiencia de la vitamina C puede hacer los ojos un poco más sensibles, de manera que puede hacernos más propensos a la fatiga visual. Usted podría probablemente obtener la vitamina C que necesita en frutas y vegetales, en lugar de necesitar un suplemento." (Para comidas que constituyen fuentes de la vitamina C, vea "Lo que usted necesita" en la página 144.)

También, algunas personas colocan rebanadas de pepino crudo sobre los ojos (cerrados) para aliviar la fatiga. "Estoy seguro de que ayuda en algo", agrega el Dr. Cohen, "pero probablemente no más que una compresa fría".

TERAPIA DE VITAMINAS Y MINERALES

La deficiencia en las vitaminas B puede llevar a la vista cansada, dice Jay Cohen, O.D., profesor asociado en la Escuela de Optometría de la Universidad del Estado de Nueva York en la ciudad de Nueva York. "Un estudio japonés demostró que las personas que sufren de la vista cansada por trabajar con computadoras se benefician con inyecciones de la vitamina B_{12}", dice. En realidad, él señala que los ojos rojos e irritados son un signo de deficiencia en las vitaminas B. Aunque el Dr. Cohen no recomienda tomar dosis grandes de ninguna vitamina B individual, sugiere un suplemento de complejo B que contenga las Asignaciones Dietéticas Recomendadas para las vitaminas B esenciales (tiamina, riboflavina, niacina, vitamina B_6, vitamina B_{12} y ácido pantoténico).

YOGA

Además del masaje de frotación con las manos descrito arriba, pruebe salpicar agua en sus ojos después de cada comida, dice el Dr. Stephen A. Nezezon, profesor de yoga y médico en el Instituto Himalayo Internacional de Filosofía y Ciencia del Yoga en Honesdale, Pensilvania.

VEA TAMBIÉN Problemas de la vista

DÍGITOPUNTURA

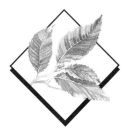

ILUSTRACIONES

PUNTOS DE DÍGITOPUNTURA —VISTA DE FRENTE

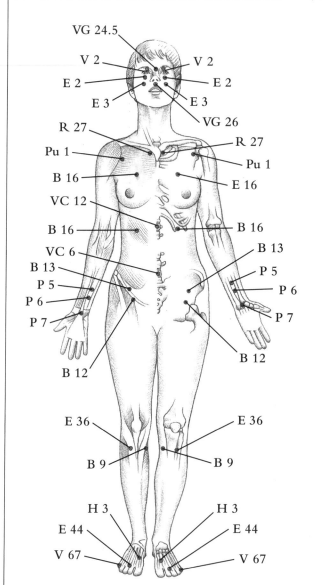

VG 24.5
V 2
V 2
E 2
E 2
E 3
E 3
VG 26
R 27
R 27
Pu 1
Pu 1
B 16
E 16
VC 12
B 16
B 16
VC 6
B 13
B 13
P 5
P 5
P 6
P 6
P 7
P 7
B 12
B 12
E 36
E 36
B 9
B 9
H 3
H 3
E 44
E 44
V 67
V 67

KEY	
B = Bazo	
E = Estómago	
H = Hígado	
IG = Intestino grueso	
P = Pericardio	
Pu = Pulmón	
R = Riñón	
TW = *Triple warmer*	
V = Vejiga	
VB = Vesícula biliar	
VC = Vaso de concepción	
VG = Vaso gobernante	

Esta vista frontal del cuerpo muestra puntos de autocuidado de la dígitopuntura en los meridianos que corresponden a los pulmones, el pericardio, la vejiga, el estómago, el hígado, el bazo y los riñones. También muestra puntos en el vaso gobernante, que es clave para el sistema nervioso central, y el vaso de concepción, que influye en la reproducción y la digestión. Los dígitopunturistas sostienen que los meridianos son "cables" invisibles de energía, o *chi*, que corren a lo largo del cuerpo.

PUNTOS DE DÍGITOPUNTURA —VISTA DE ESPALDA

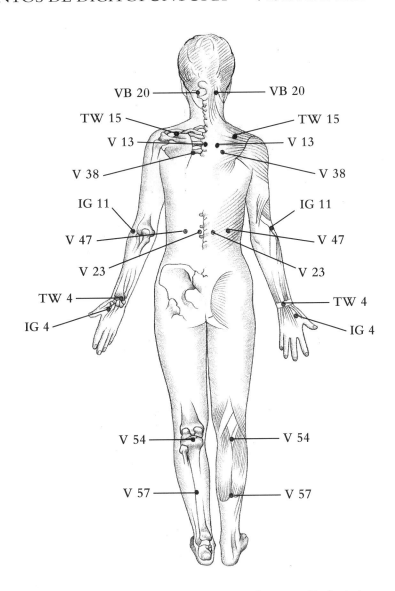

VB 20 — — VB 20

TW 15 — — TW 15

V 13 — — V 13

V 38 — — V 38

IG 11 — IG 11

V 47 — — V 47

V 23 — — V 23

TW 4 — — TW 4

IG 4 — — IG 4

V 54 — — V 54

V 57 — — V 57

Esta vista de espalda del cuerpo muestra puntos de autocuidado de la dígitopuntura que se encuentran a lo largo de los meridianos del intestino grueso, la vejiga, la vesícula biliar y el *triple warmer*. Los dígitopunturistas piensan que aplicar presión en estos puntos puede ayudar a aliviar el dolor y acelerar la curación.

PUNTOS DE DÍGITOPUNTURA —VISTA LATERAL

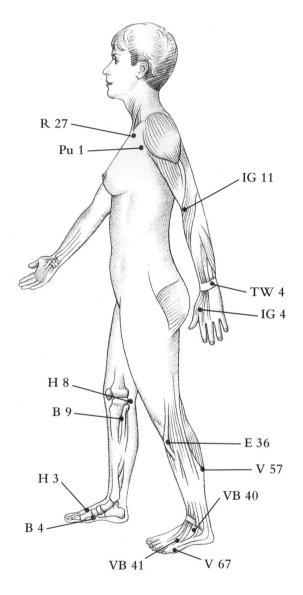

R 27

Pu 1

IG 11

TW 4

IG 4

H 8

B 9

E 36

V 57

H 3

VB 40

B 4

VB 41

V 67

Esta vista lateral del cuerpo muestra algunos puntos de autocuidado de dígito-puntura en los siguientes meridianos: hígado, intestino grueso, *triple warmer*, vesícula biliar, estómago, bazo, riñón, pulmón y vejiga. Esta ilustración lo ayudará a localizar los puntos de presión que según los dígitopunturistas tal vez puedan aliviar dolores y acelerar curaciones de problemas médicos específicos.

PUNTOS DE DÍGITOPUNTURA EN LA CABEZA

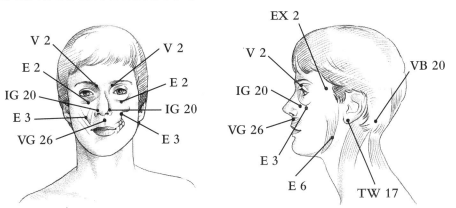

La vista frontal de la cabeza muestra los puntos de autocuidado de la dígitopuntura de los meridianos del estómago, el intestino grueso, la vejiga y el vaso gobernante. Los dígitopunturistas dicen que, entre otras cosas, estos puntos particulares de presión quizás pueden ayudar a aliviar los dolores de cabeza, la sinusitis, el acné y otros problemas de la piel, y mejorar la memoria y la concentración. La vista lateral de la cabeza revela puntos de autocuidado de la dígitopuntura asociados con los siguientes meridianos: vejiga, intestino grueso, vesícula biliar, *triple warmer*, estómago y vaso gobernante. El punto EX 2, localizado cerca de las sienes, es un punto adicional que no está ubicado directamente en ningún meridiano.

MERIDIANOS DE ENERGÍA DE DÍGITOPUNTURA —VISTA DE FRENTE

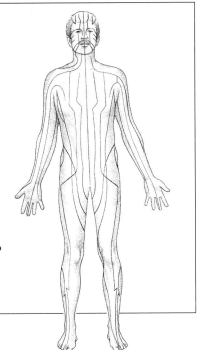

Esta ilustración muestra los seis meridianos principales que corren hacia arriba por la parte frontal del cuerpo. Cada meridiano está conectado con un órgano en particular. Los meridianos que se muestran aquí influyen sobre los pulmones, el corazón, el pericardio, el hígado, el bazo y los riñones. Los dígitopunturistas dicen que estos meridianos también pueden influir sobre otras partes del cuerpo. Los problemas en los ojos, por ejemplo, se pueden aliviar al aplicar presión en el meridiano del hígado.

MERIDIANOS DE ENERGÍA DE DÍGITOPUNTURA —VISTA DE ESPALDA

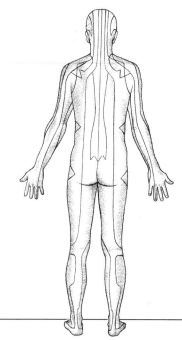

Esta ilustración muestra los seis meridianos principales que corren hacia abajo en la parte de atrás del cuerpo. Según los expertos de la dígitopuntura, estos meridianos influyen sobre los intestinos grueso y delgado, el estómago, la vesícula biliar, la vejiga y el *triple warmer*, lo cual ayuda a controlar la transportación y la distribución de líquidos dentro del cuerpo.

MERIDIANOS DE ENERGÍA DE DÍGITOPUNTURA —VISTA LATERAL

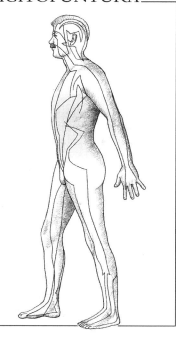

Esta es una vista lateral de los meridianos principales del cuerpo, inclusive aquellos que influyen sobre los riñones, los pulmones, la vejiga, el bazo y el hígado. Los expertos en la medicina china afirman que estos senderos son "cables" invisibles de energía que necesitan estar equilibrados para mantener la salud.

Masaje

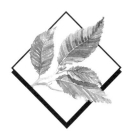

Ilustraciones

MOVIMIENTOS DE MASAJE SUECO

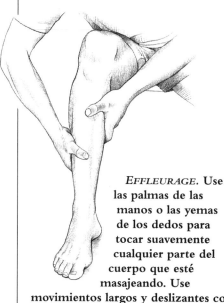

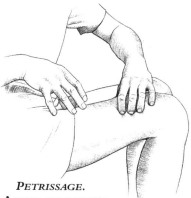

EFFLEURAGE. Use las palmas de las manos o las yemas de los dedos para tocar suavemente cualquier parte del cuerpo que esté masajeando. Use movimientos largos y deslizantes con presión suave y siempre masajee hacia el corazón. Por ejemplo, si usa esta técnica en las piernas, masajee hacia arriba desde los tobillos, tal como se muestra. En los brazos, masajee desde la muñeca hacia el hombro.

PETRISSAGE. Agarre suavemente el músculo que quiera masajear y coloque el dedo pulgar a un lado del músculo y los otros dedos al otro lado. Suavemente levante el músculo del hueso, amáselo y apriételo. Luego deje escapar el músculo de los dedos. Entonces lo puede agarrar con la otra mano. Recorra por el músculo hacia arriba o hacia abajo al mover la mano 1 a 2 pulgadas (2.5 a 5 cm) después de masajear cada sección del músculo.

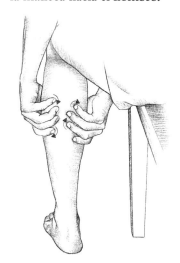

FRICCIÓN. Use las yemas de los dedos y los pulgares para hacer movimientos pequeños y circulares en el músculo que quiera masajear. No se deslizan las yemas sobre la piel, sino que se quedan fijas y masajean por la piel para llegar al músculo que está debajo de ésta. Varíe la presión, empezando con presión ligera y auméntela después de uno a dos minutos. Para los músculos más grandes como el muslo o la espalda, use la palma o la base (el pulpejo) de la mano. De nuevo, haga movimientos circulares y varíe la presión.

TAPOTEMENT. Golpee ligeramente o dé palmadas cortantes y vigorosas en el músculo que quiera masajear, usando las yemas de los dedos, el costado de las manos, las palmas ahuecadas o los puños levemente cerrados. Haga movimientos cortos, ligeros y rápidos, como si estuviera tocando un bongó. Debe sentirse más como un contacto rítmico y rápido que como un golpe de karate.

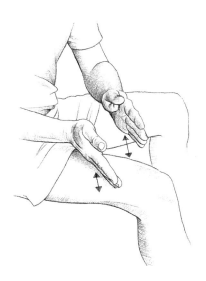

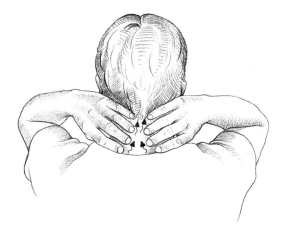

VIBRACIÓN. Coloque una o ambas manos en el músculo que quiera masajear, con los dedos extendidos. Presione hacia abajo firmemente y use todo el brazo para transmitir un movimiento tembloroso por varios segundos. Mueva las manos continuamente o levántelas y córralas unos centímetros. Repita hasta que haya cubierto el músculo entero. Para una versión más suave, use las yemas de los dedos y presione hacia abajo más suavemente, tal como se muestra.

MASAJES DEL PIE

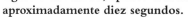

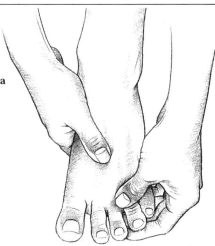

1.

Coloque el pie izquierdo sobre el borde de una silla. Apriételo suavemente con ambas manos y muévalas para cubrir el pie entero, desde el tobillo hasta los dedos. Concéntrese especialmente en cualquier lugar que se sienta rígido o adolorido; apriete esos lugares durante aproximadamente diez segundos.

2.

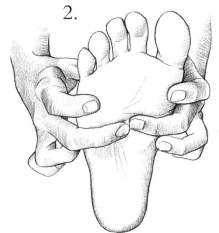

Aplique una cantidad pequeña de aceite vegetal, aceite de masaje o loción humectante a sus manos. Coloque el dedo medio de cada mano en la planta del pie, justo debajo de la bola. Presione durante aproximadamente 10 segundos.

3.

Con el aceite todavía en sus dedos, toque cualquier lado del tobillo con las yemas de los dedos. Haga círculos pequeños y suaves alrededor del hueso del tobillo.

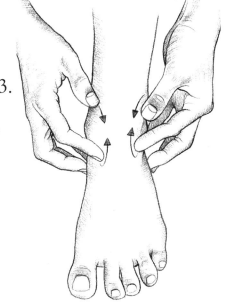

4.

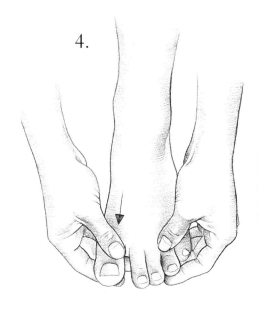

Sostenga los dedos del pie con los pulgares arriba y el resto de los dedos abajo. Deslice las manos hacia adelante y estire los dedos del pie suavemente, en dirección opuesta al pie. Luego flexione y estire cada dedo del pie tres veces.

Siéntese y coloque el pie izquierdo sobre la rodilla derecha, con la planta del pie frente a usted. Sostenga el tobillo con la mano izquierda. Con las yemas de los dedos de la mano derecha, haga círculos pequeños en toda la planta del pie. Concéntrese especialmente en cualquier área que esté adolorida.

Repita el masaje en el pie derecho.

5.

MASAJES PARA DOLORES DE CABEZA

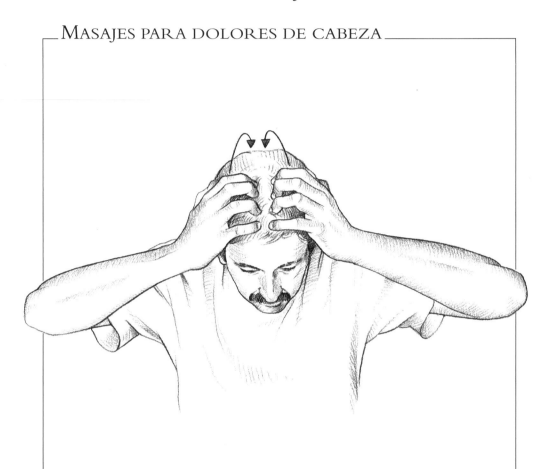

Párese o siéntese cómodamente. Coloque los dedos en la cabeza, tal como se muestra, con las manos enfrentándose. Empezando en el medio del cuero cabelludo, en el nacimiento del cabello, aplique con las yemas de los dedos una presión entre mediana y fuerte. Lentamente dirija las yemas de los dedos hacia la parte posterior de la cabeza, manteniendo la presión, hasta alcanzar la base del cráneo. Libere y vuelva con los dedos a la línea del cabello. Baje los dedos aproximadamente de $\frac{1}{4}$ a $\frac{1}{2}$ pulgada (.625 a 1.25 cm) por ambos lados de la cabeza hacia la base del cráneo y repita el procedimiento. Haga esto hasta que haya cubierto completamente la parte superior de la cabeza. Si detecta un área tierna, deje de mover los dedos y concéntrese en esa área por unos segundos más. Puede volver a esa zona en cualquier momento si todavía le duele. Siga haciendo el masaje por uno o dos minutos.

HELLERWORK

Antes de empezar esta rutina, párese con los pies separados a una distancia similar al ancho de la espalda. Levante los hombros lentamente como si estuviera encogiéndolos y luego bájelos. Encójase de hombros otra vez y luego muévalos hacia adelante. Esto ayuda a desentumecer las articulaciones del hombro en preparación para los masajes a continuación.

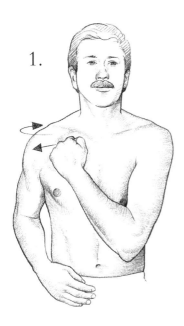

1.

Párese con los pies separados a una distancia similar al ancho de la espalda. Haga un puño con la mano izquierda y colóquelo justo debajo de la clavícula derecha, tal como se muestra. (Si tiene dificultad para hacer un puño, use las yemas de los dedos.) Empuje suavemente en el músculo con el puño. Luego deslice el puño lentamente desde debajo de la clavícula hacia el hombro. Mientras mueve el puño, corra el hombro derecho un poco hacia atrás. Deténgase cuando el puño alcance el extremo de la articulación del hombro. Repita tres veces, moviendo el puño cada vez un poco más abajo en el pecho. Luego repita usando el puño derecho en el hombro izquierdo. Éste, junto con los próximos dos ejercicios, desentumece los músculos en la parte frontal del pecho y en el cuello y le permite a los hombros deslizarse hacia atrás.

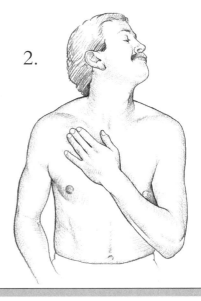

2.

Coloque las yemas de los dedos de la mano izquierda debajo de la clavícula derecha, tal como se muestra. Jale ligeramente hacia abajo. Ahora incline la cabeza hacia atrás lentamente. Mueva hacia afuera y adelante la mandíbula inferior y mueva la cabeza lentamente hacia la izquierda. Repita. Sacuda el brazo derecho para desentumecerlo. Repita esto con las yemas de los dedos de la mano derecha debajo de la clavícula izquierda, moviendo la cabeza lentamente hacia la derecha.

(continúa)

HELLERWORK
CONTINUACIÓN

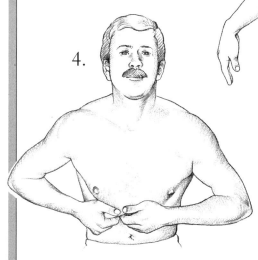

Apriete suavemente el músculo del pectoral derecho con la mano izquierda, tal como se muestra. Levante y estire el brazo derecho hacia el costado, y luego sobre la cabeza. Sosténgalo por algunos segundos y sienta el estiramiento a lo largo de la parte superior del pecho. Repita y sacuda luego el brazo derecho para aflojarlo. Repita con la mano derecha y el brazo izquierdo.

3.

4.

Inclínese un poco hacia adelante a la altura de la cintura. Alcance la parte de abajo de las costillas en el lado derecho con los dedos de ambas manos. Respire profundamente mientras endereza la cintura y tire en la parte de las costillas. Sostenga por algunos segundos, libere y repita. Luego repita tirando en la parte inferior de las costillas de la izquierda. Este ejercicio expande la zona de las costillas y aumenta el potencial de respiración.

Haga un puño con la mano derecha. Colóquelo debajo de la oreja derecha, tal como se muestra. Aplique presión suave y luego mueva la cabeza lentamente hacia la izquierda. Sostenga el puño firmemente de manera que corra a lo largo de los músculos del cuello mientras mueve la cabeza. Repita tres veces, bajando el puño aproximadamente 1 pulgada (2.5 cm) cada vez. Sacuda el brazo y rote los hombros cuando termine. Luego repita con el puño izquierdo debajo de la oreja izquierda doblando la cabeza hacia la derecha. Esto alarga el cuello y le permite a los hombros bajar.

5.

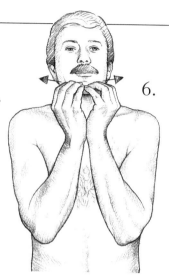

Coloque las yemas de los dedos en el mentón, tal como se muestra. Los dedos meñiques de ambas manos deben tocarse. Presione firmemente en los huesos de la mandíbula. Separe las manos lentamente siguiendo el hueso de la mandíbula hacia las orejas. Repita. Esto reduce el tamaño y la tensión de la

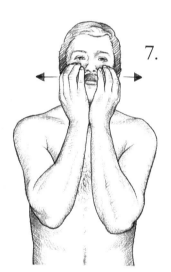

Presione con las yemas de los dedos firmemente debajo de los pómulos. Los dedos meñiques deben estar contra los lados de la nariz. Ahora mueva lentamente las manos hacia las orejas, siguiendo el borde del hueso. Repita. Esto levanta y alarga los músculos y el tejido alrededor de los pómulos.

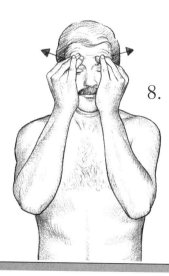

Con las yemas de los dedos, presione firmemente en el hueso justo arriba de las cejas. Mientras presiona, levante la piel y el músculo. Ahora mueva las manos hacia los bordes de la cara, manteniendo una presión firme. Repita. Esto reduce las arrugas entre los ojos.

FROTACIÓN DE PIERNAS PARA EL ESTREÑIMIENTO

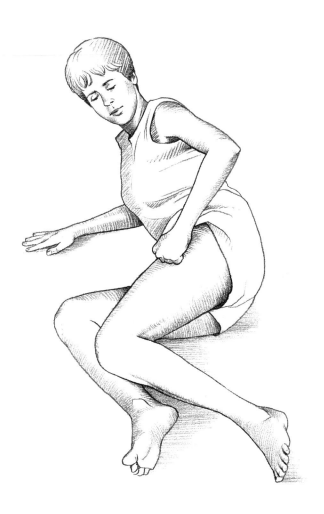

Acuéstese sobre el lado derecho en el piso o en una estera. Levante los hombros y la parte superior del pecho y sostenga la parte superior del cuerpo con el codo derecho y el antebrazo. Flexione las rodillas un poco. Haga un puño con la mano izquierda y baje hasta la parte de afuera del muslo izquierdo. Coloque el puño casi encima de la rodilla y muévalo hacia la cadera mientras presiona en forma pareja y firme. Cuando alcance la parte superior del muslo, levante el puño y colóquelo de nuevo cerca de la rodilla. Repita por uno o dos minutos. Cuando termine con el muslo izquierdo, dese vuelta y repita en el muslo derecho. Use el puño derecho para presionar.

Truco de toalla para dolores de cabeza

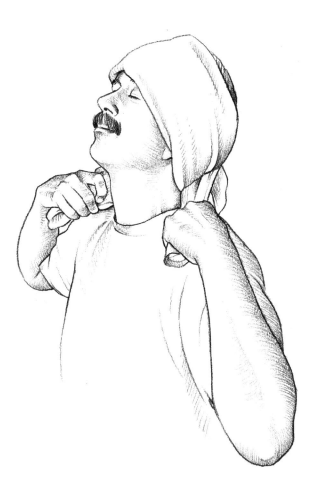

Doble una toalla de baño a lo largo en tres partes. Sentado cómodamente, extienda el medio de la toalla en la frente y cruce los extremos detrás de la cabeza, en la base del cráneo. Tire de las puntas de la toalla ajustadamente de manera que pueda sentir la presión en la frente. Exhalando mientras cuenta hasta cinco, incline la cabeza hacia atrás. Mantenga la presión constante. Sostenga durante 10 a 30 segundos. Repita una o dos veces si es necesario.

TOALLA PARA DOLORES DE CUELLO

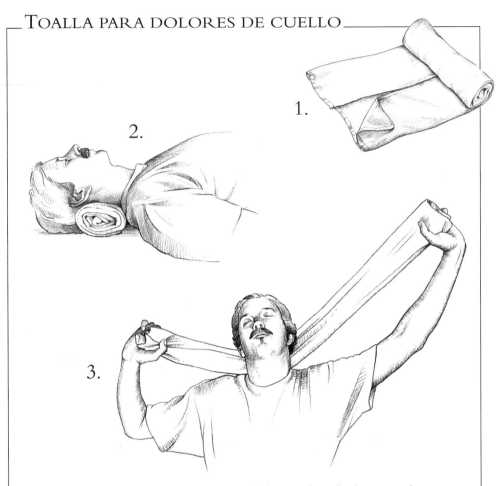

Doble una toalla de baño y coloque los lados en el medio hasta que los extremos se toquen (1). Enrolle la toalla en forma apretada.

Acuéstese derecho boca arriba en el suelo o en una estera y coloque la toalla debajo de la curva del cuello (2). Sostenga esta pose durante 15 ó 20 minutos. De vez en cuando puede mover la toalla enrollada más arriba o más abajo en el cuello para probar cómo se siente mejor. También debería hacer este masaje colocando la toalla debajo de la región lumbar y sosteniéndola durante 15 ó 20 minutos. En este caso también puede correr la toalla hacia arriba o abajo para probar cómo se siente mejor.

Luego doble la toalla de baño en tres partes, a lo largo (3). Tome un extremo con la mano izquierda y otro con la mano derecha. Coloque el medio de la toalla detrás de la cabeza, en la base del cráneo. Deje caer la cabeza hacia atrás y sosténgala con la toalla. Ahora jale la toalla hacia adelante y hacia atrás con las manos y permita que ésta mueva la cabeza. Respire normalmente. Puede seguir haciendo esto por hasta cinco minutos.

Reflexología

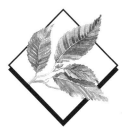

Ilustraciones

TÉCNICAS Y PUNTOS EN LAS MANOS

Cuando se recomienda trabajar en un punto reflejo de la mano, busque el número de ese punto en la tabla más abajo. Hay un número o más al lado de cada nombre. Busque los números en las ilustraciones que comienzan en la página 563. Estos son los puntos en los que necesita trabajar. La tabla también ofrece una lista de las técnicas que puede usar. Para instrucciones en las técnicas de reflexología de la mano, vea las ilustraciones que comienzan en la página 565.

Por ejemplo, si usted necesita trabajar con el punto del diafragma, encuentre primero el diafragma en la tabla. El número para el punto del diafragma es el 11. Búsquelo en las ilustraciones. La tabla también sugiere la técnica de la pelota de golf o paso del pulgar. Pruebe ambas y use la que le resulte más cómoda.

Nombre del Punto	Número del Punto	Técnicas				
		Paso del dedo	Pelota de golf	Rotación en un punto	Control de un solo dedo	Paso del pulgar
Amígdala	3	✓			✓	✓
Bazo	15		✓			✓
Brazo	5, 7		✓			✓
Cabeza	1, 2, 20, 31		✓		✓	✓
Cadera	37	✓		✓		
Cara	2, 30		✓		✓	✓
Colon	25, 26		✓			✓
Colon sigmoide	26		✓			✓
Columna	10, 12, 19, 23, 29, 32	✓	✓	✓	✓	✓
Columna cervical	10, 32		✓			✓
Columna torácica	12, 19		✓			✓
Corazón	9		✓			✓
Cuello	3, 32	✓	✓		✓	✓
Desagüe linfático	34, 39	✓			✓	✓
Diafragma	11		✓			✓
DIGESTIVO, SISTEMA						
Colon	25, 26		✓			✓
Estómago	14		✓			✓

(continúa)

TÉCNICAS Y PUNTOS EN LAS MANOS —Continuación

Nombre del Punto	Número del Punto	Técnicas				
		Paso del dedo	Pelota de golf	Rotación en un punto	Control de un solo dedo	Paso del pulgar
DIGESTIVO, SISTEMA — Continuación						
Hígado	13		✓			✓
Intestino delgado	21		✓			✓
Páncreas	18		✓			✓
Vesícula biliar	16		✓			✓
Esófago	3, 32		✓		✓	✓
Estómago	14		✓			✓
Garganta	3	✓	✓		✓	✓
Glándula paratiroides	3		✓		✓	✓
Glándula pituitaria	6		✓	✓	✓	✓
Glándula suprarrenal	17		✓		✓	
Glándula tiroides	3, 32		✓	✓	✓	✓
Hígado	13		✓			✓
Hombro	5, 7, 8		✓			✓
Hombro, parte superior	4, 33	✓	✓		✓	✓
Intestino	21, 24, 25, 26		✓		✓	✓
Intestino delgado	21		✓			✓
LINFÁTICO, SISTEMA						
Amígdala	3	✓			✓	✓
Bazo	15		✓			✓
Desagüe linfático	34, 39	✓			✓	✓
Nervio ciático	37			✓		
Oído	4, 33	✓	✓		✓	✓
Ojo	4, 33		✓		✓	✓
Ovario	27			✓	✓	✓
Páncreas	18		✓			✓
Pecho	8, 9, 35	✓	✓			✓

(continúa)

TÉCNICAS Y PUNTOS EN LAS MANOS —CONTINUACIÓN

Nombre del Punto	Números del Punto	Técnicas				
		Paso del dedo	Pelota de golf	Rotación en un punto	Control de un solo dedo	Paso del pulgar
Pierna	37	✓		✓		
Plexo solar	11		✓		✓	✓
Próstata	28			✓	✓	✓
Pulmón	9, 35	✓	✓			✓
REPRODUCTIVO, SISTEMA						
Ovario/testículo	27			✓	✓	✓
Trompa de Falopio	39	✓		✓	✓	
Útero/próstata	28			✓	✓	✓
Riñón	20		✓		✓	✓
Rodilla	37	✓		✓		
Senos nasales	2, 3, 31, 32		✓			✓
Testículo	27			✓	✓	✓
Trompa de Falopio	39	✓		✓	✓	
Útero	28			✓	✓	✓
Válvula ileocecal	24		✓		✓	✓
Vejiga	22	✓	✓	✓	✓	✓
Vesícula biliar	16		✓			✓

PUNTOS REFLEJOS —MANO IZQUIERDA

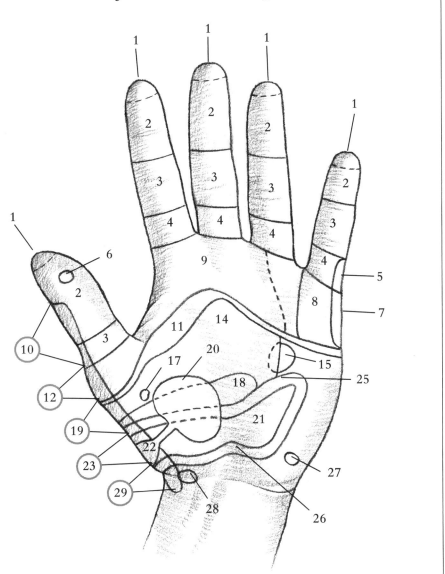

Esta ilustración muestra los puntos de reflexología de la palma de la mano izquierda. Los números correspondientes a los puntos figuran en la tabla que comienza en la página 560, que muestra cuáles de las cinco técnicas usadas en reflexología de las manos son las mejores para presionar cada punto. Experimente hasta encontrar las técnicas que le resulten mejores, es decir, las que apliquen la máxima cantidad de presión con la mínima cantidad de esfuerzo.

PUNTOS REFLEJOS —MANO DERECHA

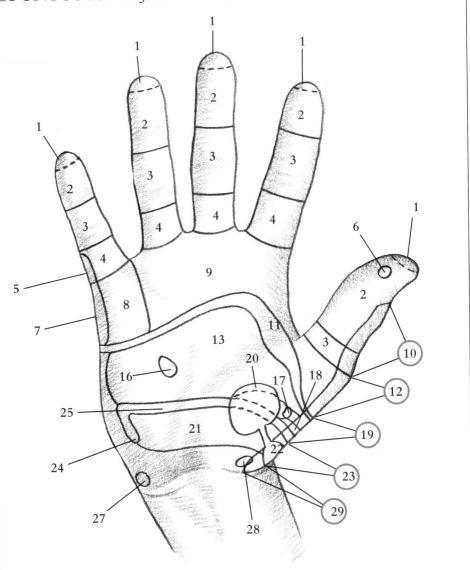

Use la ilustración de arriba para localizar los puntos reflejos en la palma de la mano derecha. Los números que designan los puntos se corresponden con los números en la tabla que comienza en la página 560. Consulte la tabla para ver cuáles de las cinco técnicas de reflexología de las manos usted puede usar para cada punto.

PUNTOS REFLEJOS —DORSO DE LA MANO

La reflexología de manos no es solamente para las palmas. Como se muestra aquí, también hay muchos puntos reflejos en el dorso de las manos. La tabla que comienza en la página 560 recomienda las mejores técnicas para aplicar presión en cada uno de estos puntos. Elija siempre una técnica que le permita trabajar bien en un punto, pero sin demasiado esfuerzo.

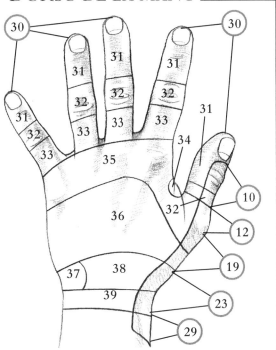

PASO DEL DEDO

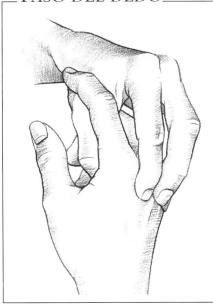

Use el borde del dedo índice para "caminar" sobre la mano, tomando "mordidas" de la mano al doblar la articulación del dedo más cercana a la uña. Coloque el pulgar en el otro lado de la mano en la que está trabajando para lograr más apalancamiento. Trabaje en cada área por lo menos cuatro o cinco veces antes de pasar a la próxima área. También debería trabajar puntos contiguos antes de seguir adelante.

TÉCNICAS DE LA PELOTA DE GOLF

Cuando use estas técnicas, trabaje en cada área por lo menos cuatro o cinco veces antes de pasar a la próxima área. También trabaje los puntos contiguos antes de seguir adelante.

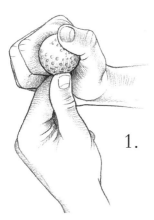

1.

Para trabajar las yemas de los dedos de la mano izquierda, sostenga la pelota de golf entre el pulgar y el índice de la mano derecha. Mueva la pelota suavemente de un lado a otro sobre la yema del pulgar izquierdo. Repita con la yema de cada dedo de la mano izquierda, luego use la pelota en la mano izquierda y trabaje las yemas de los dedos de la mano derecha.

Para trabajar las uñas de los dedos de la mano izquierda, tome la pelota de golf y colóquela en la palma de la mano derecha. Coloque el pulgar izquierdo entre la pelota de golf y la mano derecha y deslícela suavemente sobre la uña en el pulgar izquierdo. Repita con cada dedo en la mano izquierda, luego cambie de manos y repita.

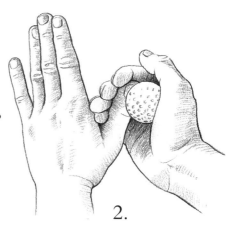

2.

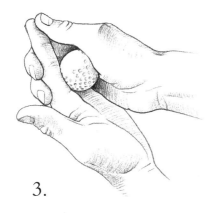

3.

Para trabajar la parte de abajo de los dedos de la mano izquierda, coloque la pelota de golf en la palma de la mano derecha. Envuelva los dedos de la mano derecha detrás de los dedos en los que está trabajando y presione suavemente con la pelota de golf. Empiece con el índice de la mano izquierda. Deslice la pelota a lo largo del dedo, manteniéndola en la palma de la mano derecha. Repita con cada dedo de la mano izquierda. Repita con los dedos de la mano derecha, con la pelota en la mano izquierda.

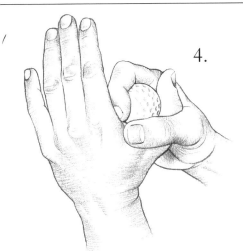

4.

Para trabajar la parte de abajo de los dedos pulgares, debe cambiar la posición de la mano un poco. Empiece tomando la pelota de golf con los dedos índice y medio de la mano derecha. Doble los otros dos dedos de manera que toquen la palma de la mano derecha. Coloque el pulgar izquierdo arriba de la pelota de golf y envuelva el pulgar derecho sobre la parte de arriba del pulgar izquierdo. Deslice la pelota hacia arriba y abajo en la parte de abajo del pulgar izquierdo y presione apretando con la mano derecha. Asegúrese de cubrir el área completamente. Luego cambie la pelota de golf para la mano izquierda y trabaje en su pulgar derecho.

También necesitará trabajar el área debajo de la base de los dedos. Para hacer esto en la mano izquierda, tome la pelota de golf en la palma derecha. Coloque la palma derecha sobre la izquierda de manera que los dedos de la mano derecha se doblen sobre el borde de afuera del dedo índice izquierdo. Apriete la pelota contra la parte de arriba de la palma izquierda y deslícela hacia adelante y atrás. Asegúrese de cubrir el área entera debajo de los cuatro dedos. Cambie de manos y trabaje los mismos puntos reflejos en la mano derecha.

5.

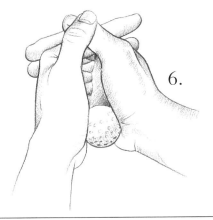

6.

Para trabajar la parte inferior de las palmas y la base (pulpejo) de las manos, coloque la pelota de golf entre las palmas y entrelace los dedos. Deslice la pelota entre las manos y doble las muñecas para moverla alrededor de las palmas. Apriete las manos más cerca de una y otra para variar la presión. Siga hasta que haya trabajado el área completa.

ROTACIÓN EN UN PUNTO

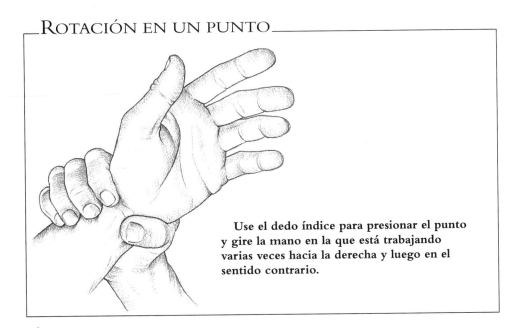

Use el dedo índice para presionar el punto y gire la mano en la que está trabajando varias veces hacia la derecha y luego en el sentido contrario.

CONTROL DE UN SOLO DEDO

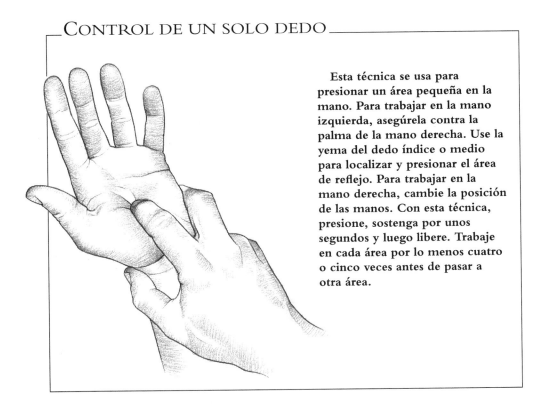

Esta técnica se usa para presionar un área pequeña en la mano. Para trabajar en la mano izquierda, asegúrela contra la palma de la mano derecha. Use la yema del dedo índice o medio para localizar y presionar el área de reflejo. Para trabajar en la mano derecha, cambie la posición de las manos. Con esta técnica, presione, sostenga por unos segundos y luego libere. Trabaje en cada área por lo menos cuatro o cinco veces antes de pasar a otra área.

PASO DEL PULGAR

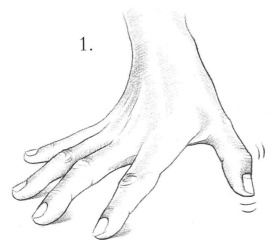

1.

El paso del pulgar es similar a la técnica del paso del dedo, con la diferencia de que usted ve el borde exterior o la punta del pulgar "caminando" lentamente a lo largo del área en la que quiere trabajar. Para hacer esto, doble solamente la articulación más cercana a la uña del pulgar.

Coloque los dedos en el dorso de la mano en la que está trabajando. Los dedos deben estar directamente debajo del pulgar. Esto lo ayuda a aplicar una presión más uniforme en las áreas de reflejos. Cada vez que doble y estire la primera articulación del pulgar para moverlo hacia adelante, imagínese que el pulgar está tomando pequeños "bocados" de la mano. Trate de mantener la presión suave pero firme. Trabaje en cada área al menos cuatro o cinco veces antes de pasar al área siguiente. También debe trabajar los puntos contiguos antes de seguir adelante.

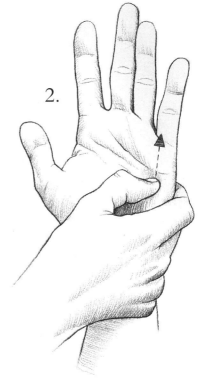

2.

TÉCNICAS Y PUNTOS EN LOS PIES

Cuando se recomienda trabajar en un punto reflejo del pie, busque el nombre de ese punto en la tabla más abajo. Hay un número o más al lado de cada nombre. Busque los números en las ilustraciones que comienzan en la página 574. Estos son los puntos en los que necesita trabajar. La tabla también ofrece una lista de las técnicas que puede usar. Para instrucciones sobre las técnicas de la reflexología del pie, vea las ilustraciones que comienzan en la página 576.

Por ejemplo, si usted necesita trabajar con el punto de la vejiga, primero busque la vejiga en la tabla. El número para el punto de la vejiga es el 28. Búsquelo en las ilustraciones. La tabla también sugiere usar la técnica de rotación en un punto o paso del pulgar. Pruebe ambas y use la que le resulte más cómoda.

Nombre del Punto	Números del Punto	Técnicas Paso del dedo	Gancho y apoyo	Rotación en un punto	Paso del pulgar
Amígdala	11, 45	✓			✓
Auxiliar del oído interno	47	✓			✓
Auxiliar del ojo	10			✓	✓
Auxiliar de tiroides	12				✓
Bazo	22			✓	✓
Brazo	9	✓			✓
Busto	49	✓			✓
Cabeza	1–8	✓			✓
Cadera	58			✓	
Cadera/nervio ciático	59	✓			
Cerebro	1	✓			
Cóccix	41				✓
Colon	33–38				✓
Colon ascendente	33				✓
Colon sigmoide	38		✓		✓
Colon transversal	35				✓
Columna	8, 16, 39, 40, 41			✓	✓
Columna cervical	8				✓
Columna completa	8, 16, 39, 40, 41			✓	✓

(continúa)

TÉCNICAS Y PUNTOS EN LOS PIES —CONTINUACIÓN

Nombre del Punto	Número del Punto	Técnicas			
		Paso del dedo	Gancho y apoyo	Rotación en un punto	Paso del pulgar
Columna, parte inferior	39, 40			✓	✓
Columna torácica	16			✓	✓
Corazón	14				✓
Cuello	10, 11, 45	✓			✓
Desagüe linfático para pecho	48	✓			
Desagüe linfático para la ingle	52	✓			
Diafragma	17			✓	✓
DIGESTIVO, SISTEMA					
Colon	33–38				✓
Duodeno	29				✓
Estómago	21				✓
Hígado	19				✓
Intestino delgado	30				✓
Páncreas	24				✓
Vesícula biliar	20			✓	
Duodeno	29				✓
Esófago	15				✓
Espalda, parte inferior	39, 40			✓	✓
Estómago	21				✓
Garganta	11, 45	✓			✓
Glándula mamaria	49	✓			
Glándula paratiroides	11, 45				✓
Glándula pituitaria	6		✓		
Glándula suprarrenal	23			✓	✓
Glándula tiroides	11, 45	✓			✓
Hígado	19				✓
Hipotálamo	5		✓		

(continúa)

TÉCNICAS Y PUNTOS EN LOS PIES —CONTINUACIÓN

Nombre del Punto	Números del Punto	Paso del dedo	Gancho y apoyo	Rotación en un punto	Paso del pulgar
Hombro	9	✓			✓
Intestino	29, 30, 32, 33, 35, 37, 38		✓		✓
Intestino delgado	30				✓
LINFÁTICO, SISTEMA					
Amígdala	11, 45	✓			✓
Bazo	22			✓	✓
Desagüe linfático	48, 52	✓			
Timo	54				✓
Nariz	53	✓			
Nervio ciático	42	✓			✓
Oído	2, 3	✓			✓
Ojo	3	✓			✓
Ovario	60	✓			
Páncreas	24				✓
Pecho	13, 49	✓			✓
Pene	55	✓			
Pierna	58			✓	
Plexo solar	18				✓
Próstata	56	✓		✓	
Pulmón	13				✓
Recto	57	✓			
REPRODUCTIVO, SISTEMA					
Glándula mamaria	49	✓			
Ovario/testículo	60	✓			
Trompa de Falopio	51	✓			

(continúa)

TÉCNICAS Y PUNTOS EN LOS PIES ——CONTINUACIÓN

Nombre del Punto	Números del Punto	Paso del dedo	Gancho y apoyo	Rotación en un punto	Paso del pulgar
REPRODUCTIVO, SISTEMA —CONTINUACIÓN					
Útero/próstata	56	✓		✓	
Vagina/pene	55	✓			
Vaso deferente	51	✓			
Vesícula seminal	51	✓			
Riñón	25			✓	✓
Rodilla	58			✓	
Testículo	60	✓			
Timo	54				✓
Trompa de Falopio	51	✓			
Tubo bronquial	12				✓
Uréter	27				✓
Útero	56	✓		✓	
Válvula ileocecal	32		✓		
Vagina	55	✓			
Vaso deferente	51	✓			
Vejiga	28			✓	✓
Vesícula biliar	20			✓	
Vesícula seminal	51	✓			
VÍAS URINARIAS					
Riñón	25			✓	✓
Uréter	27				✓
Vejiga	28			✓	✓
Vagina	55	✓			
Vas deferens	51	✓			

Técnicas

PUNTOS REFLEJOS —PLANTAS DE LOS PIES

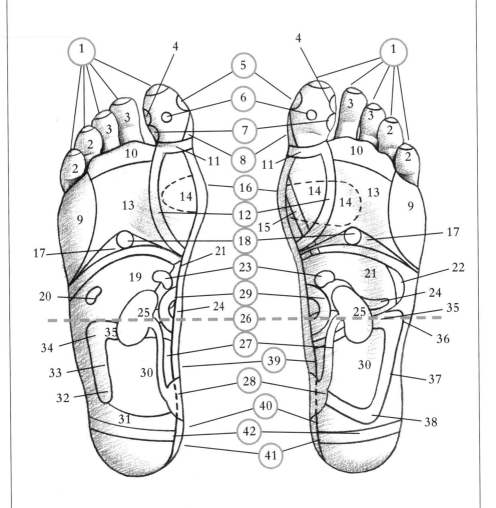

Estas ilustraciones muestran los puntos de reflexología ubicados en las plantas de los pies. Los números que designan los puntos también figuran en tabla que comienza en la página 570, que muestra cuáles de las cuatro técnicas usadas en reflexología del pie son las mejores para presionar cada punto. Experimente hasta que encuentre las técnicas que le resulten mejor, es decir, las que apliquen la máxima presión con el mínimo esfuerzo.

PUNTOS REFLEJOS —PARTES SUPERIOR Y LATERAL DEL PIE

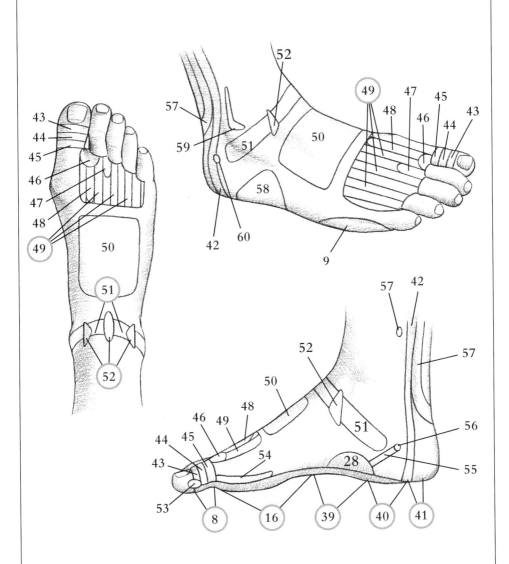

Las partes superior y lateral del pie también tienen muchos puntos reflejos, de acuerdo con expertos en reflexología. Cada uno de los puntos que se muestran en estas ilustraciones también figura en la tabla que comienza en la página 570. Use la tabla para determinar cuáles técnicas de reflexología del pie son las mejores para presionar un punto específico y luego elija la técnica que le permita trabajar con comodidad y eficacia.

PASO DEL DEDO

Use el borde del dedo índice para "caminar" en el pie, tomando "mordidas" del pie al doblar la articulación del dedo más cercana a la uña. Coloque el pulgar en el otro lado del pie en el que está trabajando para lograr más apalancamiento. Trabaje en cada área al menos cuatro o cinco veces, así como en puntos contiguos antes de pasar al área siguiente.

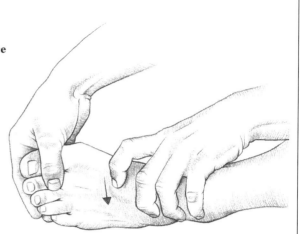

GANCHO Y APOYO

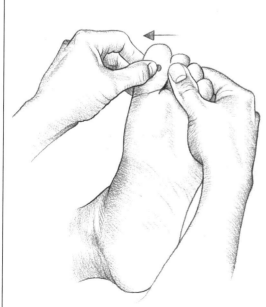

Use esta técnica para aplicar presión en un solo punto reflejo en el pie. Coloque el pulgar en el punto y aplique una presión suave. Luego mueva el pulgar hacia atrás y mantenga la presión estable. Aunque lo esté moviendo hacia atrás suavemente, el pulgar no debe salirse del punto. Coloque los dedos detrás del pie para lograr apalancamiento. Trabaje en cada área por lo menos cuatro o cinco veces, así como en puntos contiguos antes de pasar al área siguiente.

ROTACIÓN EN UN PUNTO

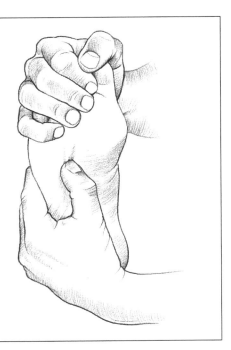

Para trabajar el pie, presione con el pulgar suavemente en el punto reflejo y estreche sus dedos por el pie para tener mejor apalancamiento. Entonces sujete la parte de arribe del pie con la otra mano. Gire el pie, tirándolo hacia abajo y haciendo presión suave en el punto del pulgar.

PASO DEL PULGAR

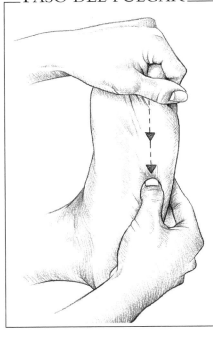

El paso del pulgar es similar a la técnica del paso del dedo, con la diferencia de que usted usa el borde exterior o la punta del pulgar para "caminar" lentamente a lo largo del área en la que quiere trabajar. Para hacer esto, doble solamente la articulación más cercana a la uña del pulgar.

"Envuelva" el pie que está trabajando con sus dedos para que éstos estén directamente debajo de su pulgar. Esto lo ayuda a aplicar presión más uniforme a las áreas de reflejos. Cada vez que doble y estire la primera articulación del pulgar para moverlo hacia adelante, imagínese que el pulgar está tomando pequeños "bocados" del pie. Trate de mantener la presión suave pero firme. Trabaje en cada área al menos cuatro o cinco veces, así como en los puntos contiguos, antes de pasar al área siguiente.

Relajamiento y meditación

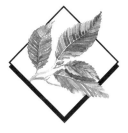

Ilustraciones

RELAJAMIENTO BASADO EN ESTIRAMIENTO

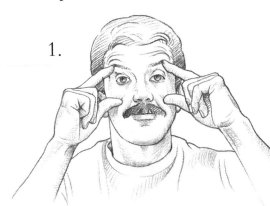

1.

Empuje las cejas hacia arriba con los dedos índice y empuje las mejillas hacia abajo con los pulgares. Mantenga esta posición durante aproximadamente 10 segundos. Luego suelte y deje que relajen los músculos alrededor de los ojos.

Después de un minuto de relajamiento, deje caer la cabeza lentamente hacia el hombro durante unos diez segundos. Luego deje caer la cabeza lentamente sobre el hombro izquierdo durante otros diez segundos. Asegúrese de no levantar el mentón para evitar una extensión excesiva de los músculos de la cabeza y el cuello.

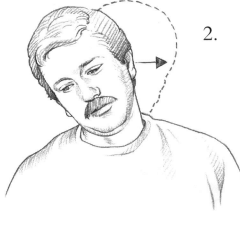

2.

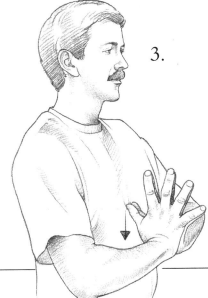

3.

Junte las manos como si estuviera rezando. Luego, mientras mantiene las yemas de los dedos y las palmas juntas, extienda los dedos como si estuviera creando un abanico. Mueva los pulgares hacia abajo por la línea media del cuerpo hasta que sienta un estiramiento suave en la parte baja de los brazos. Mantenga esta posición durante unos diez segundos, y luego relájese.

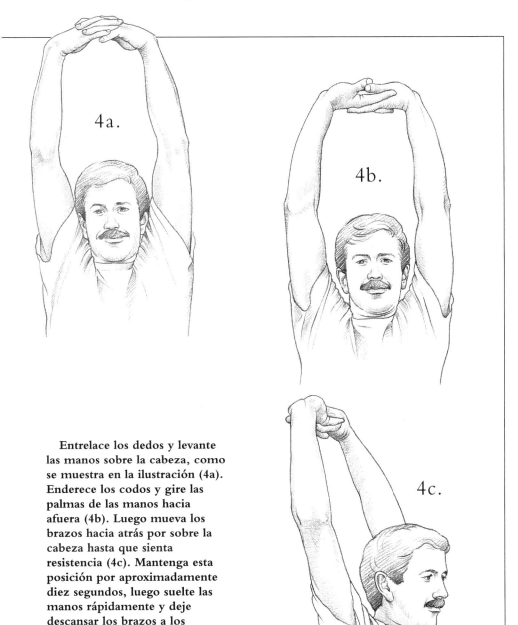

Entrelace los dedos y levante las manos sobre la cabeza, como se muestra en la ilustración (4a). Enderece los codos y gire las palmas de las manos hacia afuera (4b). Luego mueva los brazos hacia atrás por sobre la cabeza hasta que sienta resistencia (4c). Mantenga esta posición por aproximadamente diez segundos, luego suelte las manos rápidamente y deje descansar los brazos a los costados por un minuto.

Biorretroalimentación térmica

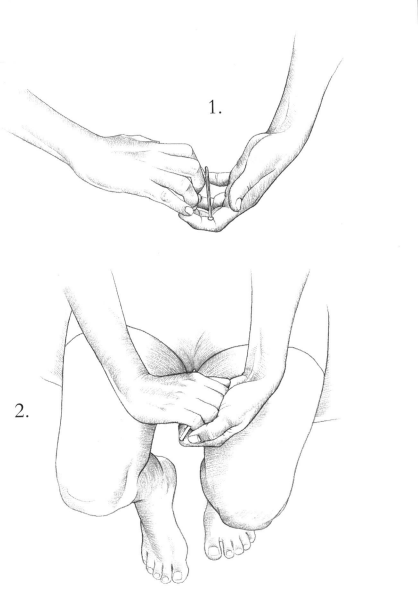

Coloque un termómetro entre los dedos, tal como se muestra (1). Haga que las yemas de los dedos se toquen de manera que el dedo meñique de cada mano toque el dedo índice de la otra mano. Flexione los dedos juntos de manera que formen una bola alrededor del termómetro y descanse las manos cómodamente en la falda (2).

YOGA

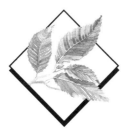

ILUSTRACIONES

RUTINA DIARIA

Los ejercicios de yoga se muestran en sus posiciones ideales. Dado que los niveles de flexibilidad varían de persona a persona, si usted apenas ha comenzado a practicar yoga no intente ni espere practicar las posiciones en forma perfecta. Es mejor que lo haga a su propio ritmo y comodidad. Consulte a su médico antes de intentar empezar, especialmente si tiene necesidades médicas especiales o una condición crónica de salud. Las mujeres embarazadas también deben consultar a su médico.

Las 16 poses iniciales deben formar parte de su rutina diaria de yoga, la cual también debe incluir ejercicios de respiración, relajamiento y meditación. Elija tres o cuatro de estas poses básicas para cada día y altérnelas día a día para entrenar su cuerpo completamente. Se han recomendado algunas de estas poses básicas para malestares específicos. Si usted padece de una enfermedad especifica, haga que las poses recomendadas para esa enfermedad formen parte de su rutina diaria de yoga. Para que le den mejores resultados, haga las poses en el orden presentado aquí.

El resto de las poses señaladas para enfermedades específicas deben agregarse a su rutina diaria de yoga.

POSE DE MONTAÑA

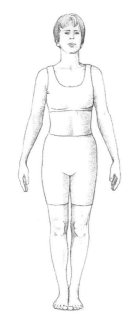

Párese con los pies juntos; los huesos interiores de sus tobillos deben tocarse así como los bordes de los dedos grandes del pie. "Mézase" hacia atrás sobre los talones y estire las plantas de los pies hacia adelante, luego ponga los pies sobre el piso de nuevo. Ahora levante los talones y estire la planta de los pies hacia atrás, luego ponga los talones en el suelo otra vez.

Respire normalmente. Párese con las rodillas rígidas y un poco tensionadas. Tensione los muslos suavemente y sostenga. Ahora tensione los músculos de las nalgas y el abdomen y mantenga la espalda derecha. Arquee la espalda levemente para levantar la caja torácica y tire los hombros hacia atrás. Relaje los brazos y déjelos colgar normalmente a los costados. Mantenga el cuello derecho y asegúrese de tener la cabeza en alto y mirando hacia adelante. Mantenga esta posición por 30 ó 40 segundos, luego relájese. Repita la pose una o dos veces.

POSE PARADA DE SOL

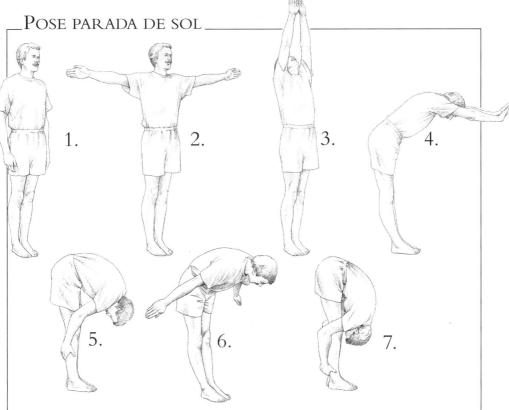

Párese derecho con los pies juntos y las manos a los costados (1). Exhale.

Inhale lentamente mientras levanta los brazos derechos desde los costados (2). Siga levantando los brazos hasta que estén derechos encima de la cabeza (3). Mire hacia arriba y estírese suavemente.

Empiece a exhalar mientras se inclina lentamente desde las caderas (4). Siga inclinándose hacia adelante mientras exhala completamente. Tome la parte de atrás de las piernas con los brazos, flexionando los codos (5). Respire acompasadamente y deje que la respiración lo relaje en la pose. Inhale lentamente, luego exhale y suelte la tensión muscular en las piernas. Sostenga por varios segundos.

Suelte sus piernas e inhale lentamente. Mientras levante el cuerpo, ponga las manos en los costados y por encima de la cabeza (6). Exhale y baje las manos a los costados.

Repita dos veces.

VERSIÓN AVANZADA: A medida que los músculos se vuelven más flexibles, usted puede mover la frente hacia adelante y hacia las piernas (7). No se fuerce en esta posición. En cambio, permita que su cuerpo se relaje y estírese hacia abajo mientras exhala. Repita dos veces.

NOTA: Si tiene la presión arterial alta, consulte a su médico antes de practicar la pose parada de sol.

POSE DE ÁRBOL

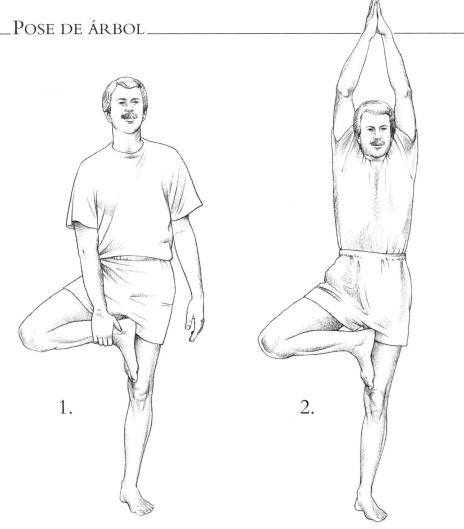

1.

2.

Párese en el piso con los pies juntos. Flexione la pierna derecha y súbala lentamente hasta tocar la pierna izquierda, usando la mano derecha para ayudarse (1). Apóyese con la mano izquierda en una silla o una pared para tener más equilibrio. Ponga la planta del pie derecho contra el lado de adentro de la pierna izquierda, tan arriba como pueda.

Cuando su equilibrio sea estable, levante ambas manos y colóquelas juntas, palma con palma, bien arriba por sobre la cabeza (2). Concéntrese en la pared frente a usted para ayudarse a mantener equilibrio. Relaje los músculos del estómago y respire normalmente. Mantenga esta pose por 10 ó 30 segundos y siga respirando normalmente. Relájese y vuelva a la posición de pie.

Repita con la pierna izquierda.

NOTA: **Las personas mayores y aquellas con osteoporosis avanzada no deben practicar esta pose.**

POSE DE BAILARÍN

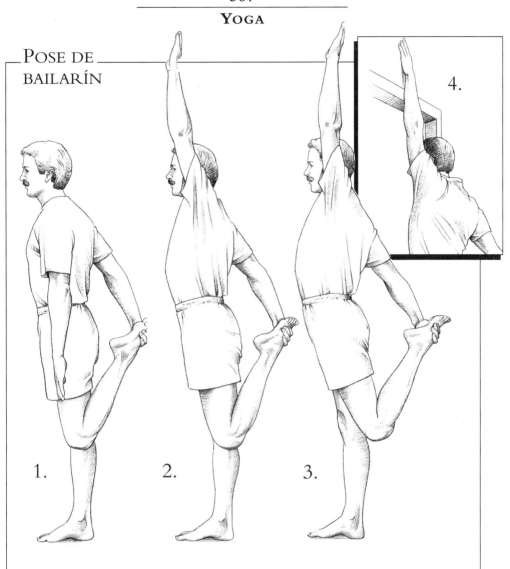

1.

2.

3.

4.

Párese derecho con los brazos a los costados. Concentre los ojos en un objeto al otro lado de la sala para ayudarse a mantener equilibrio. Flexione la rodilla izquierda y tómela detrás de la espalda con la mano derecha (1). Luego levante el brazo izquierdo y con los dedos apunte al techo (2).

Levante lentamente la pierna izquierda hacia atrás y fuera del cuerpo (3). Mantenga la mano en el pie. Cuando alcance una posición cómoda, relaje los músculos abdominales y respire profundamente desde el estómago. Sostenga la pose por varios segundos, luego relájese. Repita con la pierna derecha.

Si tiene problemas para mantener el equilibrio, párese en una puerta y coloque la mano extendida sobre la puerta (4).

> *NOTA:* **Las personas con problemas de disco o de la parte inferior de la espalda deben consultar a su médico antes de intentar esta posición.**

POSE DE MOLINO DE VIENTO

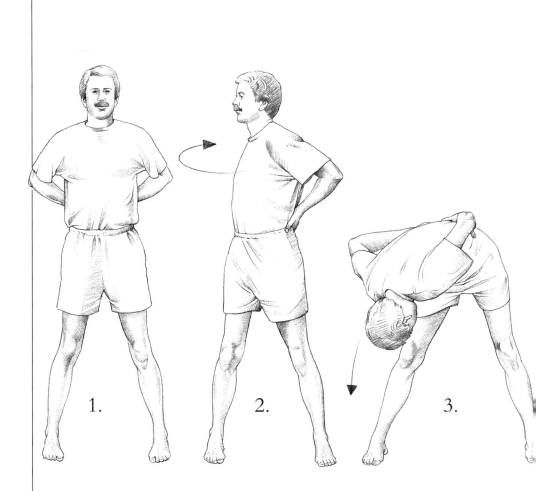

1.   2.   3.

Párese con los pies separados a una distancia al ancho de los hombros (1). Extienda los dedos a ambos lados de la columna para sostener la parte inferior de la espalda. Asegúrese de que los dedos grandes del pie apunten un poco hacia adentro. Empiece a inhalar lentamente.

Mientras siga inhalando, mueva el torso lentamente hacia la derecha (2). Los pies deben permanecer en su lugar.

Luego empiece a exhalar. Inclínese hacia adelante a la altura de la cintura y mueva la frente tan cerca de la rodilla derecha como sea posible (3). Sin

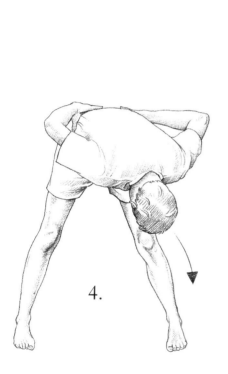

4.

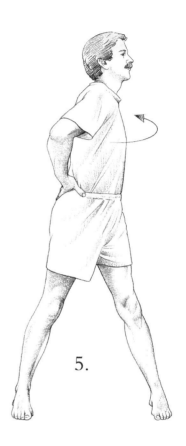

5.

detenerse, gire la cabeza y el torso lentamente hacia la rodilla izquierda (4). Asegúrese de que sus manos permanezcan en la espalda. Debe terminar exhalando cuando su cabeza alcance la rodilla izquierda.

Empiece a inhalar y levante el torso (5). Mientras enderece el cuerpo, manténgalo mirando hacia la izquierda. Cuando esté totalmente de pie, debe terminar inhalando. Sostenga la respiración e incline el cuerpo otra vez hacia la derecha. Haga esto tres veces en cada dirección.

NOTA: Tenga cuidado si tiene dolor en la parte inferior de la espalda.

POSE DE CADÁVER

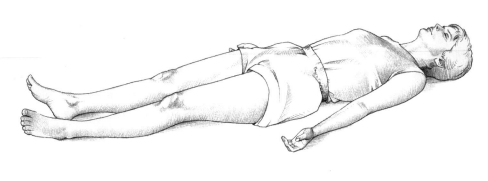

PRESIÓN DE RODILLAS

1.

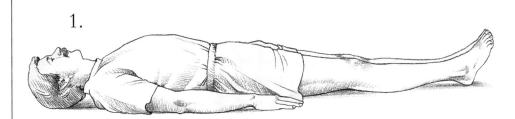

Acuéstese boca arriba en el piso o en una estera. Las manos deben estar a los costados y los dedos de los pies deben estar levemente en punta.

2.

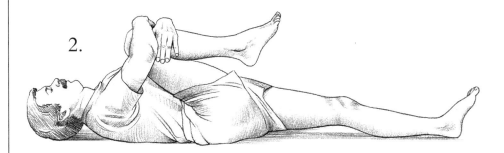

Inhale lenta y completamente mientras levanta la rodilla derecha y la lleva al pecho. Tome la rodilla con ambos brazos y sosténgala junto al pecho por algunos segundos.

Acuéstese boca arriba en el piso o en una estera. Los brazos deben estar a los costados, con las palmas de las manos hacia arriba. Las piernas deben estar derechas con los pies en una posición relajada. Relaje todos sus músculos, cierre los ojos y sostenga la pose por 30 segundos o varios minutos hasta que los músculos se relajen completamente. Respire profundamente y verifique si siente alguna tensión en el cuerpo. Si siente alguna tensión, concéntrese en el área y relaje los músculos.

> NOTA: Si le duele la parte inferior de la espalda, flexione las piernas. Levante las rodillas y coloque los pies extendidos en el piso. Sostenga esta posición por 30 segundos o varios minutos, siguiendo las instrucciones de arriba.

3.

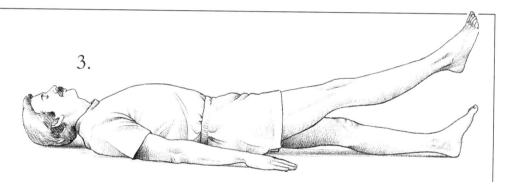

Luego empiece a exhalar mientras endereza la rodilla y bájela lentamente al piso. Repita con la pierna izquierda. Haga esto tres veces, alternando las piernas.

Después, inhale completamente, luego levante ambas rodillas hacia el pecho al mismo tiempo. Envuelva con los brazos ambas piernas y sostenga por unos segundos, luego exhale y baje las piernas.

4.

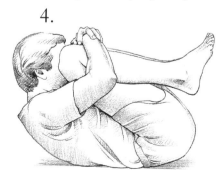

VERSIÓN AVANZADA: Después de algunas semanas, también puede levantar la cabeza y colocar la frente entre las rodillas tanto como pueda.

GIRO DE COLUMNA

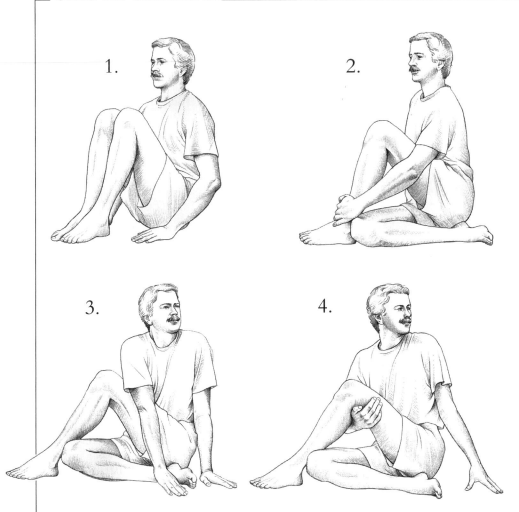

1.

2.

3.

4.

Siéntese en el piso o en una estera con las rodillas flexionadas y cerca del pecho (1). Las manos deben estar a ambos lados del cuerpo, con las palmas hacia abajo.

Con las rodillas flexionadas, baje la pierna derecha y deslícela por debajo de la pierna izquierda (2). La rodilla derecha debe tocar el piso, y el talón derecho debe encajarse frente a la nalga izquierda. Levante la pierna izquierda sobre la rodilla derecha y coloque el pie izquierdo en la parte de afuera de la rodilla derecha.

Levante la caja torácica, enderece la columna y hágala girar hacia la izquierda (3). Coloque la mano izquierda detrás del pie derecho. Ponga el brazo derecho sobre la pierna izquierda y coloque la mano derecha frente al pie derecho. Gire los hombros y la cabeza de manera que miren hacia la izquierda.

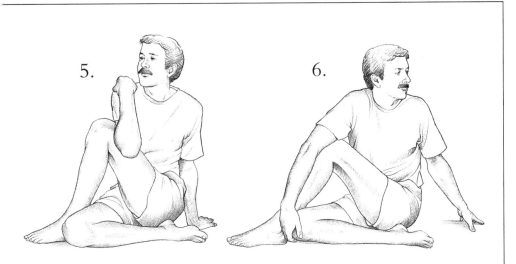

Si tiene problemas para poner el brazo derecho sobre la pierna izquierda, lleve el brazo debajo de la pierna izquierda y tome la parte de atrás del muslo (4). Luego proceda con la última posición en esta secuencia (7).

Flexione el brazo derecho y coloque el codo derecho en la parte de afuera de la rodilla izquierda (5). Mueva la rodilla izquierda hacia adelante y atrás unas pocas veces con el codo derecho. Luego mueva la pierna izquierda hacia la derecha tanto como pueda y enderece el brazo derecho (6). Manténgalo en el lado de afuera de la pierna izquierda y, según su flexibilidad, tome sus pantalones, la rodilla derecha o el tobillo izquierdo con la mano derecha.

Coloque la mano izquierda detrás suyo tan cerca de la base de la columna como sea posible (7). Asegúrese de mantener la espalda derecha. Inhale profundamente y mire hacia adelante. Mientras empiece a exhalar, gire suavemente la columna hacia la izquierda, doblando la cabeza a la izquierda y mirando hacia la izquierda tanto como sea posible. Use sólo las manos y los brazos para mantener el equilibrio; no doble los músculos del brazo para tratar de forzar más su cuerpo. Sostenga esta pose mientras respira suavemente por varios segundos. Luego repita en el otro lado.

NOTA: Tenga mucho cuidado si tiene problemas con los discos de la columna.

DE CABEZA A RODILLA

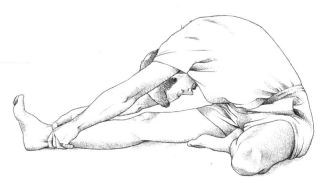

Siéntese en el piso o en una estera. Las piernas deben estar derechas frente a usted, con los pies juntos. El torso, el cuello y la cabeza deben estar derechos. Doble la rodilla izquierda y deslice el pie izquierdo hacia la entrepierna. Repose la planta del pie izquierdo en el lado interior del muslo derecho, lo más arriba posible.

POSE SENTADA DE SOL

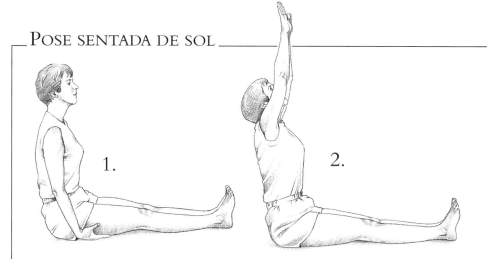

Siéntese en el piso o en una estera con las piernas derechas frente a usted, los pies doblados y las manos a los costados (1). Mantenga la espalda derecha.

Exhale. Inhale lentamente. Levante los brazos derechos y llévelos a los costados y encima de la cabeza (2). Cuando las manos estén en la parte más alta, junte los dedos pulgares y apúntelos hacia arriba, mirando hacia arriba mientras se estira.

Empiece a exhalar e inclínese hacia adelante lentamente desde las caderas (3). Mantenga los brazos paralelos a las orejas. Termine de exhalar y tómese las piernas tan abajo como pueda alcanzar cómodamente (4). Flexione los codos y use los brazos para llevar el torso hacia las piernas. Si no puede doblar los codos,

Ahora respire profundamente mientras levanta los brazos derechos por sobre la cabeza. Estírese hacia arriba tanto como pueda y expanda el pecho. Empiece a exhalar e inclínese hacia adelante, con la espalda derecha y la cabeza entre los brazos. Inclínese hacia adelante tanto como pueda, manteniendo la cabeza entre los brazos. Repose las manos en la pierna derecha. Asegúrese de que la parte de atrás de la rodilla derecha siga tocando el piso o la estera. Relájese. Sostenga la posición por 5 ó 10 segundos, respirando normalmente.

Si quiere estirarse aún más, quédese en esta posición, respire profundamente y estírese hacia adelante desde la base de la columna. Mientras exhale, trate de llevar la cabeza más abajo hacia la pierna derecha. Cuando alcance tan lejos como pueda, respire normalmente y relájese. Después de 5 ó 10 segundos, empiece a inhalar y levante la cabeza, el cuello y la espalda. Mantenga los brazos en línea con la cabeza mientras se endereza y se prepara para sentarse. Exhale y baje los brazos lentamente. Repita con la pierna izquierda, y luego haga la secuencia completa dos veces más.

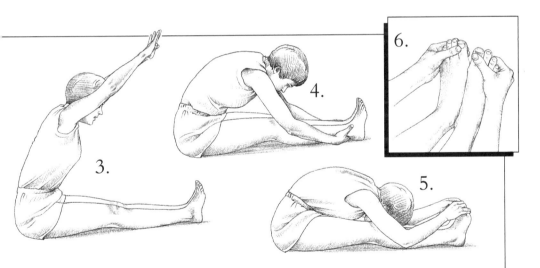

ponga las manos más arriba en las piernas hasta que pueda. Sostenga este punto por uno o dos segundos. Si puede tocarse los dedos del pie con los codos flexionados, tómelos por un segundo o dos (5). Los pulgares deben estar en la parte de arriba de los dedos grandes del pie, con los dedos índice en la parte de abajo (6).

Inhale lentamente y empiece a levantar el pecho hasta llevarlo a su posición inicial con las manos a los costados. Mientras inhale, levante los brazos derechos hacia afuera y por sobre la cabeza otra vez y junte los dedos pulgares. Mire hacia arriba y estírese lentamente. Empiece a exhalar y baje los brazos. Repita dos veces más.

POSE DE BEBÉ

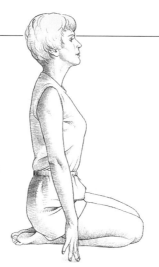

Siéntese en el piso con las rodillas flexionadas y los talones debajo de las asentaderas. Los brazos deben colgar libremente a los costados. La parte de arriba de los dedos del pie deben estar extendidas en el piso.

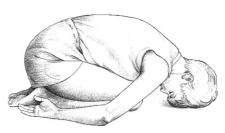

Inclínese hacia adelante lentamente a la altura de la cintura hasta que la parte superior de la frente toque el piso. Los brazos deben descansar a ambos lados de las piernas. Mantenga el cuello derecho y relajado, y respire normalmente. Sostenga por cinco minutos o menos.

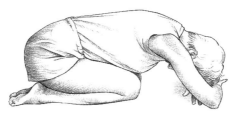

Si esta posición es incómoda, puede cruzar los brazos y apoyar la frente en los antebrazos. Asegúrese otra vez de mantener el cuello derecho y relajado.

Si tiene artritis en las rodillas, puede hacer una variación de la pose de bebé sentado en una silla. Empuje las caderas contra el respaldo de la silla y extienda los pies en el piso, un poco apartados. Inclínese hacia adelante a la altura de la cintura, dejando caer la cabeza entre las rodillas, manteniendo el cuello derecho y relajado. Los brazos deben colgar a los costados, con las manos cerca de los tobillos.

NOTA: No haga este ejercicio si tiene la presión arterial alta.

POSE FÁCIL DE PUENTE

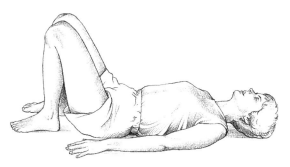

Acuéstese en el piso o en una estera. Las rodillas deben estar flexionadas. Coloque los pies extendidos en el piso y tan cerca de las asentaderas como sea posible. Las manos deben estar a los costados, con las palmas hacia abajo.

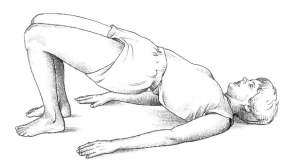

Exhale lentamente mientras relaja la cabeza, el cuello y los hombros. Mientras empieza a inhalar, levante las caderas lentamente. Arquee la espalda, manteniendo los hombros y el cuello en el piso. Mantenga esta posición por una o dos respiraciones. Luego baje lentamente las caderas al piso mientras exhala. Repita dos veces más.

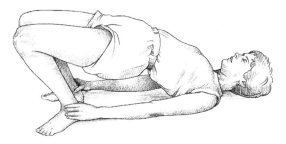

VERSIÓN AVANZADA: Tome los tobillos con las manos y proceda como se describe arriba.

NOTA: No intente esta posición durante la segunda etapa del embarazo.

POSE DE BOTE MODIFICADA

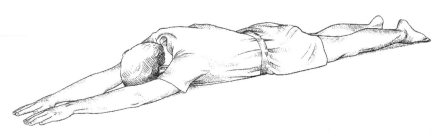

Acuéstese derecho y boca abajo en el piso o en una estera. La frente debe tocar el piso, y los brazos deben estar derechos sobre la cabeza con las palmas también tocando el piso. Las piernas deben permanecer juntas, con los músculos completamente relajados.

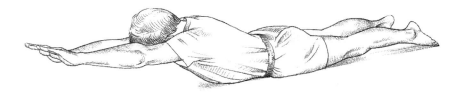

Respire profundamente una vez mientras levanta lentamente del piso los brazos, la cabeza y el torso. Mantenga la cabeza entre los brazos todo el tiempo. Respire acompasadamente. Sostenga por cinco segundos. Luego exhale, baje los brazos, la cabeza y el pecho hasta el piso y reléjese. Repita dos veces más.

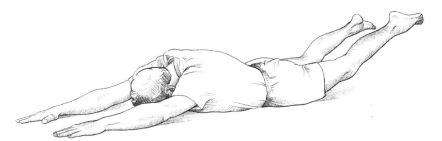

Permanezca boca abajo en el piso como se describe arriba. Separe los pies entre 12 y 18 pulgadas (30 a 45 cm), con las piernas derechas. Inhale lentamente mientras alza sus pies y piernas. Mantenga relajados sus brazos y la parte superior de su cuerpo. Respire uniformemente y sostenga la respiración por cinco segundos. Entonces exhale y lentamente baje las piernas hasta el piso. Repita dos veces más.

POSE DE BOTE

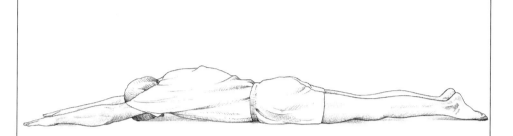

Acuéstese derecho y boca abajo en el piso con las manos extendidas sobre la cabeza. La frente debe estar tocando el piso. Las palmas deben mirar hacia abajo y la parte de arriba de los tobillos deben tocar el piso.

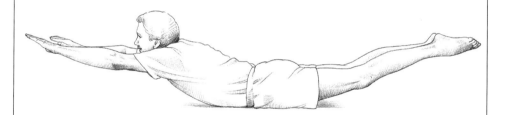

Exhale completamente. Ahora inhale a la mitad de lo normal, sostenga la respiración y levante los brazos y las piernas tan alto como pueda. Levante la cabeza y mire hacia arriba. Sostenga esta pose por varios minutos, luego exhale y baje las extremidades otra vez a la posición de descanso. Asegúrese de mantener los brazos derechos, sin flexionar ni los codos ni las muñecas. Las rodillas también deben estar derechas y los dedos del pie en punta. Repita dos veces más.

NOTA: Antes de intentar la pose de bote, use la pose de bote modificada durante por lo menos una semana.

POSE DE COBRA

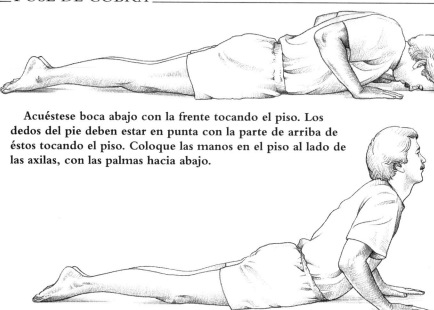

Acuéstese boca abajo con la frente tocando el piso. Los dedos del pie deben estar en punta con la parte de arriba de éstos tocando el piso. Coloque las manos en el piso al lado de las axilas, con las palmas hacia abajo.

Levante la cabeza del suelo lentamente mientras comienza a respirar. Asegúrese de mirar hacia adelante y hacia arriba. Ahora levante del piso el pecho y el estómago. Use los músculos de la espalda para levantarse, doblando la columna mientras se eleva. No empuje hacia arriba con los brazos y asegúrese de mantener el hueso de la cadera en el piso todo el tiempo. Mantenga la boca cerrada con la mandíbula inferior hacia adelante para estirar los músculos de la garganta.

Cuando el torso ya no esté en el piso, mantenga la posición por varios segundos. Asegúrese de que los codos se mantengan flexionados todo el tiempo. Luego empiece a exhalar y baje el cuerpo lentamente al piso. El estómago debe tocar primero, seguido por el pecho y la frente. Repita 2 veces más.

NOTA: Las mujeres deben evitar esta pose durante períodos menstruales. Tanto hombres como mujeres deben evitar esta pose si tienen heridas abiertas en la región del abdomen o si han tenido cirugía abdominal o pélvica semanas antes.

POSE DE LEÓN

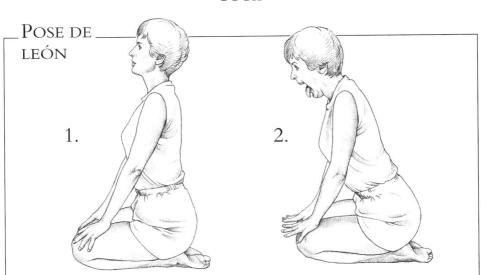

1.   **2.**

Siéntese en el piso o en una estera con las rodillas flexionadas y los pies debajo de las nalgas (1). Mantenga la espalda derecha y coloque las manos sobre las rodillas. Cierre los ojos y tome una respiración completa.

Abra los ojos, inclínese un poco hacia adelante y exhale emitiendo un gruñido (2). Mientras emita este sonido, abra la boca y saque la lengua tanto como pueda. Extienda y estire los dedos. Repita varias veces.

RESPIRACIÓN NASAL ALTERNATIVA

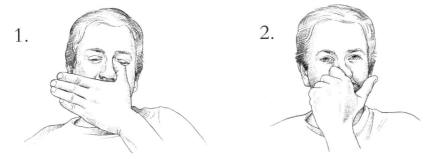

1.   **2.**

Siéntese en una posición cómoda en el piso o en una silla. Presione el pulgar de la mano izquierda contra el lado izquierdo de la nariz y bloquee el pasaje de aire (1). Los otros dedos de la mano izquierda deben permanecer derechos a lo largo de la cara pero sin tocarla. Inhale lentamente a través de la ventana nasal derecha mientras cuenta hasta 10.

Suelte el pulgar, pero cierre la ventana nasal derecha con el lado del dedo índice (2). Exhale a través de la ventana nasal izquierda mientras cuenta hasta 10.

Repita cinco veces. Luego cambie de manos y repita cinco veces, inhalando por la ventana nasal izquierda y exhalando por la derecha.

MARIPOSA

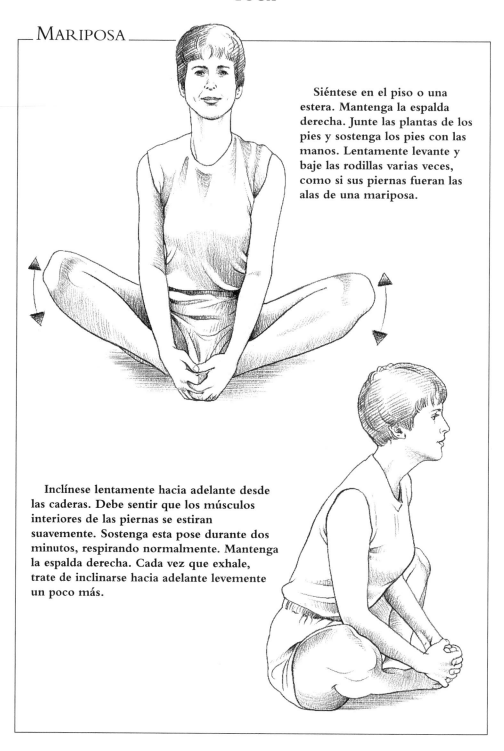

Siéntese en el piso o una estera. Mantenga la espalda derecha. Junte las plantas de los pies y sostenga los pies con las manos. Lentamente levante y baje las rodillas varias veces, como si sus piernas fueran las alas de una mariposa.

Inclínese lentamente hacia adelante desde las caderas. Debe sentir que los músculos interiores de las piernas se estiran suavemente. Sostenga esta pose durante dos minutos, respirando normalmente. Mantenga la espalda derecha. Cada vez que exhale, trate de inclinarse hacia adelante levemente un poco más.

Ejercicios de Manos para la Artritis

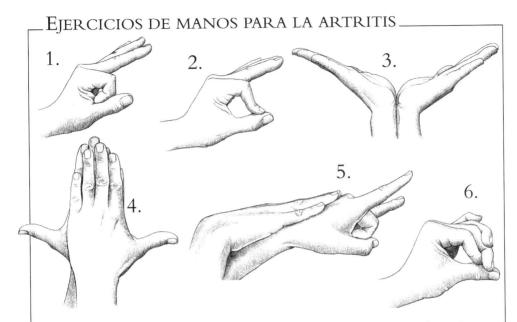

CURLING. Estire el brazo derecho frente a usted, derecho. Mantenga la muñeca derecha y haga "el signo de *okay*" con el dedo índice enroscado sobre el lado del pulgar (1). Mantenga los otros dedos derechos. Libere el dedo índice y enrosque el dedo medio, luego el anular y luego el meñique. Mantenga los otros dedos derechos todo el tiempo. Haga el ejercicio seis veces con cada mano.

CONTRACCIÓN. Empuje suavemente las yemas de los dedos pulgar e índice juntos (2). Mantenga los otros dedos derechos. La primera articulación del índice debe estar levemente flexionada hacia adentro donde se empuje contra el pulgar. Repita con los dedos medio, anular y meñique. Haga el ejercicio seis veces con cada mano.

ABANICO. Junte la palma de las manos frente al cuerpo a la altura del estómago. Luego abra las yemas de los dedos y las palmas, inclinándose hacia atrás a la altura de las muñecas (3). Luego junte los codos y separe las muñecas. Vuelva a la posición original. Haga el ejercicio seis veces.

PESCADO. Coloque la palma de una mano en el revés de la otra (4), con los dedos derechos y los pulgares sobresaliendo en cada lado. Haga girar los pulgares en círculos completos seis veces. Luego cambie de dirección y gire seis veces más.

CIERVO. Sostenga los brazos derechos frente a usted. Haga un puño suave con la mano izquierda, luego enderece los dedos índice y meñique (5). Mantenga el pulgar abajo, sosteniendo los otros dos dedos. Ahora ponga la mano derecha en el revés de la mano izquierda y suavemente "acaricie" la mano izquierda. Haga esto seis veces, luego cambie de manos y repita seis veces más.

COLA DE PAVO REAL. Sostenga la mano izquierda exactamente frente a usted. Junte las yemas de los dedos pulgar e índice (6). Luego "envuelva" el dedo medio sobre el dedo índice ayudándose con la mano derecha. Después envuelva el dedo anular sobre el dedo medio y el dedo meñique sobre el anular. Suelte los dedos y relájese. Haga esto seis veces, luego cambie de manos y repita seis veces más.

Pierna arriba y afuera

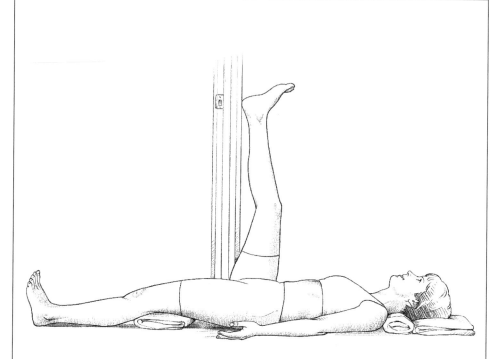

Para hacer este ejercicio, encuentre un lugar donde pueda estirar una pierna hacia arriba contra una pared y la otra derecha en el piso, como por ejemplo en la entrada de un habitación. Siéntese con su costado derecho cerca de la pared o la entrada. Luego, sosteniendo el tronco del cuerpo con los brazos, acuéstese y extienda la pierna derecha hacia arriba en la pared o el lado de adentro de la entrada. Una vez que esté en esta posición, apoye el cuello con una toalla enrollada y la cabeza con una toalla doblada. Mantenga la pierna izquierda flexionada, con el pie en el piso. Deje que los brazos descansen fácilmente a los lados.

Ajuste la posición de sus asentaderas de manera que la pierna derecha se puede estirar completamente y el sacro (el hueso de forma triangular justo arriba del cóccix) pueda descansar firmemente en el piso. Si no puede estirar completamente la pierna derecha, aparte las asentaderas de la pared o la entrada hasta que pueda estirar la pierna mientras mantenga el tendón de la corva cómodamente estirado.

Una vez que las asentaderas estén en posición, estire lentamente la pierna izquierda. Si la parte inferior de la espalda le duele cuando la pierna izquierda está estirada en el piso, coloque una sábana enrollada detrás de la rodilla de manera que la parte inferior de la espalda esté cómoda. Mantenga esta posición por 30 ó 60 segundos, y luego repita con la pierna izquierda levantada. Siga alternando piernas hasta que haya hecho el ejercicio tres o cuatro veces con cada pierna. Haga dos o tres sesiones de este ejercicio una o dos veces al día.

ROTACIÓN DE CUELLO

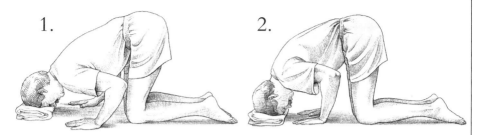

Arrodíllese en el piso o en una estera (1). Ponga la frente en el piso o en una toalla doblada si el piso es incómodo y coloque las manos debajo de los hombros.

Exhale lentamente mientras hace rodar la cabeza hacia adelante suavemente (2). No empuje demasiado; debe sentir un estiramiento agradable en la parte de atrás del cuello. Vuelva a la posición de inicio, luego repita lentamente 20 veces.

> *NOTA:* No intente hacer esta pose si tiene dolor de cuello u otros problemas en el cuello.

ESTIRAMIENTO PERIFORME

Para estirar un músculo periforme tensionado, siéntese al borde de una frazada doblada y de 4 a 6 pulgadas (10 a 15 cm) de alto con las rodillas flexionadas y los pies derechos en el piso frente a usted. Ponga el pie izquierdo debajo de la rodilla derecha y colóquelo en el piso junto a la parte de afuera de la nalga derecha. Coloque el pie derecho en el piso junto a la parte de afuera del muslo izquierdo. Sienta su peso descansando igualmente en ambos lados. Desde esta base, deje estirar la columna hacia arriba mientras levanta suavemente el esternón.

Sostenga su rodilla derecha con ambas manos para estabilizar el tronco. Si el pie derecho no alcanza el piso, o si el estiramiento en la nalga derecha es demasiado intensa, coloque el pie derecho junto o frente a la rodilla derecha.

Si el estiramiento todavía es demasiado intenso o si siente dolor en la pierna, eleve la altura del relleno para disminuir la intensidad del estiramiento. Si no siente ningún estiramiento en la nalga derecha, mueva suavemente la rodilla derecha hacia el lado izquierdo del pecho.

Mantenga la pose de 20 segundos a varios minutos. Luego repita con la pierna izquierda flexionada. Haga de dos a cuatro sesiones una o dos veces al día. A medida que sus músculos periformes se estiren en un período de meses, disminuya gradualmente la altura de la frazada hasta que se pueda sentar en el piso.

BOSTEZO

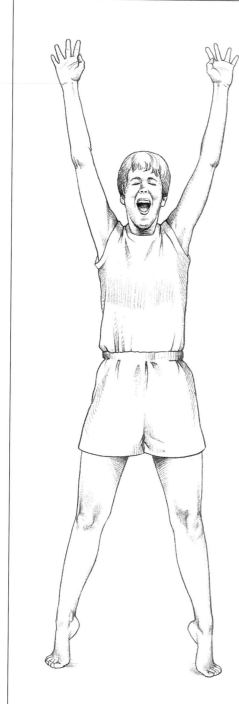

Párese derecho con los pies separados a una distancia al ancho de los hombros y las manos a los costados. Ahora párese de puntillas y levante los brazos derechos sobre la cabeza. Oblíguese a bostezar tres veces, luego baje los talones al piso y deje caer los brazos lentamente. Repita seis veces.

TERCERA PARTE

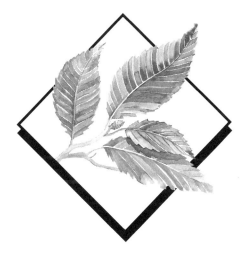

Recursos

GLOSARIO DE HIERBAS

Nota del editor

Estimados lectores: He notado que a veces ustedes tienen problemas para conseguir las hierbas porque hay tantas variaciones regionales con los nombres entre los hispanohablantes o por el hecho de que no se saben los nombres de las hierbas en Latín. Por lo tanto, he incluido un glosario para ayudarlos. A la izquierda está el término que estamos usando en este libro. A la derecha, tenemos entre uno a cuatro sinónimos en español, su nombre común en inglés en letra itálica y su nombre en Latín en letra negrita. El sufijo "spp." después de algunos de los nombres latinos de las hierbas indica que hay muchas especies de esa hierba que se conocen bajo los nombres comunes presentados aquí. De todos modos, si escriben a una tienda para pedidos, pueden incluir todos los nombres de dicha hierba. Espero que les sea útil.

agripalma	*motherwort*, **Leonorus cardiaca**
ajo	*garlic*, **Allium sativium**
albahaca	*basil*, **Ocimum basili-cum**
alcanfor	*camphor*, **Camphora officinalis**
alcaravea	*caraway*, **Carum carvi**
alfalfa	*lucerne* o *lucern*, **Medicago sativa**
áloe vera	zábila, sábila, acíbar, *aloe vera*, **Aloe vera**
angélica	*angelica*, **Angelica archangelica**
anís	*anise*, **Pimpinella anisum**
artemisa	altamisa, ajenja, hierba de San Juan, *mugwort*, **Artemisia spp.**
azafrán	*saffron*, **Crocus sativus**
bardana (común)	*burdock*, **Articum lappa**
bolsa de pastor	*Shepherd's purse*, *Lady's purse*, *rattle weed*, **Capsella bursa-pastoris**
borraja	borage, **Borago officinalis**
cardo de leche	cardo de María, *milk thistle*, **Silybum marianum**
chaparral	gobernadora, *chaparral*, **Larrea divaricata**
consuelda	consuelda mayor, *comfrey*, **Symphytum officinale**

corazoncillo	hipérico, *Saint-John's-wort*, **Hypericum perforatum**
diente de león	amargón, *dandelion*, **Taraxacum officinale**
efedra	belcho, *ephedra, Ma Juang*, **Ephedra sinica**
enebro	nebrina, tascate, *Juniper*, **Juniperus communis**
eneldo	*dill*, **Anethum graveolens**
equinacia	equiseto, echinacea, rudkecbia, *echinacea*, **Echinacea**
escutolaria	scullcap, *skullcap*, **Scutellaria laterifolia**
estafiate	ajenjo, *wormwood*, **Artemisia absinthium**
eucalipto	*eucaliptus*, **Eucaliptus spp.**
fárfara	tusílago, *coltsfoot*, **Tussilago farfara**
fenogreco	alholva*, fenugreek*, **Trigonella foenum-graecum**
ginkgo	biznaga, **Ginkgo biloba**
ginseng	**Panax ginseng**
ginseng americano	**Panax quinquefolius**
gordolobo	verbasco, *mullein*, **Verbascum thapsus**
gotu kola	*gotu kola*, **Centella asiatica**
granada	*pomegranate*, **Punica granatum**
hamamelis	hamamélide de Virginia, *witch hazel*, **Hamamelis virginiana**
hidraste	acónito americano, sello de oro, sello dorado, *goldenseal*, **Hydrastis canadensis**
hinojo	*fennel*, **Foeniculum vulgare**
higuerilla	*castor oil plant*, **Ricinus communis**
jengibre	*ginger*, **Zingiber officinale**
laurel	*bay leaf*, **Laurus nobilus**
lavanda	espliego, alhucema, *lavender*, **Lavandula officinalis**
lúpulo	*hops*, **Humulus lupulus**
malvavisco	*marshmallow*, **Althaea officinalis**
manzanilla	*chamomile*, **Matricaria recutita**
marrubio	*horehound*, **Marrubium vulgare**
matricaria	margaza, *feverfew*, **Tanacetum parthenium**
menta	hierbabuena, yerba buena, *peppermint*, **Mentha spp.**
milenrama	real de oro, alcanforina, mil en rama, milhojas, *yarrow*, **Achillea millefolium**
nébeda	yerba de los gatos, hierba gatera, calamento, *catnip*, **Nepeta cataria**
nogal negro	*black walnut*, **Juglans nigra**
olmo	olmo americano, olmedo, *slippery elm*, **ulmus rubra**
palmera enana	*saw palmetto*, **Serenoa repens**
pasionaria	pasiflora, pasiflorina, hierba de la paloma, *passion flower*, **Passiflora incarnata**

GLOSARIO DE HIERBAS

poleo	*pennyroyal*, **Mentha pulegium**
regaliz	orozuz, palo dulce, *licorice*, **Glycyrrhiza glabra**
retama	hiniesta, *broom*, **Sida rhombifolia**
romero	*rosemary*, **Rosmarinus officinalis**
ruda	*rue*, **Ruta graveolens**
salvia	*sage*, **Salvia officinalis**
toronjil	melisa, *lemon balm*, **Melissa officinalis**
ulmaria	*meadowsweet*, **Filipendula ulmaria**
uña de gato	*cat's claw*, **Uncaria spp.**
valeriana	*valerian*, **Valeriana officinalis**
verbena	*vervain*, **Verbena**
yohimbé	*yohimbe*, **Pausinystalia yohimbe**

ASOCIACIONES DE MEDICINA ALTERNATIVA

A continuación ofrecemos las direcciones de algunas asociaciones de habla hispana que se dedican a la curación natural.

Asociación de Medicinas Complentarias
Prado de Torrejón 27
Pozuelo 28224
Madrid, España

Comité de Naturopatía de Puerto Rico
Bloque 51 Nº 49
Avenida Main
Santa Rosa
Bayamón, PR 00936

Enda-Caribe (Medio Ambiente y Desarrollo en el Caribe)
Apto. 3370 Santo Domingo
República Dominicana

Homeópatas Sin Fronteras
C/Aragón 186 2ª, Primera
08011 Barcelona, España

Instituto Mexicano de Medicinas Tradicionales TLAHUILLI
A.C. Priv. De Salto Chico Nº 103, Lomas de San Antón
Cuernavaca, Mor. México

Tiendas de productos naturales

A continuación le ofrecemos una lista de tiendas que venden muchos de los productos mencionados en este libro. Hemos dividido la lista por estado, con el nombre completo de la tienda, su dirección, y un resumen de los productos que venden. Todas estas tiendas tienen por lo menos un empleado que habla español. Si usted no encuentra en esta lista una tienda que le quede cerca, tiene la opción de escribirle a muchas de estas tiendas para que le envíen los productos que desea. Hemos señalado las que envían pedidos por todos los Estados Unidos con un asterisco ★ al lado del nombre de la tienda. Las tiendas con dos asteriscos ★★ envían pedidos en todos los Estados Unidos y a Puerto Rico. Finalmente, las tiendas con tres asteriscos ★★★ envían pedidos internacionalmente. Ciertos países tienen restricciones en cuanto a las hierbas que se permiten enviar, y esto es algo que usted debe averiguar antes de hacer pedidos.

ARIZONA

Yerbería San Francisco★
6403 N. 59th Avenue
Glendale, AZ 85301
Aceites esenciales; remedios florales; libros sobre terapia de jugos; aromaterapia; vitaminas y minerales; hierbas. Envían pedidos dentro de todos los Estados Unidos.

Yerbería San Francisco★
5233 S. Central Avenue
Phoenix, AZ 85040
Aceites esenciales; remedios florales; libros sobre terapia de jugos; aromaterapia; vitaminas y minerales; hierbas. Envían pedidos dentro de todos los Estados Unidos.

CALIFORNIA

Capitol Drugs★★★
8578 Santa Monica Boulevard
West Hollywood, CA 90069
Remedios homeopáticos; aceites esenciales; remedios florales; hierbas; vitaminas y minerales. Envían pedidos internacionalmente.

Cuevas Health Foods
429 S. Atlantic Boulevard
Los Angeles, CA 90022
Remedios florales; casetes de relajamiento; hierbas; vitaminas y minerales; libros sobre terapia floral, terapia de jugos, meditación, reflexología y yoga.

Consejería de Salud Productos Naturales★
2558 Mission Street
San Francisco, CA 94110
Remedios homeopáticos; aceites esenciales; remedios florales; vitaminas y minerales; hierbas. Envían pedidos a todos los Estados Unidos.

Centro Naturista Vida Sana★
1403 E. 4th Street
Long Beach, CA 90802
Remedios homeopáticos; remedios florales; aceites esenciales; vitaminas y minerales; hierbas. Envían pedidos a todos los Estados Unidos.

Centro Naturista★★★
7860 Paramount Boulevard
Pico Rivera, CA 90660
Remedios homeopáticos; aceites esenciales; vitaminas y minerales; hierbas. Envían pedidos internacionalmente.

Franco's Naturista★★★
14925 S. Vermont Avenue
Gardena, CA 90247
Remedios homeopáticos; aceites esenciales; remedios florales; exprimidores de jugo (jugueras); hierbas; vitaminas y minerales; libros sobre dígitopuntura, aromaterapia, meditación y reflexología. Envían pedidos internacionalmente.

La Yerba Buena★★★
4223 E. Tulare Avenue
Fresno, CA 93702
Remedios homeopáticos; aceites esenciales; remedios florales; exprimidores de jugo (jugueras); casetes de relajamiento; vitaminas y minerales; hierbas; libros sobre

homeopatía, aromaterapia, terapia floral, yoga, meditación, reflexología, dígitopuntura y imaginería. Envían pedidos internacionalmente.

El Centro Naturista
114 S. D Street
Madera, CA 93638
Remedios homeopáticos; aceites esenciales; hierbas.

Centro de Nutrición Naturista★★★
6111 Pacific Boulevard
Suite 201
Huntington Park, CA 90255
Remedios homeopáticos; aceites esenciales; remedios florales; hierbas; vitaminas y minerales. Envían pedidos internacionalmente.

COLORADO

Tienda Naturista
3158 W. Alameda Avenue
Denver, CO 80219
Remedios homeopáticos; aceites esenciales; vitaminas y minerales; hierbas.

CONNECTICUT

Centro de Nutrición y Terapias Naturales★★★
1764 Park Street
Hartford, CT 06105
Remedios homeopáticos; aceites esenciales; esencias florales; libros sobre homeopatía, aromaterapia y dígitopuntura; casetes de relajamiento; hierbas. Envían pedidos internacionalmente.

Tiendas de productos naturales

Florida

Xtra Life★★★
340 Palm Avenue
Hialeah, FL 33010
Hierbas; vitaminas y minerales. Envían pedidos internacionalmente.

Budget Pharmacy★★★
3001 NW 7th Street
Miami, FL 33125
Remedios homeopáticos; aceites esenciales; remedios florales; hierbas; libros y folletos sobre homeopatía y aromaterapia; casetes de relajamiento; vitaminas y minerales. Envían pedidos internacionalmente.

Illinois

Vida Sana
4045 W. 26th Street
Chicago, IL 60623
Remedios homeopáticos; aceites esenciales; remedios florales; vitaminas y minerales; hierbas; exprimidores de jugo (jugueras).

Centro Naturista Nature's Herb★★★
2426 S. Laramie Avenue
Cicero, IL 60804
Remedios homeopáticos; remedios florales; vitaminas y minerales; hierbas. Envían pedidos internacionalmente.

Maryland

Washington Homeopathic Products★★★
4914 Del Rey Avenue
Bethesda, MD 20814
Remedios homeopáticos y libros sobre la homeopatía. Envían pedidos internacionalmente.

Massachusetts

Centro de Nutrición y Terapias★★★
107 Essex Street
Lawrence, MA 01841
Remedios homeopáticos; aceites esenciales; esencias florales; libros sobre homeopatía, aromaterapia y dígitopuntura; casetes de música de relajamiento; hierbas. Envían pedidos internacionalmente.

Centro de Nutrición y Terapias★★★
1789 Washington Street
Boston, MA 02118
Remedios homeopáticos; aceites esenciales; esencias florales; libros sobre homeopatía, aromaterapia y dígitopuntura; casetes de relajamiento; hierbas. Envían pedidos internacionalmente.

New Jersey

Centro Naturista Sisana★★★
28 B Broadway
Passaic, NJ 07055
Remedios homeopáticos; aceites esenciales; esencias florales; vitaminas y minerales; hierbas. Envían pedidos internacionalmente.

Revé Health Food Store★
839 Elizabeth Avenue
Elizabeth, NJ 07201
Remedios homeopáticos; remedios florales; exprimidores de jugo (jugueras); casetes de relajamiento; vitaminas y minerales; hierbas; libros

sobre homeopatía, meditación y dígitopuntura. Envían pedidos dentro de todos los Estados Unidos.

Be-Vi Natural Food Center
4005 Bergenline Avenue
Union City, NJ 07087
Remedios homeopáticos; exprimidores de jugos (jugueras); remedios florales; vitaminas y minerales; hierbas. Envían pedidos por todos los Estados Unidos.

NUEVA YORK

Vida Natural★★★
79 Clinton Street
New York, NY 10002
Remedios homeopáticos; remedios florales; vitaminas y minerales; hierbas; libros sobre homeopatía, reflexología, y dígitopuntura. Envían pedidos internacionalmente.

Salud Para Todos
9603 Roosevelt Avenue
Flushing, NY 11368
Remedios homeopáticos; aceites esenciales; vitaminas y minerales; hierbas.

PENSILVANIA

Botánica Pititi
242 W King Street
Lancaster, PA 17603
Hierbas; libros sobre homeopatía; casetes de música de relajamiento.

Haussmann's Pharmacy
536 W Girard Avenue
Philadelphia, PA 19123
Remedios homeopáticos; aceites esenciales; remedios florales; exprimidores de jugo (jugueras); vitaminas y

minerales; hierbas; libros sobre homeopatía, aromaterapia, terapia floral y hierbas.

PUERTO RICO

El Lucero de Puerto Rico★★★
1160 Americo Miranda
San Juan, PR 00921
Hierbas; vitaminas y minerales; exprimidores de jugos (jugueras); casetes de relajamiento; libros sobre terapia de jugos, meditación, dígito-puntura y reflexología. Envían pedidos internacionalmente.

All Natural Plaza Health Food
370 Avenida 65th Inf.
Río Piedras, PR 00926
Hierbas; vitaminas y minerales.

Centro Naturista Las Américas★★★
634 Andalucía
Puerto Nuevo, PR 00920
Remedios homeopáticos; aceites esenciales; remedios florales; casetes de música de relajamiento; hierbas; vitaminas y minerales; libros sobre homeopatía, aromaterapia, dígitopuntura, reflexología, meditación y yoga. Envían pedidos internacionalmente.

Natucentro
92 Calle Giralda
Marginal Residencial Sultana
Mayagüez, PR 00680
Remedios homeopáticos; exprimidores de jugos (jugueras); casetes de relajamiento; vitaminas y minerales; hierbas; libros sobre homeopatía, dígitopuntura, meditación, reflexología y yoga.

Nutrimento Health Food★★★
9 65 de Infantería
Lajas, PR 00667
Remedios homeopáticos; aceites esenciales; hierbas; vitaminas y minerales. Envían pedidos internacionalmente.

La Natura Health Food
Calle 26 CC 16
Fajado Gardens
Fajado, PR 00738
Remedios homeopáticos; aceites esenciales; hierbas; vitaminas y minerales.

Natural Center #2★
Yauco Plaza Nº 30
Yauco, PR 00698
Remedios homeopáticos; aceites esenciales; vitaminas y minerales; hierbas; libros sobre homeopatía, y aromaterapia. Envían pedidos dentro de todos los Estados Unidos.

Centro Natural Cayey★★★
54 Muñoz Rivera
Cayey, PR 00737
Remedios homeopáticos; aceites esenciales; remedios florales; exprimidores de jugos (jugueras); casetes de música de relajamiento; vitaminas y minerales; hierbas; libros sobre homeopatía, aromaterapia, dígitopuntura, meditación, terapia floral, reflexología y yoga. Envían pedidos internacionalmente.

Milagros de la Naturaleza★★★
E-42 Calle Apolonia Guittings
Barriada Leguillow
Vieques, PR 00765
Remedios homeopáticos; aceites esenciales; terapias florales; hierbas;

vitaminas y minerales. Envían pedidos internacionalmente.

Tejas

Naturaleza, Nutrición y Salud★★★
123 N Marlborough Avenue
Dallas, TX 75208
Aceites esenciales; terapias florales; exprimidores de jugos (jugueras); casetes de relajamiento; hierbas. Envían pedidos internacionalmente.

Hector's Health Company★
4500 N. 10th Street
Suite 10
McAllen, TX 78504
Remedios homeopáticos; aceites esenciales; remedios florales; casetes de relajamiento; vitaminas y minerales; hierbas; libros sobre homeopatía, aromaterapia, terapia floral, yoga, meditación, reflexología, y dígitopuntura. Envían pedidos dentro de todos los Estados Unidos.

Yerbería La Azteca★★
811 E. Elizabeth Street
Brownsville, TX 78520
Remedios homeopáticos, casetes y CD de relajamiento; vitaminas y minerales; hierbas; libros sobre homeopatía, aromaterapia, yoga, meditación, dígitopuntura, y reflexología. Envían pedidos a Puerto Rico y dentro de todos los Estados Unidos.

Centro de Nutrición La Azteca
2019 N. Henderson Avenue
Dallas, TX 75206
Remedios homeopáticos; aceites esenciales; remedios florales; casetes de relajamiento; vitaminas y minerales; hierbas.

TIENDAS DE PRODUCTOS NATURALES

Botánica del Barrio★★★
3018 Guadalupe Street
San Antonio, TX 78207
Remedios homeopáticos; aceites
esenciales; remedios florales;
vitaminas y minerales; exprimidores
de jugos (jugueras); hierbas; libros
sobre homeopatía, aromaterapia,
hierbas y reflexología. Envían pedidos
internacionalmente.

El Paso Health Food Center★★
2700 Montana Avenue
El Paso, TX 79903
Remedios homeopáticos; aceites
esenciales; remedios florales;
vitaminas y minerales; hierbas. Envían
pedidos a Puerto Rico y a todos los
Estados Unidos.

Hierba Salud International
9119 S. Gessner Drive
Houston TX 77074
Vitaminas y minerales; hierbas.

Casa Jasmine
1207 Iturbide Street
Laredo, TX 78040
Vitaminas y minerales.

La Fe Curio and Herb Shop★★★
1229 S. Staples Street
Corpus Christi, TX 78404
Hierbas; casetes de relajamiento; vitaminas y minerales. Envían pedidos
internacionalmente.

Cosas
318 E. Kleberg Avenue
Kingsville, TX 78363
Vitaminas y minerales; hierbas; libros
sobre hierbas.

Yerbería Gonzales
2411 Dudley Street
Victoria, TX 77901
Hierbas; libros sobre hierbas.

Títulos comunes en la medicina alternativa

Probablemente usted conoce o ha visto el título 'M.D.', Esas siglas significan *'medical doctor'* o doctor en medicina. Ahora bien, ¿conoce usted los títulos M.Ac. o D.Hom.? Estos son dos entre una gran cantidad de títulos de la medicina alternativa que son otorgadas por muchas juntas directivas, colegios y asociaciones de medicina alternativa en los Estados Unidos. La lista a continuación le presenta muchos de los títulos "alternativos" que actualmente se pueden obtener y lo debe ayudar a determinar si un profesional de la medicina alternativa está calificado o no.

A.P. (Médico acupunturista)

Significa la certificación del estado en la Florida. Actualmente, el estado otorga otro título, el de acupunturista habilitado para ejercer la acupuntura.

B.A.M.S. (Licenciado en la medicina y cirugía ayurvédica)

Título universitario de la India equivalente a un título médico en los EE.UU., pero éste es de la medicina ayurvédica; requiere cuatro años de estudios posgrados. No hay exámenes de certificación o títulos reconocidos por los estados en los EE.UU. La mayoría de los profesionales ayurvédicos tienen un título de N.D. o de M.D. y ejercen la medicina natural usando ese título.

C.A. (Acupunturista habilitado)

Indica que la persona fue habilitada para ejercer la acupuntura por una junta médica. También señala que una junta médica estatal le ha otorgado a esta persona una licencia para ejercer la acupuntura.

C.A.M.T. (Terapeuta habilitado para ejercer el masaje con la dígitopuntura)

Las titulaciones dependen del colegio de donde se recibió el título. No hay regulación estatal ni federal.

C.A.T. (Terapeuta habilitado de la dígitopuntura)

Se requiere mil horas de entrenamiento para hacerse un terapeuta de la dígitopuntura. Ciento cincuenta horas adicionales de entrenamiento en un colegio completamente aprobado son necesarios para la certificación.

C.M.T. (Terapeuta musical habilitado)
La Asociación Estadounidense de Terapia Musical (*AAMT* por sus siglas en inglés) otorga esta designación a los que se han graduado de programas de terapia musical en las escuelas aprobadas por la AAMT y que han completado internados clínicos de 900 horas.

D.Ac. (Licenciado de acupuntura)
Indica que el acupunturista ha aprobado un examen dado por la Comisión Nacional para la Certificación de Acupunturistas.

D.H.A.N.P. (Licenciado de la Academia Homeopática de Médicos Naturópatas)
Los médicos naturópatas que aprueban el examen de certificación dado por la Academia Homeopática de Médicos Naturópatas pueden usar esta siglas para indicar que ellos también son homeópatas. Se requiere un mínimo de un año en que se ejerce la medicina homeopática/naturopática antes de que uno pueda tomar el examen para el D.H.A.N.P.

D.Hom. (Licenciado en medicina homeopática)
Este título, tanto como el título de M.D., se solía otorgar por el Colegio Médico Hahnemann (Ahora la Universidad Allegheny de las Ciencias de la Salud) en Filadelfia, que era la última escuela de medicina que enseñaba la homeopatía. Desde los últimos años de la década de los 1940, no se ha otorgado este título.

D.Ht. (Licenciado en la homeoterapia)
Esta designación se les otorga a los doctores en medicina (M.D.) y los doctores en osteopatía (D.O.) después de que aprueben un examen que consiste en una presentación de diez casos tratados con la medicina homeopatía con tres años de seguimiento, y además, un examen escrito, un examen oral, y un cuidado de casos médicos supervisado por un panel de médicos.

D.O.M. (Doctor en medicina asiática)
Sinónimo del título O.M.D. Se usan las dos abreviaturas.

L.Ac. (Profesional habilitado para ejercer la acupuntura)
Indica una licencia estatal o un título de un colegio europeo. Sinónimo de C.A.

L.M. (Partera/Comadrona habilitada)
Indica una licencia estatal; los requisitos varían mucho de estado a estado.

L.M.T. (Terapeuta de masaje habilitado para ejercer el masaje)
La Junta Nacional de Certificación de Masaje Terapéutico, la cual es acreditada por la Comisión Nacional de Agencias Certificadoras, dan un examen nacional de certificación. La mayoría de los estados requieren un mínimo de 500 horas de entrenamiento en clases.

Títulos comunes en la medicina alternativa

M.Ac. (Maestro de dígitopuntura)

Una persona que se ha graduado de un programa académico de maestría en la dígitopuntura. Este título normalmente requiere dos años de estudio más un año de ejercer la dígitopuntura bajo supervisión.

M.A.Sc. (Maestro de ciencia ayurvédica)

Título universitario de la India que requiere tres años de estudios posgrados que incluyen además un internado de dos años. Estos estudios adicionales no incluyen los cuatro años de estudios posgrados necesarios para obtener un B.A.M.S.

Ms.T., M.T. (Terapeuta de masaje)

Un término genérico que no indica necesariamente la certificación o la licenciatura.

N.D. (Doctor de naturopatía o naturópata)

Las leyes de licenciatura de naturópatas requieren que los estudiantes completen un curso de estudios de al menos cuatro años en preparación para estudiar la medicina antes de estudiarla formalmente más 4,000 horas de estudio en una universidad reconocida por la junta examinadora estatal. Los naturópatas se consideran como los médicos de medicina general del mundo de la curación natural.

O.M.D. (Doctor en medicina asiática)

Por lo general, este título indica algún tipo de capacitación adicional aparte de la licencia otorgada por el estado para ejercer la acupuntura. También es un título obtenido por médicos chinos que son médicos habilitados en la China pero no en los Estados Unidos. Además, los profesionales estadounidenses que completan un curso de estudios de medicina asiática en colegios extranjeros también reciben el título de O.D.D. Si usted está considerando tratarse con un médico con este título, fíjese si él también usa las siglas C.A., Lic.Ac. o R.Ac., las cuales indican una licencia otorgada por el estado o la titulación.

R.Ac. (Acupunturista titulado)

Inscripción estatal; en Vermont, la inscripción no incluye una evaluación de preparación o titulaciones.

R.M.T. (Terapeuta musical titulado)

Los requisitos para este título, que es otorgado por la Asociación Nacional para la Terapia Musical (*NAMT* por sus siglas en inglés), incluyen un título universitario de cuatro años en la terapia musical de un colegio aprobado por la NAMT y un internado supervisado de tiempo completo por seis meses (un total de 1,040 horas). El uso de esta designación no constituye la licenciatura estatal.

CRÉDITOS

Las ilustraciones en las páginas 563, 564 y 565 son del libro *Hand and Foot Reflexology* (Reflexología de pies y manos) por Kevin y Barbara Kunz. Copyright © 1984. Todos los derechos reservados. Usado con la autorización del editor, Prentice Hall/Una División de Simon y Schuster.

Las ilustraciones en las páginas 574 y 575 son adaptadas de *Feet First: A Guide to Foot Reflexology* (Los pies primero: Una guía para la reflexología del pie). Copyright © 1988 por Laura Norman. Todos los derechos reservados. Las ilustraciones copyright © 1988 por Laura Norman y Ivey Barry. Todos los derechos reservados. Reimpreso con la autorización de Simon y Schuster, Inc.

Las leyendas sobre las ilustraciones para el Relajamiento Basado en Estiramiento en las páginas 580 y 581 son adaptadas de *Stretch Relaxation: A Training Manual* (Relajamiento con estiramiento: Manual de entrenamiento) por Charles Carlson, Ph.D., y Frank Collins. Copyright © 1986 por Charles Carlson, Ph.D., y Frank Collins. Todos los derechos reservados. Reimpreso con autorización.

Las leyendas sobre las ilustraciones en la página 604 para Pierna Arriba y Afuera fueron adaptadas de *Back Care Basics: A Doctor's Gentle Program for Back and Neck Pain Relief* (Lo fundamental en cuidarse la espalda: Una doctora ofrece un programa para aliviar el dolor de espalda y cuello) por Dra. Mary Pullig Schatz. Reimpreso con la autorización de la editorial Rodmell Press, 1550 Shattuck Avenue, Nº 18, Berkeley, CA 94704 (1-800-841-3123).

Los remedios de imaginería para problemas específicos de la salud son adaptadas de *Healing Visualizations* (Visualizaciones curativas) por Gerald Epstein. Copyright © 1989 por Gerald Epstein. Todos los derechos reservados. Usado con la autorización de Bantam Books, una división de Bantam Doubleday Dell Publishing Group, Inc.

ÍNDICE DE TÉRMINOS

Nota: los números de página subrayados indican referencias a los recuadros y tablas; los que aparecen en **negrita** indican referencias a ilustraciones.

ÍNDICE DE TÉRMINOS

ÍNDICE DE TÉRMINOS

ÍNDICE DE TÉRMINOS

ÍNDICE DE TÉRMINOS

ÍNDICE DE TÉRMINOS

ÍNDICE DE TÉRMINOS

ÍNDICE DE TÉRMINOS

ÍNDICE DE TÉRMINOS

ÍNDICE DE TÉRMINOS

ÍNDICE DE TÉRMINOS

ÍNDICE DE TÉRMINOS

ÍNDICE DE TÉRMINOS

ÍNDICE DE TÉRMINOS

ÍNDICE DE TÉRMINOS

ÍNDICE DE TÉRMINOS